Hamburger Kunsthalle

Der Verlag dankt den Personen und Firmen,
mit deren finanzieller Unterstützung
dieses Buch entstehen konnte:
Prof. Dr. h. c. Hermann Schnabel
Johannes Bauer Repro, Hamburg
C. Fikentscher GmbH, Darmstadt
IBM Unternehmensberatung, Hamburg
Nordland Papier AG, Dörpen
Postdienst Hamburg
Wünsche AG, Hamburg

1. Auflage August 1994

Redaktion: Helmut R. Leppien
Gestaltung: Horst Becker, ggmbH Heidelberg
Fotografie: Elke Walford, Hamburg
Reproduktion: Johannes Bauer Repro, Hamburg
Druck: Brausdruck GmbH Heidelberg
Buchbinderei: C. Fikentscher GmbH Darmstadt
Papier: Nordland Papier AG, Dörpen

Die Textautoren im Anhang sind:
Holger Broeker (H. B.)
Dorothee Hansen (D. H.)
Johannes Hartau (J. H.)
Gisela Hopp (G. H.)
Jenns E. Howoldt (J. E. H.)
Thomas Ketelsen (Th. K.)
Helmut R. Leppien (H. R. L.)
Dagmar Lott-Reschke (D. L. R.)
Ulrich Luckhardt (U. L.)
Annelie Lütgens (A. L.)
Beatrice Meier (B. M.)
Jürgen Müller (J. M.)
Silke Reuther (S. R.)
Georg Syamken (G. S.)
Isabella Woldt (I. W.)

ISBN 3-89466-105-4

Hamburger Kunsthalle

MEISTERWERKE

Herausgegeben von
Uwe M. Schneede
und
Helmut R. Leppien

Edition Braus

BLICK NACH VORN – IM 125. JAHR

Die Hamburger Kunsthalle: im Umbruch. Ein neues Haus ist im Entstehen, die Bauarbeiten kündigen, für jedermann sichtbar, einen weiteren Abschnitt in der Geschichte der Kunsthalle an. 1996/97 soll das Gebäude von O. M. Ungers fertiggestellt sein, weit und breit der letzte Museumsbau unseres Jahrhunderts. Er wird das Areal der Kunsthalle für die Sammlungen und für Ausstellungen fast verdoppeln und der zeitgenössischen Kunst gebührend Platz bieten.

Derweil ist das alte Haus innen aktualisiert worden. Alle Veränderungen wollen in der Perspektive der Kunsthallen-Erweiterung gesehen werden. Der Bau von Ungers verlangt, auch alles andere auf die Höhe der Zeit zu bringen, damit der Gesamtkomplex nicht zerfällt in einen ästhetisch oder inhaltlich oder funktional vernachlässigten und einen in diesen Belangen bevorzugten Bereich.

Als vornehmste Aufgabe erschien es, im gleichen Zuge die Stärken der Sammlung und die Besonderheiten des Hauses noch deutlicher herauszuarbeiten. Die ursprüngliche Gestalt der wohlproportionierten Räume sollte wieder zutage treten, die Sammlung noch attraktiver präsentiert und außerdem im Zeitgenössischen verankert werden. Auch galt es, die kunsthistorische Vermittlung zu intensivieren und der Institution ein neues Erscheinungsbild zu verleihen, das dem veränderten Kunsthallen-Konzept entspräche.

Zunächst wurde damit begonnen, die klassische Moderne neu zu ordnen. Weil weitere Werke von Edvard Munch und Max Beckmann – aus einem Vermächtnis und aus einer Privatsammlung als langfristige Leihgaben – ins Haus kamen, die den schon hervorragenden Bestand noch einmal verbesserten, konnten eigene Räume für diese beiden Künstler eingerichtet werden; ein weiterer kam hinzu, für Wilhelm Lehmbruck.

1993 wurden dann die Abteilungen der Alten Meister und der Neueren Meister renoviert und neu gehängt der Öffentlichkeit übergeben. Von Meister Bertram bis Arnold Böcklin präsentiert sich die Malerei jetzt chronologisch in einem Wechsel von monographisch und thematisch angelegten Räumen. Nicht nur Philipp Otto Runge, auch Caspar David Friedrich und Adolph Menzel sind eigene Räume gewidmet, wobei der Friedrich-Saal durch die Neuerwerbung des späten „Meeresufer im Mondschein" eindrucksvoll bereichert werden konnte.

Die neue Hängung 1993:
der Runge-Saal.
Foto Elke Walford

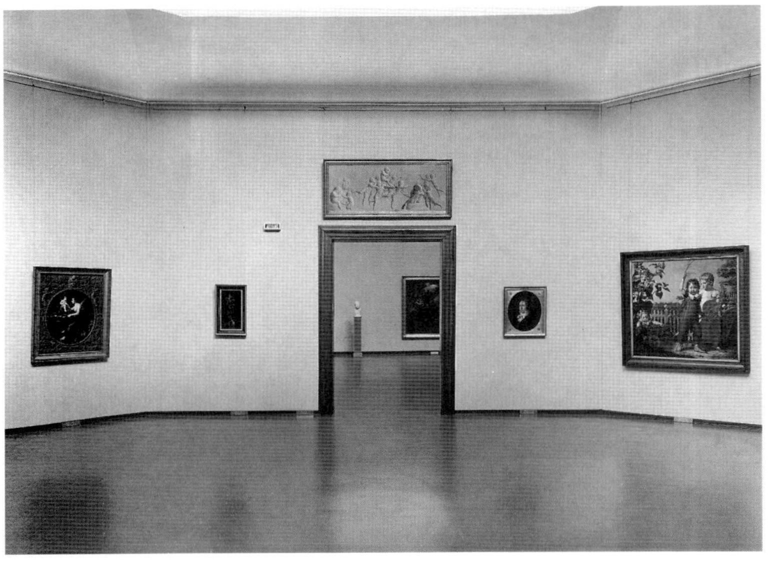

Während draußen der Bau von O. M. Ungers begonnen wurde, entstand innen der Wunsch, das Zentrum des Ursprungsbaus, also das Altbau-Treppenhaus, endlich von der grauen Übermalung aus der Zeit um 1950 zu befreien und in seinen ursprünglichen Gründerzeitglanz zurückzuversetzen. Einer Reihe von Hamburger Stiftern unter der Führung der Agnes-Gräfe-Stiftung ist es zu verdanken, daß ein dekoratives Gesamtwerk, wie es in der Hansestadt sonst kaum zu finden ist, umfassend wiederhergestellt werden kann. Das Eingangs-Treppenhaus mit der klärenden Deckenarbeit von Gerhard Merz, der neue Bau mit dem Lichthof von Ungers, inmitten das gründerzeitliche Treppenhaus: die funktionalen Zentren der drei Kunsthallenbauten erscheinen als charakteristischer Ausdruck ihrer Zeit.

In den Ausstellungen spielen ausgewiesene zeitgenössische Künstler eine besondere Rolle: Christian Boltanski (1991), Enzo Cucchi (1992), Gerhard Merz (1992), Ilya Kabakov (1993), Georg Baselitz (1994). Die klassische Moderne bleibt deshalb nicht außer acht: Max Beckmanns Selbstbildnisse (1993), Picassos Werk nach „Guernica" (1993), „Meisterwerke aus dem Guggenheim-Museum" (1994), „Munch und Deutschland" (1994/95). Jüngere Künstler erhalten in der Kunsthalle oftmals ihre ersten größeren Museumsausstellungen: Stephan Huber/Raimund Kummer (1991), Olaf Metzel (1992), Thomas Struth, Axel Hütte, Candida Höfer (alle 1993), Thomas Schütte (1994). Ausstellungen älterer Kunst stützen sich häufig auf die Schätze im eigenen Haus: Goyas wiedergefundene „Desastres de la Guerra" (1992), „Saturn, Melancholie, Genie" (1992), Piranesi (1994), „Rembrandt und sein Jahrhundert" (1994).

Im Hinblick auf den Neubau und seine besondere Aufgabe, ein Museum der Gegenwartskunst zu beherbergen, lag und liegt das Schwergewicht der Erwerbungen in diesem Bereich des Zeitgenössischen. Die beträchtliche Unterstützung der Stiftung zur Förderung der Hamburgischen Kunstsammlungen und die gegenwärtig wachsenden Zuwendungen der Freunde der Kunsthalle haben die Ankaufsmöglichkeiten erweitert. So kamen mit Hilfe öffentlicher und privater Mittel wichtige Werke zeitgenössischer Klassiker ins Haus, Werke von Joseph Beuys (*plastisch-thermisches Urmeter*, 1984, Seite 218), Andy Warhol (*Electric Chairs*, 1971), Bruce Nauman (*Marching Man*, 1985; *Anthro/Socio*, 1992, Seite 223), Christian Boltanski (*Versuche einer Rekonstruktion von Gegenständen*, 1970–71; *Reserve: Die toten Schweizer*, 1990, Seite 221), Hanne Darboven (*Für Walther Mehring*, 1980); Rebecca Horn (*Chor der Heuschrecken I*, 1991, Seite 222), Gerhard Richter (*Abstraktes Bild*, 1992, Seite 211), Felix Droese (*Ich habe Anne Frank umgebracht*, 1981). Aber es konnte auch eine ganze Reihe von Arbeiten jüngerer Künstler erworben werden.

Solange die Raumnot nicht durch den neuen Bau behoben wird, sind jeweils nur kleine Einblicke in die zeitgenössische Sammlung der Kunsthalle möglich. Immerhin konnten seit 1991 durch die erfreuliche Zusammenarbeit mit privaten Sammlern ein Beuys-Saal und ein Warhol-Saal, einer mit Werken von Gerhard Richter und einer mit Werken von Georg Baselitz eingerichtet werden – die beiden letzten mit Unterstützung der Künstler.

Geplant wird das alles schon für den Ungersbau. Er besteht aus zwei Teilen: dem vierstöckigen Turm (mit 4000 Quadratmetern Ausstellungsfläche) und einem einstöckigen Trakt (mit weiteren 2000 Quadratmetern), der zugleich die Verbindung zwischen dem Turm und dem alten Bau bildet. Der Turm wird einen eigenen Eingang haben, der Neubau aber auch durch das alte Haus zu erreichen sein.

Die großzügige Hängung der „alten" und der „neueren" Meister, wie sie traditionell in der Kunsthalle heißen, und der klassischen Moderne bezieht ihr Recht auch aus der künftigen Erweiterung des Hauses. Im Ungersbau, so die Planungen, wird die internationale Kunst seit dem Umbruch von 1960 präsentiert. Diese „zweite Moderne" soll mit der amerikanischen Pop-art, mit Fluxus, mit den französischen Nouveaux Réalistes und außerdem mit solchen Werken vergegenwärtigt werden, in denen sich das neue Materialverständnis und die neue Materialikonographie der sechziger und der frühen siebziger Jahren bekunden.

Maßgeblich bei diesem Konzept für ein neues altes Museum ist ein womöglich lebhafter, erhellender Umgang mit der alten Kunst und mit der alten Substanz – und das aus dem Geist der gegenwärtigen Kunst, aus dem Geist dessen, was wir von der gegenwärtigen Kunst haben lernen können: ein Grund mehr, die Hamburger Kunsthalle entschieden an die Gegenwart heranzuführen.

Der planmäßige Ausbau dieser zeitgenössischen Sammlung orientiert sich an einigen einfachen Grundsätzen. Nicht umfassend, nicht enzyklopädisch, sondern exemplarisch wird gesammelt. Dabei konzentriert man sich auf die Maßstäbe setzenden, also die wichtigsten Künstler. Von denen sollen Werkblöcke oder Ensembles oder Räume zu sehen sein. Das scheint eine notwendige Reaktion auf oft beliebige und austauschbare Museumskollektionen, vor allem aber ist es eine Maßnahme der Vermittlung ohne außerkünstlerische Mittel: mit der Kunst selbst, und zwar durch Abfolgen und Gegenüberstellungen, welche die Entwicklungen, die Brüche und die Widersprüche innerhalb eines Œuvre anschaulich zu machen vermögen. Es ist aber auch der Versuch, der ortlosen Kunst einen ihr spezifischen Ort zu geben, indem ihr eigener Kontext rekonstruiert wird.

Allein aus solchen Künstlerräumen kann die Darstellung der Kunst allerdings nicht bestehen, schließlich ist ihre Geschichte entschieden komplexer. „Gelenkräume" werden, wie in der Abteilung der älteren Kunst, Übersichten geben, Querschnitte ansetzen, Durchblicke zeigen, Zusammenhänge andeuten; Künstlerräume und „Gelenkräume" könnten sich verzahnen.

Mit begrenzten finanziellen Mitteln ist ein ideales Sammelkonzept nur beschränkt zu verwirklichen. Eine große Chance tut sich – gerade im Hinblick auf den Neubau der Hamburger Kunsthalle, der hervorragende Präsentationsmöglichkeiten bieten wird – in der Zusammenarbeit mit Privatsammlern und auch mit Künstlern auf. Bleibt das Sammelkonzept eine Angelegenheit des Museums, sind auf dieser Basis Kooperationen denkbar und realisierbar, die dem gemeinsamen Ziel dienen: Werke der Kunst öffentlich zugänglich zu machen, die ausgewählten Künstler möglichst komplex darzustellen, die Sammlung sinnvoll so anzureichern, daß das Publikum erweiterten Nutzen daraus ziehen kann.

Ein Haus ist im Entstehen, eine Sammlung im Aufbau, das alte Museum – soeben 125 Jahre geworden – wird aufgefrischt, die Meisterwerke zeigen sich in neuem Licht. Es scheint, als sei gerade der Hamburger Kunsthalle von vornherein der Wandel, die permanente Erneuerung auferlegt. Alfred Lichtwark jedenfalls formulierte schon 1903 in seinem berühmten Mannheimer Museumsvortrag: „So lange die Museen nicht versteinern, werden sie sich wandeln müssen. Jede Generation wird ihnen neue Aufgaben bieten und neue Leistungen abverlangen".

Uwe M. Schneede

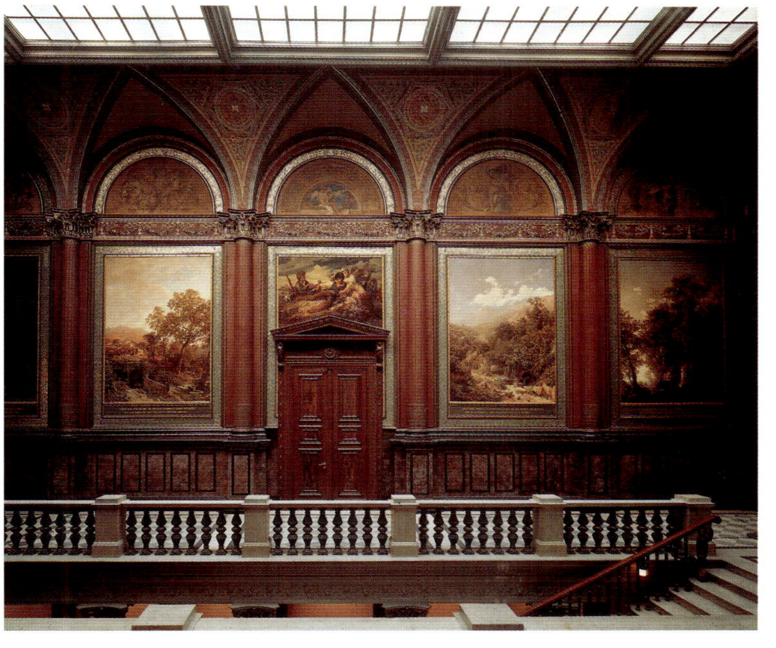

Das Treppenhaus des Altbaus während der Renovierung 1993/94 mit Gemälden von Valentin Ruths und Arthur Fitger. Foto Elke Walford

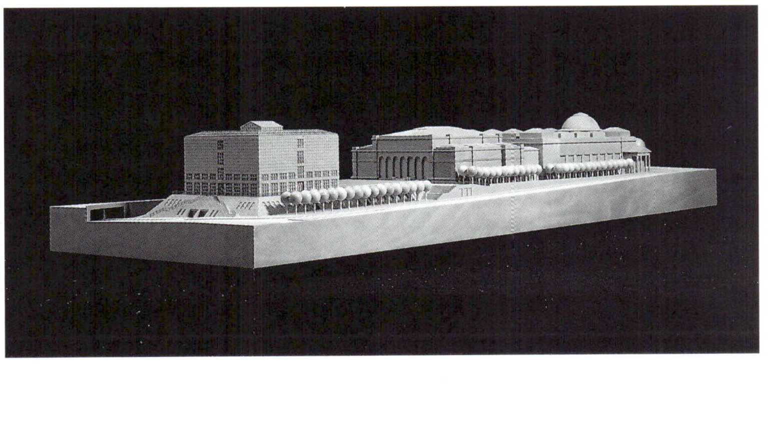

Modell der Kunstinsel (1994) mit dem Ungersbau, der 1992 begonnen wurde. Foto Stefan Müller

DIE GESCHICHTE DER HAMBURGER KUNSTHALLE

Geht man mit anderen, mit Freunden oder mit Fremden, durch ein Museum, das man gut kennt, entsteht das Bedürfnis, von der Geschichte dieses Instituts und seiner Sammlung zu reden, und bei den anderen, darüber zu hören. Erst ein solcher Bericht kann erkennbar machen, was die im Museum versammelten Dinge, seien es Zeugnisse der Natur oder menschlichen Tuns, im Innern zusammenhält.

Ein Museum bringt Dinge zueinander, die von Natur oder Geschichte aus so nicht beisammen waren, wenngleich sie in natürlichen oder geschichtlichen Beziehungen stehen. Es sind die Entscheidungen der Sammler und der Ordner unter den Museumsleuten, welche den Charakter einer Sammlung bestimmen. Sammeln und Ordnen sind nicht nur zwei verschiedene Tätigkeiten, sondern auch andersartige Eigenschaften, und wer Dinge in eine bestimmte Ordnung bringt, ist meist nicht der Sammler, sondern kommt nach ihm.

Zwar kennzeichnet der Kampf gegen das Vergehen die Institution Museum, aber das Vergehen ist nur aufzuhalten, nicht zu verhindern. Anders als die systematische Gliederung der Bestände ist das Ordnen des Ausgestellten ein recht vergängliches Tun, und wer längere Zeit im Museum arbeitet, der weiß, wie inspirierend eine Neuordnung ist, wie neue Ordnungskriterien Erstarrung verhindern. Aber auch das Sammeln schafft nicht Unveränderliches. Die Sammlungen eines alten Museums sind komplexe Gebilde, gespeist aus anderen Sammlungen, im Lauf der Generationen von vielen Menschen – Direktoren, Kustoden, Stiftern – nach meist verschiedenartigen Gesichtspunkten erweitert, und sie werden durch neues Ordnen, neue Ergebnisse der Forschung oder andere Gesichtspunkte der Vermittlung in ihrer Erscheinung verändert. Jeder Bericht über die Geschichte einer Sammlung vereinfacht diese nicht nur, er schafft auch ein neues Abbild von ihr.

Mag sein, daß die Geschichte der Hamburger Kunsthalle nicht aufschlußreicher als die anderer Museen ist. Doch wer sich als treuer Besucher oder als langjähriger Mitarbeiter mit diesem Hause verbunden fühlt, kennt aus dessen Leben so viele Augenblicke – darunter auch solche, deren Zeuge er nicht gewesen ist –, daß er mit besonderer Anteilnahme lesen wird, was über die Geschichte dieses ältesten Museums in Hamburg zu berichten ist. Und aus der Perspektive der allgemeinen Geschichte des Museumswesens sind einige Phasen so bemerkenswert, daß der Fernerstehende zumindest diese besser kennenlernen möchte.

1817–1850

Als Beginn der Geschichte läßt sich das Zusammentreffen einiger Kunstfreunde und Künstler seit 1817 ansehen, die den Kunstverein in Hamburg gründeten. Seine Mitglieder verband anfangs das gemeinsame Betrachten von Kupferstichen, bald die Veranstaltung von Kunstausstellungen und etwas später ebenso der Einsatz für die Errichtung eines Museums. Vorbildlich wirkte vor allem die Eröffnung des Städelschen Kunstinstituts 1833 in der Bürgerstadt Frankfurt am Main, mehr als die neugegründeten Museen in Fürstenstädten Berlin und München. Es verdroß nicht, daß es in Hamburg einen so bedeutenden Sammler wie Johann Friedrich Städel nicht gab – auch mit einem kleineren Grundstock ließe sich beginnen, meinte man. Einzelne Bürger stifteten im Hinblick auf die Zukunft ihre Bilder, so 1846 O. C. Gaedechens und 1849 Hartwig Hesse.

Im April 1849 beschloß der Senat der Freien und Hansestadt Hamburg, aus Senatoren und zwei Mitgliedern des Kunstvereins eine „Galerie-Kommission" zu bilden. Diese sorgte dafür, daß am 13. März 1850 am Adolphsplatz, in den Börsen-Arkaden, die Öffentliche Städtische Gemäldegalerie eröffnet werden konnte. Unter den 40 Bildern, die dort ausgestellt waren, befand sich auch das programmatische Revolutionsbild „Freiheit oder Tod" von J. B. Regnault (Seite 64).

1850–1869

So bescheiden sich der Anfang ausnahm, die Reaktion war beachtlich. Viele Besucher kamen, und Stiftungen, Vermächtnisse sowie Ankäufe des Kunstvereins vermehrten den Bestand. Um so notwendiger wurde es, ein eigenes Museumsgebäude zu errichten – schon stand man hinter Städten wie Bremen, Leipzig und Hannover zurück.

1850 bildete sich ein „Comité für den Bau eines öffentlichen Museums in Hamburg" unter dem Vorsitz von Dr. August Abendroth. Es rief dazu auf, Beiträge für den Bau einer Kunsthalle zu zeichnen – mit großem Erfolg. Am Ende waren 316000 Mark banco aus freiwilligen Spenden zusammengekommen, die so günstig angelegt worden waren, daß sie 52000 Mark Zinsen erbracht hatten; demgegenüber betrug der Anteil des Senats für Bau und Inneneinrichtung 250000 Mark banco. Von der Stadt kam auch das Grundstück auf der anstelle der Bastion Vincenz angelegten Alsterhöhe, zu deren Füßen 1859 das Schillerdenkmal errichtet worden war.

Für diesen würdigen Ort wurde ein Architekturwettbewerb ausgeschrieben. Die im Juni 1863 eingereichten Entwürfe prüfte ein Gutachterausschuß, dem neben Dr. Abendroth und dem Maler Martin Gensler, als dem Vertreter des Kunstvereins, Sachverständige aus ganz Deutschland angehörten: Gustav Friedrich Waagen, Direktor der Gemäldegalerie Berlin, August Stüler, der Architekt des Neuen Museums in Berlin und des National-Museums in Stockholm, Conrad Wilhelm Hase, der Erbauer des Museums in Hannover (des heutigen Künstlerhauses), Ernst Julius Hähnel, Bildhauer aus Dresden, und der Architekt Gottfried Semper, ein geborener Hamburger, der die Gemäldegalerie in Dresden errichtet hatte. Dieser Ausschuß wählte den Entwurf von Hermann von der Hude und Georg Theodor Schirrmacher aus Berlin aus. Sie sahen ein Backsteingebäude im Stil der oberitalienischen Renaissance vor, mit Sandstein an den Gliederungen und mit Terrakotta an den figurierten Teilen. Schon am 22. Dezember 1863 wurde der Grundstein gelegt und fünf Jahre später, am 5. Dezember 1868, übergab das Comité den Bau dem Hamburgischen Staate. Das umfangreiche Figurenprogramm feierte die großen Künstler, Michelangelo und Raphael vor allen anderen; sogar Zeitgenossen wie Menzel waren einbezogen. Die Innenausstattung dauerte acht Monate. Am 30. August 1869 wurde die Kunsthalle feierlich eröffnet.

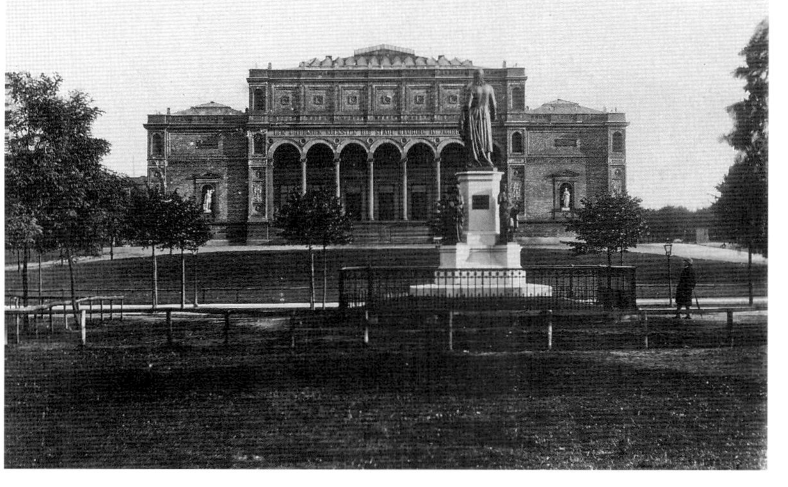

Die Hamburger Kunsthalle im Jahr 1886. Im Vordergrund das Schillerdenkmal.

Unter den Männern, die während jener Jahre durch Stiftungen und Vermächtnisse dazu beitrugen, den Rang des neuen Museums ganz wesentlich zu heben, sind vier hervorzuheben: der Kunsthändler und Sammler Ernst Georg Harzen, dessen Kompagnon Johann Matthias Commeter, Senator Johns, der letzte Vorsitzende des Comités für die Erbauung der Kunsthalle, und der Bankier Beer Carl Heine.

Harzens Vermächtnis bestand aus einem ansehnlichen Vermögen und aus einer Sammlung von Zeichnungen und druckgraphischen Blättern, deren Bedeutung gar nicht hoch genug eingeschätzt werden kann. Durch Harzens Vermächtnis erreichte das Kupferstichkabinett sogleich einen europäischen Rang. Aus Senator Johns' Stiftung von 15 Gemälden ist Roelant Saverys „Waldesdickicht" (Seite 34) besonders zu nennen. Die Zinsen des Legats von Carl Heine erlaubten bis zur Inflation 1923 die wichtigsten Ankäufe, darunter Meister Bertrams Petrikirchenaltar (Seite 24) und Franckes Englandfahreraltar (Seite 28).

1869–1886

Siebzehn Jahre lang bestand die Kunsthalle ohne einen Direktor, wie er allerorts als Leiter eines Museums selbstverständlich war. In Hamburg begnügte man sich mit einem Inspektor – er hieß Christian Meyer und war ein tüchtiger Verwalter – und einer sechsköpfigen Kommission: zwei aus dem Senat, zwei von der Bürgerschaft gewählt und zwei aus dem Kunstverein. Hervorzuheben ist außer dem Maler Gensler, der für die Anordnung der Gemälde – in drei Reihen übereinander – verantwortlich war, der bedeutende Sammler Eduard L. Behrens.

Die Spendenfreudigkeit hatte nach Eröffnung der Kunsthalle nicht abgenommen. Der gleich gegründete „Verein von Kunstfreunden von 1870" verfolgte nur einen Zweck: Ankäufe für die Kunsthalle zu ermöglichen. Eine solche Vereinigung von Förderern eines Museums war die erste in Deutschland, ihr gehörten schon im Gründungsjahr 531 Mitglieder an.

Nicht alle Vermächtnisse waren willkommen. Runges drei Gemälde, die seine greise Witwe Pauline geb. Bassenge 1872 vermacht hatte – darunter „Die Ruhe auf der Flucht nach Ägypten" (Seite 74) – wurden ebenso magaziniert wie „Die Hülsenbeckschen Kinder" (Seite 73), die Richard Hülsenbeck schon 1862 geschenkt hatte. Es wird nicht Platzmangel gewesen sein, der zu einer solchen Entscheidung geführt hat. Was hingegen dem allgemeinen Geschmack entsprach, fand bereitwillig Aufnahme, und mittelmäßige, ja belanglose Bilder dürften in der Mehrzahl gewesen sein. So waren die holländischen Gemälde aus Johannes Amsincks Vermächtnis von 1879 eine Ausnahme, nicht nur, weil der Geniestreich des jungen Jacob Ruisdael, die „Landschaft mit einer Hütte unter Bäumen" (Seite 38), darunter war.

Wie eine Geschichte aus unseren Tagen mutet die der Stiftung von Gustav Christian Schwabe an. Der in London zu Reichtum gekommene Kaufmann schenkte 1883 seiner Vaterstadt für die Kunsthalle eine Sammlung von 128 Gemälden zeitgenössischer, meist englischer Künstler und gleich noch 6000 Pfund Sterling dazu, damit der von Anfang an geplante Erweiterungsbau errichtet werden konnte. In vier, später gar fünf Sälen des Obergeschosses wurde die Schwabe-Stiftung seit 1886 kostbar präsentiert, nach Schwabes Vorstellungen, und auf Dauer; regelmäßig ließ er die Einhaltung seiner Bedingungen überprüfen. Der dankbare Senat verlieh Schwabe das Ehrenbürgerrecht, eine Auszeichnung, die bis dahin Bismarck und Moltke vorbehalten gewesen war. Den Ehrenbürgerbrief illustrierte Menzel; er befindet sich heute im Kupferstichkabinett.

1886–1914: ALFRED LICHTWARK

Innerhalb der Kommission für die Verwaltung der Kunsthalle hatte sich endlich die Erkenntnis durchgesetzt, ein Direktor sei zur Leitung des Hauses nötig. Ihr Präses Bürgermeister Dr. Weber entschied sich für einen jungen, dreiunddreißigjährigen Kunsthistoriker aus Hamburg, der am Kunstgewerbe-Museum in Berlin tätig war: Alfred Lichtwark.

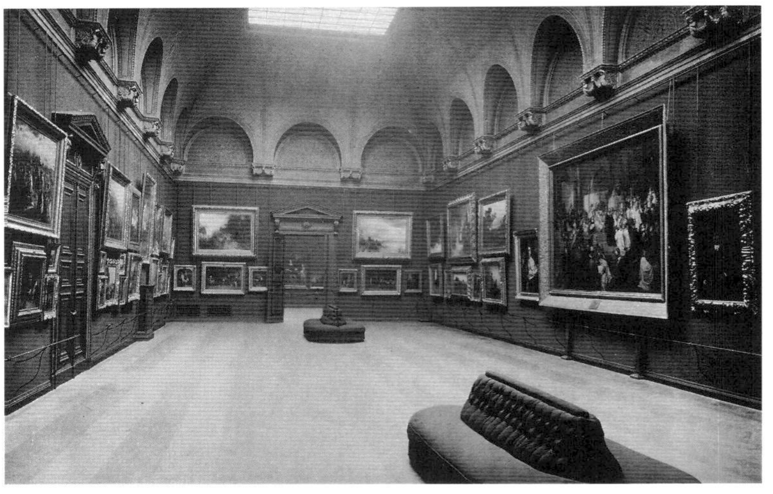

Ein Saal in der Hamburger Kunsthalle im Jahr 1888.

Am 1. Oktober 1886 trat dieser sein Amt an. Als erstes schloß er das Haus, um es neu ordnen zu können, was ihm allerdings in den schönsten Sälen verwehrt war, denn dort hingen die Bilder der Schwabe-Stiftung. Am 9. Dezember hielt Lichtwark bei der Wiedereröffnung seine Antrittsrede – vor Senat und Bürgerschaft. Er sagte: „Wir wollen nicht ein Museum, das dasteht und wartet, sondern ein Institut, das thätig in die künstlerische Erziehung unserer Bevölkerung eingreift." Die Hamburger Kunsthalle müsse hamburgisches Wesen widerspiegeln. Deshalb sei es nötig, ohne andere Aufgaben aus den Augen zu verlieren, drei neue Abteilungen einzurichten; Sammlungen zur Geschichte der Malerei in Hamburg, hamburgischer Maler des 19. Jahrhunderts und von Bildern aus Hamburg. Und so geschah es.

Die Gemäldegalerie der Hamburger Kunsthalle hat durch die Abteilung „Malerei in Hamburg" einen besonderen Charakterzug erhalten, der sie bis heute auszeichnet. Weder in Frankfurt noch in Stuttgart, weder in Köln noch in Leipzig hat man eine vergleichbar gute Gelegenheit, die am Ort entstandene Malerei über die Jahrhunderte hinweg kennenzulernen. Aber die drei bedeutendsten in Hamburg wirkenden Künstler, die vergessen waren und von Lichtwark wiederentdeckt worden sind, Bertram, Francke und Runge, sind seit über drei Jahrzehnten nicht mehr in dieser Abteilung zu finden. Ihrer Bedeutung entsprechend, die über die Stadt, die Region, ja das Land hinausreicht, nimmt man deren Werke in europäischem Zusammenhang war.

Von der „Sammlung von Bildern aus Hamburg" ist weniges noch ständig sichtbar. Dieses aber ist besonderer Aufmerksamkeit sicher, seien es die Bilder Liebermanns (Seite 148) oder Bonnards (Seite 145) und Vuillards (Seite 144); seitdem wir wissen, daß Lichtwark versucht hat, Klimt und Hodler für Bilder aus Hamburg zu gewinnen, ist die Achtung vor dem Programm noch gestiegen.

Was hamburgisches Wesen ist, können wir heute längst nicht so gut erkennen wie Lichtwark vor hundert Jahren – die Gesellschaft dieser Stadt ist heute erheblich weniger homogen. Aber steckte in dem jugendlich entschiedenen Vorhaben nicht von Anfang an eine Überschätzung dessen, was ein Kunstmuseum erkennbar machen kann?

War auch das Verfolgen dieses Ziels eine starke Triebfeder für Lichtwarks Tun, hat es auch besonders die Erwerbung von Franckes Englandfahrer-Altar, 1899, von Bertrams Petrikirchen-Altar, 1902, von Runges Gemälden und Zeichnungen über die Jahre hinweg zur Folge gehabt – wir müssen die andere Seite von Lichtwarks Wesen ebenso berücksichtigen, ja dessen Dialektik bedenken: seine Weltoffenheit, ja Weltläufigkeit, seine Bereitschaft, Neues kennenzulernen, für Neues zu kämpfen. Diese Eigenschaften gehörten ebenso zu ihm wie die Kraft, die er aus den Wurzeln der Herkunft zog, wie die Fähigkeit, in der Menge des Überlieferten das Eigenständige und Bewahrenswerte zu erkennen.

Das Neue, für das sich Lichtwark einsetzte, war zuerst die Kunst seiner Zeit. Er kaufte Künstlergraphik von Klinger, Zorn, Whistler, Menzel. Sehr früh erkannte er die künstlerische Kraft Liebermanns, erwarb 1889 die „Netzflickerinnen" (Seite 147) (und warb bei den Hörerinnen seiner Vorlesungen um die Ankaufsmittel) und gab ihm, der bisher nur seine Eltern porträtiert hatte, 1891 den Auftrag, ein lebensgroßes Bild des Bürgermeisters Petersen zu malen. Auch die neue französische Malerei schätzte er hoch. 1896 kam mit „Birnen und Trauben" von Claude Monet das erste impressionistische Bild in die Kunsthalle, aus heutiger Sicht eine sehr späte Entscheidung, tatsächlich aber der erste Ankauf (aus Mitteln des Vereins von Kunstfreunden von 1870) eines Impressionisten in der ganzen Welt; die Museen in Paris, London oder New York kauften viel später. Daneben zeugen zwei Bildnisse von Manet (Seite 132), drei Gemälde von Courbet (Seite 130), eine Landschaft von Sisley (Seite 138) und Renoirs „Reiter im Bois de Boulogne" (Seite 136) von Lichtwarks Neigung zur neuen französischen Malerei. Daß er die Kunst von Matisse und Picasso ebensowenig zu schätzen wußte wie die Kirchners oder Noldes, kann nicht überraschen, wenn man bedenkt, daß er selbst bei Künstlern wie Bertram oder Runge deren Wirklichkeitssinn schätzte.

Die Photographie war für Lichtwark eine neue Möglichkeit, Wirklichkeit im Bild anschaulich zu machen. Er gab sich nicht damit zufrieden, publizistisch für das neue Medium einzutreten, er veranstaltete auch von 1893 an nicht weniger als zehn große, internationale Ausstellungen, in denen die künstlerischen Möglichkeiten der Photographie vor Augen geführt wurden. So war die Hamburger Kunsthalle das erste Kunstmuseum überhaupt, das Photographien unter künstlerischem Aspekt ausstellte. Lichtwark berichtet sarkastisch von der Reaktion: „Dem Publikum kam es vor, als wollte ein Naturforscher-Kongreß als Sitzungssaal eine Kirche benutzen."

Leopold Graf Kalckreuth:
Alfred Lichtwark, Direktor der Hamburger Kunsthalle von 1886 bis 1914.

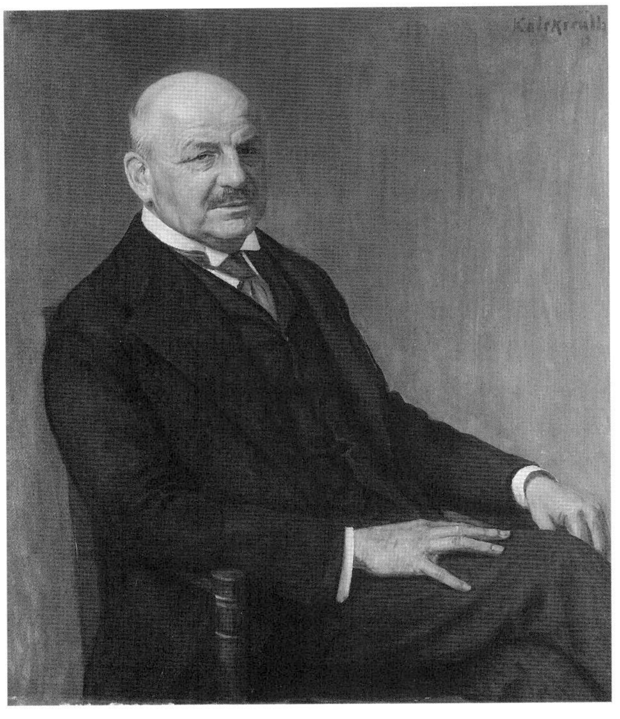

Es macht Lichtwarks überragende Bedeutung aus, daß er das Neue auch im Alten erkannte. So war er in der Lage, die Geschichte der deutschen Malerei des 19. Jahrhunderts völlig umzuschreiben – nicht schreibend, sondern erwerbend und ausstellend. Vergessene Maler wie Philipp Otto Runge und Caspar David Friedrich, die schon zu Lebzeiten nur begrenzt Anerkennung gefunden hatten, hat Lichtwark an jene Stelle gesetzt, an der wir sie heute noch sehen. Die Gemäldegalerie trägt in dieser Abteilung trotz vieler wichtiger Erwerbungen späterer Zeit bis heute Lichtwarks Handschrift. Er hat die Akzente gesetzt: Runge, Friedrich, Menzel, Leibls „Drei Frauen in der Kirche" (Seite 117), Thoma und Trübner, Böcklin.

Die bedeutende Deutsche Jahrhundertausstellung 1906 in der National-Galerie Berlin hätte ohne Lichtwark nicht stattgefunden. Dort konnte man etwa eine 70 bis 80 Jahre alte Kunst kennenlernen, die Lichtwark mehr als jeder andere der Vergessenheit entrissen hat, eine Kunst, die nach Runge und neben Friedrich entstanden ist, die Kunst von Victor Emil Janssen (Seite 82), Friedrich Wasmann (Seite 97), Jacob Gensler (Seite 100), um unter Dutzenden Malern aus vielen Teilen Deutschlands nur diese drei Hamburger zu nennen. All diesen Künstlern war die Gabe scharfer Beobachtung und genauer Wiedergabe nicht nur der Dinge, sondern auch des Lichts, der Atmosphäre, gemeinsam. Lichtwark sah ihre Arbeiten mit den Augen seiner Zeitgenossen, der Impressionisten, und er wurde aufmerksam, wenn er Bildnisse und Naturstudien vor sich hatte. Nicht das leidenschaftslose Feststellen alles Gewesenen durch den Historiker war seine Sache, sondern die entschiedene Parteinahme für das jeweils Neue. Mag auch der Maler selbst seine Ölstudien vor der Natur gering und seine großen Kompositionen hoch eingeschätzt haben, Lichtwark erkannte, daß dieser hier ausgetretene Straßen und dort noch nicht gegangene Pfade gegangen war. Die Deutsche Jahrhundertausstellung, an deren Zustandekommen auch Tschudi, Meier-Graefe und viele andere beteiligt waren, gab ein insgesamt ausgewogeneres Bild der deutschen Kunst des späten 18. und des 19. Jahrhunderts, aber die antiakademische Haltung Lichtwarks blieb erkennbar. Nie zuvor war die überragende Bedeutung Friedrichs und Runges so erkennbar gewesen wie dort. Daß es Lichtwark gelang, vom Senat nicht weniger als 200000 Mark Sondermittel zum Erwerb von Kunstwerken aus der Jahrhundertausstellung zu erhalten, wirft ein Licht auf seine Überzeugungsfähigkeit.

Auch als Bauherr, als der Verantwortliche für den Neubau, dessen Errichtung erst nach seinem frühen Tod im Januar 1914 vollendet wurde, entschied sich Lichtwark gegen das Herkömmliche und fand sein Vorbild im vergessenen Alten, nämlich in englischen Bauten des späten 18. Jahrhunderts, vor allem die Grundgedanken der Beleuchtung: die Dachlaterne in den Sälen und das hoch angebrachte Breitfenster in den Kabinetten.

Doch auch auf dem Felde der anerkannten Kunst hat Lichtwark, was häufig übersehen wird, Großes geleistet. Sehr bald nach seinem Amtsantritt setzte er sich mit Nachdruck für den Ankauf der bedeutenden, durch Wilhelm v. Bode katalogisierten hamburgischen Sammlung Hudtwalcker-Wesselhoeft ein. 1888 kamen so 98 holländische Bilder ins Haus, von denen zwei überragende genannt seien, Rembrandts Bildnis Maurits Huygens (Seite 41) und Salomon van Ruysdaels große Flußlandschaft (Seite 37).

1906 und 1907 tat Lichtwark alles, um eine der bedeutendsten Privatsammlungen Europas, die von Rudolf Kann, nach Hamburg zu bekommen. Zwölf bis fünfzehn Millionen Mark wären dafür nötig gewesen, und jeder realistisch Denkende hätte ihm sagen können, daß dergleichen in Hamburg nicht zu schaffen wäre und sei. Aber jener Lichtwark, der das Eigenschaftswort sachlich besonders schätzte, war nach eigener Einschätzung einer, dem immer wieder Träume in Erfüllung gingen. Hier träumte er vergebens.

Als 1912 die hamburgische Sammlung des Konsuls Weber versteigert wurde, konnte Lichtwark eine Sonderbewilligung des Senats von 750000 Mark erkämpfen. (Eine solche Summe zu erhalten, ist keinem seiner Nachfolger gelungen, von der Geldentwertung ganz abgesehen.) Beschränken wir uns erneut auf die Nennung zweier herausragender Kunstwerke: „Simeon und Hannah" (Seite 40) von Rembrandt und Goyas Bildnis Pérez Estala (Seite 63). In die Sammlung des Kupferstichkabinetts war Goya übrigens schon 1891 gekommen, als Lichtwark ein Konvolut von 122 spanischen Zeichnungen erwarb, vermutlich vor allem wegen der Goyas darin.

Auf Lichtwark als Erzieher kann hier nur ein Schlaglicht geworfen werden: Seit 1888 veranstaltete er regelmäßig mit Kindern, etwa mit vierzehnjährigen Schülerinnen einer Höheren Töchterschule, Übungen in der Betrachtung von Kunstwerken.

Mit einem Satz Alfred Hentzens läßt sich Lichtwarks Leistung am klarsten benennen: „Was Lichtwark in den 27 Jahren seiner Amtszeit für die Kunsthalle geleistet hat, überstrahlt alles, was vorher geschehen war, und auch das, was seine Nachfolger bis heute [1969] zu erreichen vermochten." Der das schrieb, gehörte selbst in die Reihe seiner Nachfolger.

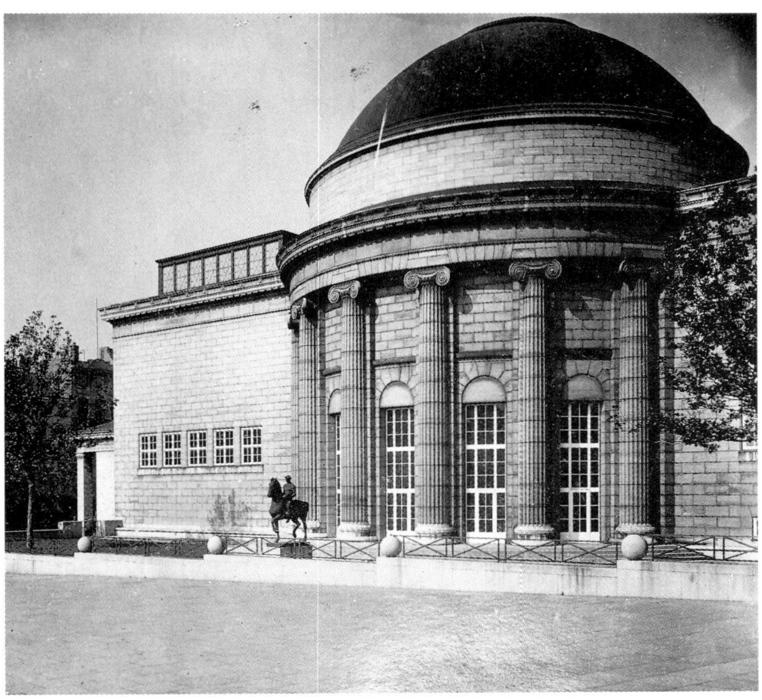

Der Neubau der Kunsthalle im Jahr 1920 mit Hermann Hahns „Reiter".

1914–1933: GUSTAV PAULI

Zu Lichtwarks Nachfolger ernannte der Senat den Direktor der Kunsthalle Bremen, Gustav Pauli. Mögen auch jeden, der Museumsdirektor wird, gemischte Gefühle beherrschen, Pauli hatte in besonderem Maße Grund zur Freude und ebenso zur Sorge. Gewiß muß es ihm, der mit Lichtwark in engem freundschaftlichen Austausch gestanden hatte, glücklich und stolz gemacht haben, dessen Erbe antreten zu können. Zugleich aber wird sich dieser feine, distanzierte Herr gefragt haben, ob es ihm gelingen könne, aus dem Schatten einer so gewinnenden, ja beherrschenden Persönlichkeit wie der Lichtwarks zu treten. In entscheidenden Dingen waren die Freunde zwar gleichen Geistes – vor allem in der Überzeugung, das Museum habe zur Kunst zu führen, und auch im Einsatz für die neue Kunst –, aber systematisch-wissenschaftliche Strenge bestimmte erst seit Pauli die Arbeit der Hamburger Kunsthalle. Lichtwark war der Sammler, Pauli vor allem der Ordner. Lichtwark hatte erst seit 1911 einen wissenschaftlichen Mitarbeiter, Hans Börger; Pauli setzte sich entschieden für die Schaffung neuer Stellen ein. Er selbst, großer Kenner altdeutscher Graphik, ordnete und katalogisierte wichtige Teile der Graphik-Sammlung, Carl Georg Heise erarbeitete den Katalog der Alten Meister der Gemäldegalerie, der 1918 im Druck erschien; bald darauf publizierte Victor Dirksen den Katalog der neueren Meister. Hans Börger baute das Münzkabinett mit seinem einzigartigen Charakter auf; sein Katalog kam 1921 heraus. Auch Peter Hirschfeld und Bella Martens, die Autorin der zweibändigen Monographie über Meister Francke, gehörten zum wissenschaftlichen Stab der Kunsthalle.

Das neue Gebäude brachte auch Ordnungsaufgaben mit sich. Der Entwurf des Bauinspektors Albert Erbe war nur noch zu modifizieren, wobei Pauli im Baudirektor Fritz Schumacher einen überragenden Architekten als Partner hatte; dieser prägte vor allem die Gestalt des Studiensaales für die Graphische Sammlung, der zugleich Lesesaal der Bibliothek ist. Die Verbindung von Kunst und Wissenschaft an einem Ort hat sich bewährt, so wie die zentrale Position von Kabinett und Bibliothek dieses Museumsgebäude prägt.

Krieg und Nachkriegszeit brachten eine ziemliche Verzögerung des Baus mit sich. Der Rohbau stand endlich 1917, die Gemäldegalerie konnte im Mai 1919 eröffnet werden, das Kabinett 1922, der Vortragssaal 1923.

Der Lese- und Studiensaal im Jahr 1923.

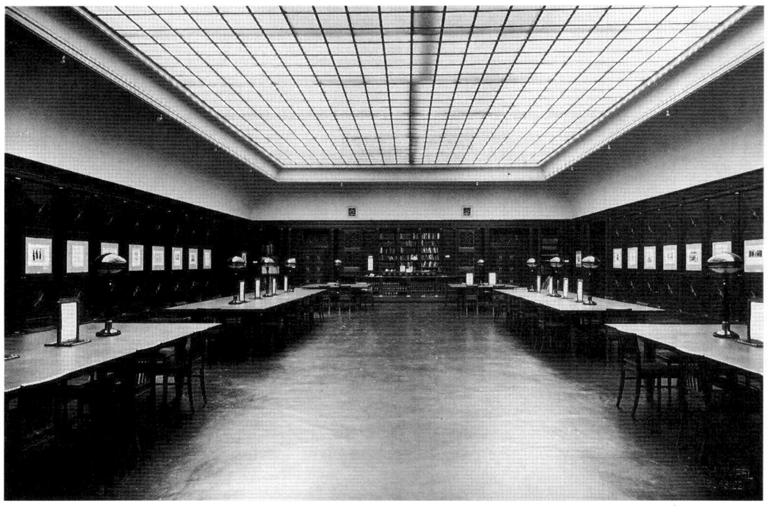

Der Vortragssaal war für Pauli von großer Bedeutung, denn der im gleichen Jahr von ihm gegründete Verein „Freunde der Kunsthalle" veranstaltete dort in jedem Winter kunsthistorische Vorträge. Sie fanden so viel Zuspruch, daß sie bald regelmäßig wiederholt werden mußten – übrigens bis heute. In Paulis „Erinnerungen" finden wir einen überraschenden Satz: „Während sich in Bremen eine für beide Teile ersprießliche Beziehung zur Arbeiterschaft hatte herstellen lassen, erwies sich dies in Hamburg als schwierig. Erst einige Jahre nach dem Kriege gelang es, alle Schichten der Bevölkerung für die Kunsthalle zu gewinnen."

Hatte Lichtwark vorgesehen, das Obergeschoß des Neubaus vor allem mit hamburgischer Malerei und „Bildern aus Hamburg" zu füllen, so teilte Pauli die siebzehn Oberlichtsäle und sechzehn Seitenlichtkabinette gleichmäßig auf: die Alten Meister in den Westflügel, die Neueren Meister in den Ostflügel. Diese Anordnung gilt bis heute. Der für Skulpturen bestimmte Kuppelraum konnte wegen fehlender Mittel nicht eingerichtet werden. Die hamburgische Malerei von Bertram bis zum Ende des 19. Jahrhunderts war im Erdgeschoß ausgestellt. Im Altbau brachte Pauli oben die Kunst der Gegenwart unter, ferner eine reduzierte Abteilung „Bilder aus Hamburg" (den besseren Teil hatte er in die Sammlung integriert), und unten die alte, lange Zeit magazinierte Sammlung von Abgüssen antiker und auch mittelalterlicher Skulptur, die Hans Börger vorzüglich aufstellte.

Die Möglichkeit, die Sammlung zu erweitern und damit zu verändern, war in Zeiten einer Einschränkung der erforderlichen Geldmittel durch Krieg, Nachkriegsarmut und schließlich weltweiter Wirtschaftsrezession äußerst begrenzt. Man bedenke, was es bedeutete – für Pauli an Überredungskunst, für Senat und Bürgerschaft an Einsicht und Entschlußkraft – wenn 1924, ein Jahr nach Ende der Inflation, bei Auflösung der Hamburger Sammlung Theodor Behrens für den Ankauf von Manets „Nana" (Seite 133) die hohe Summe von 155000 Mark aufgewendet werden mußte, und für Cézannes Bild „Am Quai de Bercy" (Seite 139) 30000 Mark. Außer der Absicht, „die Impressionisten, sowohl die deutschen wie die französischen", wesentlich zu vermehren (nennen wir noch Corinths Bild „Nach dem Bade", Seite 150), plante Pauli eine „stärkere Betonung der Malerei des achtzehnten Jahrhunderts" durch Erwerb von Bildern italienischer Maler wie Ricci, Tiepolo und Bellotto und von Le Moynes „Narziss" (Seite 59).

Weniger programmatisch, doch höchst wichtig waren Ergänzungen der reichen Sammlung deutscher Malerei des 19. Jahrhunderts, vor allem Marées' beide römischen Szenen (Seite 114) und Feuerbachs „Bianca Capello" (Seite 112).

Pauli hat es auch in die Wege geleitet, daß sich die Ehepaare Erdwin und Antonie Amsinck sowie Dr. Oscar und Gertrud Troplowitz entschlossen, ihre einander ähnlichen hervorragenden Sammlungen der Kunsthalle zu vermachen. 1920 und 1921 kamen die Kunstwerke ins Haus: fünf Bilder von Corot, darunter „Das Mädchen mit der Rose" (Seite 128), drei Degas-Gemälde, zu denen das Bildnis der Tänzerin Gaujelin zählt (Seite 134), von Renoir das Bildnis von Madame Hériot (Seite 137) und von Picasso die „Absinthtrinkerin" von 1902. Es ist für Paulis systematischen Geist bezeichnend, daß er fünf Jahre später mit Degas' großem Pastell „Vor dem Spiegel" (Seite 135) der Sammlung einen wesentlichen Beitrag hinzugefügt hat. Für Jahrzehnte war es das letzte Mal, daß geschlossene Privatsammlungen der Kunsthalle vermacht wurden. Erst in jüngster Zeit ist mit Karl H. Ditzes Vermächtnis diese Tradition fortgeführt worden.

Angesichts der Kunst der Gegenwart verhielt sich Pauli zurückhaltend. Für ihn sollte ein Museum „eine Sammlung von Musterwürdigem sein"; es habe „grundsätzlich andere Ziele zu verfolgen als wechselnde Ausstellungen". Also richtete er „an die Werte der Gegenwart ähnliche Anforderungen ... wie an die Werte vergangener Zeiten". Man könne erst „aus einem gewissen Abstand ... mit leidlicher Sicherheit erkennen, was unter der gegenwärtigen Kunst sich bewährt habe".

Keiner der Meister am Bauhaus war darunter, so wenig wie Dix oder Beckmann. Doch bevor wir Pauli verurteilen, sollten wir bedenken, daß er 1918 Noldes Bild „Christus und die Kinder" sowie Marcs „Mandrill" und 1924 Kokoschkas „Windsbraut" gekauft hat (heute sind diese Bilder im Museum of Modern Art New York, in der Staatsgalerie in München und im Kunstmuseum Basel.) Darüber hinaus seien nicht mehr als die Gemälde Kirchners und die graphischen Blätter von Munch, Kollwitz, Kirchner und Nolde angeführt.

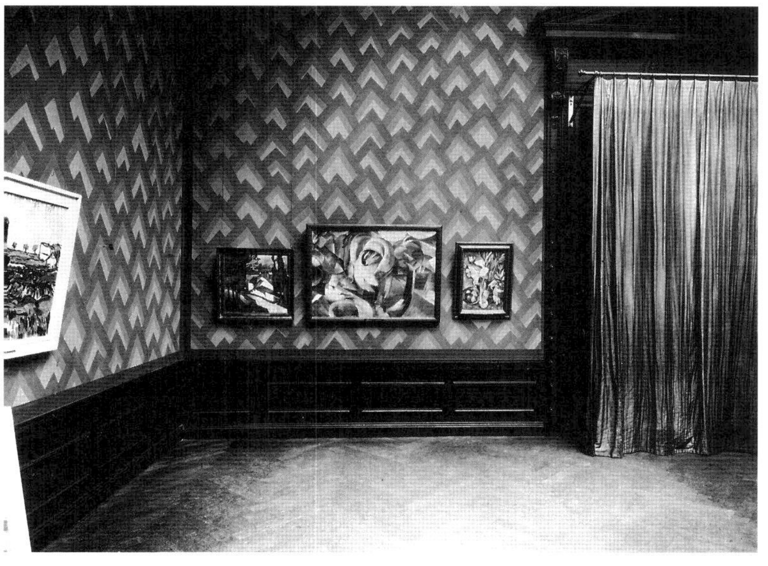

Ein Saal mit Franz Marcs „Mandrill" und zwei Gemälden von Kanoldt um 1930 auf einer von C. O. Czeschka gestalteten Wand.

Von minderer Bedeutung als die Ordnung und Erweiterung der Sammlung dürften für Pauli Ausstellungen gewesen sein, die nicht mit der Sammlung verbunden waren. So bestimmten die Bestände des Kupferstichkabinetts das Ausstellungsprogramm. Allerdings waren die Möglichkeiten der Kunsthalle sehr lange Zeit, von 1916 bis 1930, vermindert, weil der Kunstverein Gast im Haus war und die Kabinette erst im Sockelgeschoß, dann am Glockengießerwall benutzte.

Zum Bilde Gustav Paulis gehört, daß er es war, der 1917 mit seinen Kollegen Georg Swarzenski aus Frankfurt und Karl Koetschau aus Düsseldorf den Deutschen Museumsbund gründete, die auch heute noch tätige Vertretung der wissenschaftlich ausgebildeten Museumsangehörigen, und daß er auch sein erster Vorsitzender wurde. Nachdem sich die Naturkundemuseen den kunst- und kulturgeschichtlichen Museen angeschlossen hatten, wurde Pauli 1930 erneut gewählt.

Zu Paulis Bild gehört ebenfalls, daß er das Kunstgeschichtliche Seminar der jungen Universität 1925 in die Kunsthalle aufnahm, womit deren Bibliothek auch von den Studenten und ihren Lehrern benutzt werden konnte, und daß er mit Erwin Panofsky, dem Ordinarius für Kunstgeschichte, ebenso wissenschaftlich und freundschaftlich verbunden war wie mit Aby Warburg, dem Gründer und Stifter der Kulturwissenschaftlichen Bibliothek Warburg. Die Erinnerung, diese drei Männer und ihre Frauen hätten sich gelegentlich abends bei gemeinsamen Scharaden vergnügt, scheint mir für alle Beteiligten erhellend.

Schmählich war Paulis dienstliches Ende. Wie viele andere deutsche Museumsleiter wurde er von den neuen Machthabern in den Ruhestand versetzt, im Oktober 1933. Zwar war er schon 67 Jahre alt, aber seine Vorgesetzten hatten ihm zugesagt, die Dienstzeit bis Ende 1934 zu verlängern.

1933–1945

Während in Deutschland mit Hitlers Machtergreifung für jene Museen, welche moderne Kunst sammelten, vielerorts eine schlimme Zeit begann, lief es in der Hamburger Kunsthalle anders ab, als seit der Pensionierung Paulis zu erwarten war. Während in Karlsruhe, Stuttgart, Mannheim, Nürnberg, Chemnitz und Dresden die neue Kunst in Schandausstellungen verhöhnt und beschimpft wurde, während Museumsdirektoren wie Sauerlandt im Museum für Kunst und Gewerbe, Heise in Lübeck, Lili Fischer in Karlsruhe, Hartlaub in Mannheim, Grote in Dessau, Justi in Berlin, Gosebruch in Essen u. a. ihr Amt verloren, setzte sich an der Hamburger Kunsthalle ein Mann für die Kunst Noldes, Schmidt-Rottluffs und von Malern der jungen Generation ein. Es war nicht der Direktor. Paulis Nachfolger, im April 1934 ernannt, hieß Wilhelm Freiherr Kleinschmit von Lengefeld und war „ein kunstinteressierter Anglist der Universität Gießen" (Hentzen). Sein Dienstzimmer hatte er im Rathaus; Hans Börger hat wohl nicht nur in der Zwischenzeit die Geschäfte geführt.

Der eigentliche Herr im Hause war Harald Busch, im Mai 1934 als Leiter der Gemäldegalerie eingesetzt. Bald stellte sich heraus, daß er zu jener Minderheit unter den Nationalsozialisten gehörte, die im Expressionismus die Kunst der „nationalen Revolution" sahen. Busch bat Sammler und Künstler um Leihgaben und konnte so neue Kunst in aller Breite zeigen, nicht nur Schmidt-Rottluff und Nolde, sondern auch die Hamburger Sezessionisten wie Kluth und Bargheer.

Von den knappen Erwerbungsmitteln kaufte er ein Werk von Marc und ein spätes Bild Corinths, und 1935 veranstaltete er eine Nolde-Ausstellung. Während die Nazis die „Verjudung der deutschen Kunst" anprangerten, sah Busch in Liebermann einen deutschen Maler, dessen Bilder weiterhin zu sehen sein sollten. Im Mai 1935 setzte er seinen Plan einer völligen Neuordnung der Gemäldegalerie in die Tat um. Busch ließ die Wände sehr hell streichen und die Bilder mit weiten Abständen hängen. In einem Rundgang, der unter der Kuppel begann und endete, wurde die Kunst von Bertram bis zu den Jungen gezeigt. Die holländischen Bilder wurden nach Gattungen – Stilleben, Landschaften, christliche Motive – gegliedert. Der Bestand sollte streng in Schau- und Studiensammlung getrennt werden; für diese war das Erdgeschoß vorgesehen. Am 3. Oktober 1935 wurde Harald Busch beurlaubt und bald darauf entlassen. Es ist der Einsatz für die Expressionisten und für Liebermann gewesen, der ihn sein Amt gekostet hat.

Wieder mußte Börger die Verantwortung im Haus übernehmen, unterstützt von zwei jungen Kollegen, Wolf Stubbe, der sich seit 1933 um das Kupferstichkabinett kümmerte, und Diedrich Roskamp, der von 1934 an in der Gemäldegalerie tätig war.

Im April 1936 wurde Werner Kloos eingestellt und im September 1937 „mit der Leitung der Kunsthalle beauftragt", nachdem Kleinschmit sein Amt aufgegeben hatte. Kloos wurde erst im November 1941 zum Direktor ernannt; wenige Monate später wurde er als Soldat eingezogen. Noch im Herbst 1936 konnte man die neue Kunst betrachten. Dann kam sie wie Liebermanns Bilder ins Depot. Die Machthaber konnten sich auf ihren Mann verlassen. Im übrigen stellte Kloos in der Gemäldegalerie die alte Ordnung wieder her.

Im Sommer 1937 ereilte die Hamburger Kunsthalle das gleiche Schicksal wie die vielen anderen deutschen Museen, in denen jene Kunst gesammelt wurde, die nun als „entartet" gebrandmarkt wurde. Es erschien eine fünfköpfige Kommission „aus Berlin" und ließ sich alles vorführen. Ohne Rechtsgrundlage (das „Gesetz über Einziehung von Erzeugnissen entarteter Kunst" wurde erst am 31. Mai 1938 verkündet) wurden 72 Gemälde, acht Bildwerke, 296 Zeichnungen und Pastelle und 926 druckgraphische Arbeiten „sichergestellt". Auch nach über 50 Jahren wirkt diese ungeheuerliche Tat wie eine nie verheilte Verletzung. Der „Mandrill", die „Windsbraut", die Bilder von Nolde, Kirchner, Picasso und den anderen waren unwiederbringlich verloren, zumindest für die Kunsthalle. Stubbe und Roskamp hatten den Mut aufgebracht, einen Teil der Graphik, vor allem die Munch-Sammlung, über Nacht beiseite zu schaffen und damit zu retten und dem Haus zu erhalten. Beschlagnahmte Werke schon anerkannter Künstler wurden von der Reichsregierung im Sommer 1939 zu einer Versteigerung nach Luzern gegeben. Um die Bilder zu erhalten, kauften dort schweizerische und belgische Museen, trotz der Bedenken, auf diese Weise dem aufrüstenden Deutschland Devisen zu beschaffen. So kam die „Windsbraut" nach Basel. Mit gleicher Absicht ergriffen deutsche Kunstfreunde die Möglichkeit, beschlagnahmte Museumsbilder durch Kauf oder Tausch zu erwerben. Das Ehepaar Fohn, beispielsweise, erwarb viele hervorragende Gemälde, Aquarelle und Zeichnungen; 1964 schenkte es die ganze Sammlung den Bayerischen Staatsgemäldesammlungen, wodurch Marcs „Mandrill" in die Staatsgalerie moderner Kunst München kam.

Zwei Jahre nach dem Raub der modernen Kunst begannen die Nazis den Krieg, der sich schnell zu einem Weltkrieg ausweitete. Alle Kunstwerke wurden in Luftschutzräume verbracht. Viele Mitarbeiter mußten Soldaten werden. 1942 wurde Carl Schellenberg vom Museum für Hamburgische Geschichte kommissarischer Leiter der Kunsthalle. Als die bisher bereitgestellten Luftschutzräume nicht mehr sicher genug schienen und alle Kunstwerke in den noch heute stehenden Hochhausbunker auf dem Heiligengeistfeld verbracht werden mußten, hatten er und seine Kollegin Karla Eckert die Verantwortung für die Überführung. Während so die Sammlung den Bombenkrieg fast ohne Schaden überstanden hat, wurde das Gebäude der Kunsthalle von Bomben getroffen. Der Vortragssaal, der Studiensaal des Kabinetts und der Gebäudetrakt dazwischen waren zerstört, kein Glas war heil geblieben.

1945–1955: CARL GEORG HEISE

Deutschland hatte den Krieg verloren und war in vier Besatzungszonen aufgeteilt worden. Die britische Militärregierung verfügte die Entlassung von Kloos, der Mitglied der SS gewesen war. So konnte der Senat der Freien und Hansestadt Hamburg im September 1945 Carl Georg Heise zum Direktor der Kunsthalle ernennen. Niemand war für diese Aufgabe besser geeignet. Heise stammte aus einer Familie, die in Hamburg etwas galt, war auf dem Felde der alten Kunst ausgewiesen und ein leidenschaftlicher Kämpfer für die Gegenwartskunst. Die braune Zeit hatte er als Verlagslektor in Berlin überstanden.

Der Wiederaufbau war für Heise ebenso ein moralisches wie ein materielles Problem. Er gehörte zu jenen, die ihre Aufgabe darin sahen, die geistige Kraft der deutschen Kultur nach der Entstellung und Entehrung durch die Nazis wieder wirken zu lassen und deren Verbindung zur Welt wieder herzustellen. Er hatte nichts zu verbergen und wollte auch nicht vergessen. Als habe er unter dem Druck der Nazizeit seine Kräfte für die große Aufgabe gesammelt, ging er mit bewundernswerter Energie ans Werk, anfangs nur von wenigen Mitarbeitern unterstützt.

Die Kunsthalle war nicht zu benutzen; die unzerstörten Räume hatte britisches Militär besetzt, das dort Kriegsgefangenen Entlassungspapiere ausstellte. So wurden die alten Ausstellungsräume der Kunsthandlung Bock & Sohn in der Großen Bleichen der erste Ausstellungsort der Kunsthalle nach dem Kriege. Im Dezember 1945 wurden Gemälde des 17. und des 19. Jahrhunderts als „Meisterwerke der Kunsthalle" gezeigt; der Andrang war beispiellos stark. Es folgten die „Wegbereiter" und schließlich, im Herbst 1946, „Meisterwerke des Mittelalters". In der Kunsthalle waren zu dieser Zeit die ersten Räume wieder zugänglich, die Kabinette am Glockengießerwall, nahe dem Eingang. Bis das Obergeschoß des Neubaus für die Besucher geöffnet werden konnte, war das Jahr 1948 vergangen. Als nach einem weiteren Jahr die Kunsthalle wieder Herr im eigenen Haus war, auch das Kupferstichkabinett bezogen werden konnte, gab es immer noch drei Gäste im Haus. Zwei ungern gesehene (Werkstätten der Theater im Obergeschoß des Altbaus) und einen geschätzten Gast, den Kunstverein, der auch von Heise geleitet wurde. Im Erdgeschoß des Altbaus zeigte er Beckmann, Nay (1947), Klee (1949), Kirchner, Kokoschka, Moore (1950). Die Kunsthalle griff knapp fünf Jahre nach Kriegsende wieder tätig in das Kulturleben Hamburgs ein.

Vor der Währungsreform 1948, in der Zeit des Schwarzmarkts, war öffentliches Geld ebenso rar wie danach. Mit begrenzten Mitteln und mit manchen Spenden baute Heise eine neue Sammlung moderner Kunst auf, die nach einem Jahrzehnt mit der des Wallraf-Richartz-Museums Köln die beste in Deutschland war. Unter den Bildern, die er zurückerwerben konnte, war Paula Modersohn-Beckers „Alte Moorbäuerin" (Seite 156). Er kaufte Heckels eindrucksvollstes Werk, „Zwei Männer am Tisch" (Seite 163), unter sechs Bildern Kirchners „Gut Staberhof" (Seite 166), unter sechs Werken Schmidt-Rottluffs „Lofthus" (Seite 167), von Beckmann zwei so hervorragende Gemälde wie das „Große Fischstilleben" (Seite 184) und „Odysseus und Kalypso" (Seite 185), Kandinskys frühen „Arabischen Friedhof" (Seite 169), Marcs „Affenfries" (Seite 168), Schlemmers „Treppenscene" (Seite 187), Feiningers Dombild aus Halle (Seite 186), Klees späte „Revolution des Viaductes" (Seite 189). Er ließ sich Kirchners berühmtes „Selbstbildnis mit Modell" (Seite 164), zwei bedeutende Holzskulpturen Barlachs (Seite 160) und Brancusis Gips „Der Kuß" (Seite 170) spenden. Unter den Künstlern der jungen Generation schätzte er besonders E. W. Nay, dessen „Quelle" (Seite 200) er im Entstehungsjahr 1947 kaufte. Wolf Stubbe baute mit Heises tatkräftiger Einwirkung eine neue Sammlung moderner Zeichenkunst und Graphik auf.

Von den Erwerbungen früherer Kunst seien Bloemerts „Verfallener Bauernhof" (Seite 35), die Bilder von Overbeck (Seite 88) und Schnorr von Carolsfeld (Seite 89), welche nun eine Vorstellung nazarenischer Kunst ermöglichten, und Rodins monumentale Bronze „Pierre de Wiessant" (Seite 140) hervorgehoben. Daß es gelang, allmählich die Sammlung Siegfried Wedells in die Kunsthalle zu überführen, war wohl nicht weniger Roskamps Leistung als die Heises. 1919 war sie mit dem Haus in der Alten Rabenstraße, in dem sie bleiben sollte, der Stadt vermacht worden. Nun verstärkten Kunstwerke wie die „Flora" von Jan Massys (Seite 33) und Rubens' „Himmelfahrt Marias" (Seite 52) den Rang der Abteilung Alte Meister.

Unter den Kunsthistorikern zu Heises Zeit ist auch Herbert Pée zu nennen, von 1947 bis 1952 sein engster Mitarbeiter, der die Skulpturenabteilung leitete und mit ihm die großartige Ausstellung „Plastik im Freien" 1953 an der Außenalster vorbereitete, und Hans Platte, der 1954 „Lichtwark-Assistent" wurde. Nun war die Hamburger Kunsthalle das erste deutsche Museum, an dem eine Stelle für Öffentlichkeitsarbeit bestand. Darin sah Platte eine vor allem pädagogische Aufgabe. Nicht anders als Lichtwark nahm er die Kinder ernst; er vermochte sogar das Fernsehen dazu zu gewinnen, direkt aus der Kunsthalle zu übertragen, wenn er mit Kindern einzelne Werke betrachtete. Bereits im Oktober 1946 begann Heinrich v. Tettenborn seine Arbeit als erster fest eingestellter Restaurator der Kunsthalle. Bedenkt man, daß die Kunstwerke schon 1946 ins Haus zurückkamen und die Gemälde einen Winter lang in feuchten, kaum beheizten Kellern standen, bevor sie ins angestammte Magazin verbracht werden konnten, gewinnt man eine Vorstellung dessen, was auf ihn zukam.

Bei der Ordnung der Bestände folgte Heise im Grunde Paulis Vorbild. Aber Runges Gemälde waren ins Obergeschoß gekommen, an den Anfang der Neueren Meister, und deutsche wurden mit französischen Malern konfrontiert: Menzel mit Courbet, Leibl mit Manet. Und im Erdgeschoß des Altbaus waren im Seitenlicht statt der Abgüsse Bildwerke von Rodin bis Karl Hartung zu sehen, im Sockelgeschoß die Hamburger Maler der ersten Hälfte des 19. Jahrhunderts (übrigens als erste mit einer elektrischen Beleuchtungsanlage).

Der Wiederaufbau wurde im Januar 1954 mit dem Vortragssaal abgeschlossen. Die „Freunde der Kunsthalle" konnten ihre zyklischen Wintervorträge endlich wieder im eigenen Hause veranstalten. Das Interesse war so groß, daß der Saal mit damals 750 Sitzen trotz der Wiederholung jeden Vortrags oft nicht ausreichte, weshalb neue Mitglieder nicht mehr aufgenommen werden konnten, als es mehr als 2 700 „Freunde" gab. Heises Bestreben, der Kunst eine möglichst große verständige Öffentlichkeit zu schaffen, hatte hier ein überzeugendes Ergebnis gefunden.

Erneut sei Hentzen mit zwei prägnanten Sätzen zitiert. Er schrieb über seinen Vorgänger: „Der scheidende Direktor konnte mit Befriedigung auf seine mit ebenso viel Elan wie zäher Beharrlichkeit errungenen Erfolge zurückblicken und feststellen, daß die Kunsthalle die schweren Schläge überwunden und neue Kraft gewonnen hatte. Sie gehörte nun wieder zu den führenden Museen in Deutschland."

1955–1969: ALFRED HENTZEN

Eine beratende Kommission sollte einen Nachfolger für Heise vorschlagen. *Primo et unico loco* nannte sie Alfred Hentzen, den Direktor der Kestner-Gesellschaft und des Kestner-Museums Hannover. Bei der Amtsübergabe erklärte Heise: „Seit Jahren schon sind wir uns gegenseitig darüber einig gewesen, daß der eine das Amt aus der Hand des anderen zu übernehmen haben werde." Hentzen kam aus der Berliner Museumstradition, war in der Nationalgalerie und in der Gemäldegalerie tätig gewesen.

Zu Beginn wie im Rückblick sah Hentzen seine Aufgabe darin, „das Vorhandene zu stärken und klarer herauszuarbeiten und ... die Sammlung nach vorn, in eine neue Gegenwart hinein zu erweitern." So zurückhaltend er das Programm formulierte, so entschieden setzte er seine Pläne in die Tat um.

Er begann damit, die Altäre von Bertram und Francke aus dem Kontext des Hamburgischen herauszunehmen und sie an den Anfang der Abteilung alte Meister zu stellen, um „ihren übernationalen Rang zu betonen." Mit der Einrichtung eines dunklen Vorraums mit erleuchteten Wandvitrinen, mit der Glasdecke im Saal und mit Stein und Klinker auf dem Fußboden war ein geschlossener Bezirk für die mittelalterliche Kunst geschaffen worden.

Dann wurde eine Beleuchtungsanlage installiert – in den Sälen „ein rundum hängendes, zum Besucher hin abgeblendetes Band von Leuchtröhren", in den Kabinetten ein großer gläserner Lichtkasten – und zugleich die Wände mit Samt bespannt und der Fußboden mit dunklem Linoleum belegt. Im Frühjahr 1960 war die Renovierung des Neubaus abgeschlossen. Schließlich wurden im Altbau die Beleuchtungsanlage eingerichtet und die beiden riesigen Säle durch Zwischenwände gegliedert.

Der Saal 143 im Jahr 1968 mit Werken von Calder, Ernst, Arp und Nay.

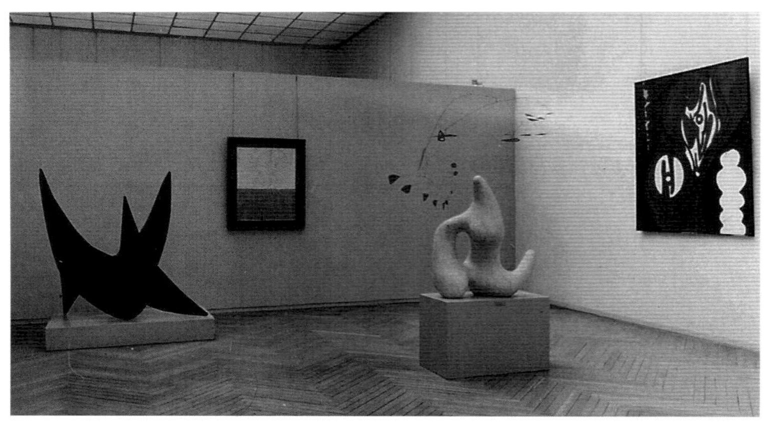

Im September 1962 konnte Hentzen mit einem Empfang für Senat und Bürgerschaft das neugeordnete Haus endlich der Öffentlichkeit übergeben. Die Gemäldegalerie hatte mit mancher Veränderung und mit der Integration der Sammlung neuerer Plastik eine neue Gestalt gewonnen, das Erdgeschoß war nun den Hamburgern vorbehalten (bis auf die Säulenhalle mit dem Münzkabinett), im Sockelgeschoß wurde zeitgenössische Graphik ausgestellt.

Hentzen hatte gleich nach Amtsantritt versucht, die staatlichen Erwerbungsmittel auf einen Stand zu heben, welcher der Lage auf dem Kunstmarkt entsprach, und war gescheitert. Da ergriff er die Initiative zur Gründung einer Stiftung, die nach amerikanischem Vorbild öffentliches und privates Geld zusammenführen sollte. In Finanzsenator Weichmann fand er die entscheidende Unterstützung. So konnten Bürgerschaftspräsident Schönfelder, Kultursenator Biermann-Ratjen und Alwin Münchmeyer, Präses der Handelskammer, 1956 die „Stiftung zur Förderung der Hamburgischen Kunstsammlungen" errichten, die bis heute herausragende Kunstwerke für die beiden Kunstmuseen erwirbt. In diesem Band sind eine Reihe von Gemälden aus dem Eigentum der Stiftung abgebildet. Vergegenwärtigt man sich, daß Hentzen im Gründungsjahr der Stiftung den Erwerb von Canalettos „Capriccio" (Seite 56), von Rousseaus „Eva", von Picassos „Clovis Sagot" (Seite 173) und von Munchs „Akt" (Seite 154) erfolgreich vorschlagen konnte, wird man ermessen, wie wichtig sie von Anfang an für Hamburgs Kunstmuseen gewesen ist; bis heute ist sie es geblieben.

Auch die Capem'sche Historische Kunststiftung ist für beide Häuser da; sie ermöglicht viele Erwerbungen alter Kunst. Hentzen hatte eine besondere Begabung, Mäzene für seine Erwerbungspläne zu gewinnen, wovon manche Abbildung in diesem Buch zeugt.

Klees „Goldfisch" (Seite 188) wollte schon Heise erwerben, aber da fehlten ihm die Mittel. Nach Heises Ausscheiden schenkte zur Erinnerung an seine erfolgreiche Tätigkeit ein Kreis von Freunden das Bild. Manche Erwerbungen setzten Heises Linie fort, etwa Kokoschkas Bilder „Mädchen mit Tonpuppe" und „Dresden Neustadt" (Seite 178) oder Beckmanns „Rumänin" und „Zigeunerin" (Seite 182).

Die Öffnung der Bundesrepublik Deutschland zum Weltmarkt ermöglichte den Erwerb von Kunstwerken gegen Devisen. So konnte Hentzen der Sammlung moderner Kunst einen internationalen Charakter geben. Vor allem sind Picassos „Bildnis des Kunsthändlers Clovis Sagot", Matisses monumentales Bronzerelief „Rückenakt" (Seite 171) – beide aus dem Jahr 1909 – und Légers Bild „Frau mit Katze" (Seite 175) hervorzuheben. Aus der Zeit der Wegbereiter des Neuen sind Gauguins „Badende bretonische Knaben" (Seite 141), Ensors „Stilleben mit Masken" (Seite 142) und zwei Gemälde Munchs zu nennen: die berühmte „Madonna" und der kühne „Akt" (Seite 155).

Nach vorn wiesen manche Werke zeitgenössischer Kunst, die Hentzen erwarb. Nicht immer erreichte er alles, so nicht den Erwerb eines Papstbildes von Bacon und eines Gemäldes von Rothko. Heute sind wir froh, überragende Werke wie die Bronze und das Gemälde von Alberto Giacometti (Seite 196), das Gemälde von Wols (Seite 199), Nays „Akkord in Rot und Blau" (Seite 201), außerordentliche Frühwerke von Bacon (Seite 205) und Tàpies (Seite 198) oder Mattas „Früchte" (Seite 204) zu besitzen.

Bei den Alten Meistern hieß für Hentzen „das Vorhandene zu stärken und klarer herauszuarbeiten" besonders, die von Pauli begonnene kleine Sammlung französischer und italienischer Gemälde des 17. und des 18. Jahrhunderts auszubauen. Mit Canalettos „Capriccio mit Motiven aus Padua" begann er, dann folgte unter anderem Fragonards „Lesender Philosoph" (Seite 60), Claude Lorrains spätes Meisterwerk „Aeneas' Abschied von Dido in Karthago" (Seite 57) und dann das große Gemälde „Der Angler" von François Boucher (Seite 58) – es hat viel Energie gekostet, mit Hilfe von vier Spendern und der Campe-Stiftung den Kaufpreis zusammenzubringen. Hentzes Vorstellung von der Aufgabe, im Museum durch Meisterwerke Maßstäbe zu setzen, wird angesichts dieser vier Bilder besonders klar. Von den anderen Bereicherungen der Abteilung sei Honthorsts große Historie „Solon vor Krösus" (Seite 50) hervorgehoben. An solchen Erwerbungen hatte Roskamp einen nicht unerheblichen Anteil.

Der 1967 gestorbene Diedrich Roskamp hatte den Katalog der Alten Meister ergänzt und gründlich überarbeitet; „viele sichere neue Benennungen und manche vorsichtige Anzweiflung alter Zuschreibungen" (Hentzen) sind ihm zu verdanken. Roskamps Nachfolger wurde Hans Werner Grohn.

Wolf Stubbe baute die Graphische Sammlung mit Hentzens Hilfe umsichtig weiter aus. Den größten Teil der Ausstellungen in jenen fünfzehn Jahren, nämlich 52 große und 34 kleine, hat Stubbe veranstaltet, sehr viele davon aus der eigenen Sammlung. Seit 1967 wurde Stubbe von Hanna Hohl unterstützt.

Zum Leiter der Skulpturen-Sammlung berief Hentzen seinen alten Berliner Kollegen Werner Gramberg, der schon seit 1948 das Münzkabinett ehrenamtlich betreut hatte und bis 1960 die Medaillen-Sammlung vorzüglich erweiterte. Ihm folgten Peter Anselm Riedl, der Verfasser (1963–1968), der 1967 dem Münzkabinett eine neue Gestalt gab, und Georg Syamken.

Für Hentzen war ein Museum auch ein Forschungsinstitut. Deshalb legte er großen Wert auf ein Publikationsorgan. Seit 1958 konnte das „Jahrbuch der Hamburger Kunstsammlungen" regelmäßig erscheinen, nachdem in der Notzeit der Nachkriegsjahre nur zwei Bände herausgekommen waren.

Dem Katalog der Alten Meister von 1956 (Neuauflage 1966) folgte 1968 ein Katalog der Gemälde des 19. Jahrhunderts (vor allem von Carl Wolfgang Schümann bearbeitet) und 1969 der Band zum 20. Jahrhundert.

Hentzen leitete bis 1963 zugleich den Kunstverein; die höchsten Besucherzahlen hatte er 1956 mit Picasso (120000) und 1959 mit Chagall (100000). 1963 konnte der Kunstverein endlich eigene Räume beziehen; Hans Platte wurde der neue Direktor.

Hentzen ist es gelungen, das Ansehen der Hamburger Kunsthalle zu mehren, auch indem er das Museum der Öffentlichkeit weit öffnete. Es ist bezeichnend, daß die Hamburger Kunsthalle zweimal allen anderen deutschen Museen voranging, 1956 mit der Einrichtung eines Cafés, 1968 mit der Gründung einer Kindermalschule. Dieses Ansehen wird auch daran erkennbar, daß Hentzen 1956 für die Ausstellung „A hundred Years of German Painting 1850–1950" in der Tate Gallery London und 1960 für „Arte Alemã desde 1945" in Rio de Janeiro allein verantwortlich war und 1968 Organisator und Präsident der 8. Generalkonferenz des Internationalen Museumsrates ICOM in Köln und München wurde.

Die Jahrhundertfeier 1969 war der Abschluß von Hentzens Amtszeit. Zu diesem Anlaß zeigte die Kunsthalle die Ausstellung „Meisterwerke der Graphik", die den hohen Rang unserer Graphischen Sammlung verdeutlichte und „Meister Francke und die Kunst um 1400", eine Ausstellung von hohem wissenschaftlichem Anspruch, die im Kuppelraum stattfand. Eine Spendensammlung bereicherte die Kunsthalle um einen mittelalterlichen Hausaltar eines unbekannten Aachener Künstlers, um das Bildnis eines Herrn von Anton van Dyck und um Picassos „Gitarrespieler" (Seite 174).

Die Jahre um 1969 waren auch in den Museen eine Zeit des Umbruchs. Hentzen verabschiedete sich mit einem bekenntnishaften Satz: „Indem das Museum als Institution sich wandelt, seine Funktionen neu durchdacht werden, das in ihm versammelte Erbe aus einer veränderten Sicht in neuem Licht erscheint, wird es seine unveränderte Lebendigkeit erweisen."

1969–1990: WERNER HOFMANN

Mit Werner Hofmann begann in der Kunsthalle eine neue Zeit. Das hatte Hentzen gewußt und gewollt, er hatte sich dafür eingesetzt, daß der Gründungsdirektor des Museums des XX. Jahrhunderts in Wien, durch seine Schriften zur Kunst des 19. und 20. Jahrhunderts weithin bekannt und geachtet, sein Nachfolger wurde, wohl wissend, daß dieser von Wotruba ein mutiger Unbeliebter genannt wurde. Im Rückblick stellte Hofmann fest, seine „museale Ankaufs- und Ausstellungsstrategie" habe „die praktischen Konsequenzen aus vorausgegangenen kunsttheoretischen Überlegungen" gezogen. „Wer daraus auf Theorielastigkeit schließt, macht es sich und uns Museumsdirektoren zu leicht." Eine solche Überlegung hieß etwa: „In keinem Augenblick ihrer Geschichte war Kunst ein kohärentes Ganzes, sondern immer – ich paraphrasiere Kandinsky – eine Harmonie aus Gegensätzen." Wer mit Hofmann gearbeitet hat, weiß, wie sehr er die theoretische Überlegung mit der blitzschnell vollzogenen Anschauung gekoppelt hat. Er war in seiner Museumsarbeit viel mehr ein Mann der Intuition als der Planung.

In seinen Ausstellungen operierte Hofmann mit der Bilderfülle, von „Nana. Mythos und Wirklichkeit" (1973) bis zu „Europa 1789. Aufklärung, Verklärung, Verfall" (1989), und dazwischen „Kunst – was ist das?" (1979) und „Experiment Weltuntergang. Wien um 1900" (1981).

In zwei Ausstellungen wurde Hofmanns „Schauen und Denken in Transitorien" besonders deutlich. Die eine hieß „Kunst in Deutschland 1898–1973". Für jedes der 76 Jahre wählte er ein signifikantes Werk aus. Der Besucher erlebte einen Längsschnitt durch die Geschichte, der die „Brücke und Kollisionen" der Ereignisse „schlagartig erhellte". Die andere: „Kunst – was ist das?". Hofmanns offener Kunstbegriff war die Grundlage. „Aufklärung in der Maske eines labyrinthischen Verwirrspiels – das war das Ziel dieser Veranstaltung." In Erinnerung an ein Wort des frühen Marx, jedes Ding sei mit seinem Gegenteil schwanger, waren Thesen über das, „was Kunstwerke alles können", paarweise gekoppelt, etwa „Kunstwerke entwerfen Ordnungen – sprengen Ordnungen", als mögliche Bezugsrahmen für die ausgestellten Kunstwerke (und Trivialobjekte).

1974 setzte der Ausstellungszyklus „Kunst um 1800" ein, der 1981 endete. Nie zuvor hatte ein Museum eine vergleichbare Folge veranstaltet. Zunehmend wurde jede dieser Ausstellungen als ein geistiges Ereignis aufgenommen, das Ansehen der Hamburger Kunsthalle wuchs durch den Zyklus enorm. Der Anfang, „Ossian und die Kunst um 1800", war kaum beachtet worden, die zweite Veranstaltung, „Caspar David Friedrich", brachte 218910 Besucher ins Haus, es folgten Darstellungen von Füssli, Blake und Sergel, dann kamen die beiden Panoramen „William Turner und die Landschaft seiner Zeit" und „Runge in seiner Zeit", darauf „John Flaxman. Mythologie und Industrie" und schließlich, am weitesten ausgreifend, „Goya. Das Zeitalter der Revolutionen 1789–1830".

Diese neun Ausstellungen erforderten auch von den meisten Kollegen im Haus eine beträchtliche Arbeitsleistung; die Beiträge von Hanna Hohl, Siegmar Holsten und Peter-Klaus Schuster fielen dabei besonders ins Gewicht. Auch bei anderen großen Ausstellungen wie „Courbet und Deutschland" (1978) und „Luther und die Folgen für die Kunst" (1983/84) war der wissenschaftliche Anteil der Mitarbeiter merklich. Daneben gab es Ausstellungen, bei denen Hofmann kaum mehr als kritischer Begleiter oder Anstoßgeber war, etwa „Künstlergraphik im 19. Jahrhundert" und „Menzel der Beobachter" von Eckhard Schaar, „Dreimal Deutschland. Lenbach – Liebermann – Kollwitz" und die Reihe „Standpunkte", in der Künstler aus Hamburg gezeigt wurden, von Hanna Hohl, „Das Bild des Künstlers" von Siegmar Holsten, „Verfolgt und verführt. Kunst unterm Hakenkreuz in Hamburg" und „Eva und die Zukunft. Das Bild der Frau seit der Französischen Revolutuion" von Sigrun Paas, „Der zerbrochene Kopf. Picasso zum 100. Geburtstag" vom Verfasser. Die meisten auch dieser Ausstellungen waren eine Gemeinschaftsleistung.

Vier „Gastspiele" fanden ebenfalls in dieser Zeit statt. Dreimal lieh die Königliche Bibliothek auf Schloß Windsor großzügig Zeichnungen Leonardos und Holbeins, und 1982/83 war das ganze Erdgeschoß Schauplatz einer Schinkel-„Ausstellung aus der Deutschen Demokratischen Republik".

1983 erhielt die Hamburger Kunsthalle den neugeschaffenen Theo-Wormland-Kunstpreis „in Anerkennung ihrer vorzüglichen Ausstellungstätigkeit und der damit verbundenen, impulsgebenden Forschung".

Die internationale Anerkennung für Hofmanns Arbeit wurde in der Berufung zu einem Gastsemester an der Harvard University und an der Columbia University ebenso deutlich wie im Auftrag, 1984 im Petit Palais in Paris eine Ausstellung deutscher Malerei der zweiten Hälfte des 19. Jahrhunderts zu zeigen; er nannte sie „Symboles et Réalités".

Schon eine bloße, unvollständige Aufzählung kann erkennbar machen, welchen Rang die Arbeit zeitgenössischer Künstler in Hofmanns Ausstellungsprogramm einnahm: Albers, Graubner, Lüpertz, Rinke, Schultze, Birgfeld, Rückriem, Klapheck, Darboven, Baselitz (in chronologischer Ordnung).

Die Veränderungen in der Gemäldegalerie setzten langsam ein, was auch mit den knappen Mitteln zu tun hatte. Im Sockelgeschoß richtete der Verfasser, seit 1976 Grohns Nachfolger, eine kleine Abteilung „Kunst heute" ein. Nach fast zwanzig Jahren konnte endlich die Erneuerung der stark verschmutzten Wandbespannung in Angriff genommen werden. 1978 wurden die Neueren Meister, vom Verfasser neu geordnet, wieder zugänglich; die Gegenüberstellung von Friedrich und den Nazarenern, von Menzel und den Spätromantikern war die wichtigste Veränderung. 1980 folgten die Alten Meister, in völlig veränderter Form, die vor allem Holsten erarbeitet hatte; das chronologische und das ikonographische Prinzip waren wechselnd gültig. Informationstafeln, die man zur Hand nehmen konnte – von Holsten geschrieben und vom Künstler Richard Hartwell visualisiert – machten Beziehungen und Hintergründe deutlich. Dieser Neuerung waren in der Hamburger Abteilung Dokumentationstafeln an der Fensterseite vorausgegangen.

1980 mußte das Obergeschoß des Altbaus für fast ein Jahr geschlossen werden. Makarts riesiger „Einzug Karls V. in Antwerpen" (Seite 124), seit 1939 nicht mehr zu sehen, war in zweijähriger Arbeit restauriert worden und kam an seinen alten Platz, in den Saal an der Südseite; die 1961 eingezogene Glasdecke wurde entfernt, der alte Zustand wiederhergestellt. Und im gegenüberliegenden Saal waren die störenden Heizkörper hinter Wänden verschwunden.

Drei leihfreudige Sammler trugen dazu bei, daß 1982 im Erdgeschoß des Altbaus sechs Säle mit Gegenwartskunst eröffnet werden konnten. Arnulf Rainer und Franz Erhard Walther waren dort die beiden polaren Figuren. 1985 ordnete Hofmann die kleine Abteilung im Sockelgeschoß völlig neu und nannte sie „Vom Bild zum Material – Vom Material zum Objekt".

Das Kupferstichkabinett erhielt 1986 einen eigenen Ausstellungsraum, nachdem Photographenatelier und Archiv aus dem Erdgeschoß des Altbaus verlegt werden konnten. Der sieben Jahre zuvor gegründete Verein der Freunde des Hamburger Kupferstichkabinetts mit Namen „Die Meisterzeichnung" hatte die Mittel für die Einrichtung aufgebracht.

„Vom Bild zum Material – Vom Material zum Objekt" im Jahr 1986 mit Werken von Duchamp und Man Ray.

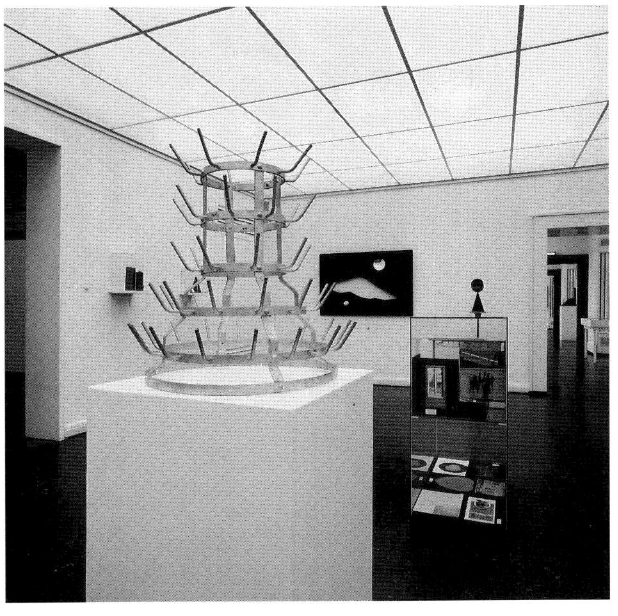

Es scheint, daß sich manche weniger vergegenwärtigen, welche Kunstwerke durch Hofmann erworben wurden, als welche Ausstellungen er gemacht hat. Die Erinnerung allein an Friedrichs „Wanderer über dem Nebelmeer" (Seite 78), Füsslis beide Bilder (Seite 65) und die zwei Gemälde Daumiers (Seite 126), an Corinths „Flora" (Seite 151) und Lehmbrucks „Betende" (Seite 158) reicht nicht aus. Auf dem Gebiet des 20. Jahrhunderts hat er für die Kunsthalle neue Felder angelegt: die Realisten mit Dix' „Krieg" (Seite 180) und Schads Kisch-Bildnis (Seite 177), die Surrealisten mit Arp (Seite193), Masson und Magritte (Seiten 194 bzw. 195), die Konstruktivisten mit Sophie Taeuber-Arp (Seite 192), Walter Dexel und Otto Freundlich (Seite 191). In die vorgefundene reiche Sammlung von Werken der Nachkriegszeit setzte er mit zwei Bildern Dubuffets bestimmende Akzente. Aus Hofmanns zahlreichen Erwerbungen von Gegenwartskunst ragen solche Werke hervor, deren irritierende Energien ihn herausgefordert haben: Hockneys „Doll boy" und Kitajs „Gedanken über Gewalttätigkeit" (Seite 207), Richters „Oswald" und Segals „Mädchen beim Schminken" (Seite 208), Warhols Bildnis des Indianers Russell Means sowie aus der unmittelbaren Gegenwart Baselitz' Diptychon „Elke Profil – Die Flasche" (Seite 215) und Polkes große „Zweite niederländische Reise" (Seite 220).

Drei Sammlungskataloge wurden in dieser Zeit veröffentlicht. Die antiken Münzen und die Medaillen und Plaketten des 19. und 20. Jahrhunderts wurden katalogisiert und Georg Syamken bearbeitete den Bestandskatalog der Skulpturensammlung, der 1988 unter dem Titel „Die dritte Dimension" erschien.

Das Jahrbuch der Hamburger Kunstsammlungen stellte mit dem 25. Band sein Erscheinen ein, jedes der beiden Museen gab nun sein eigenes Jahrbuch heraus; das der Kunsthalle nannte Hofmann IDEA. Es erschien von 1982 bis 1990.

Am Anfang seiner Hamburger Zeit hatte Hofmann mit einem Vortrag über „Kunstbegriff und Museumskunst" auf dem XIII. deutschen Kunsthistorikertag 1970 in Köln Diskussionen ausgelöst. Am Ende seines Direktorats schrieb er von den „Fakten und Thesen", die das Museum nicht in Frage stellten, es „bloß in einem umfassenden Sinn fragwürdig, des Fragens würdig" machten: „Sie nehmen ihm seinen affirmativen Umriß." Und er zitierte aus dem Kölner Vortrag: „Mit der Kunst müßte sich das Museum in Frage stellen, die von ihm ermittelten Bezugssysteme nicht als endgültig, sondern als vorläufig darstellen." Am 31. Dezember 1990 ist Werner Hofmann in den Ruhestand getreten.

Helmut R. Leppien

Literatur zur Geschichte der Hamburger Kunsthalle

Alfred Hentzen, Geschichte der Hamburger Kunsthalle, in A. H., *Hamburger Kunsthalle. Meisterwerke der Gemälde-Galerie,* Köln 1969, S. 7–26.

Volker Plagemann, Die Anfänge der Hamburger Kunstsammlungen und die erste Kunsthalle, *Jahrbuch der Hamburger Kunstsammlungen 11,* 1966, S. 61–88.

Volker Plagemann, Zur Ikonographie des Museums. Das Programm der Künstlerbildnisse am Außenbau der Hamburger Kunsthalle, 1863–1869, *Jahrbuch der Hamburger Kunstsammlungen 12,* 1967, S. 71–84.

Kunst ins Leben. Alfred Lichtwarks Wirken für die Kunsthalle und Hamburg von 1886 bis 1914, Hamburger Kunsthalle 1986/87.

Gustav Pauli, *Erinnerungen aus sieben Jahrzehnten,* Tübingen 1936.

Verfolgt und verführt. Kunst unterm Hakenkreuz in Hamburg 1933–1945, Hamburger Kunsthalle 1983.

Carl Georg Heise, Ansprache zur Hundertjahrfeier der Hamburger Kunsthalle. 1950, in: C. G. Heise, *Der gegenwärtige Augenblick,* Berlin 1960, S. 86–91.

Helmut R. Leppien. Die neue Gestalt des Münzkabinetts der Hamburger Kunsthalle, in: *Museum und Kunst. Beiträge für Alfred Hentzen,* Hamburg o. J., S. 119–132.

Werner Hofmann, *Hamburger Erfahrungen 1969–1990,* Hamburg 1990.

Ulrich Luckhardt, *„Diese der edlen Kunst gewidmeten Hallen", Zur Geschichte der Hamburger Kunsthalle,* Stuttgart 1994.

BILDTAFELN

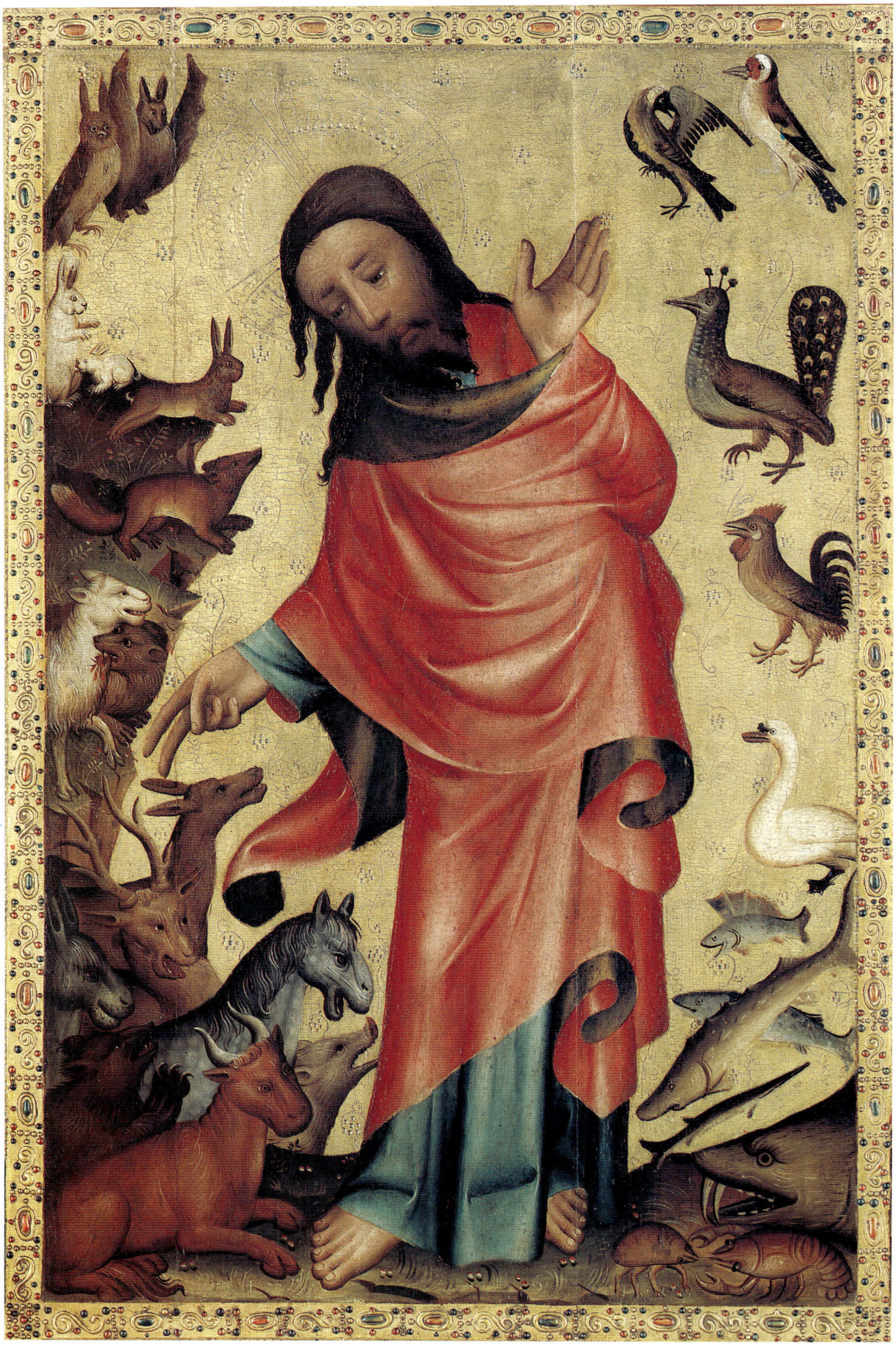

Meister Bertram, Die Erschaffung der Tiere, 1383

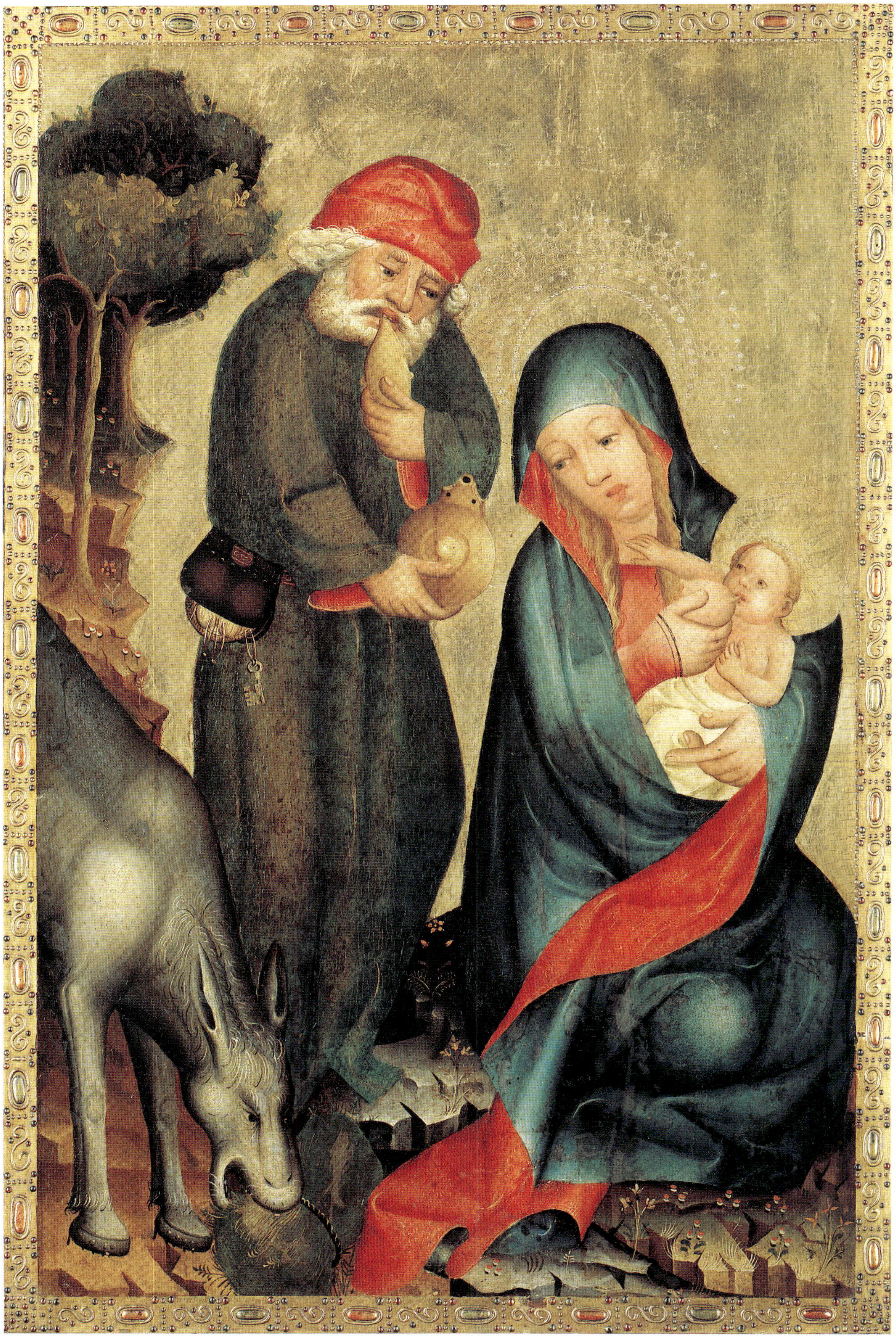

Meister Bertram, Die Ruhe auf der Flucht nach Ägypten, 1383

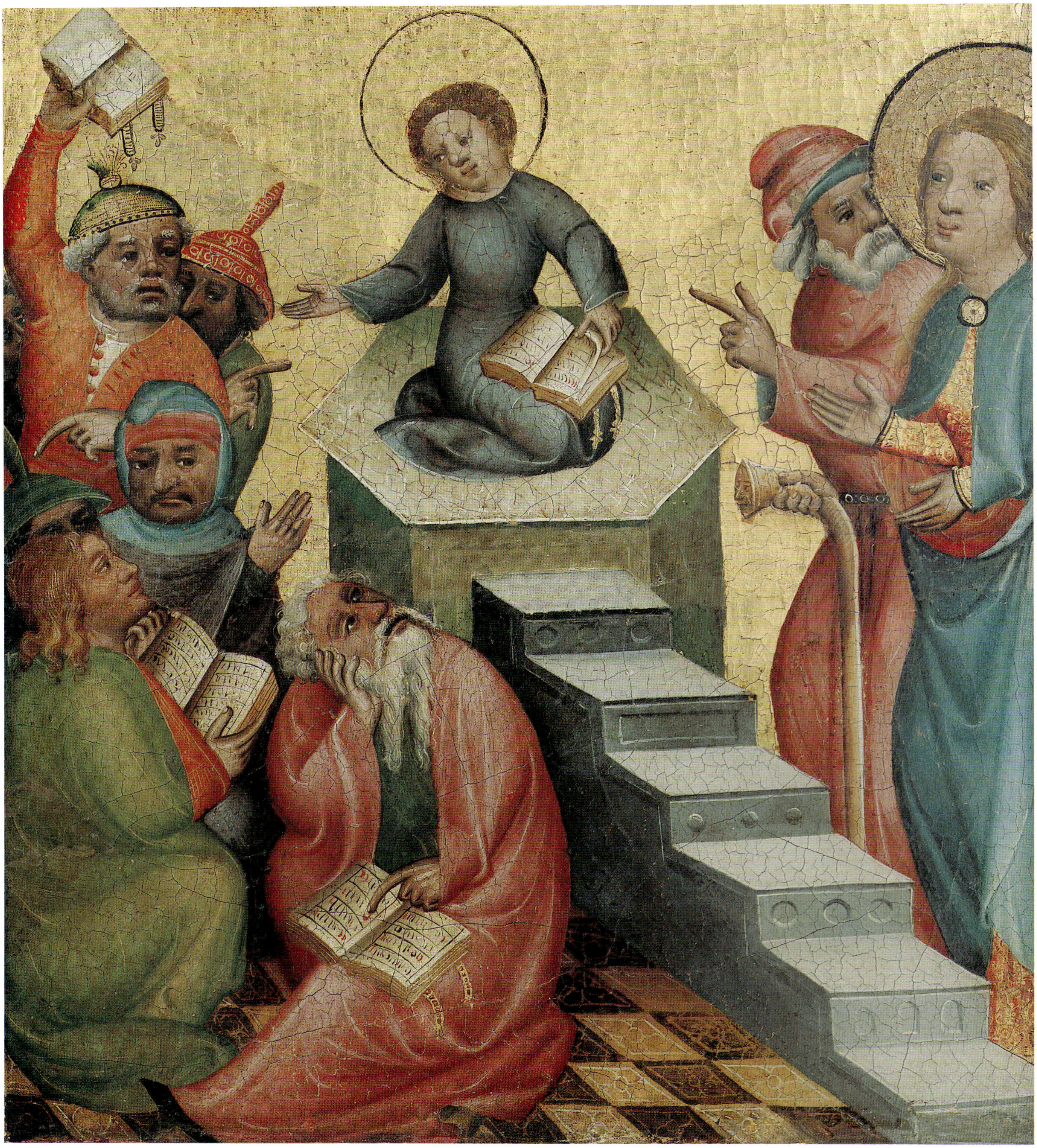

Meister Bertram, Der zwölfjährige Jesus im Tempel, um 1410

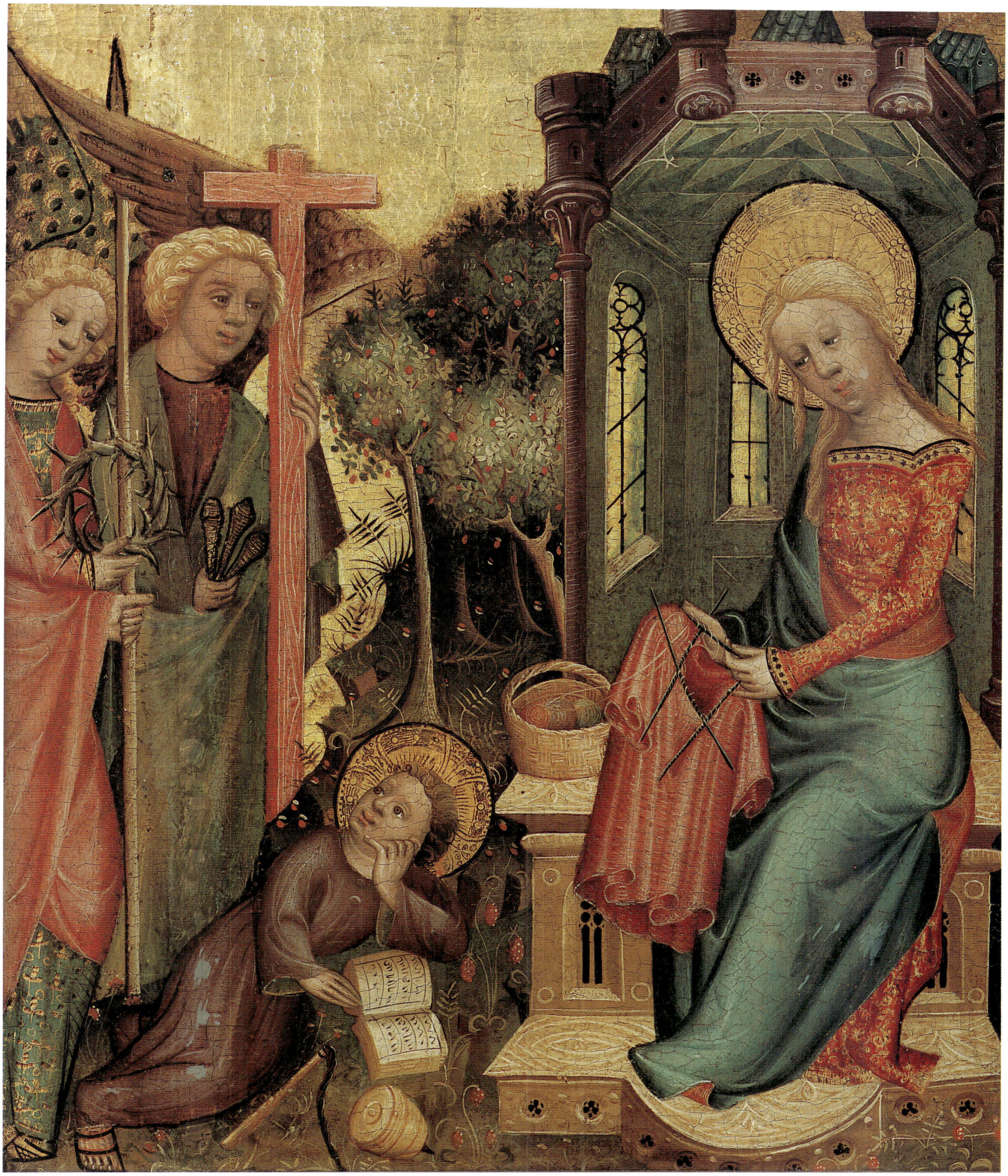

Meister Bertram, Der Besuch der Engel, um 1410

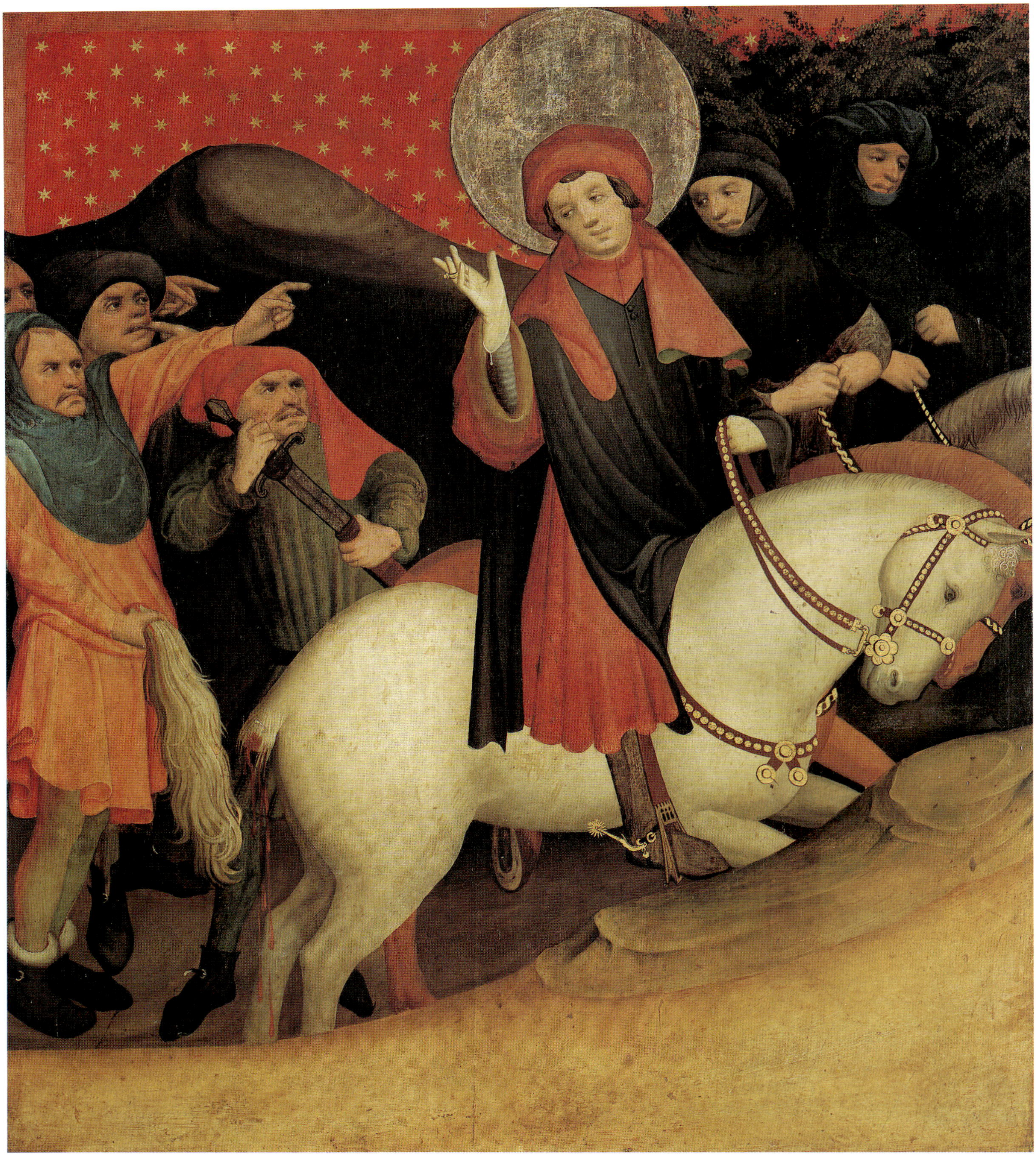

Meister Francke, Die Verhöhnung des hl. Thomas, 1424

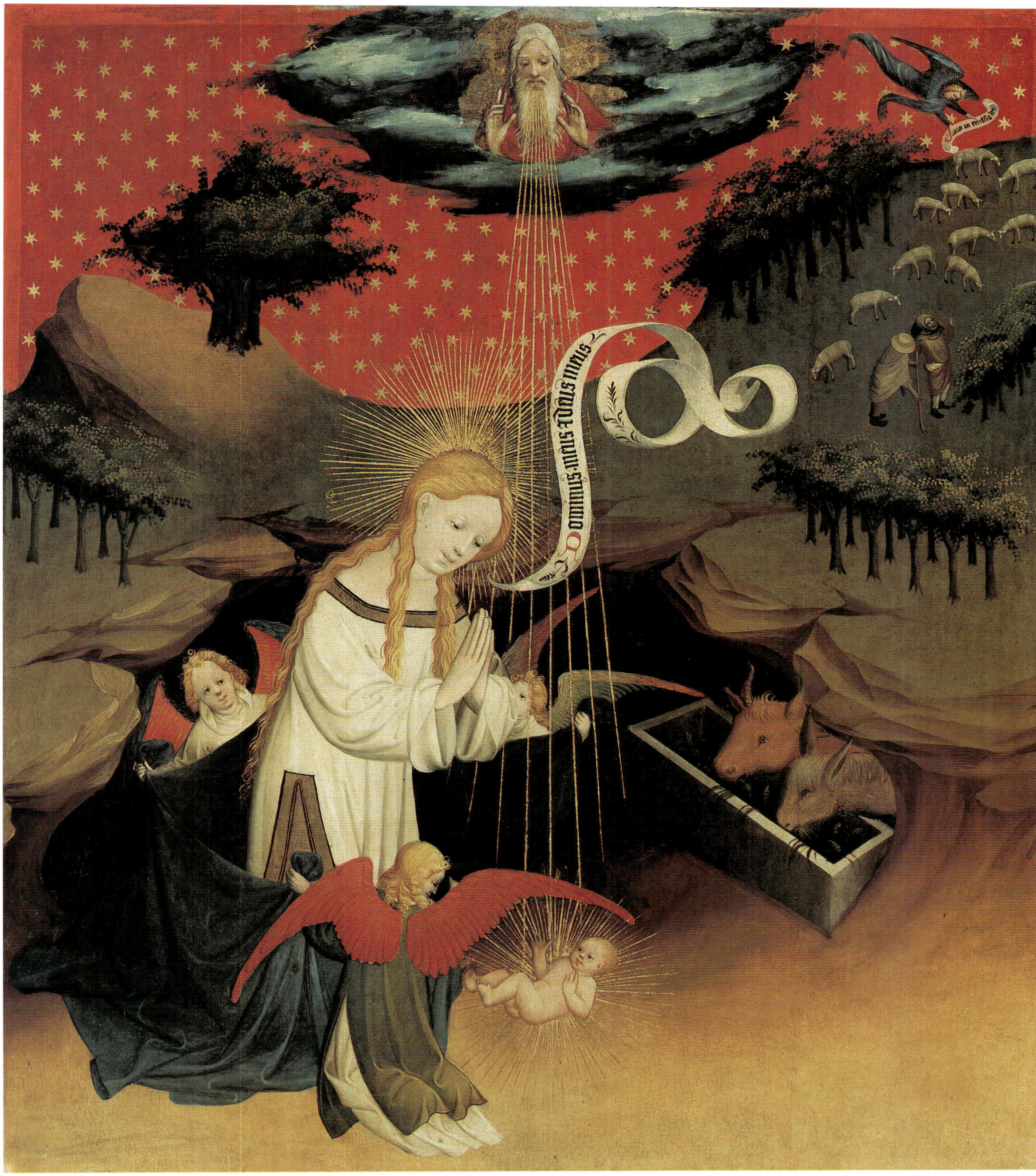

Meister Francke, Maria betet das Jesuskind an, 1424

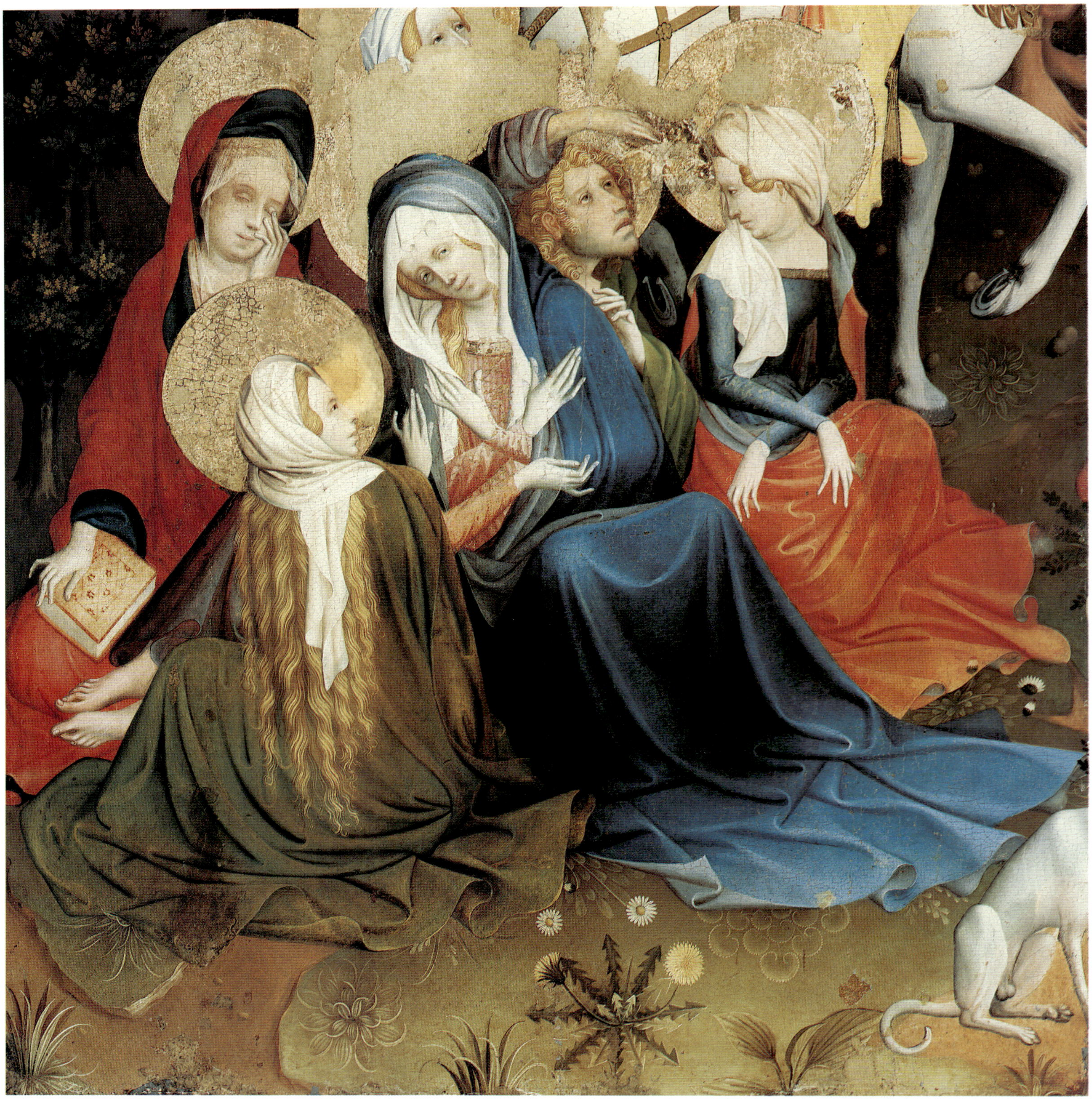

Meister Francke, Die Trauernden unter dem Kreuz, 1424

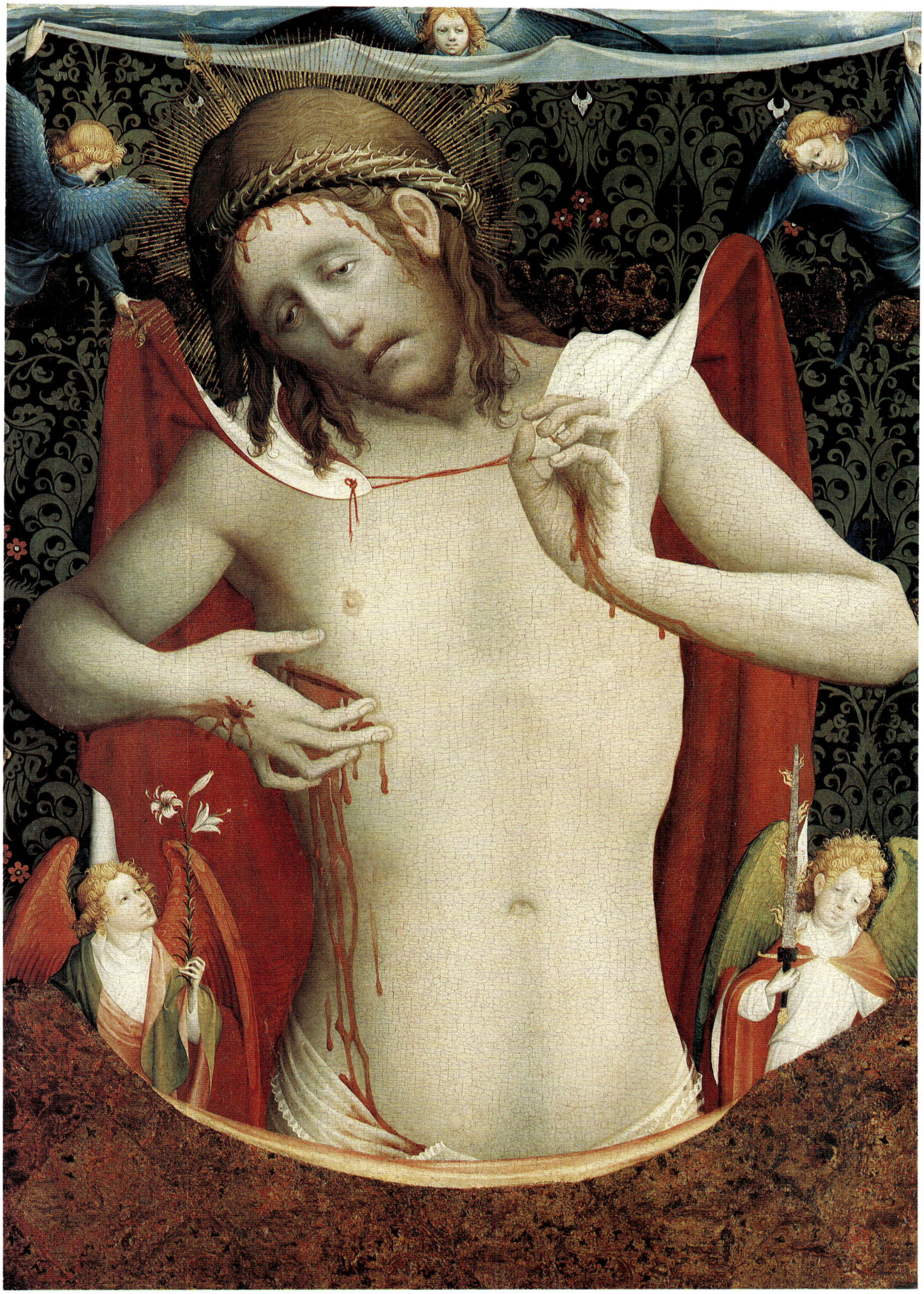

Meister Francke, Christus als Schmerzensmann, um 1435

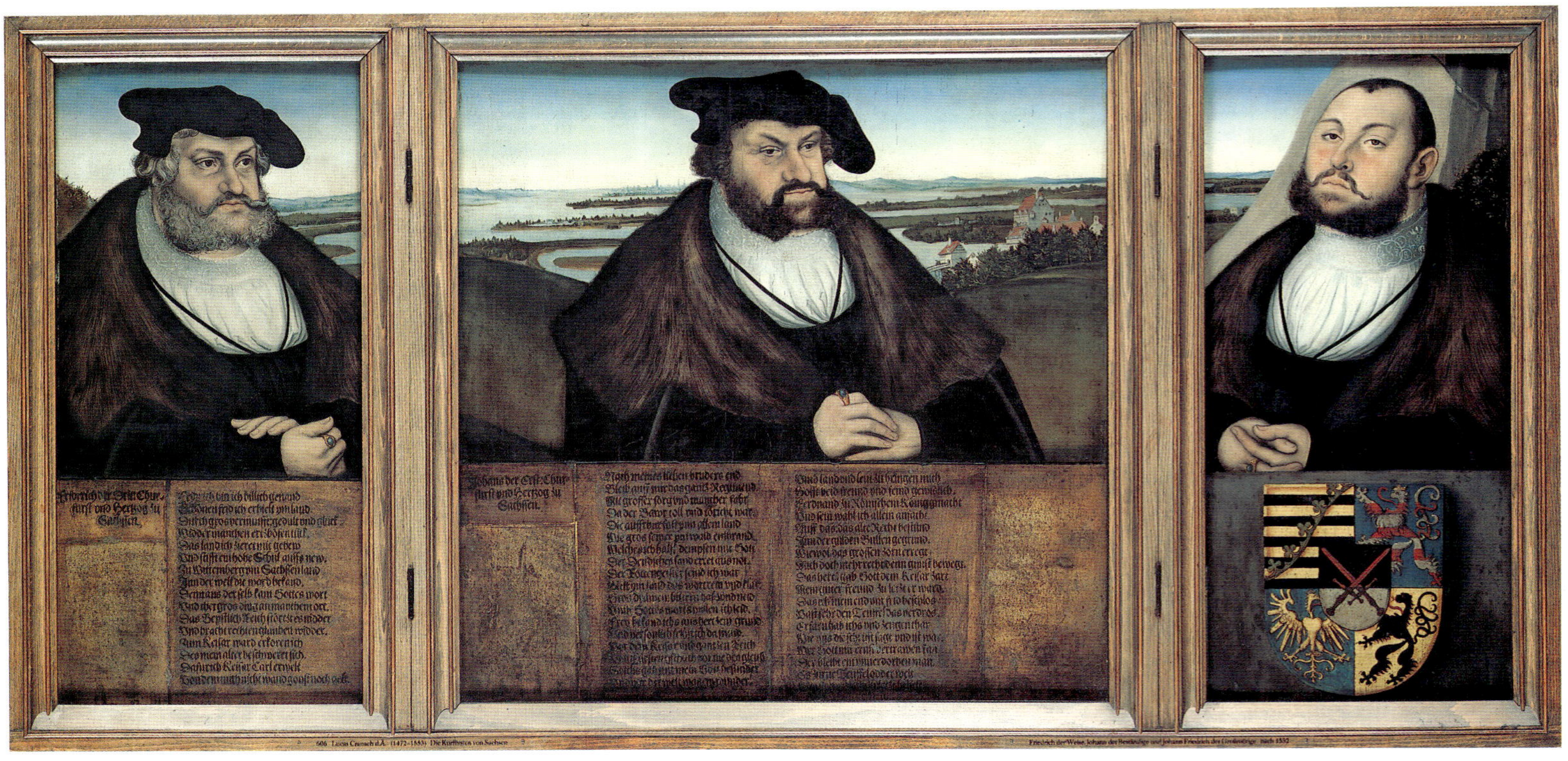

Lucas Cranach, Die Kurfürsten von Sachsen, um 1535

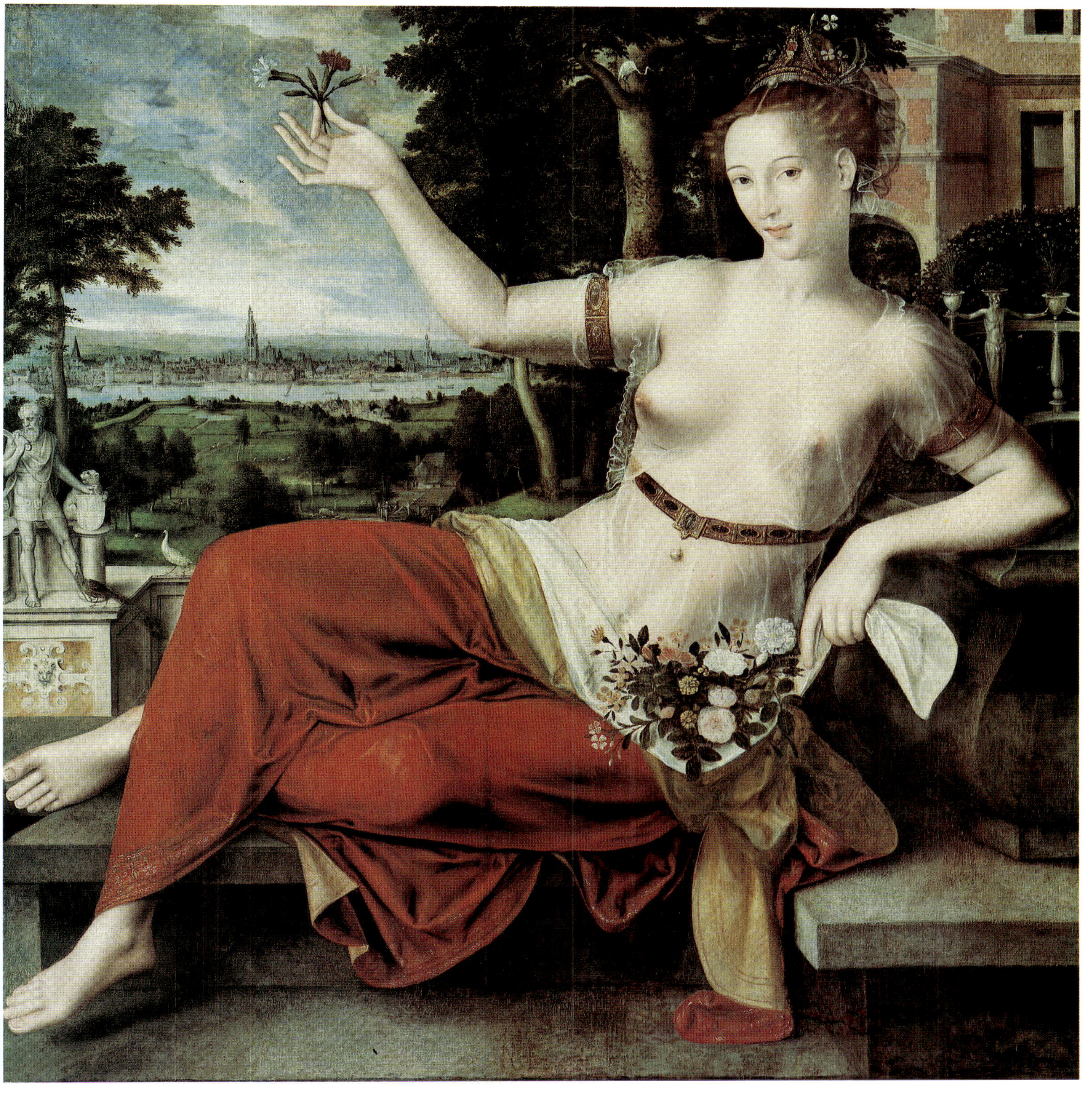

Jan Massys, Flora, 1569

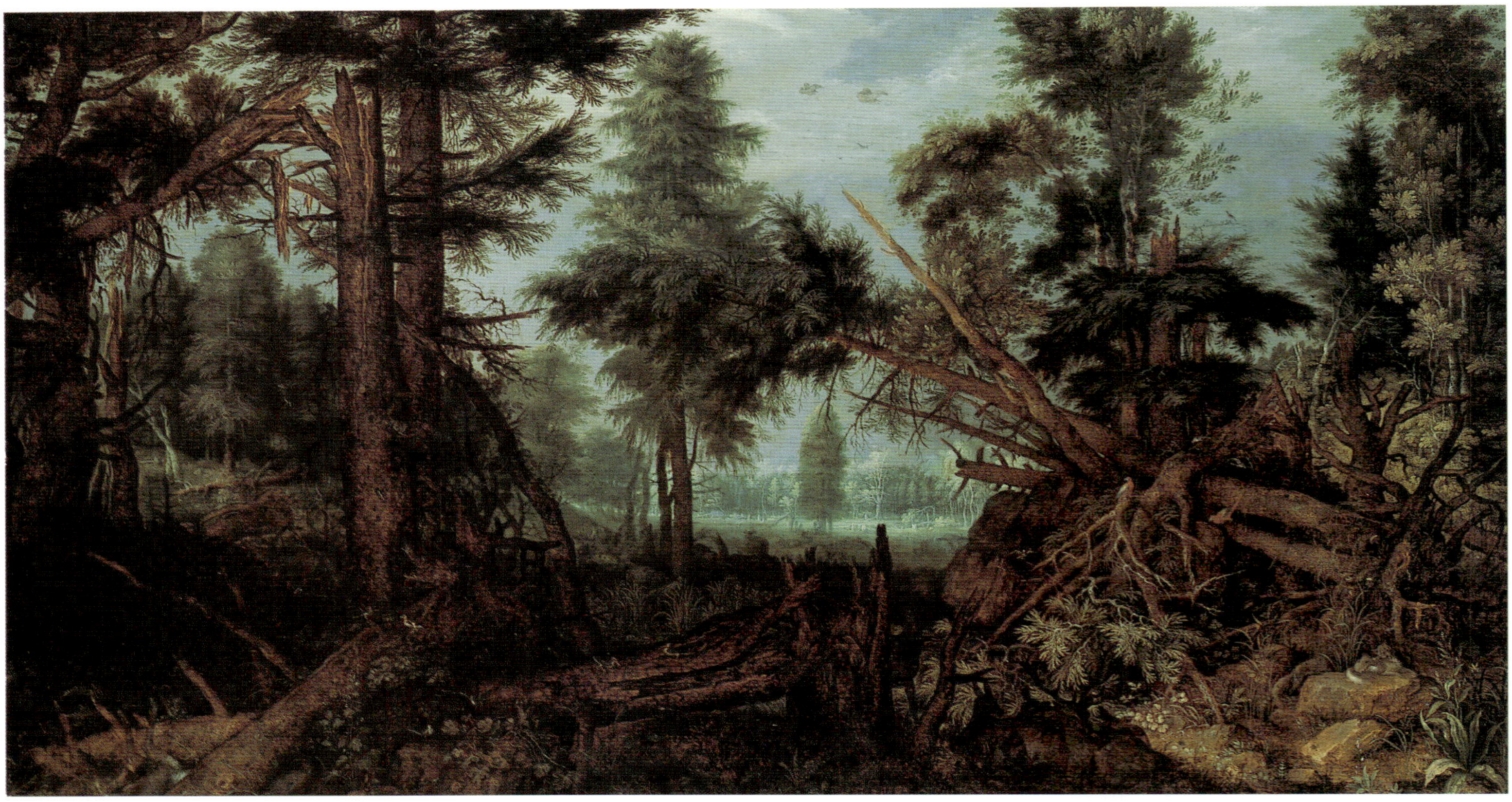

Roelant Savery, Waldesdickicht nach einem Sturm, um 1625

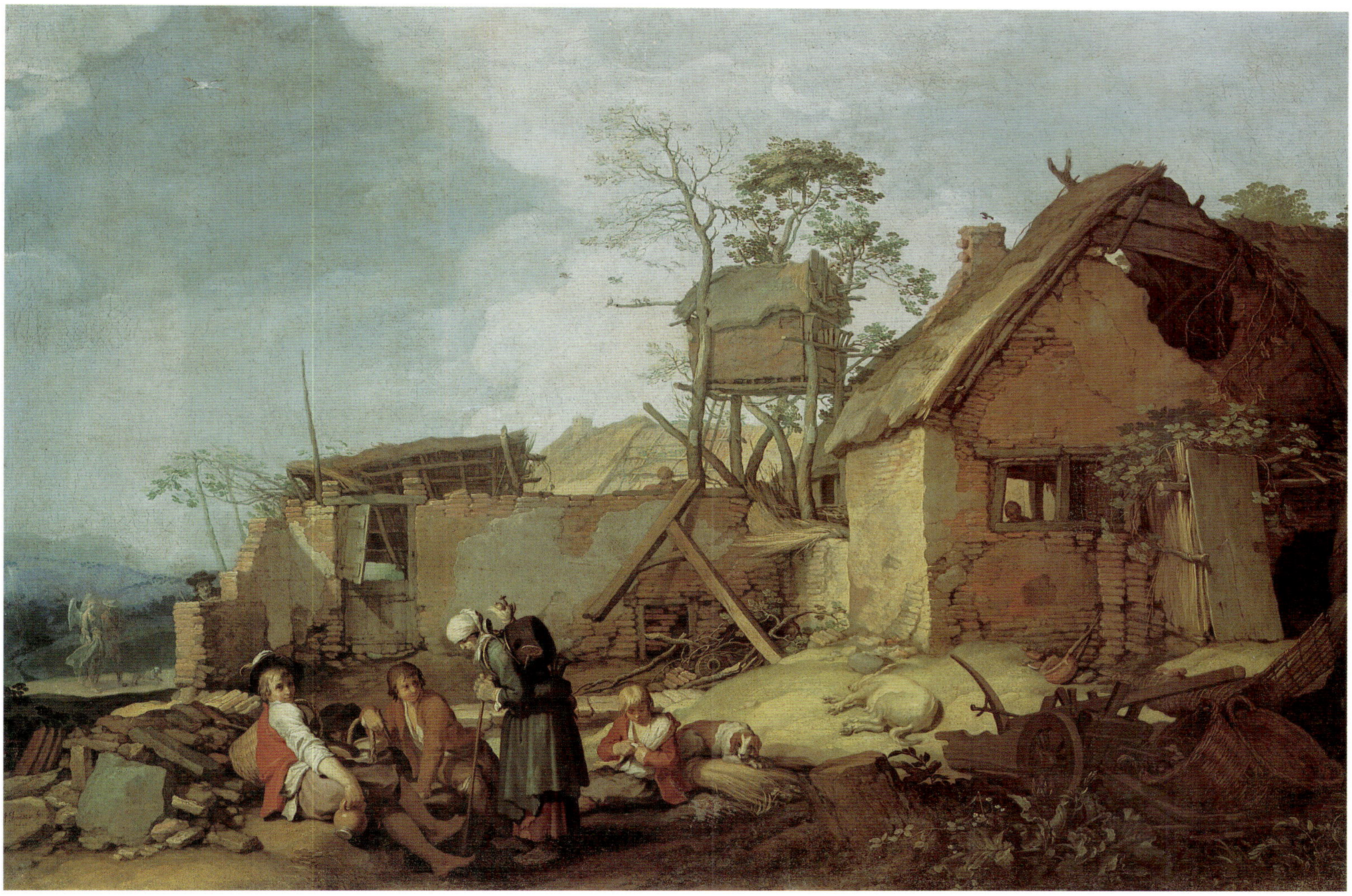

Abraham Bloemaert, Verfallener Bauernhof, 1629

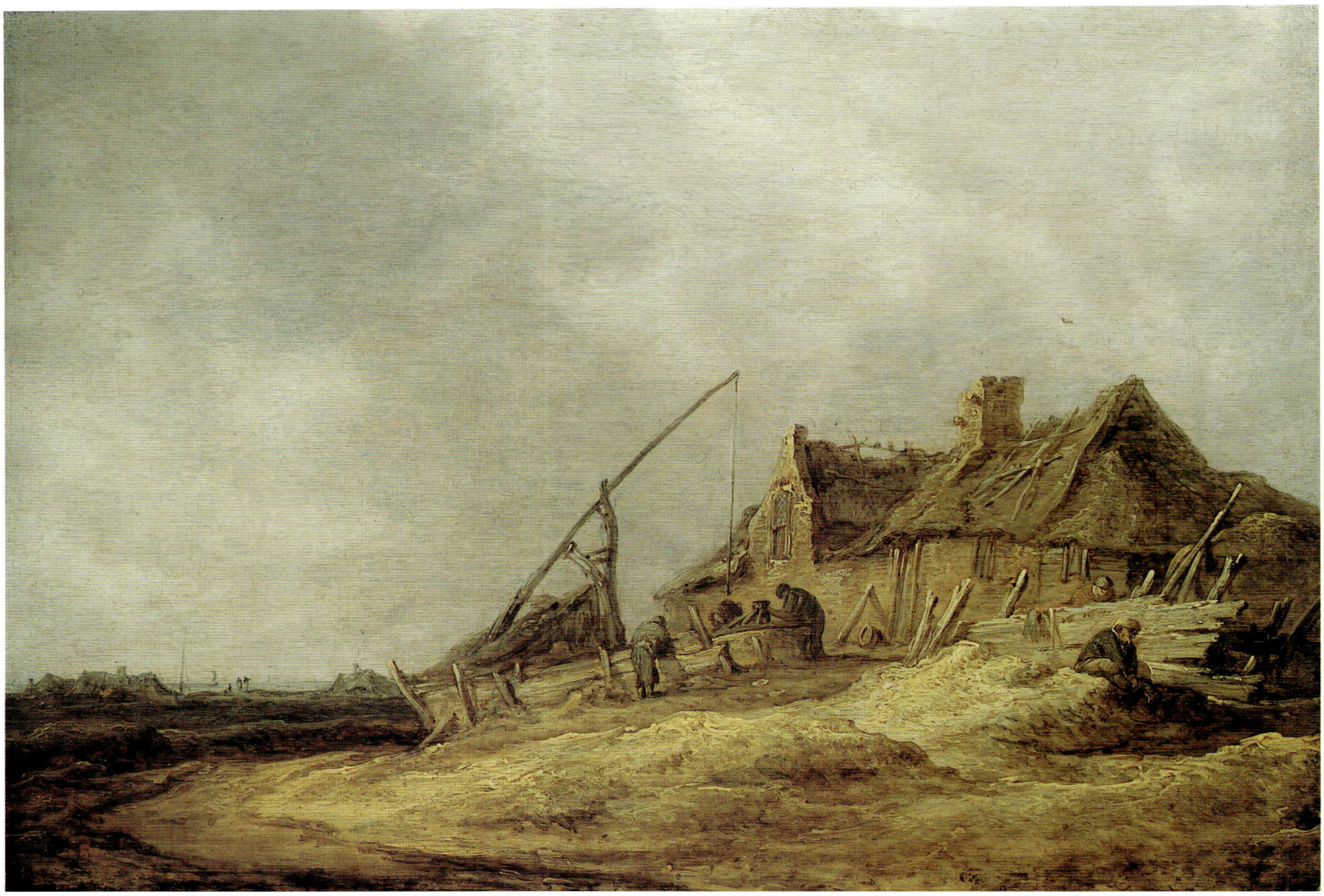

Jan van Goyen, Bauernhof, 1632

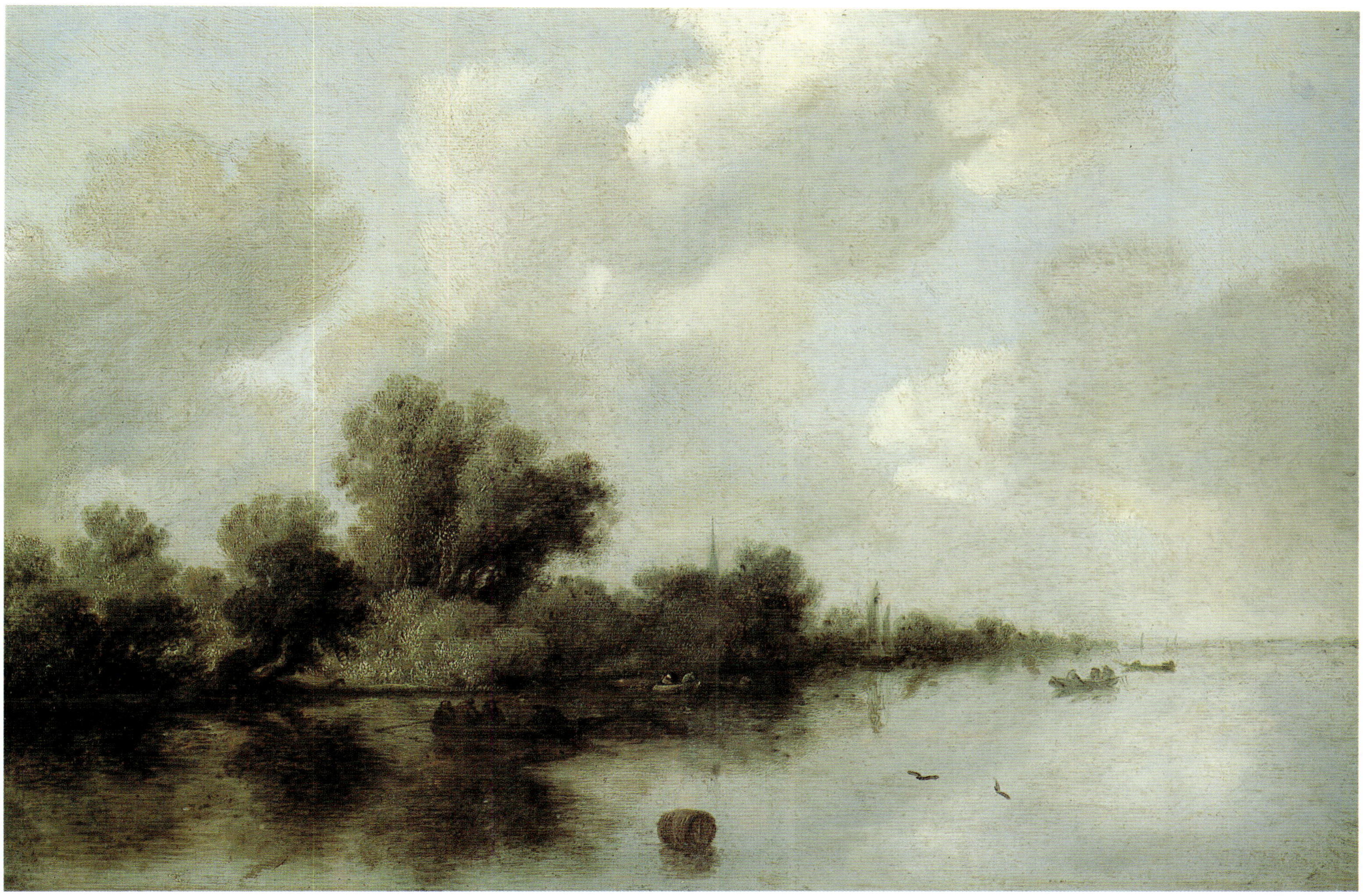

Salomon van Ruysdael, Flussufer, 1632

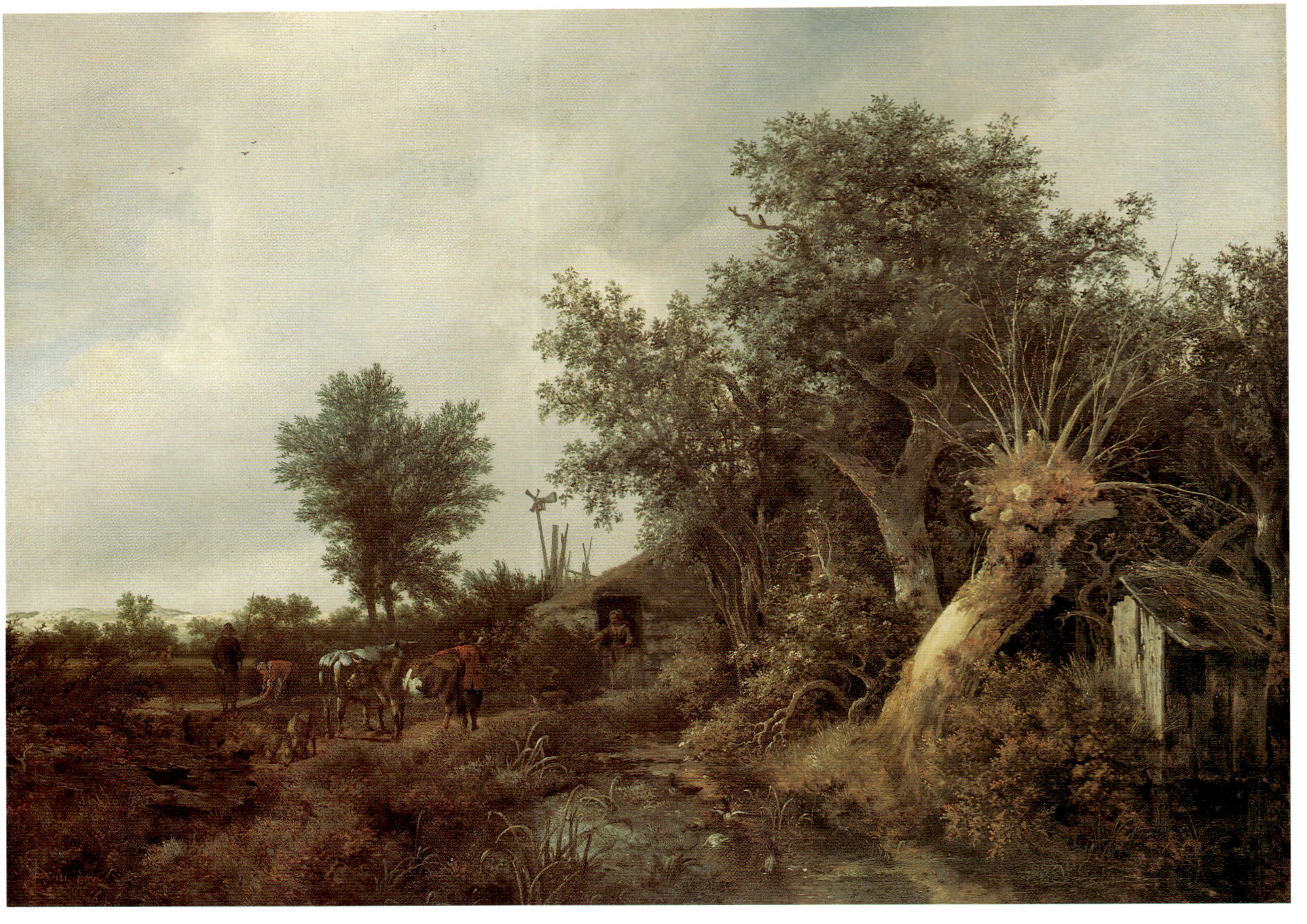

Jacob Izaaksz van Ruisdael, Landschaft mit einer Hütte unter Bäumen, 1646

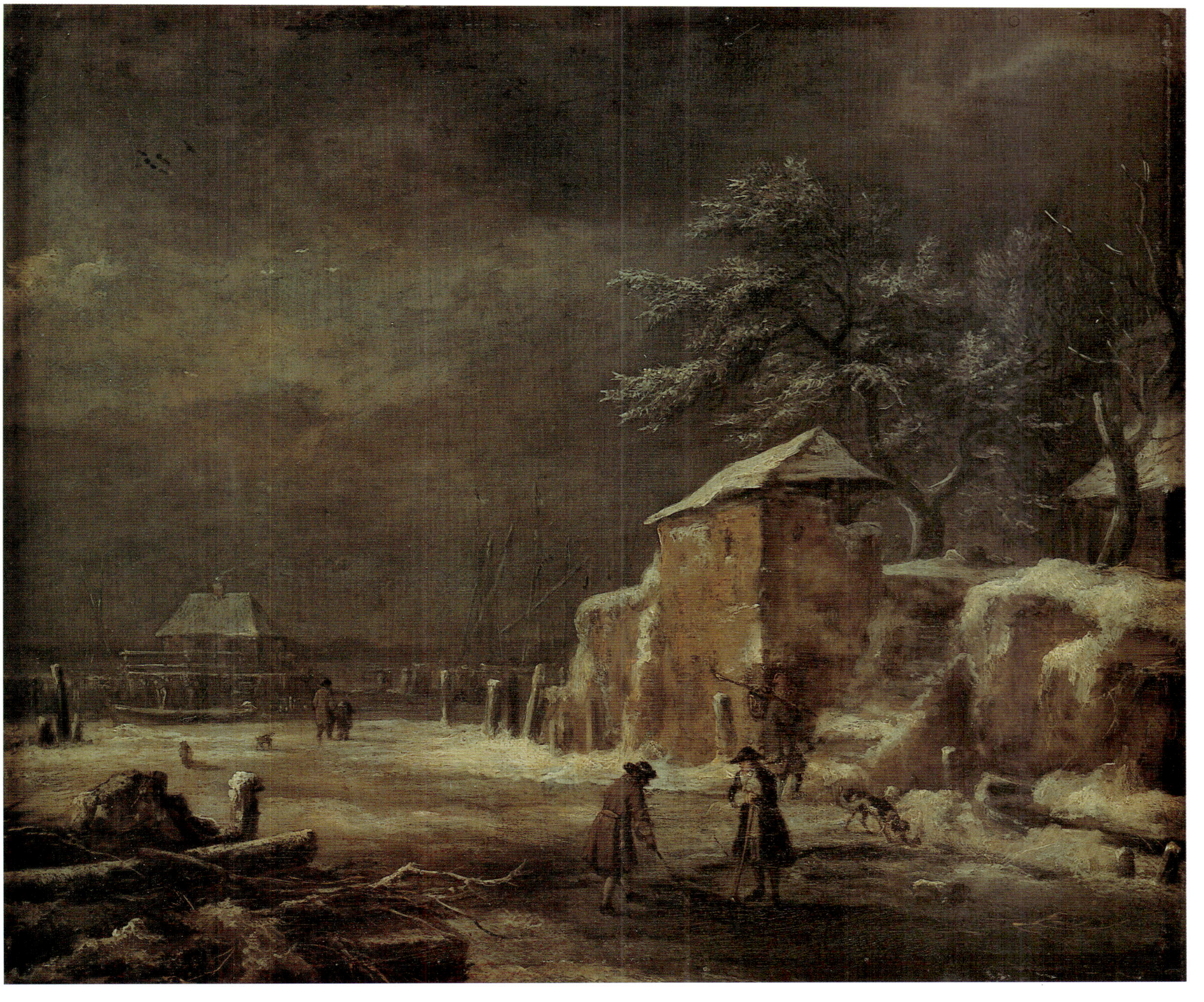

Jacob Izaaksz van Ruisdael, Winterlandschaft, um 1660

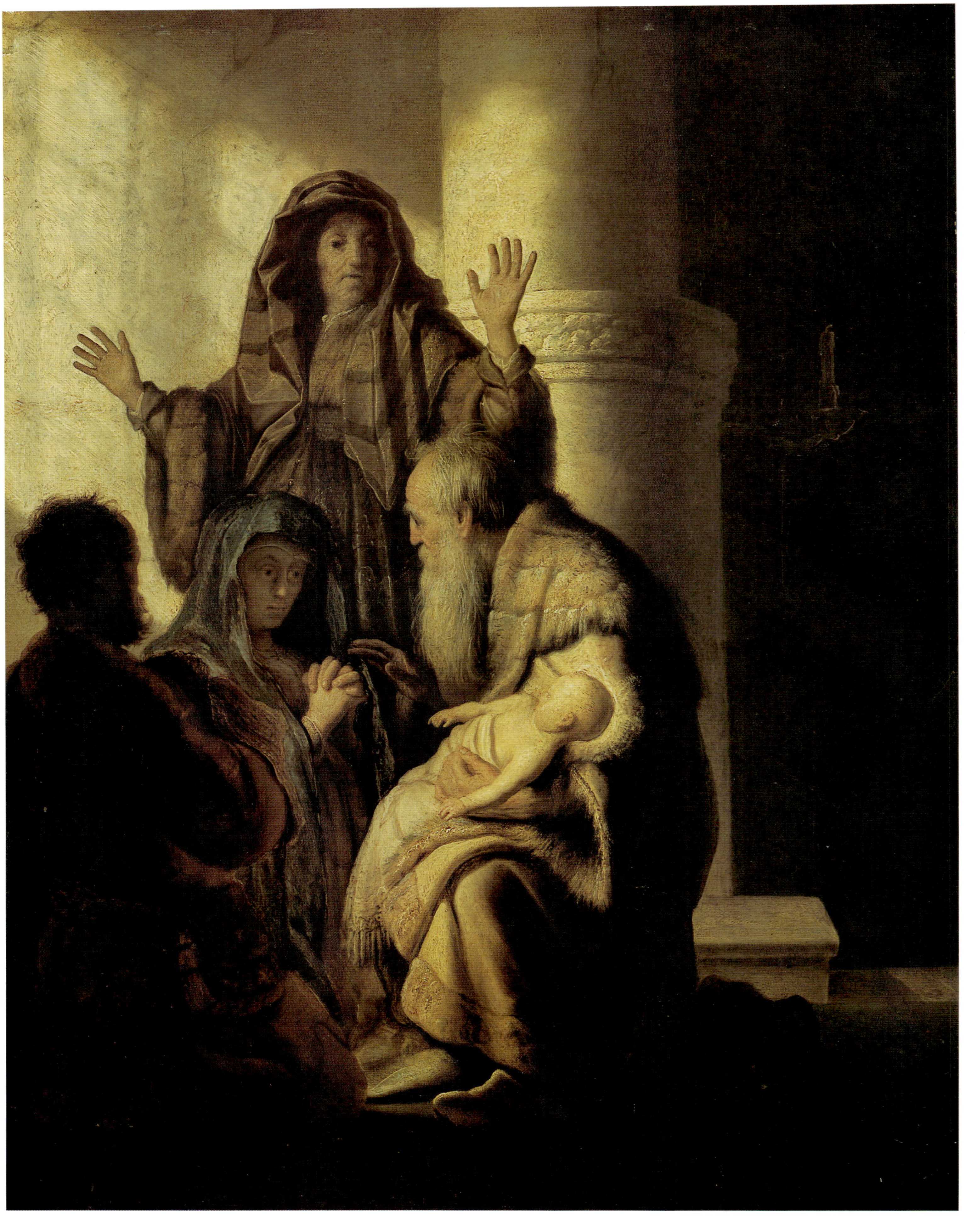

Rembrandt Harmensz van Rijn, Simeon und Hannah erkennen in Jesus den Herrn, um 1627

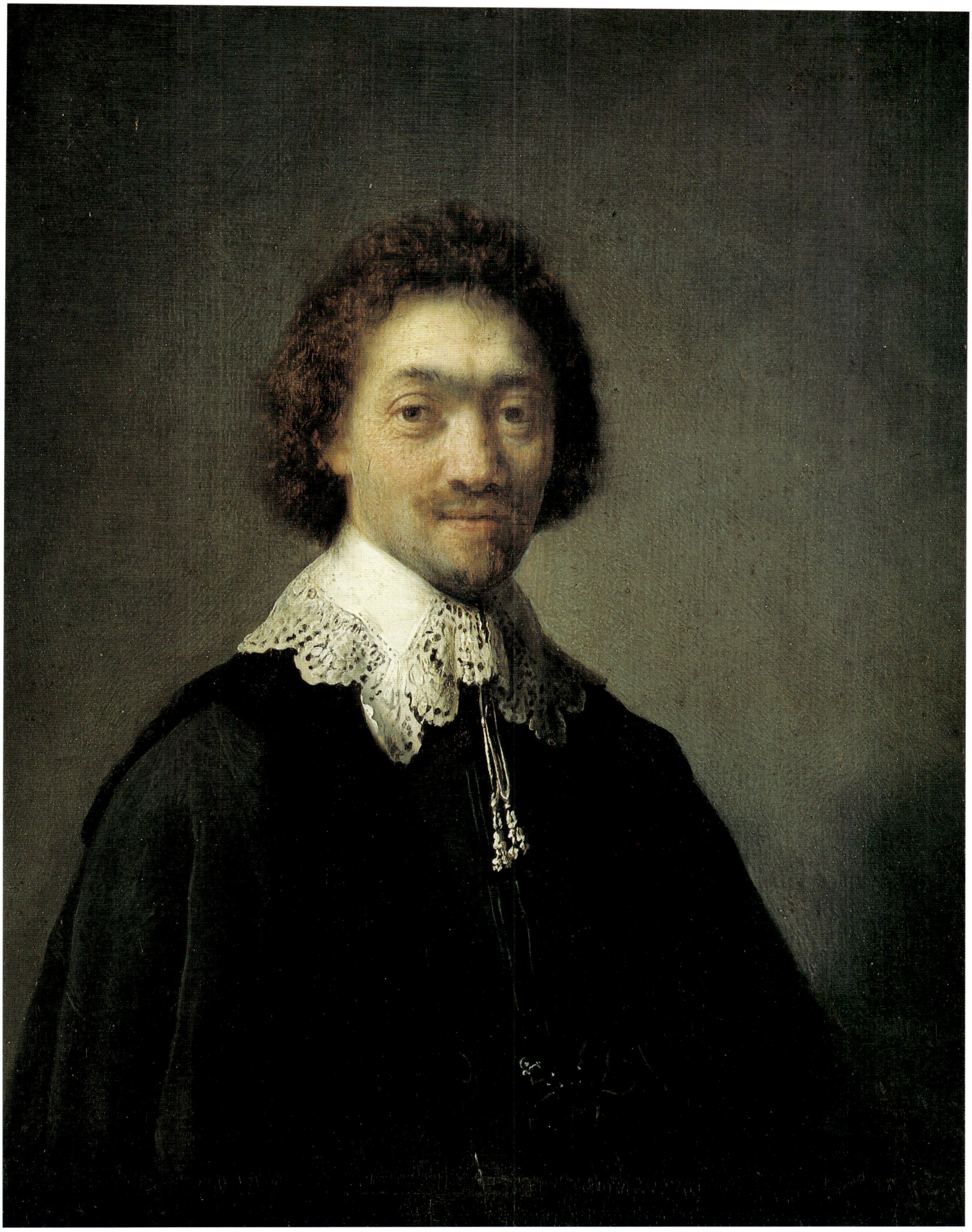

Rembrandt Harmensz van Rijn, Maurits Huygens, Sekretär des Staatsrats, 1632

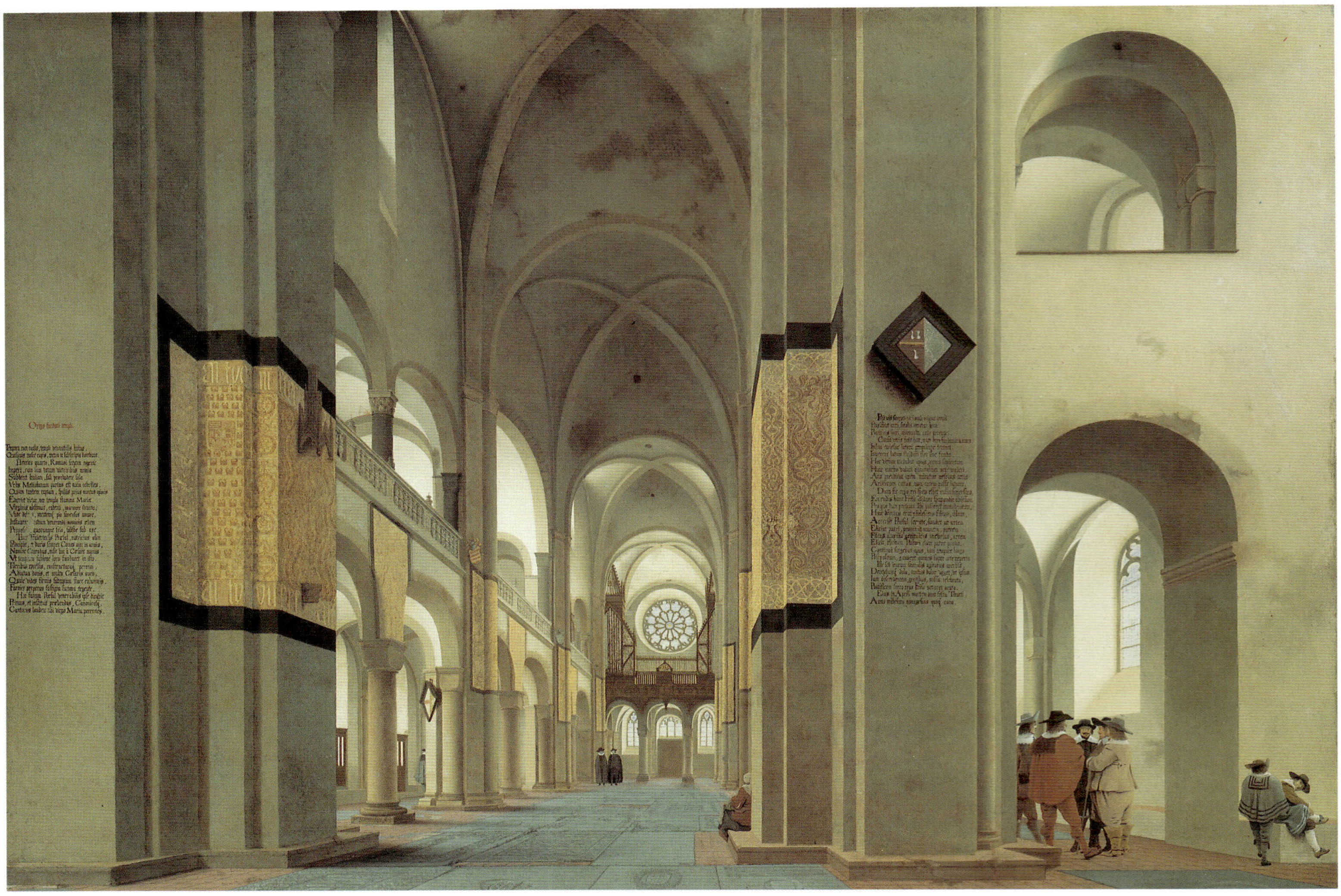

Pieter Jansz Saenredam, Die Marienkirche in Utrecht, 1638

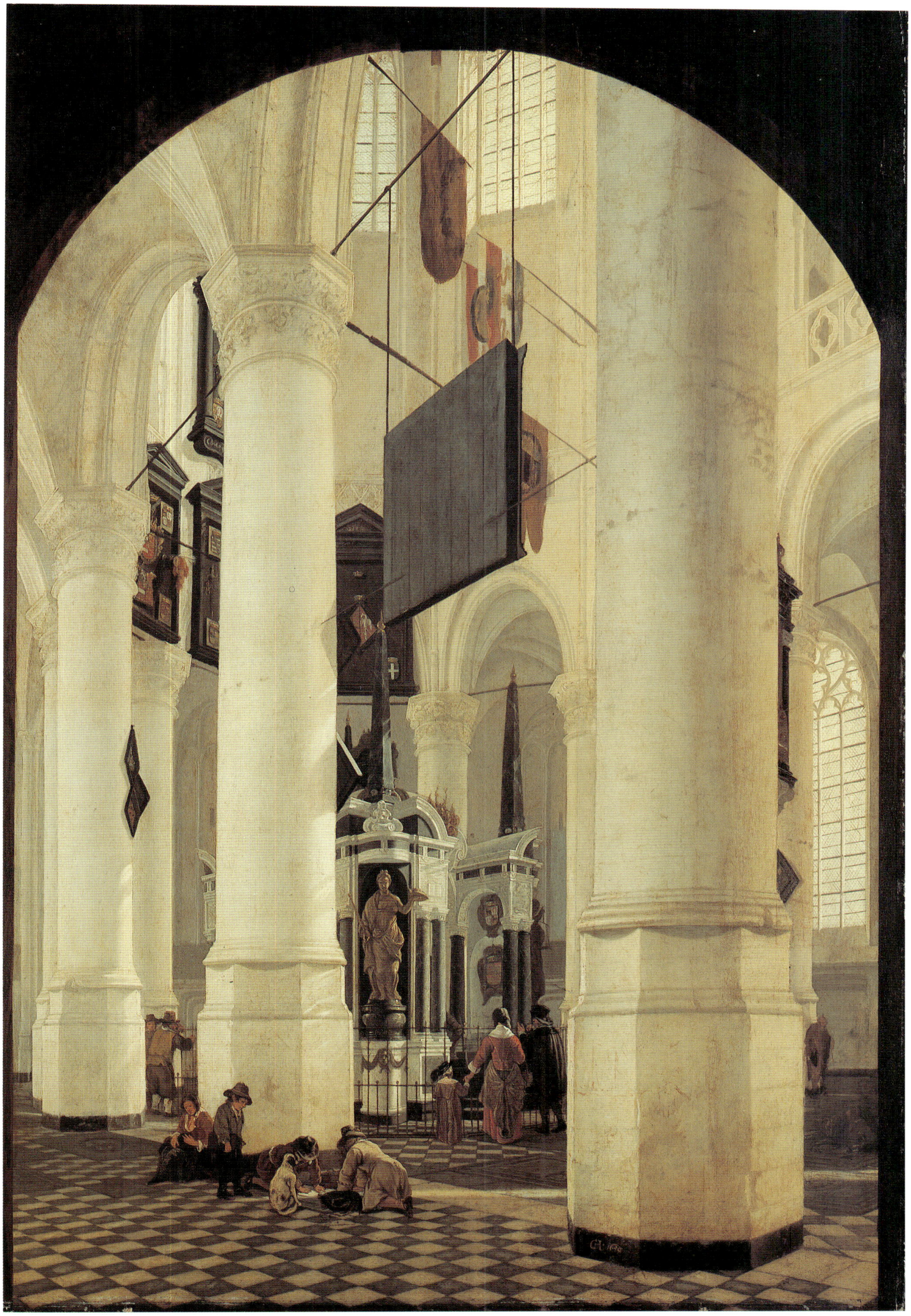

Gerard Houckgeest, Das Grabmal Wilhelms I. in der Nieuwe Kerk in Delft, 1650

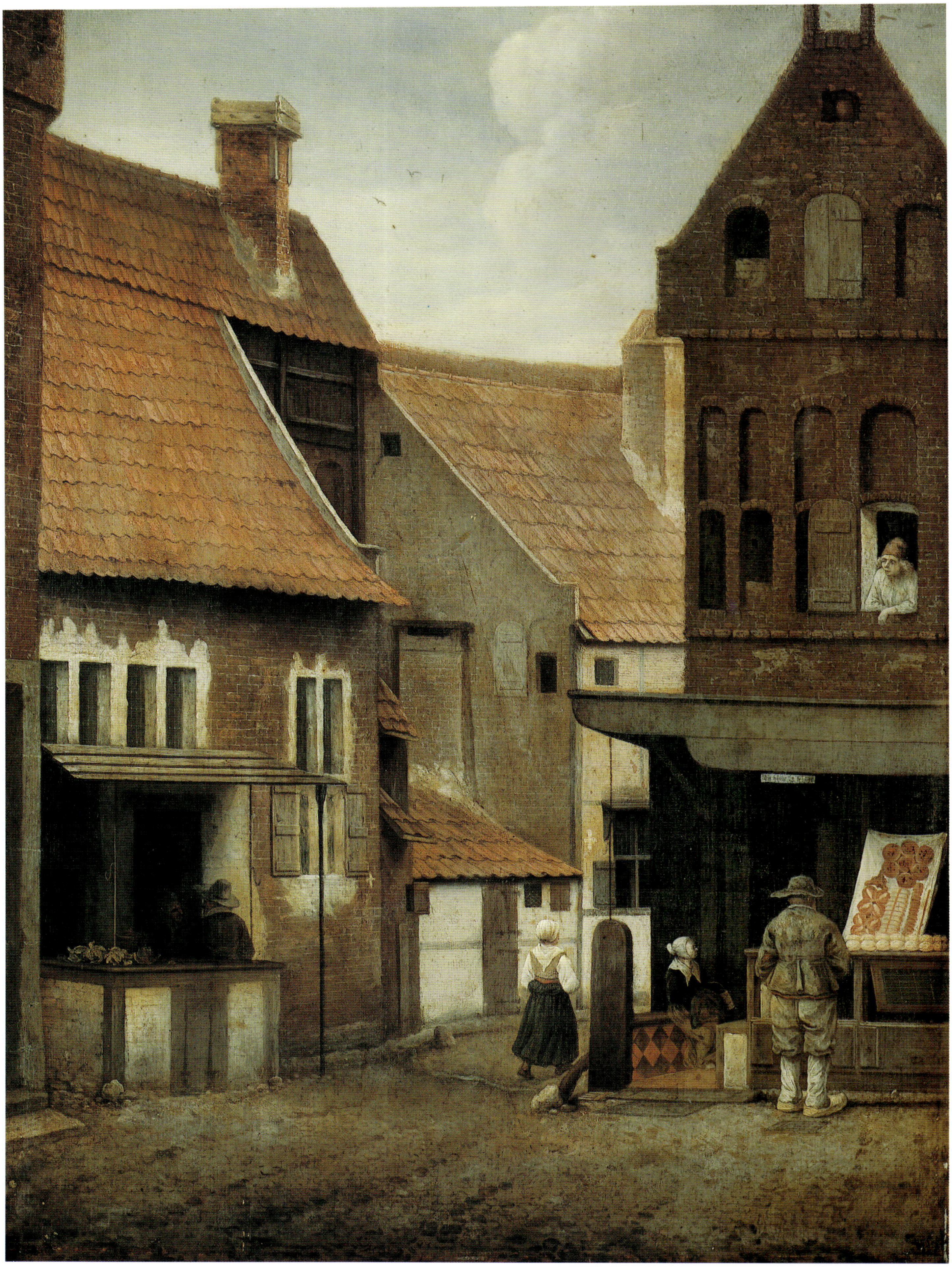

Jacobus Vrel, Läden in einer holländischen Stadt

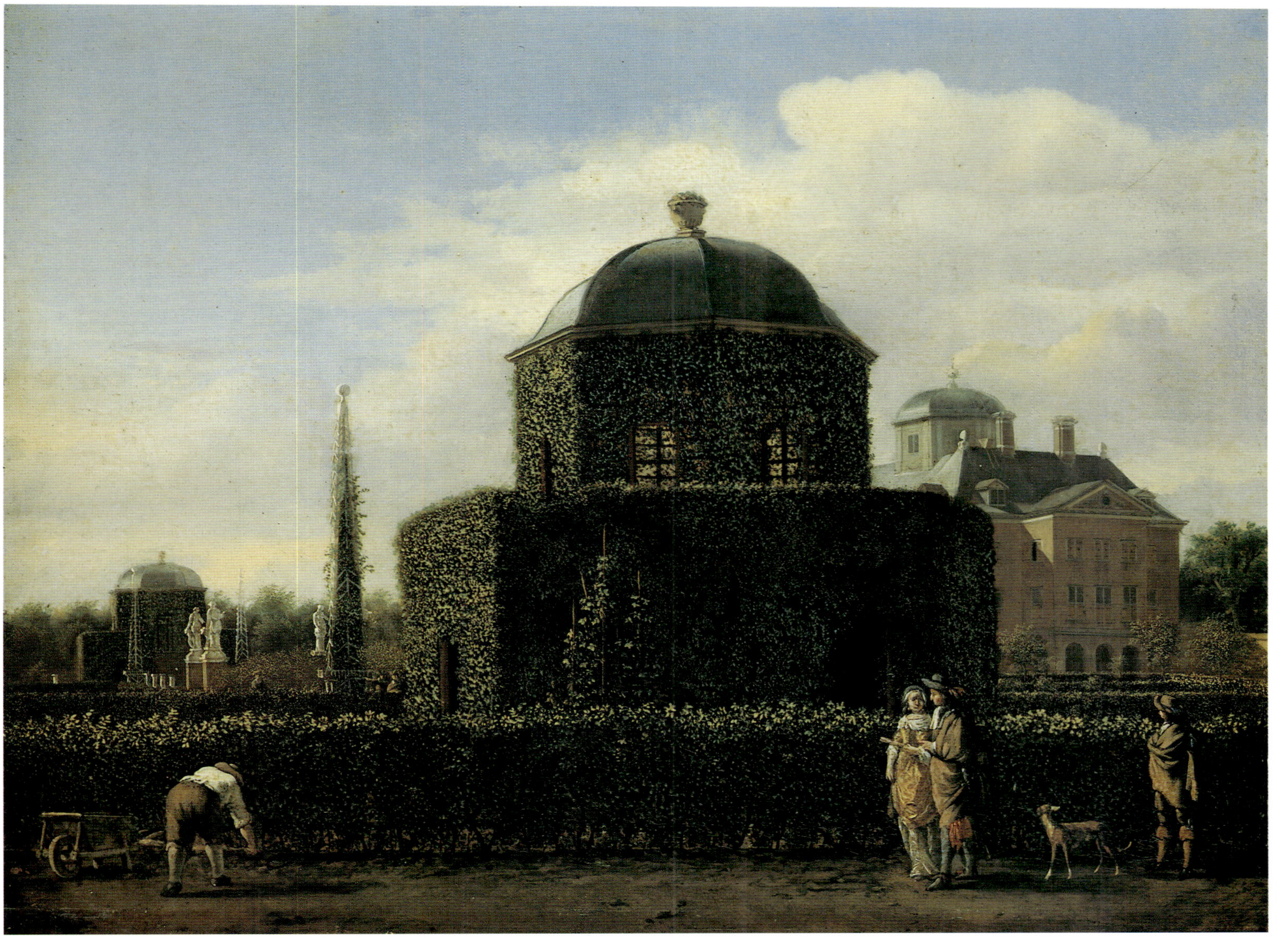

Jan van der Heyden, Pavillon beim Huis ten Bosch, der Residenz des Statthalters in 's-Gravenhage, um 1675

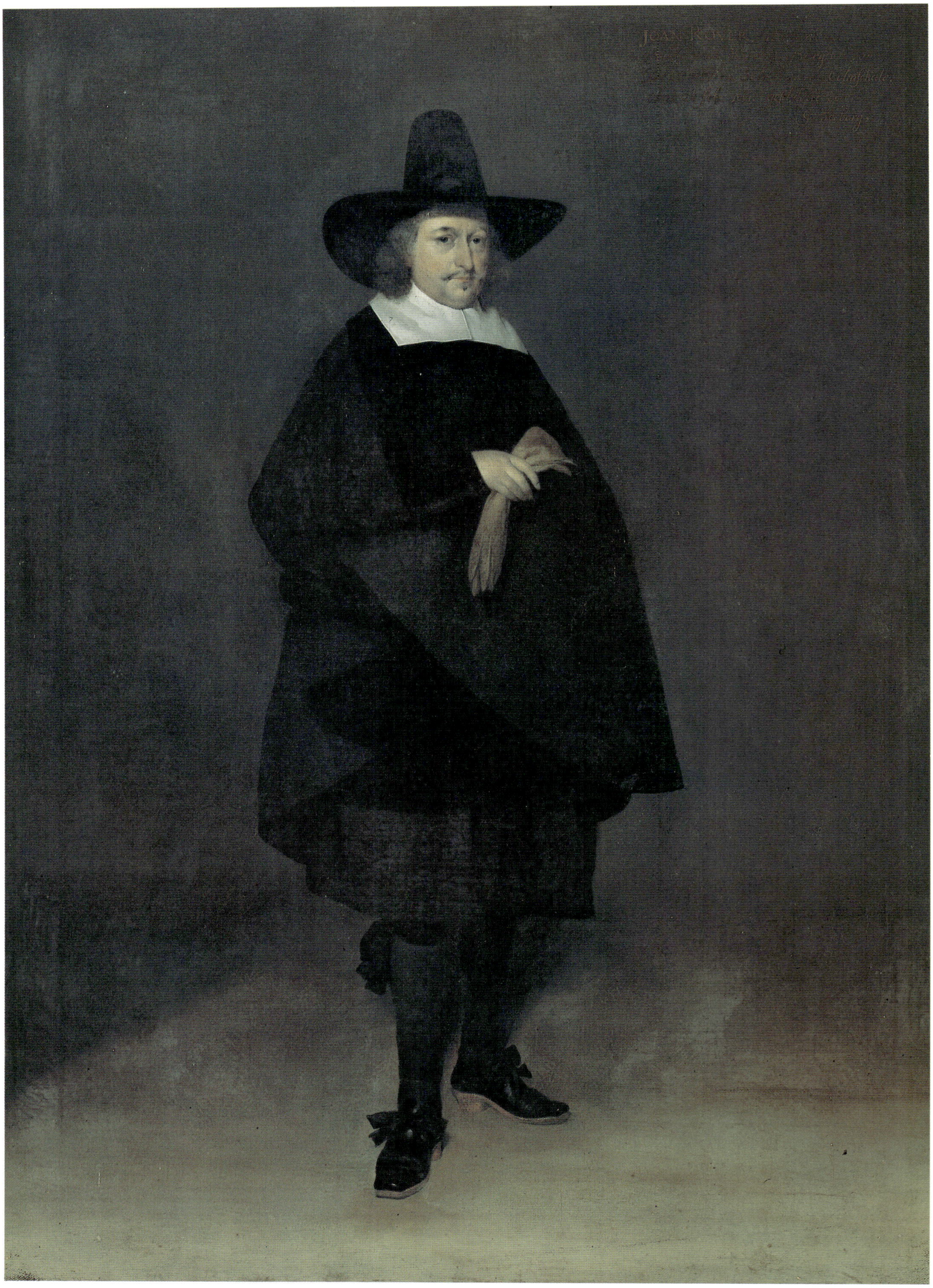

Gerard ter Borch, Jan Roever, Bürgermeister von Deventer, um 1660

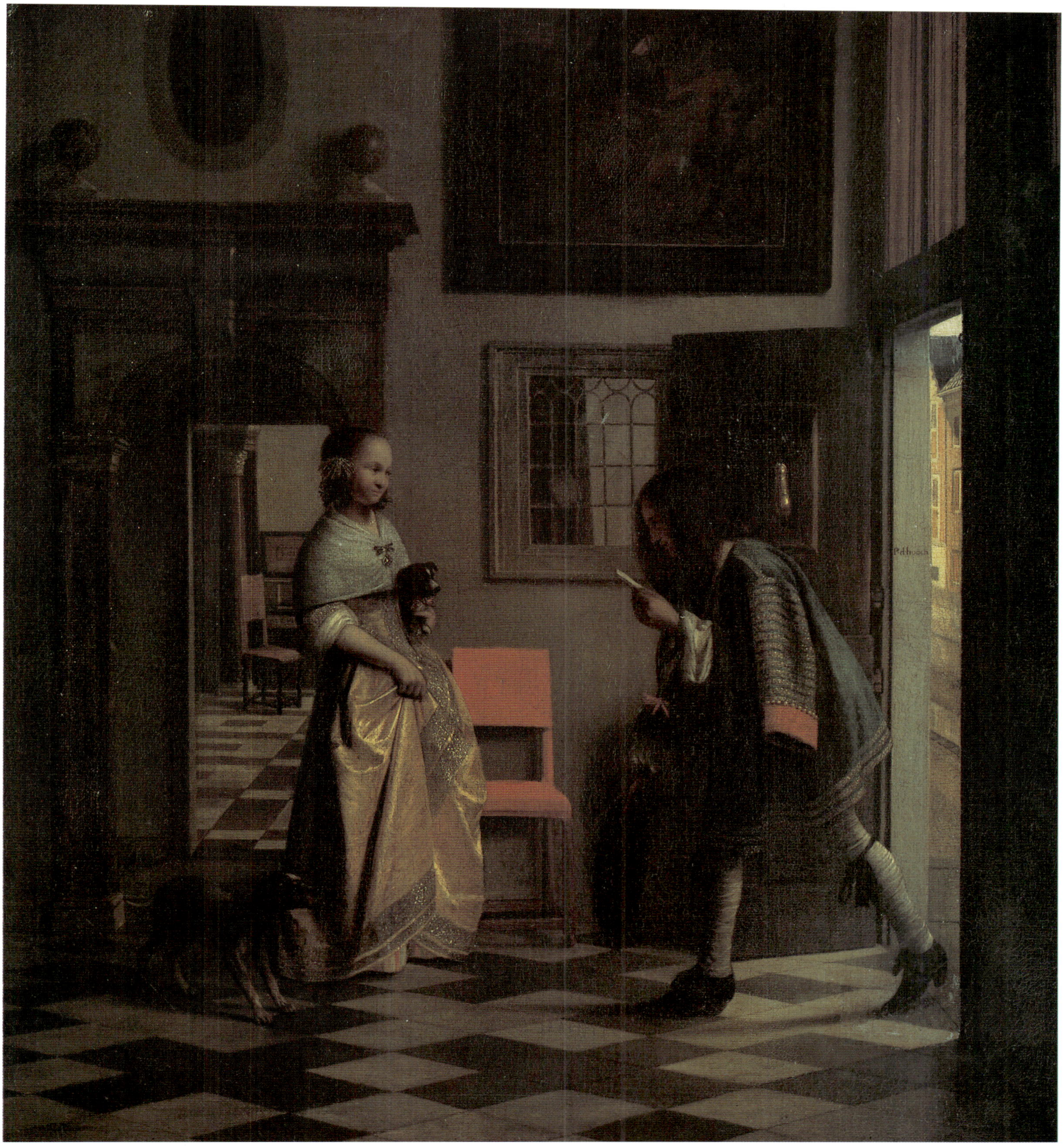

Pieter de Hooch, Der Liebesbote, um 1669

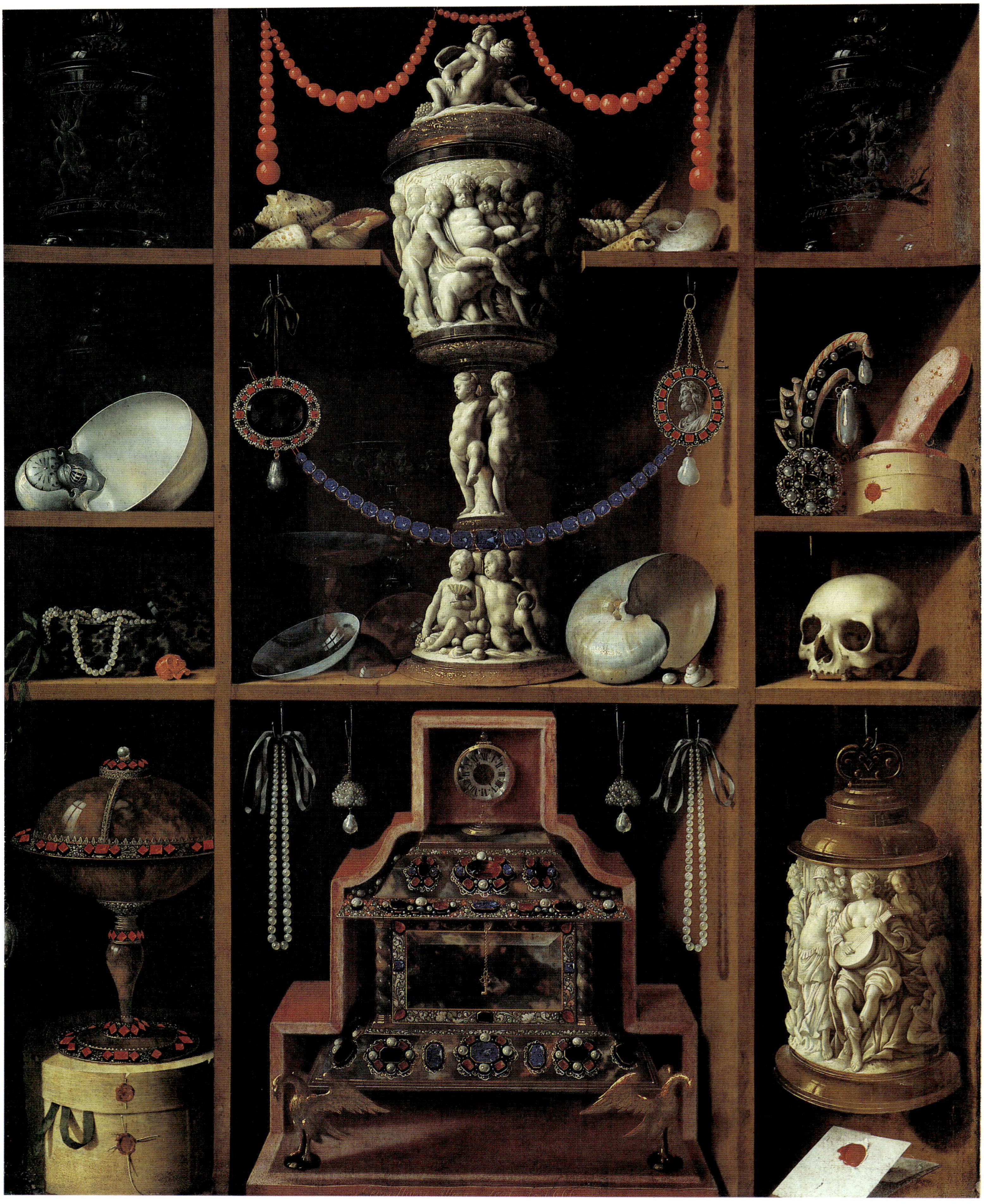

Georg Hinz, Kleinodienschrank, 1666

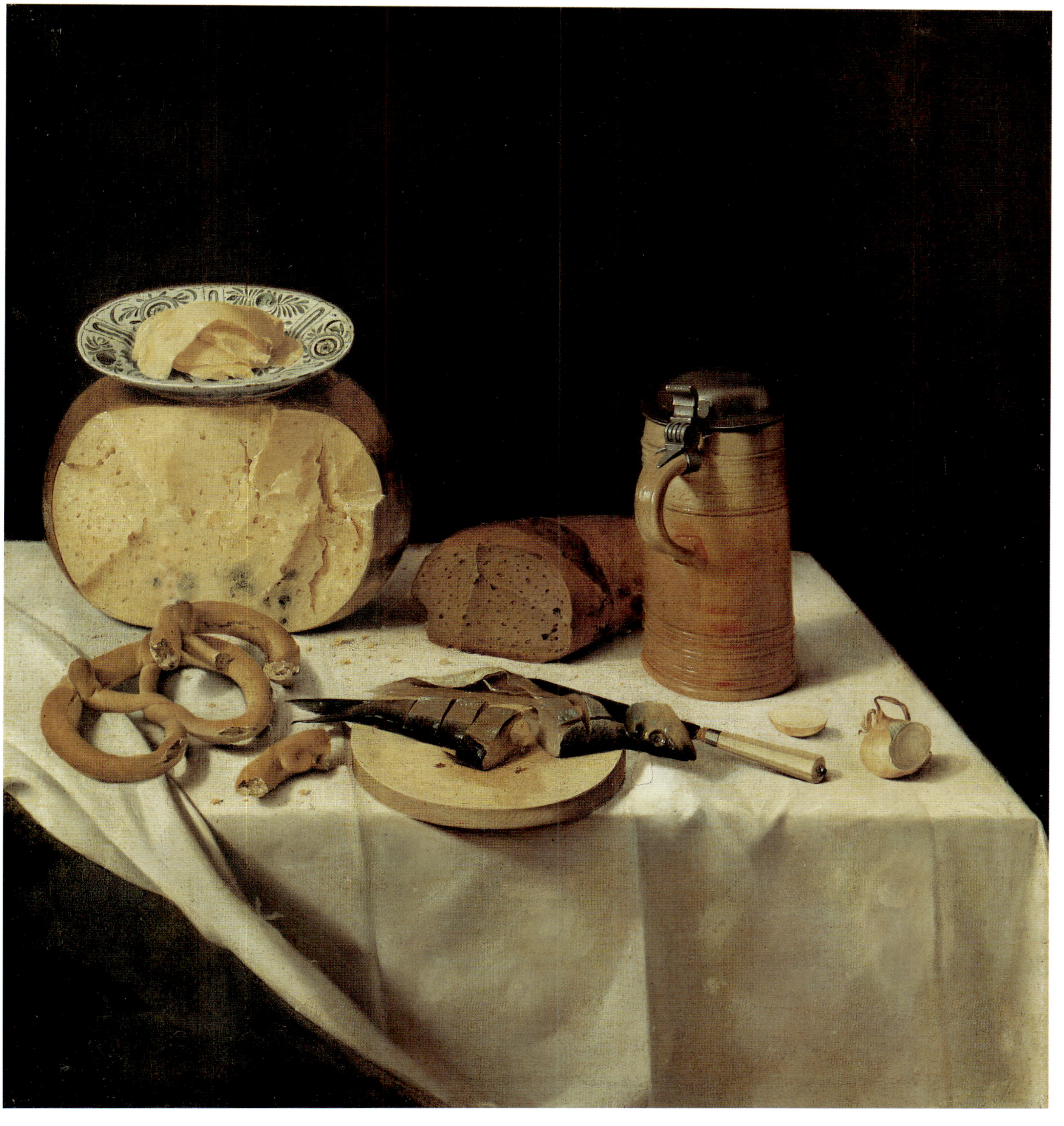

Georg Hinz, Frühstücksstilleben, um 1662

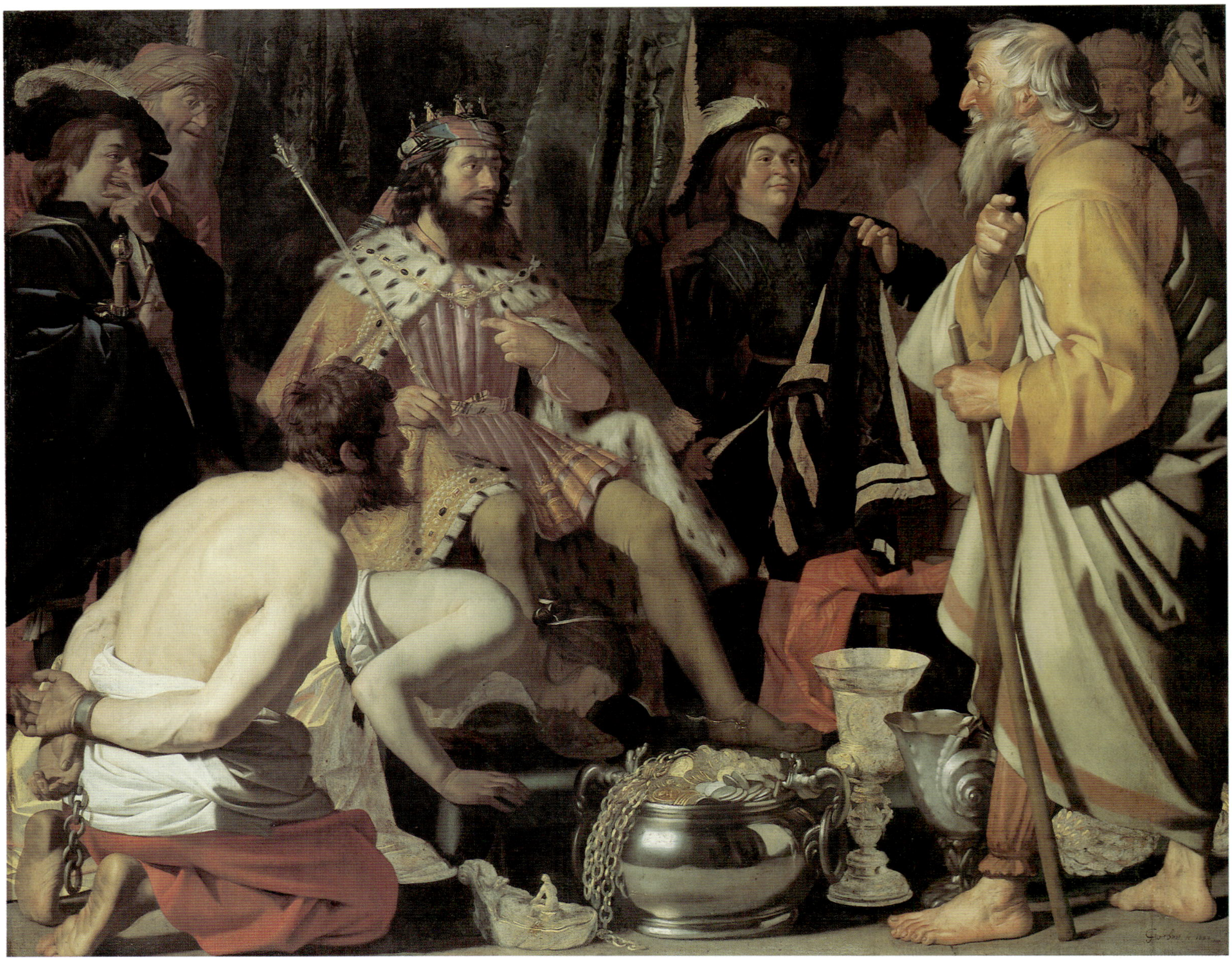

Gerrit van Honthorst, Solon vor Krösus, 1624

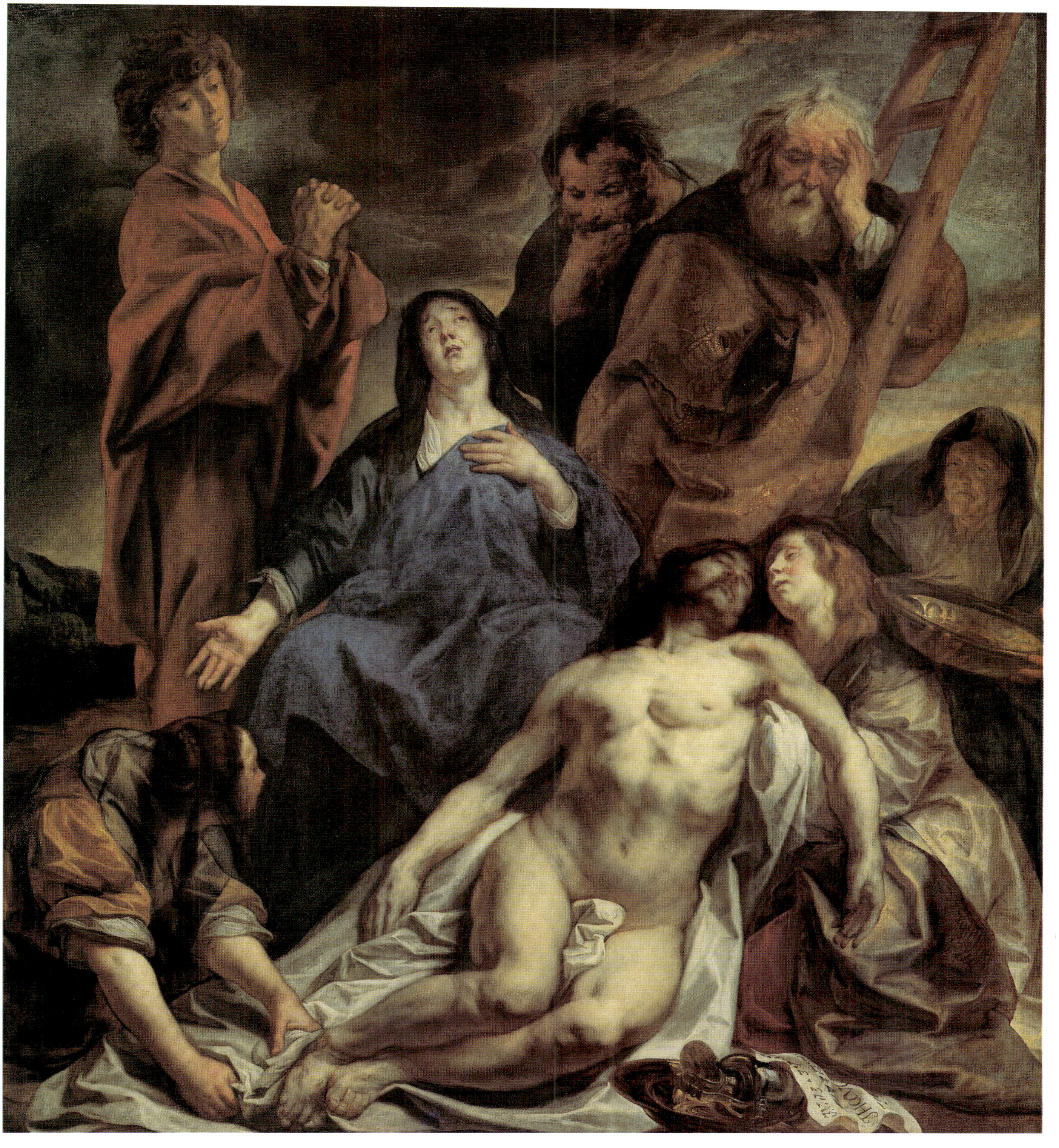

Jacob Jordaens, Die Beweinung Christi, um 1650

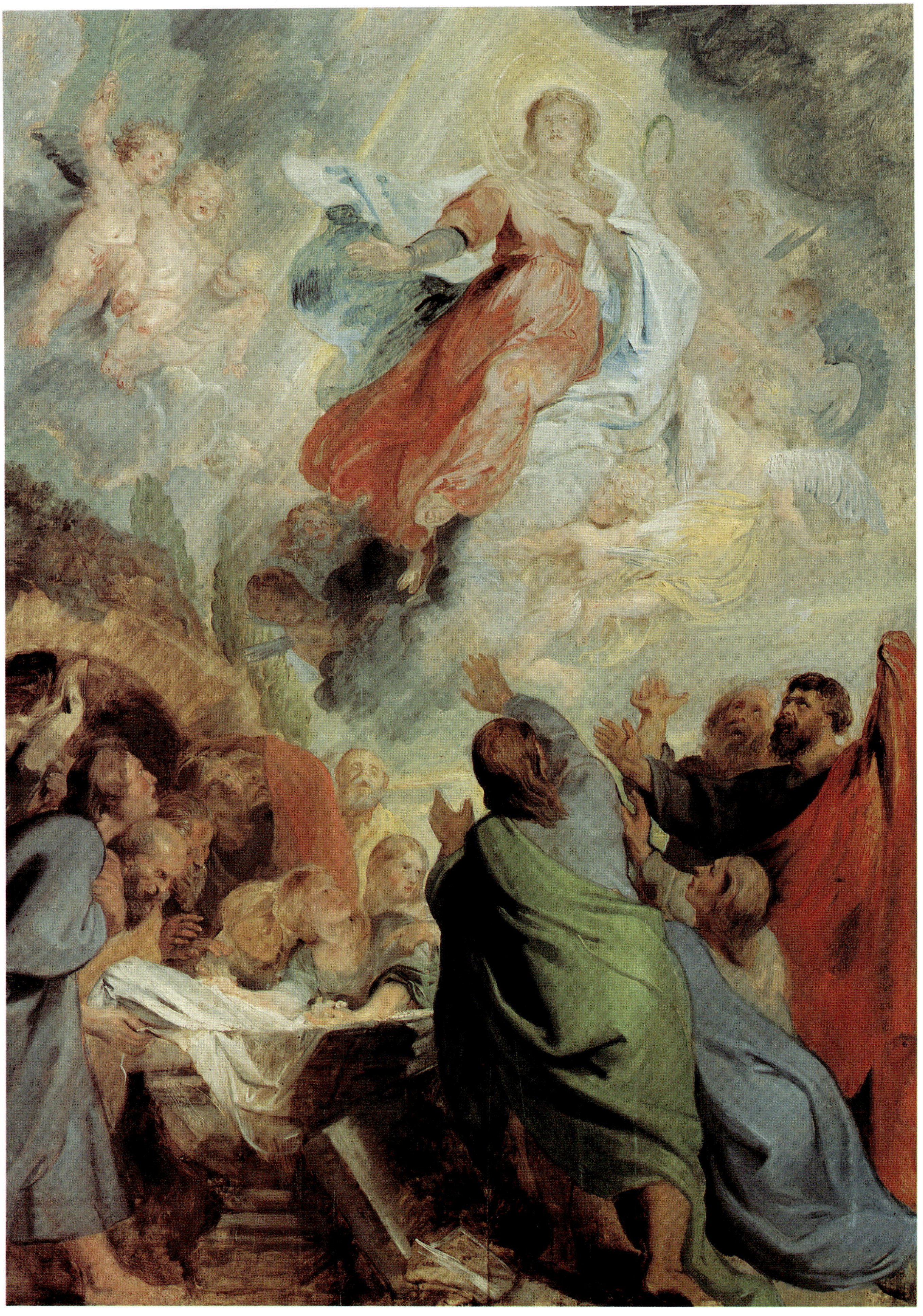

Peter Paul Rubens, Die Himmelfahrt Marias, um 1616

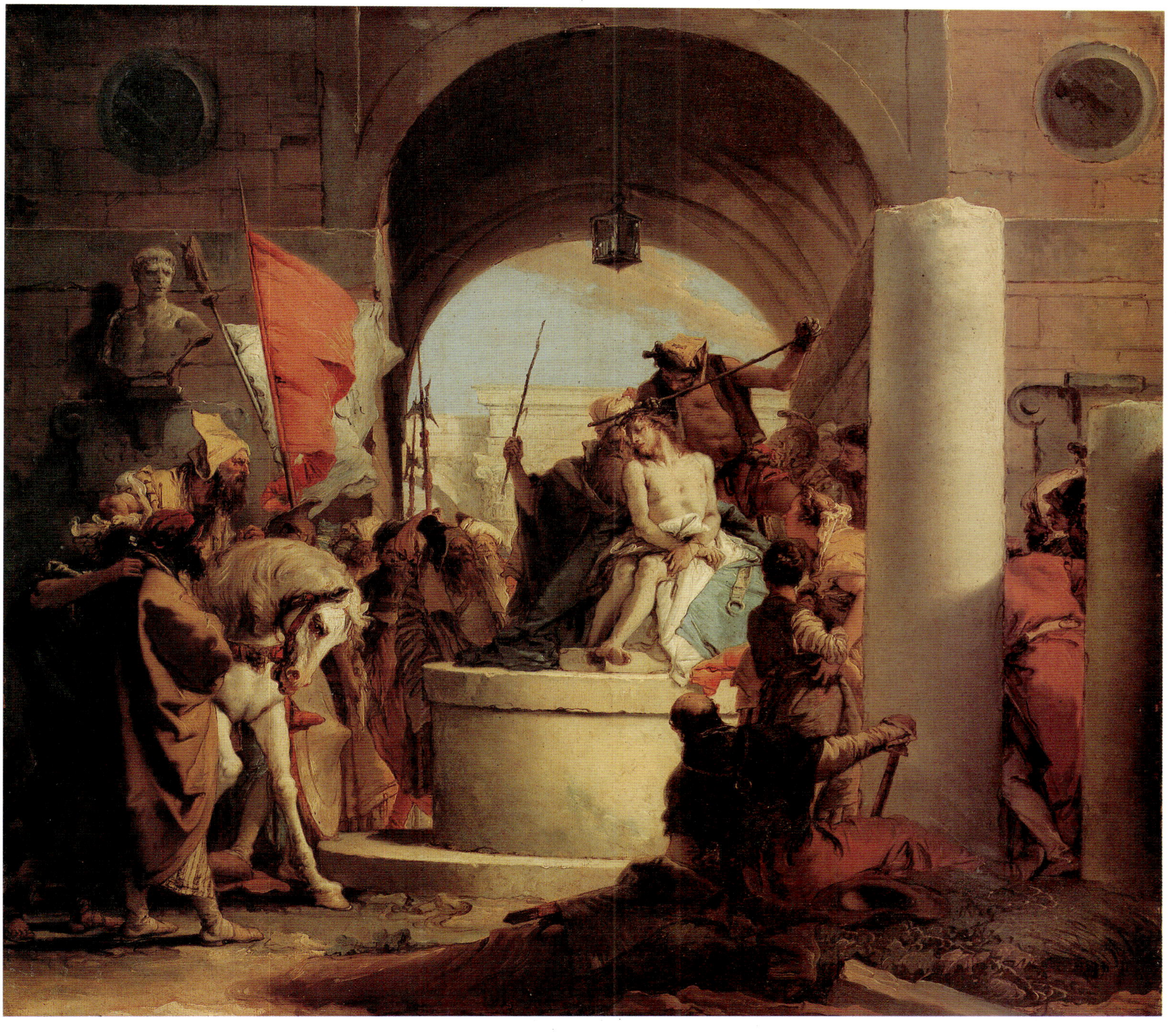

Giovanni Battista Tiepolo, Die Dornenkrönung Christi, um 1747

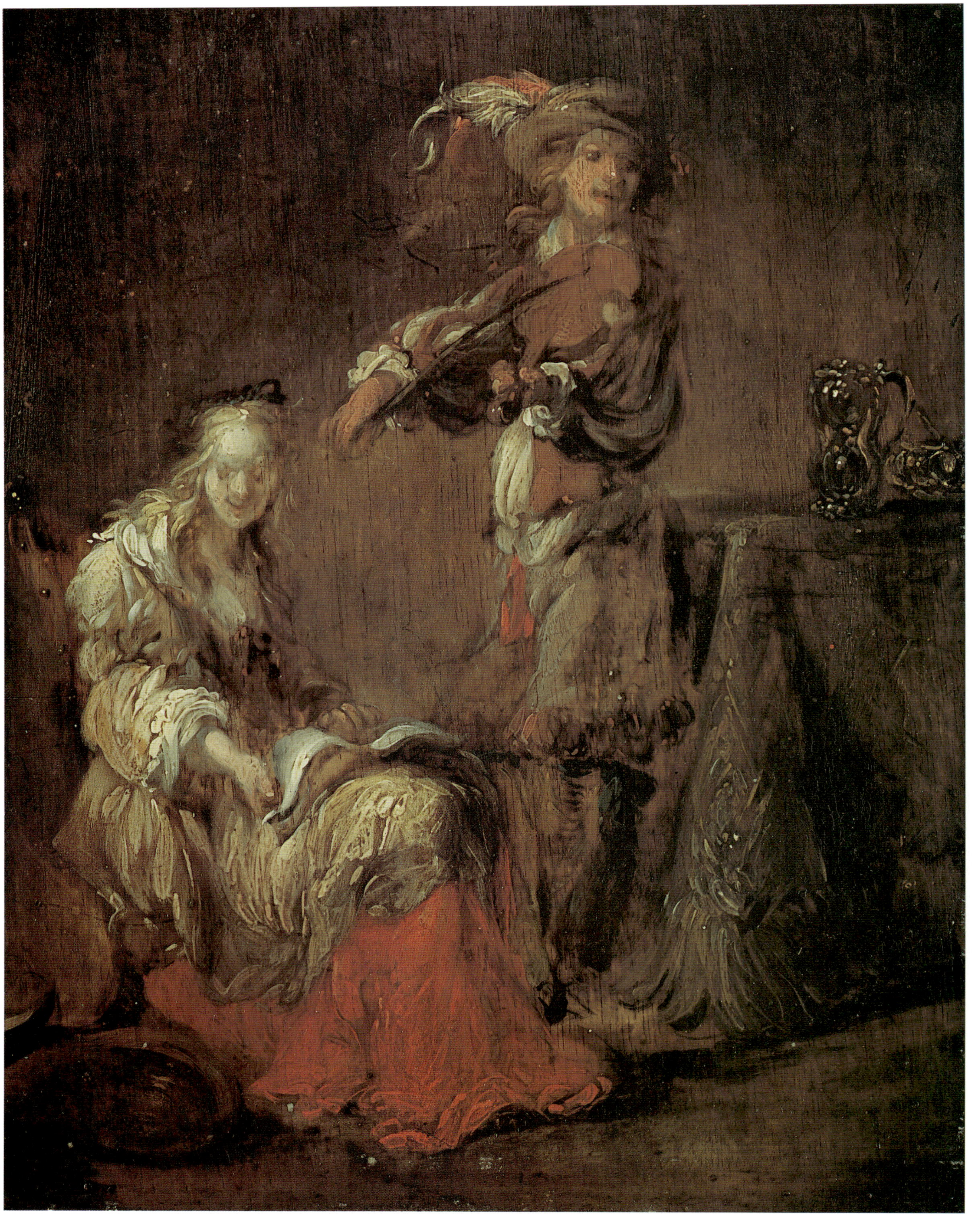

Matthias Scheits, Ein musizierendes Paar, um 1780

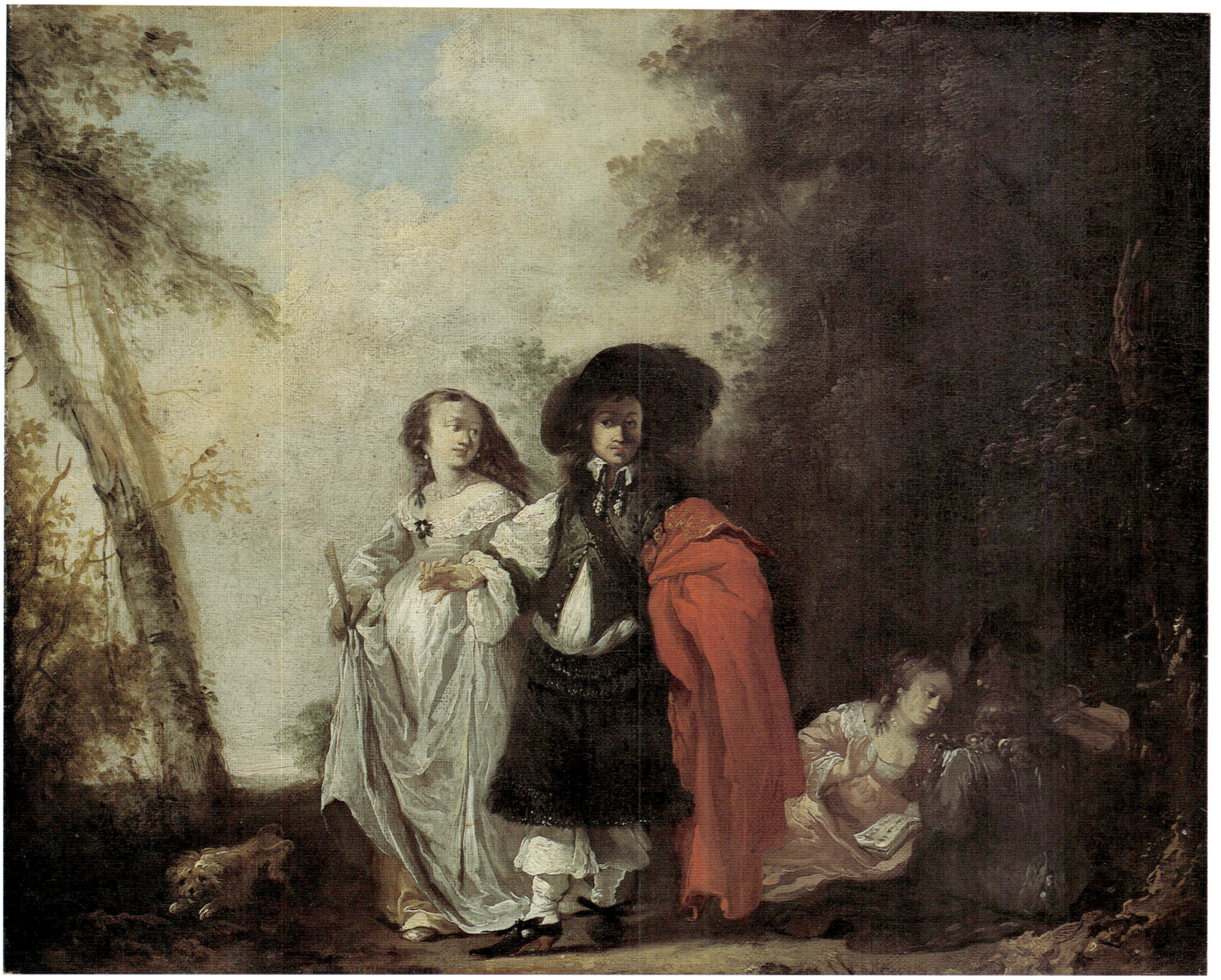

Matthias Scheits, Der Spaziergang, um 1780

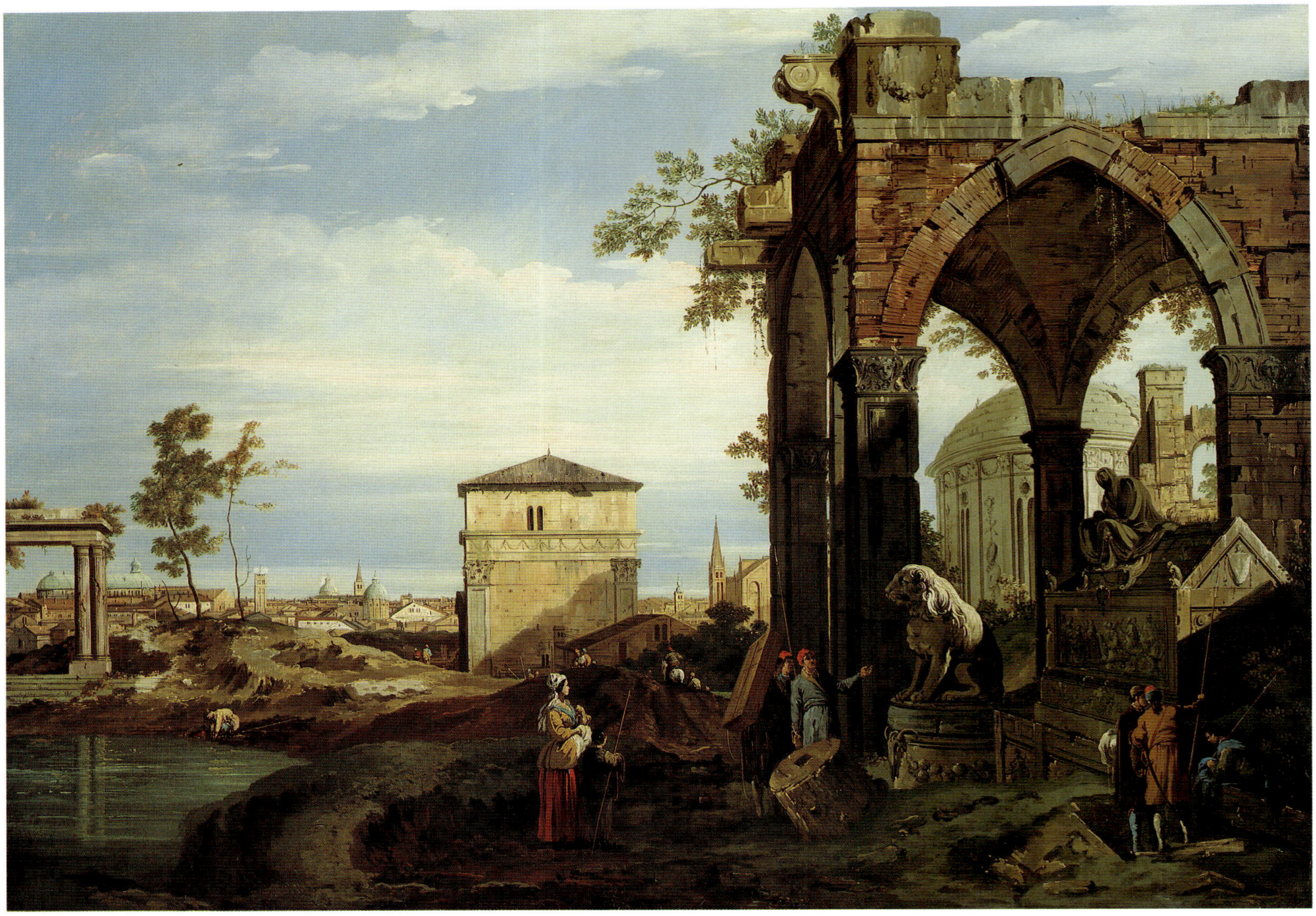

Antonio Canal, genannt Canaletto, Capriccio mit Motiven aus Padua, um 1756

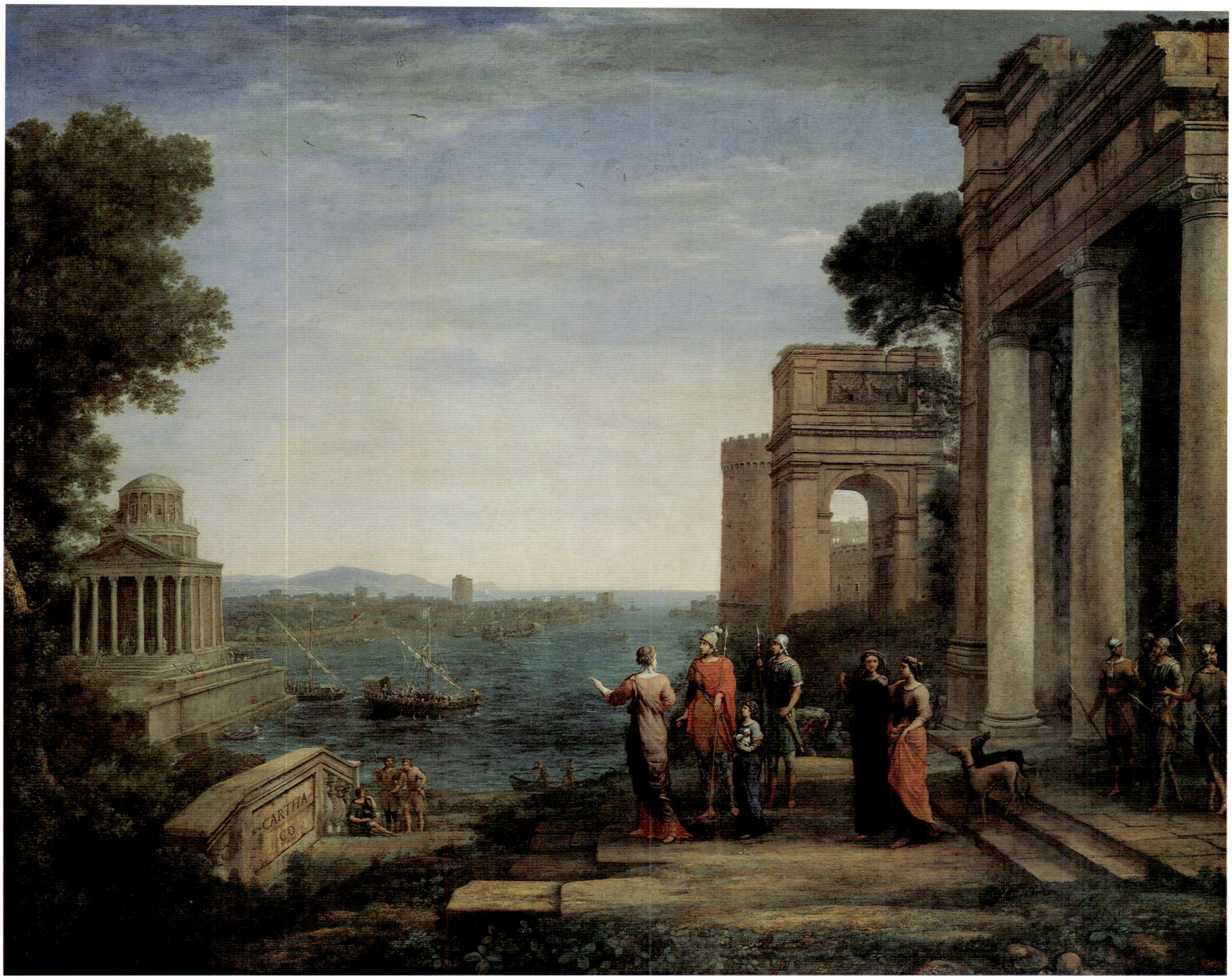

Claude Gellée, genannt Le Lorrain, Aeneas' Abschied von Dido in Karthago, 1675/1676

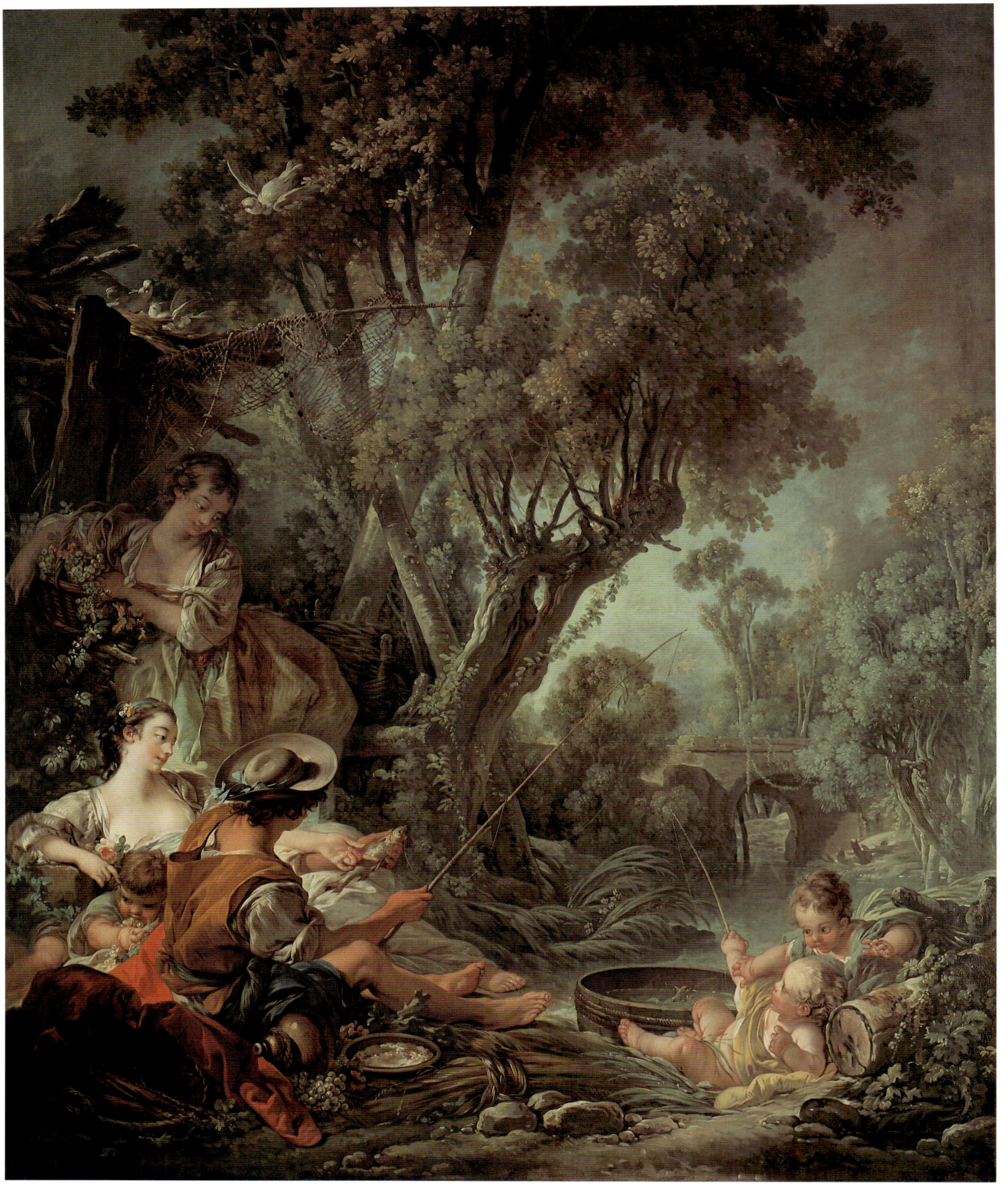

François Boucher, Der Angler, 1759

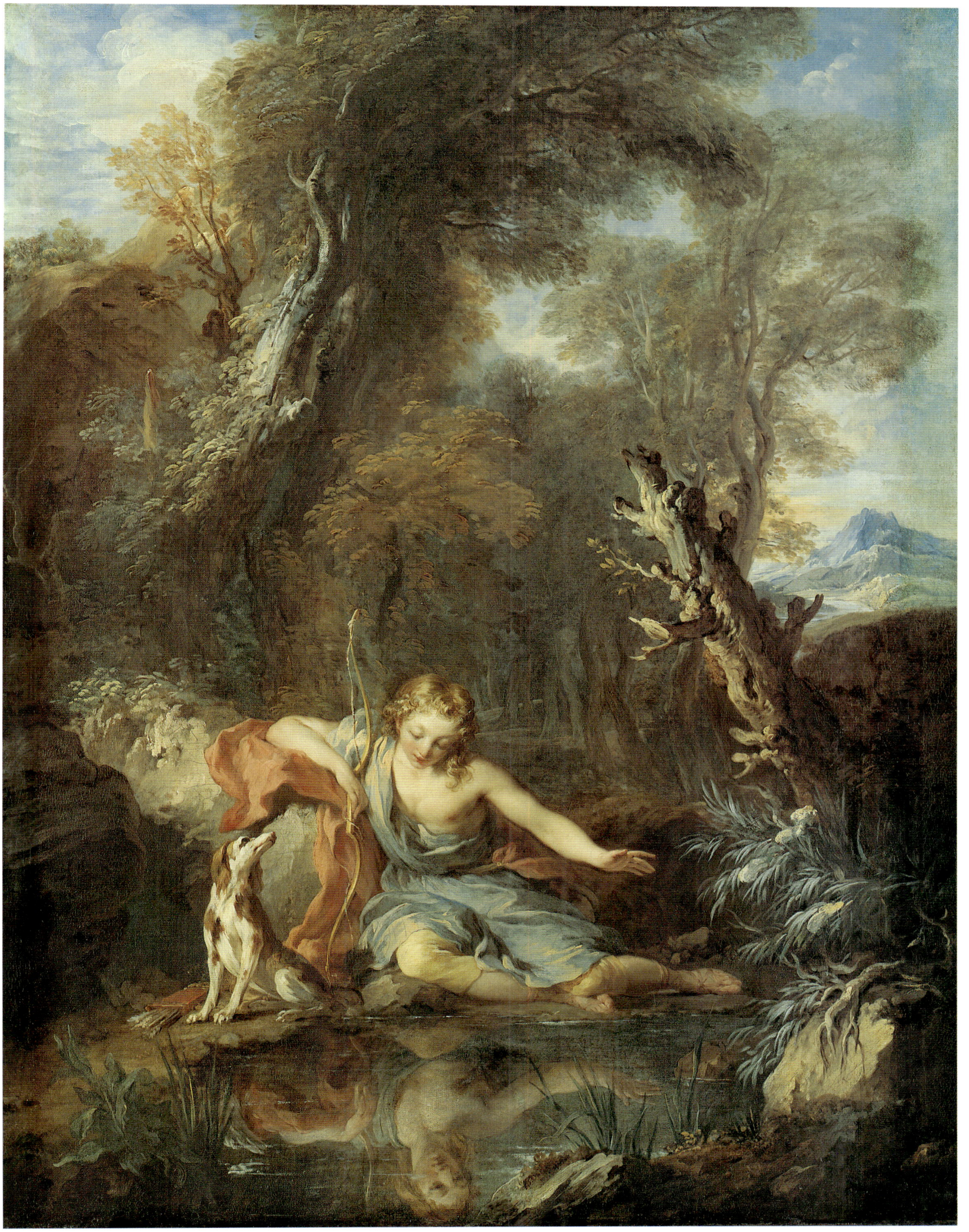

François Le Moyne, Narcissus, 1728

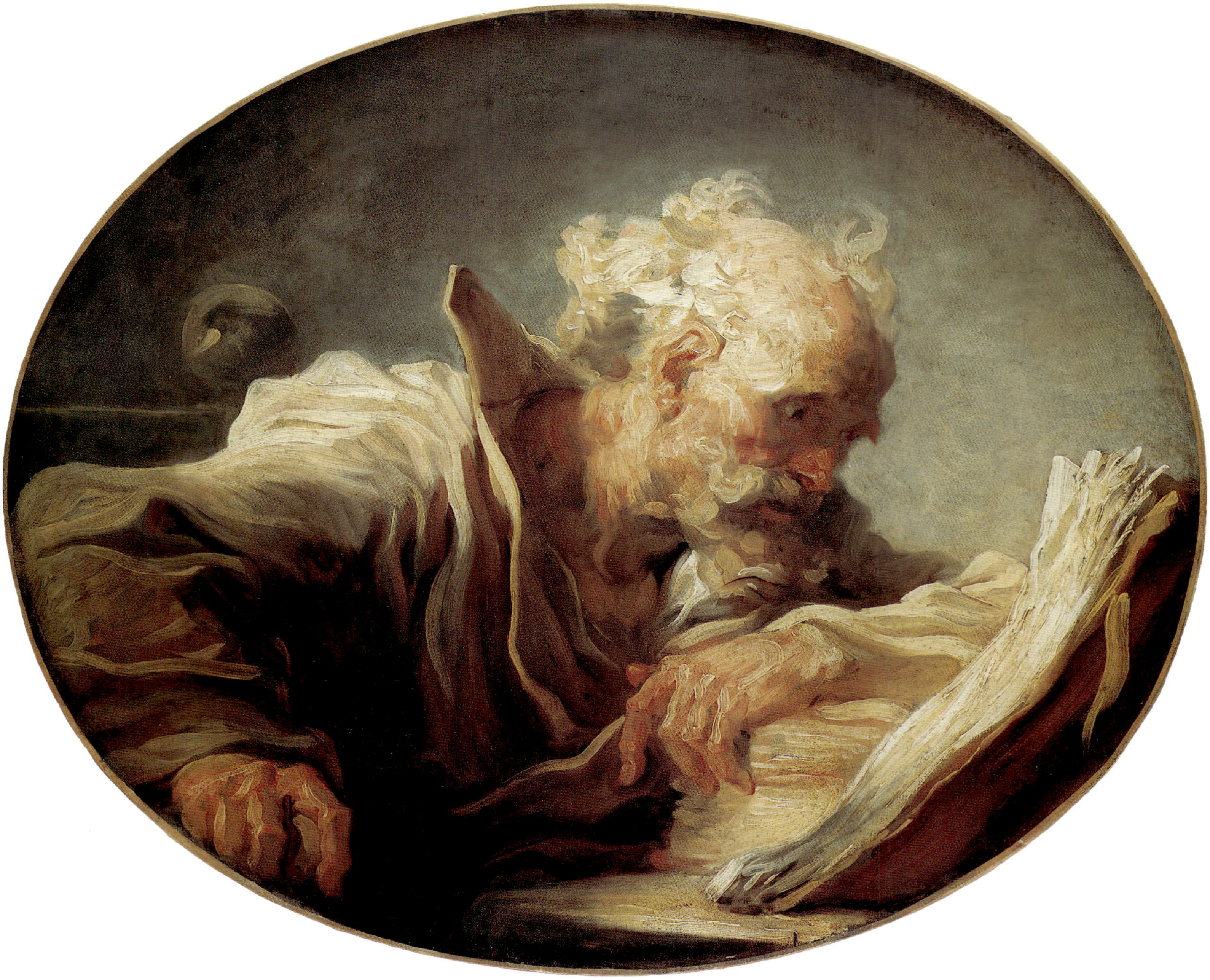

Jean Honoré Fragonard, Ein lesender Philosoph, um 1764

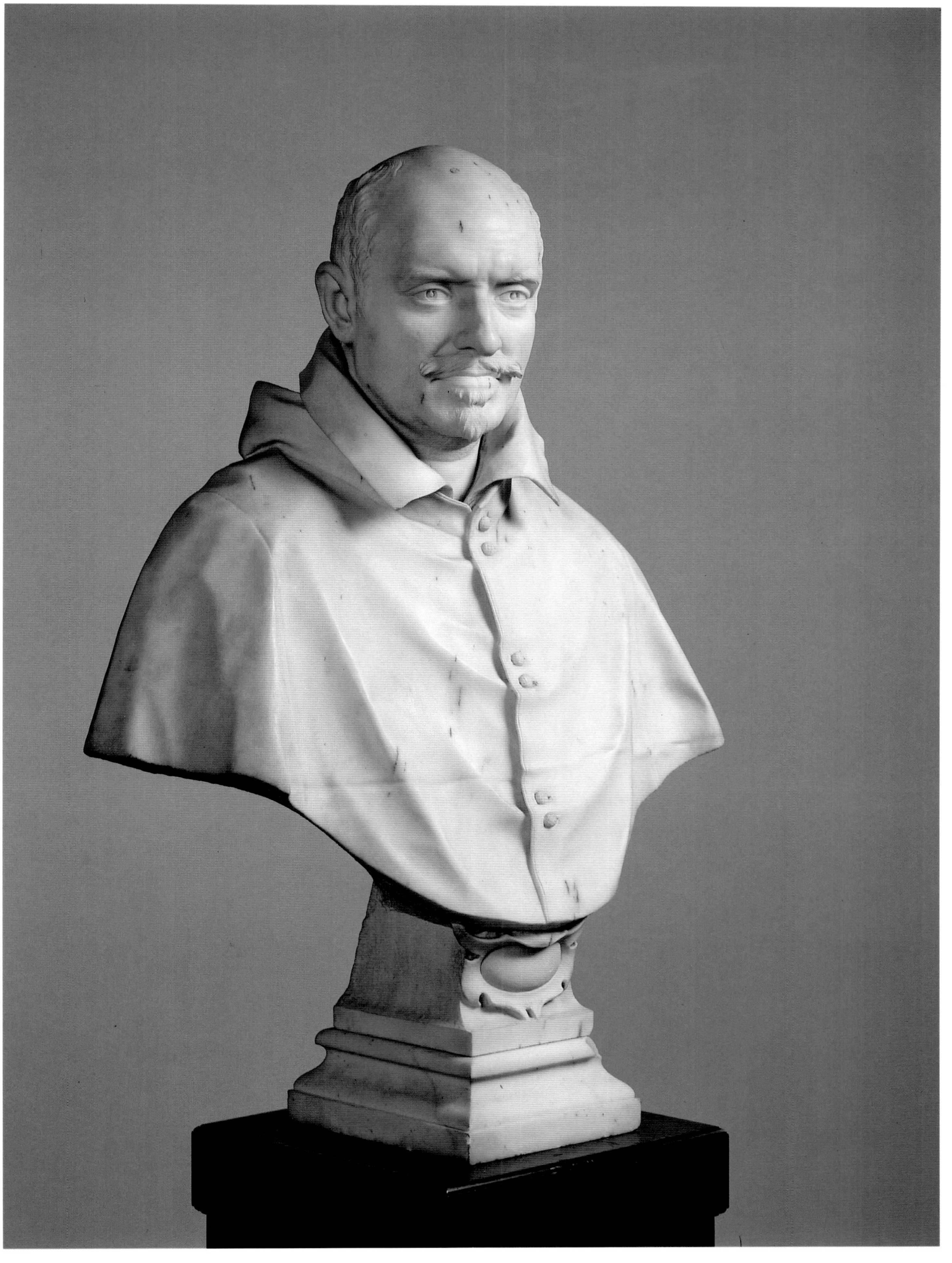

Giovanni Lorenzo Bernini, Kardinal Alessandro Montalto, 1622/1623

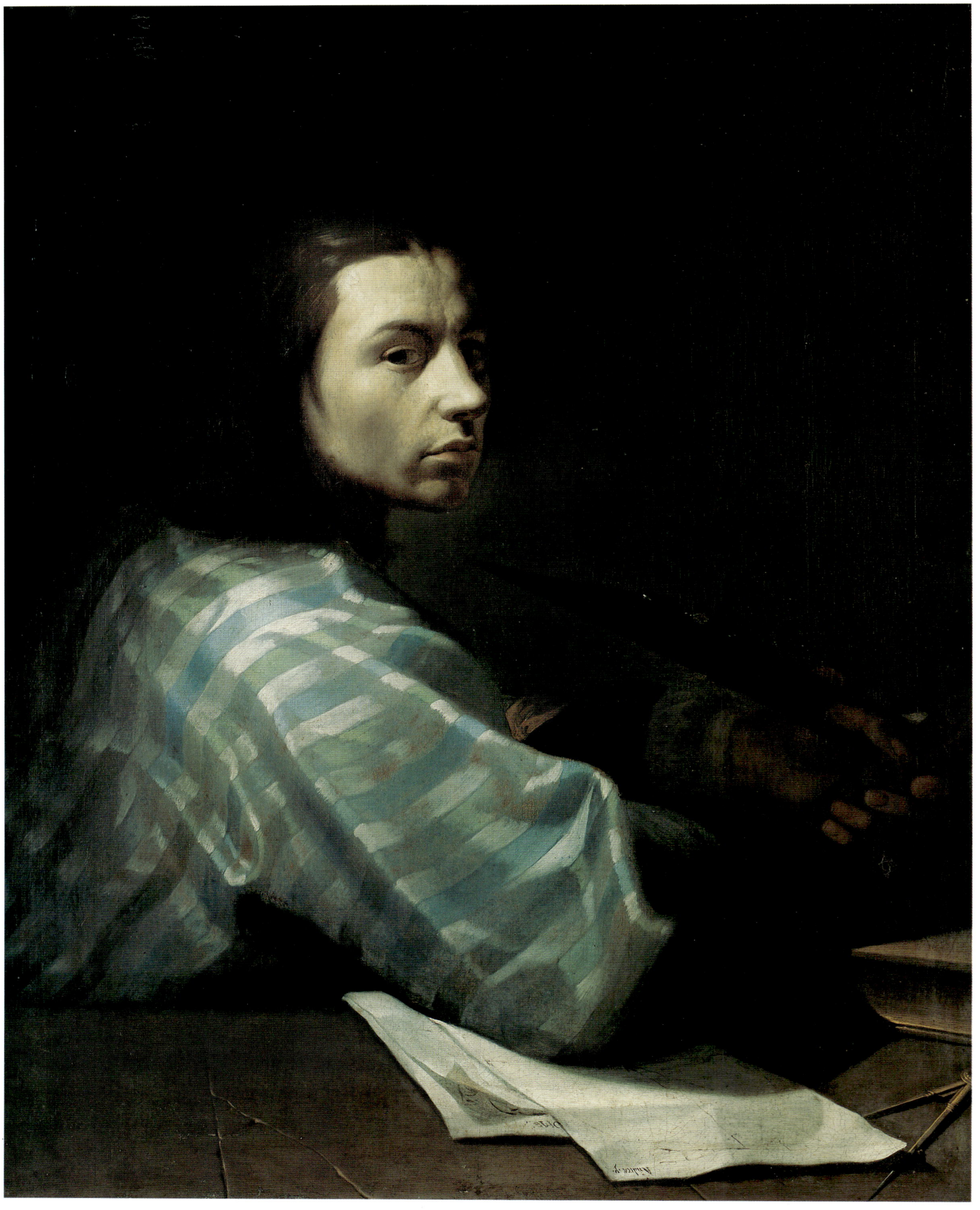

Dietrich Ernst Andreae, Selbstbildnis im Hausrock, um 1710

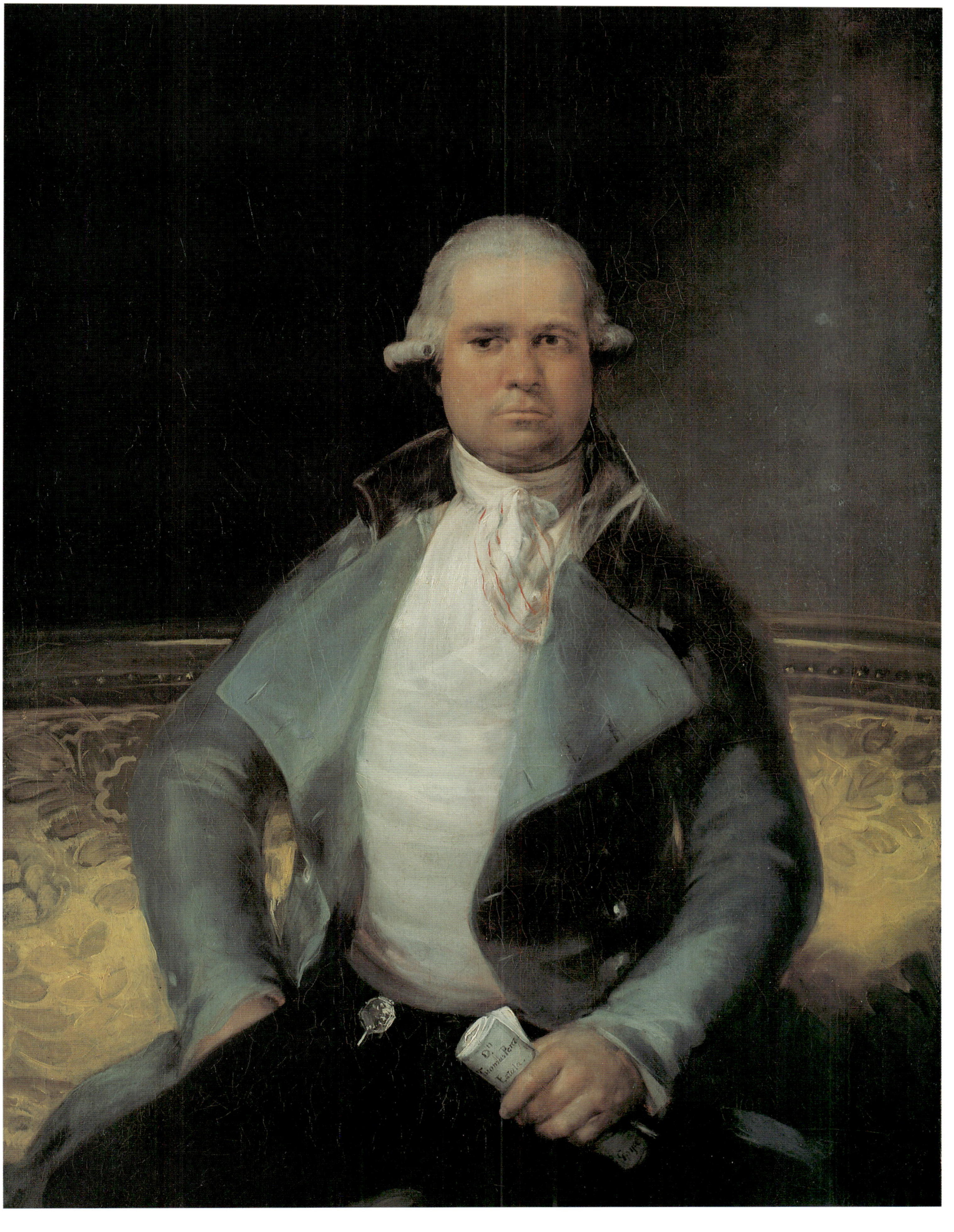

Francisco de Goya, Don Tomás Pérez Estala, um 1803

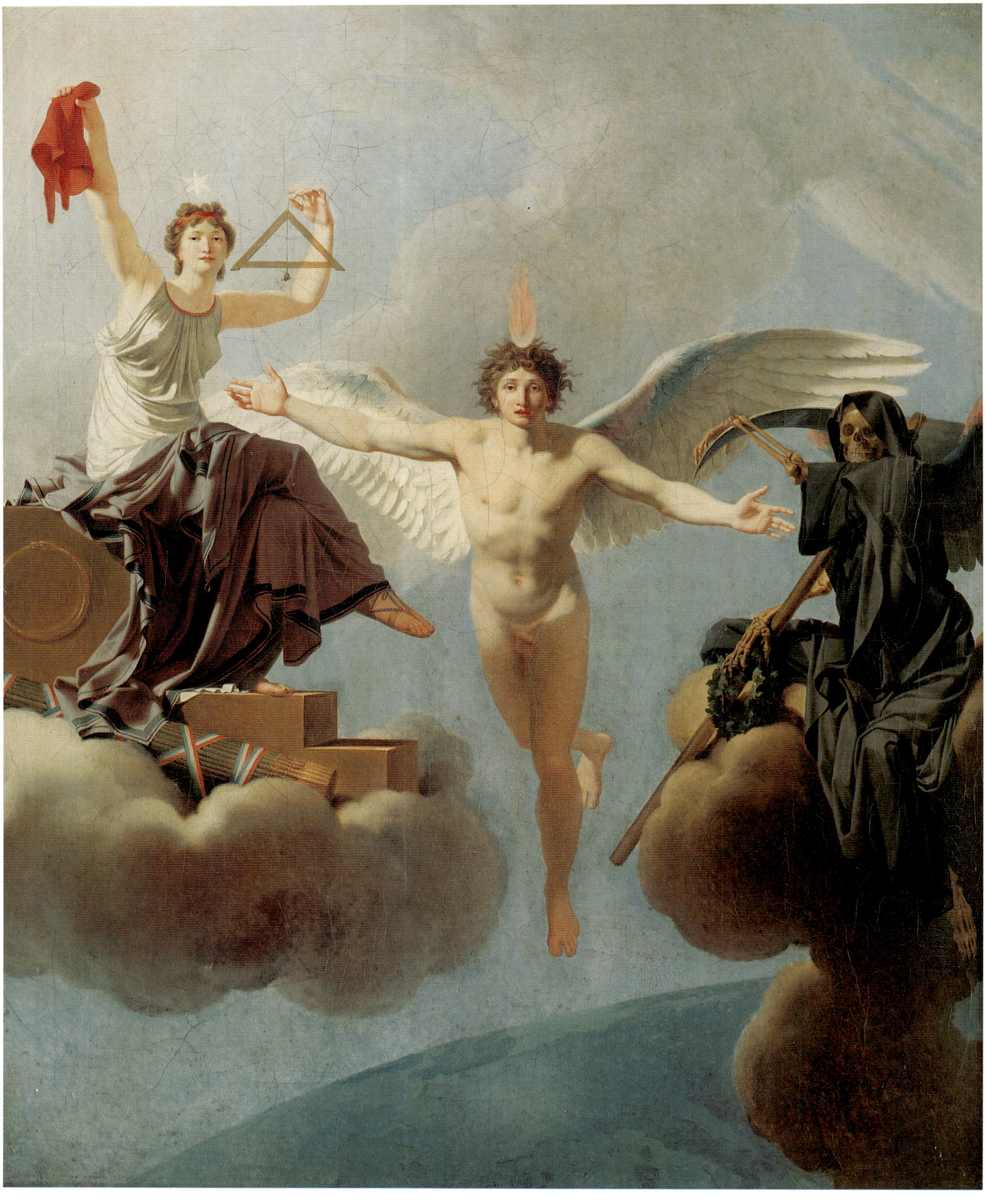

Jean-Baptiste Regnault, Freiheit oder Tod, 1794

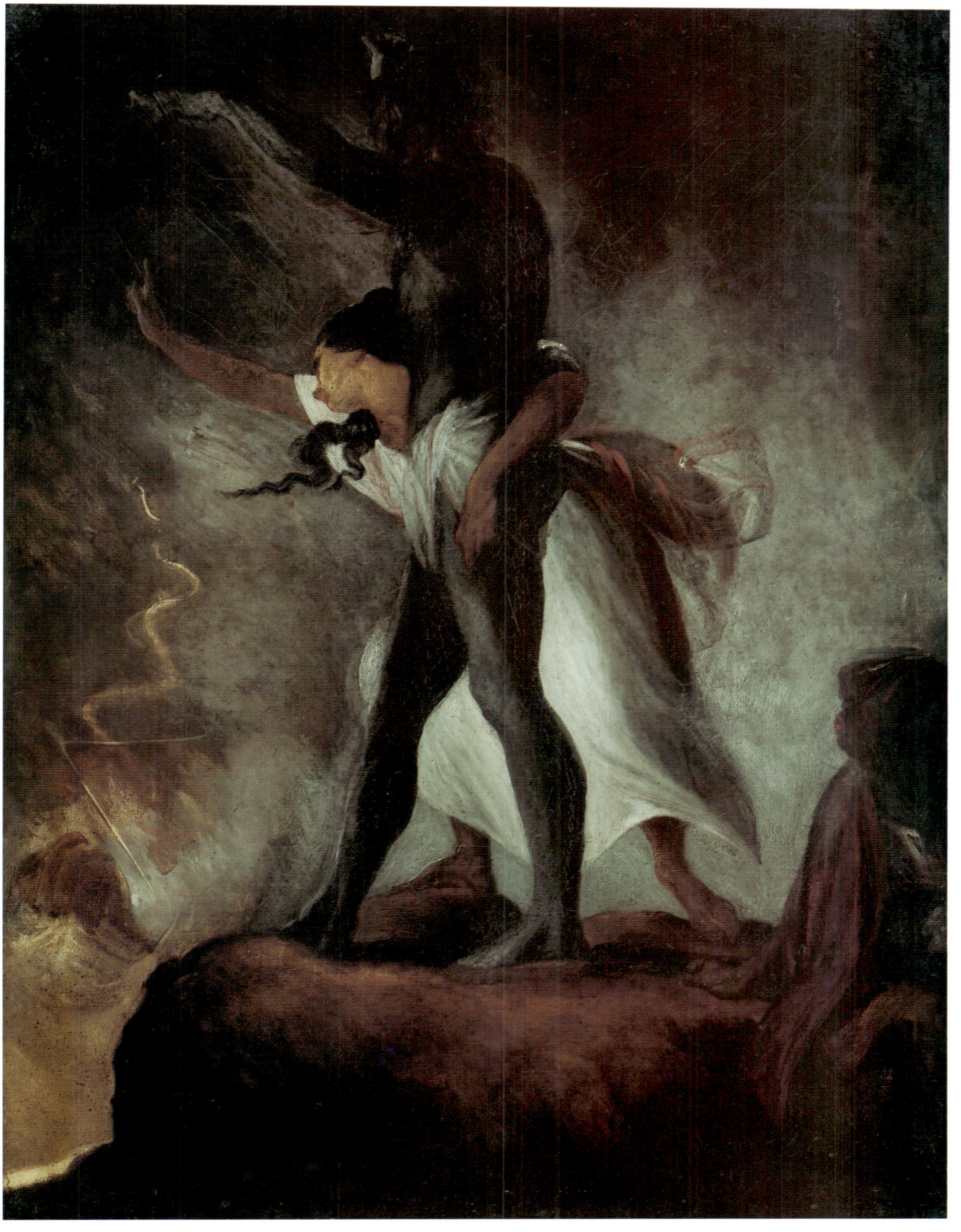

Johann Heinrich Füssli, Der gerächte Neger, 1806/1807

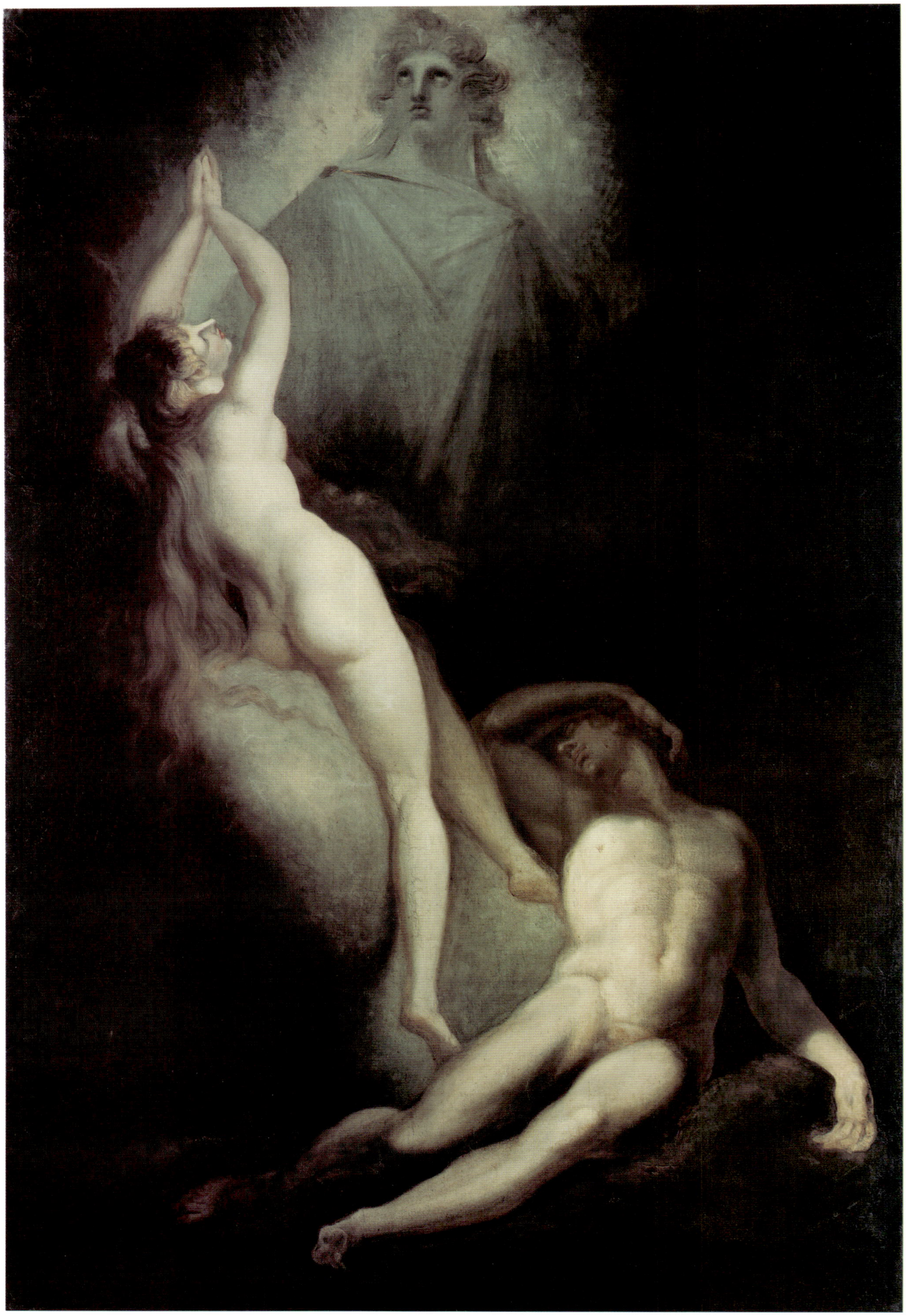

Johann Heinrich Füssli, Die Erschaffung Evas, um 1792

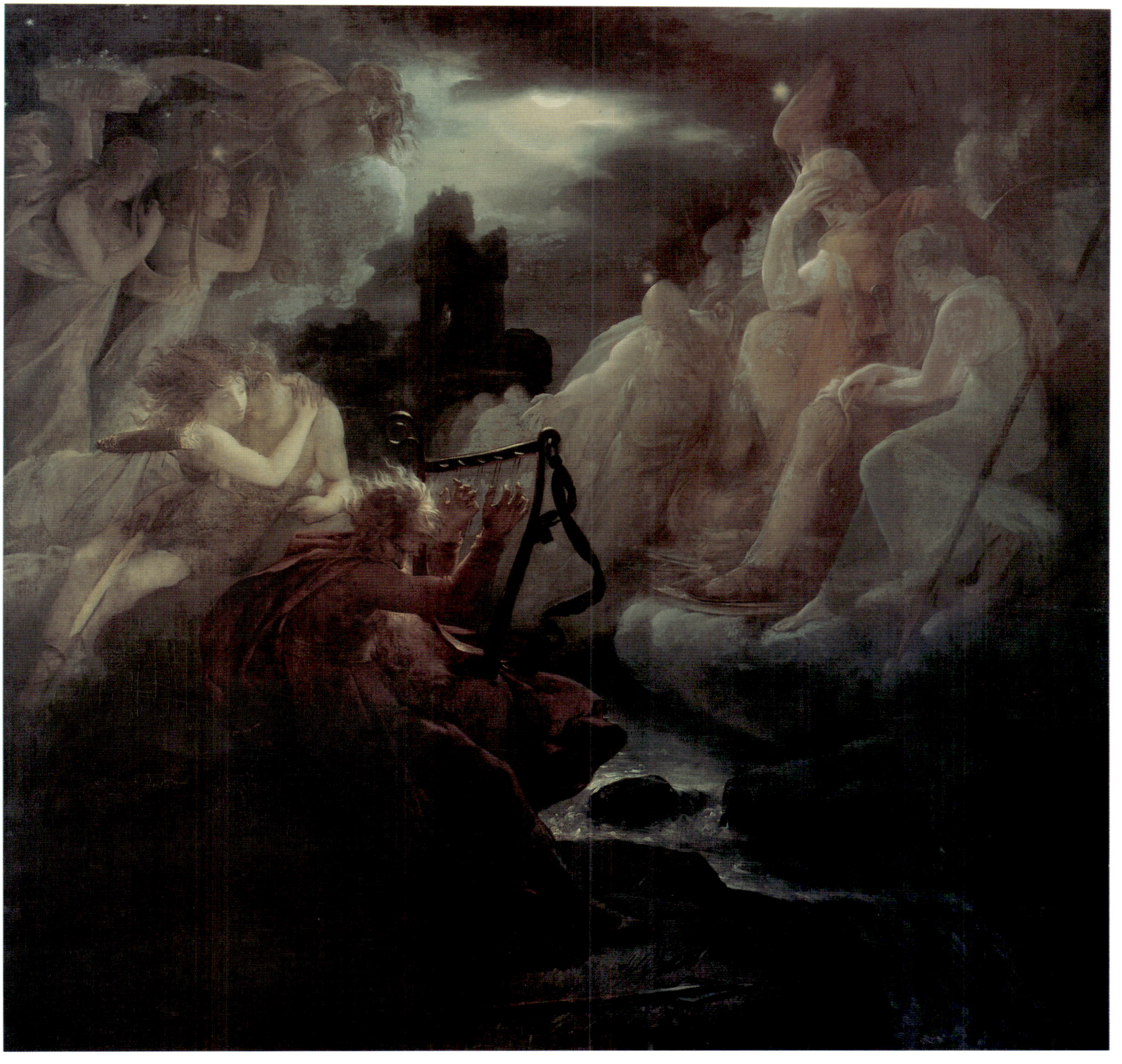

François Gérard, Ossian am Ufer des Lora beschwört die Geister beim Klang der Harfe, um 1815–1820

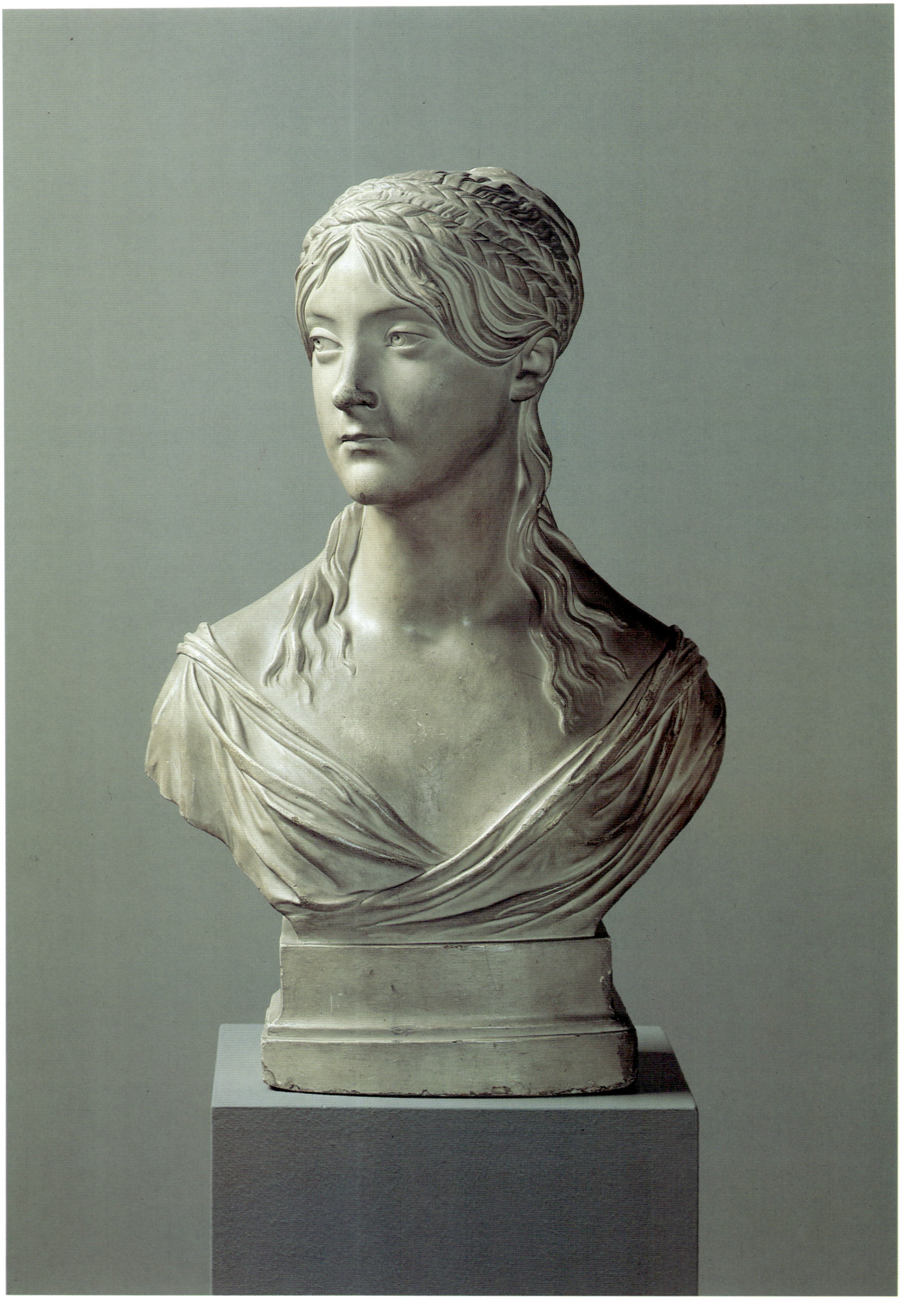

Johann Gottfried Schadow, Marianne Schlegel, 1805

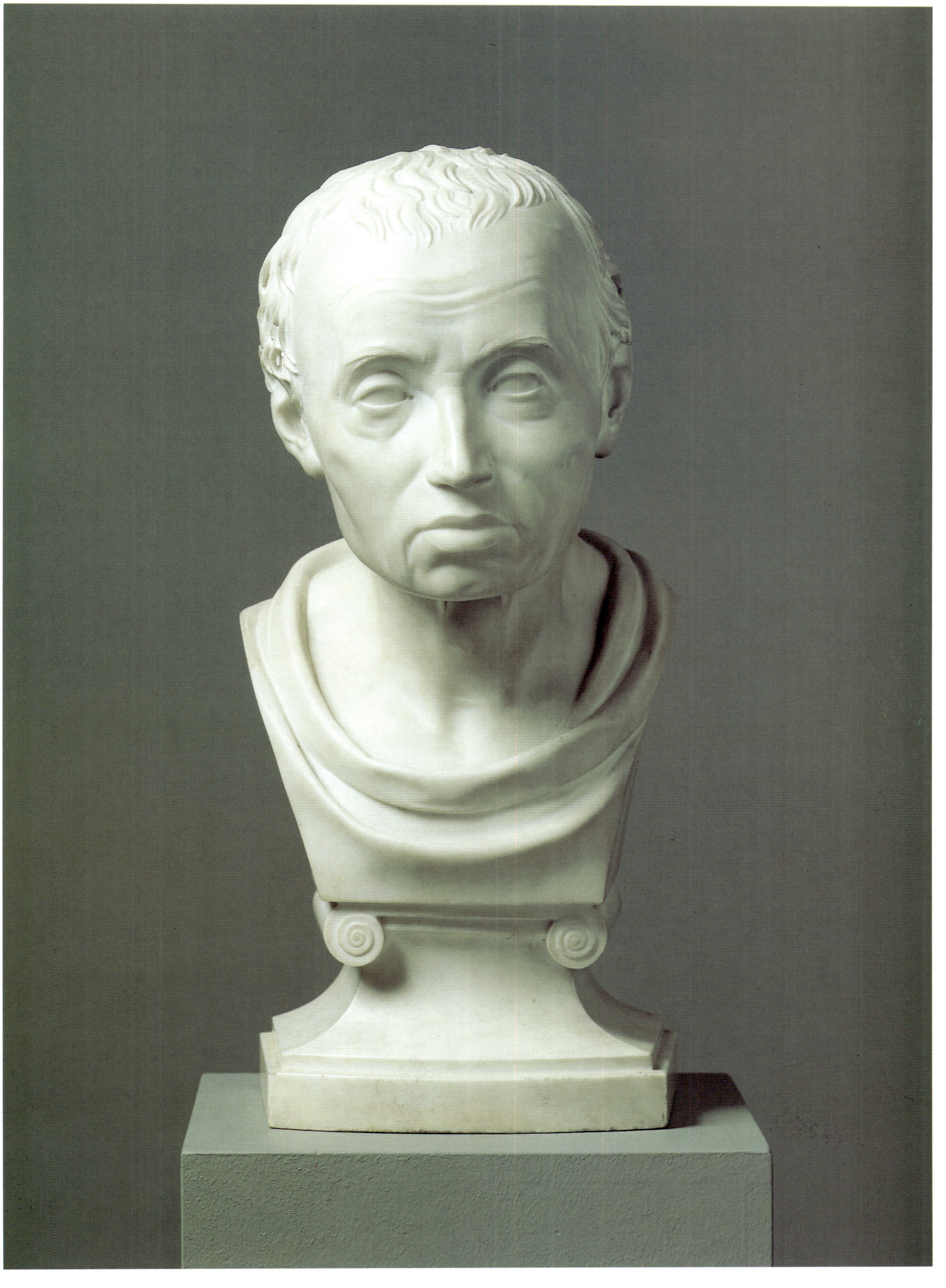

Friedrich Hagemann, Der Philosoph Immanuel Kant, 1801

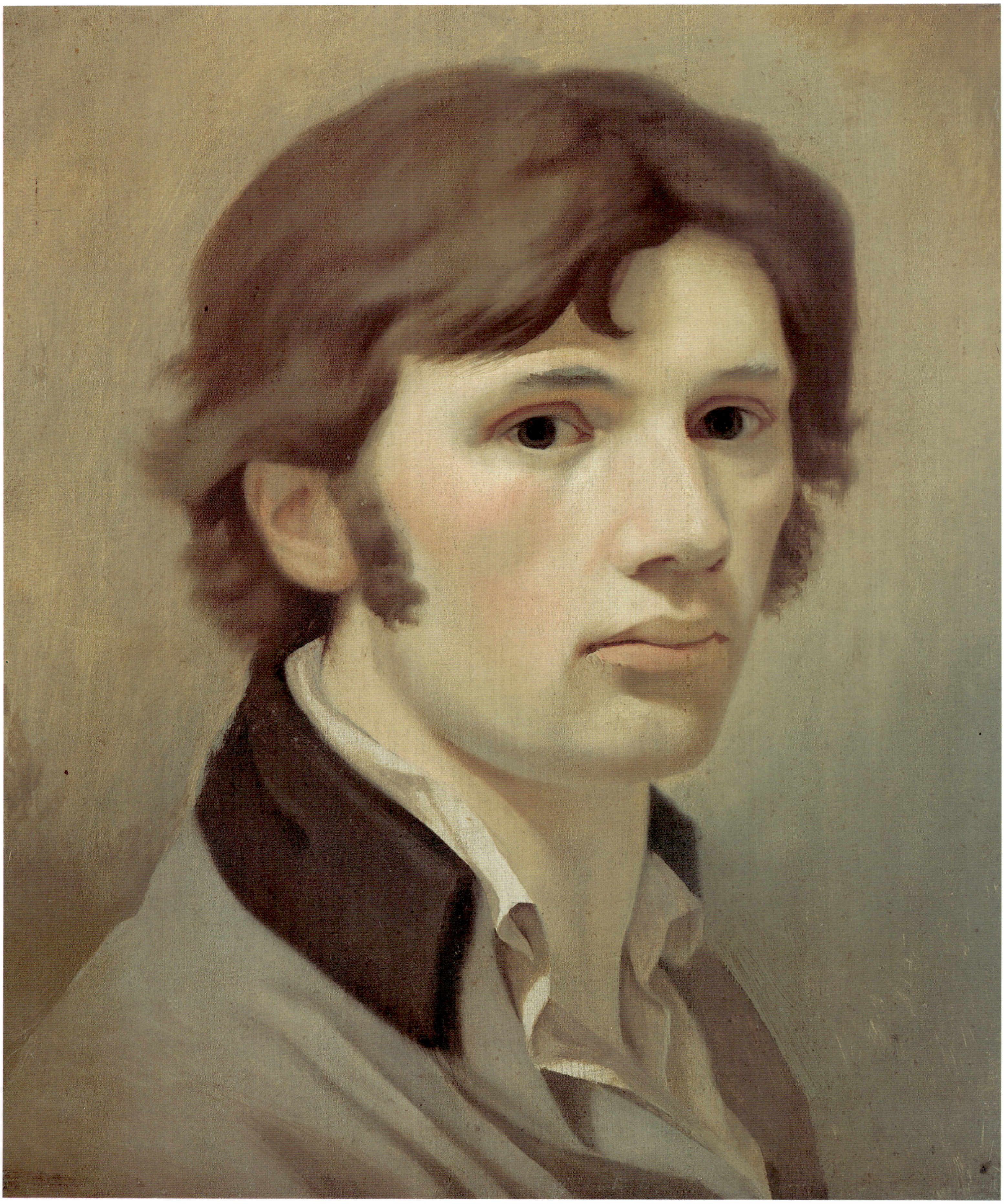

Philipp Otto Runge, Selbstbildnis, 1802

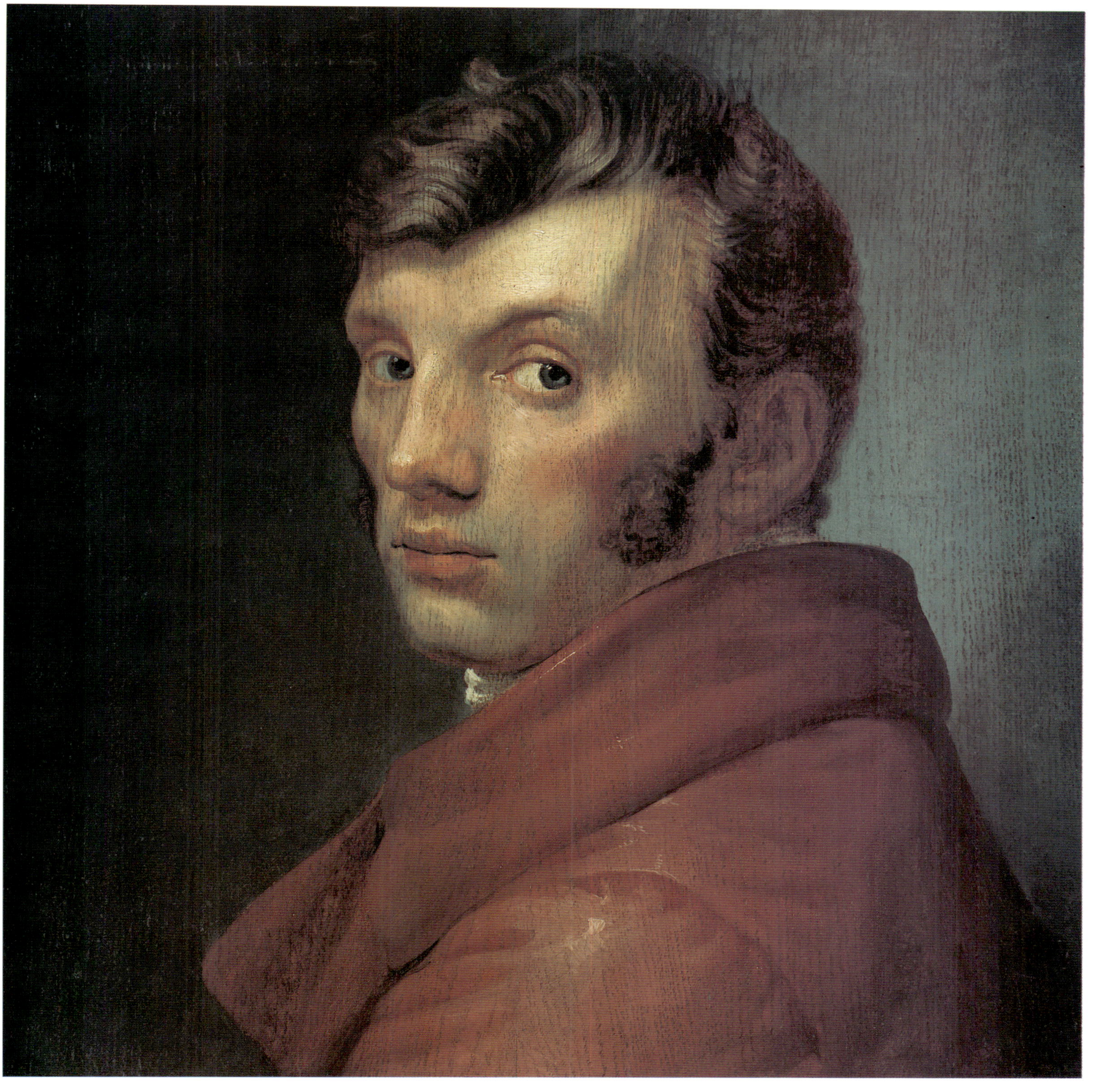

Philipp Otto Runge, Selbstbildnis, 1809/1810

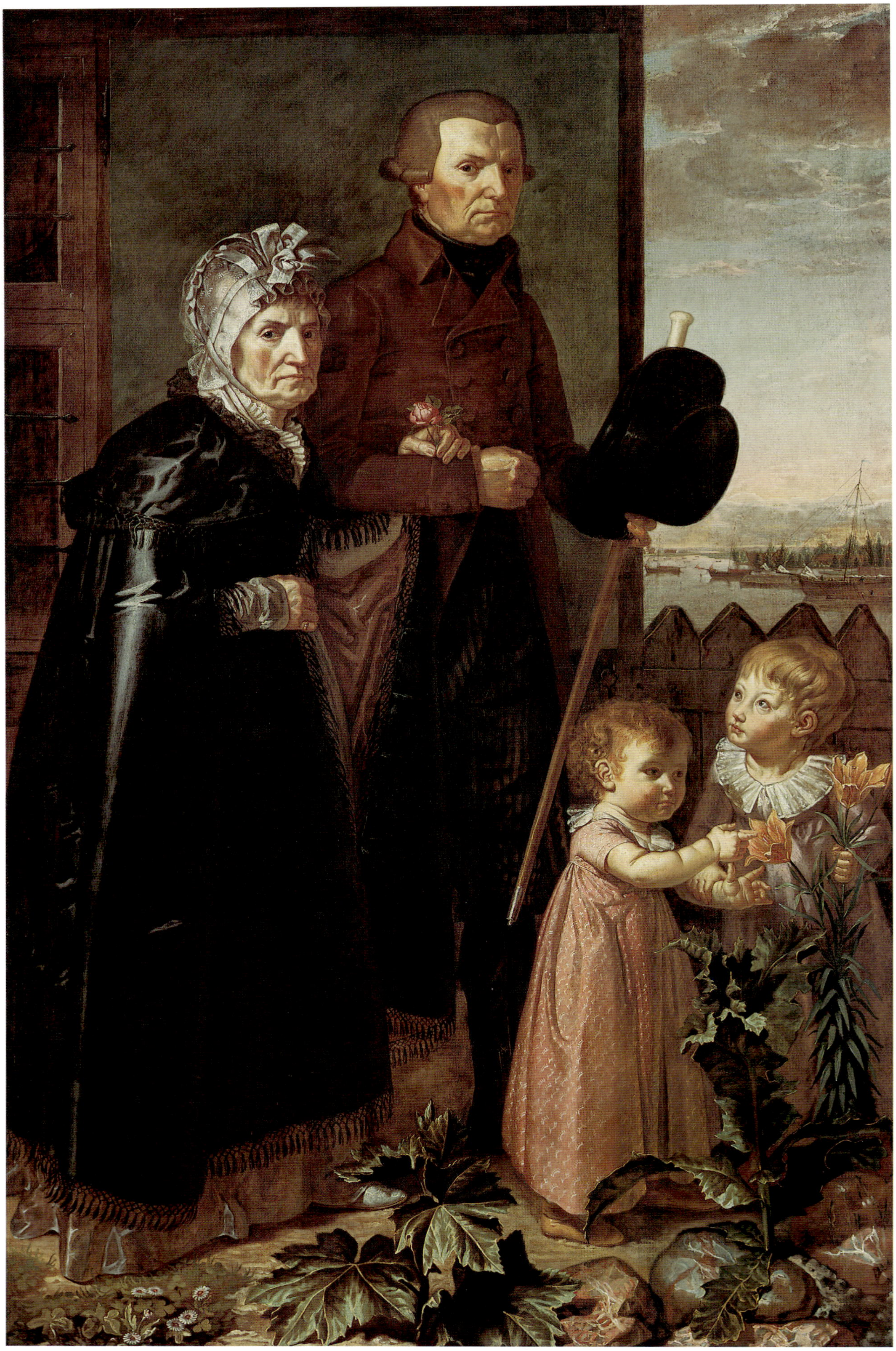

Philipp Otto Runge, Die Eltern des Künstlers, 1806

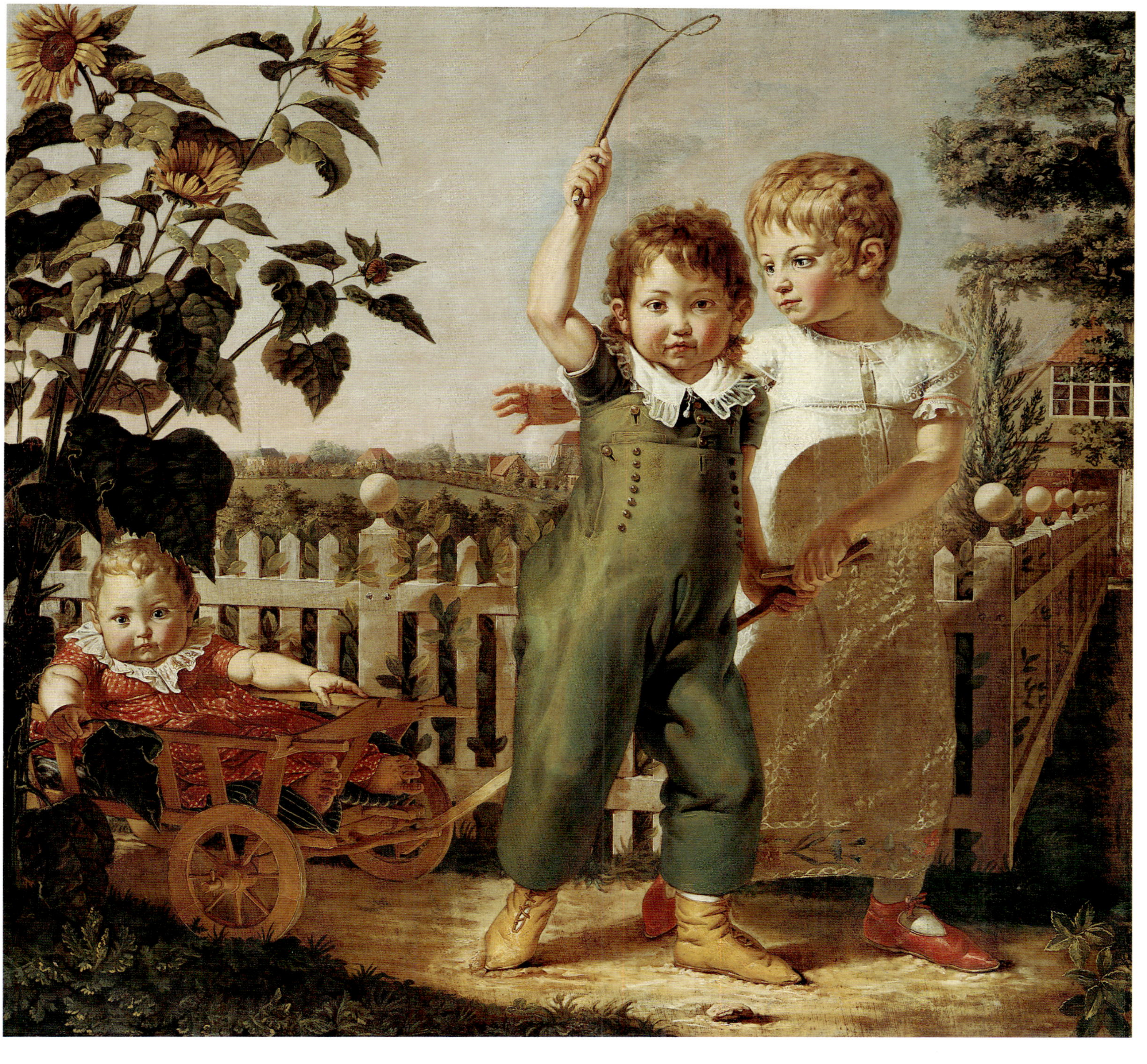

Philipp Otto Runge, Die Hülsenbeckschen Kinder, 1805/1806

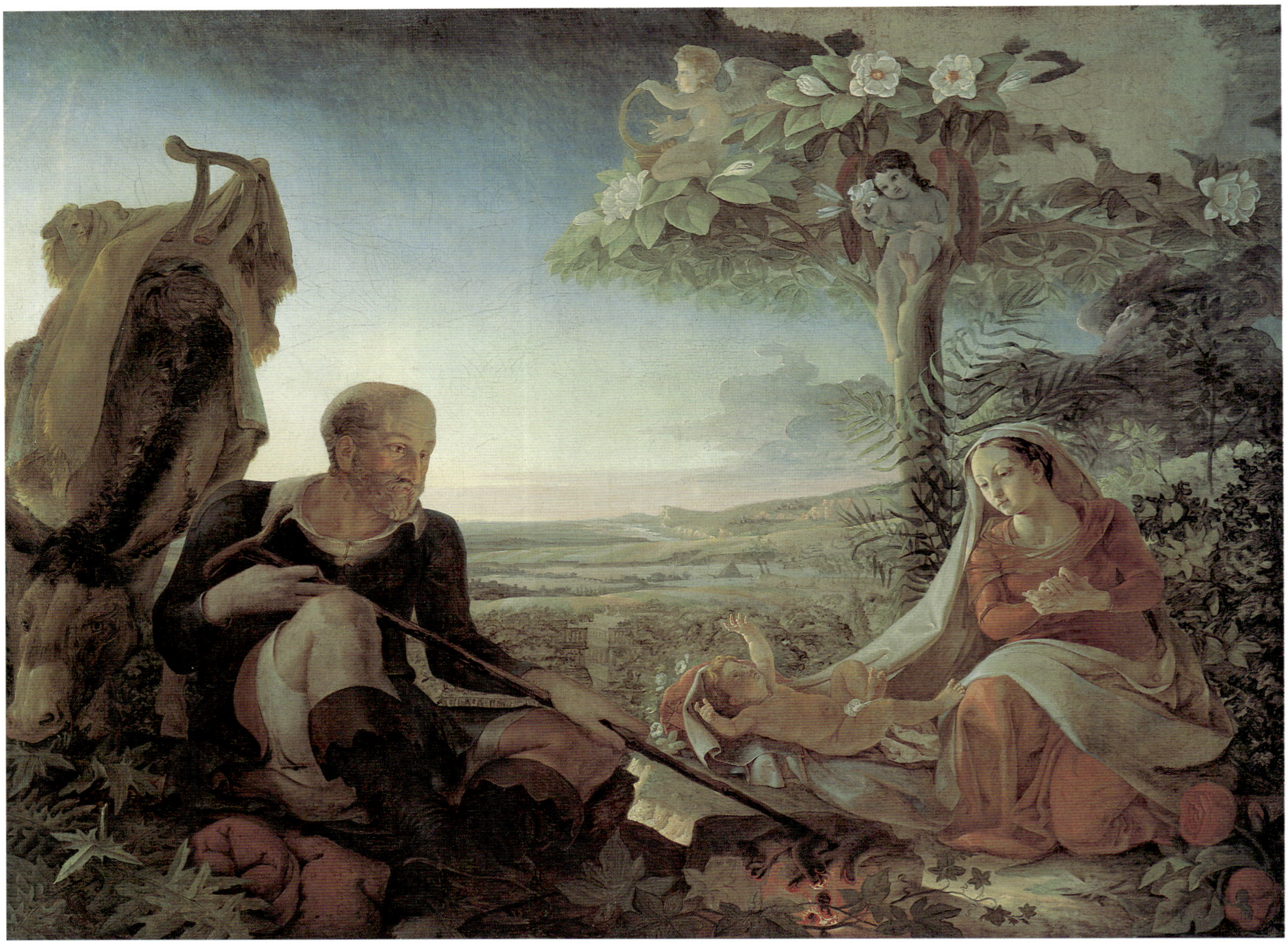

Philipp Otto Runge, Die Ruhe auf der Flucht nach Ägypten, 1805/1806

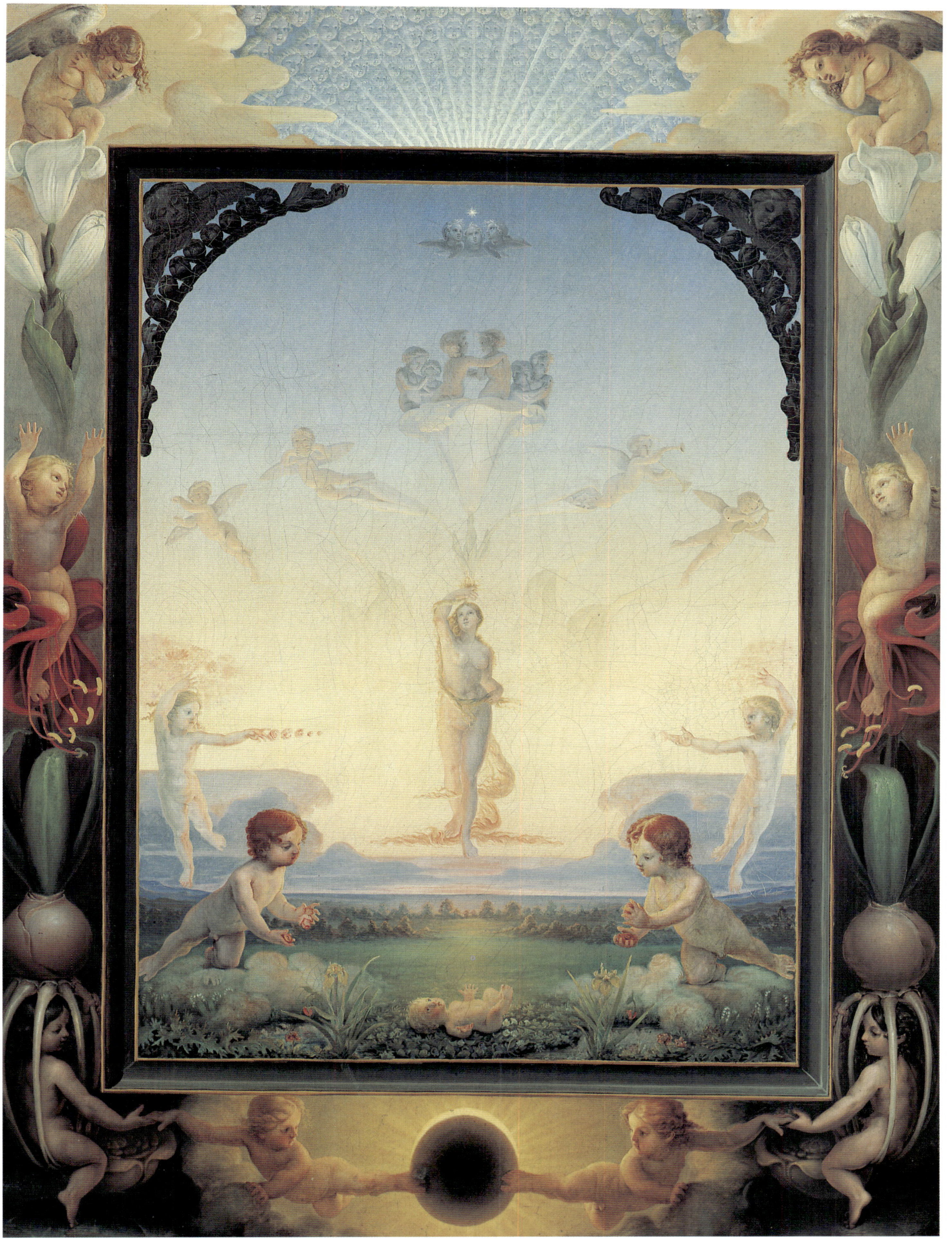

Philipp Otto Runge, Der Morgen, 1808

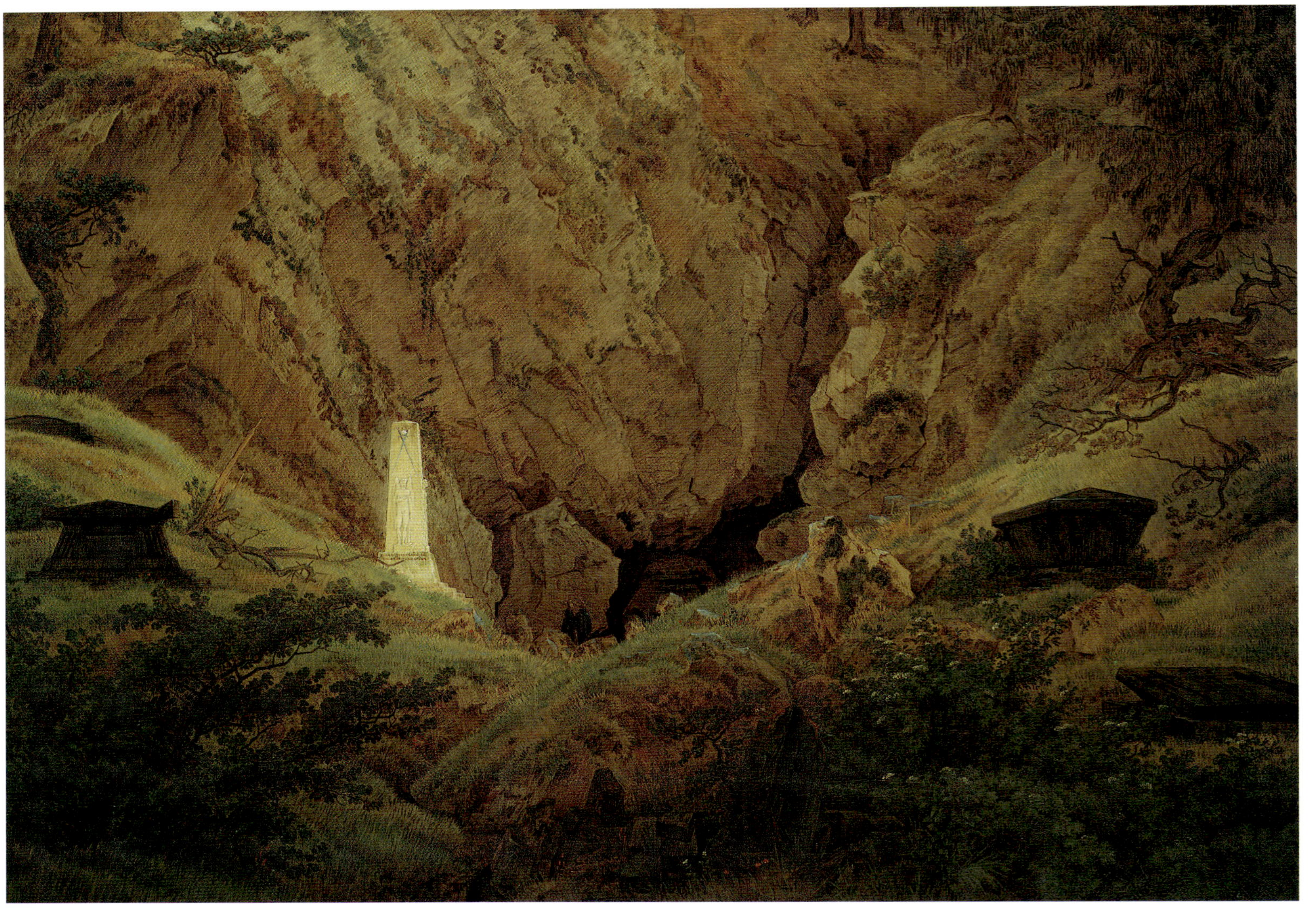

Caspar David Friedrich, Gräber gefallener Freiheitskrieger, 1812

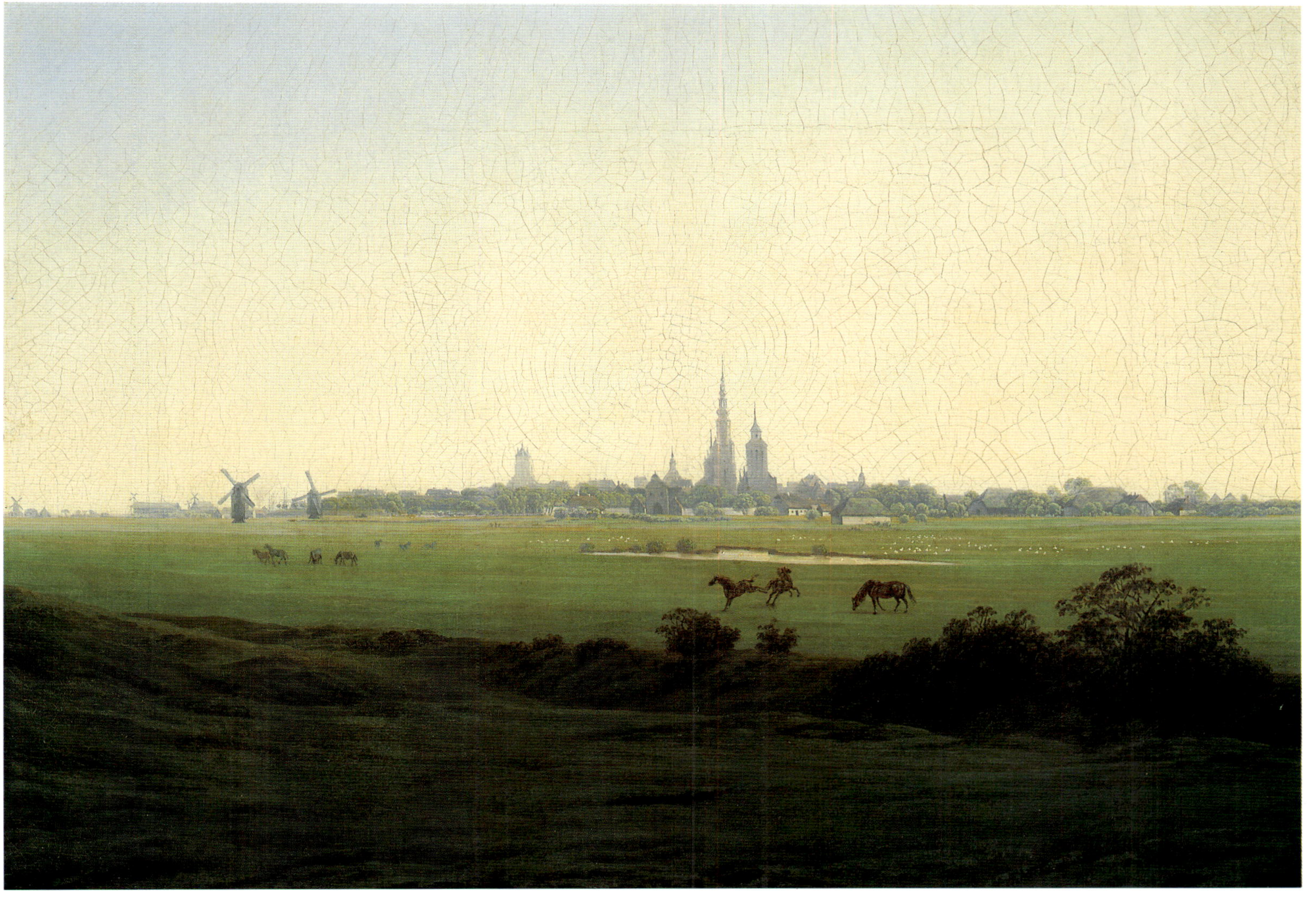

Caspar David Friedrich, Wiesen bei Greifswald, um 1822

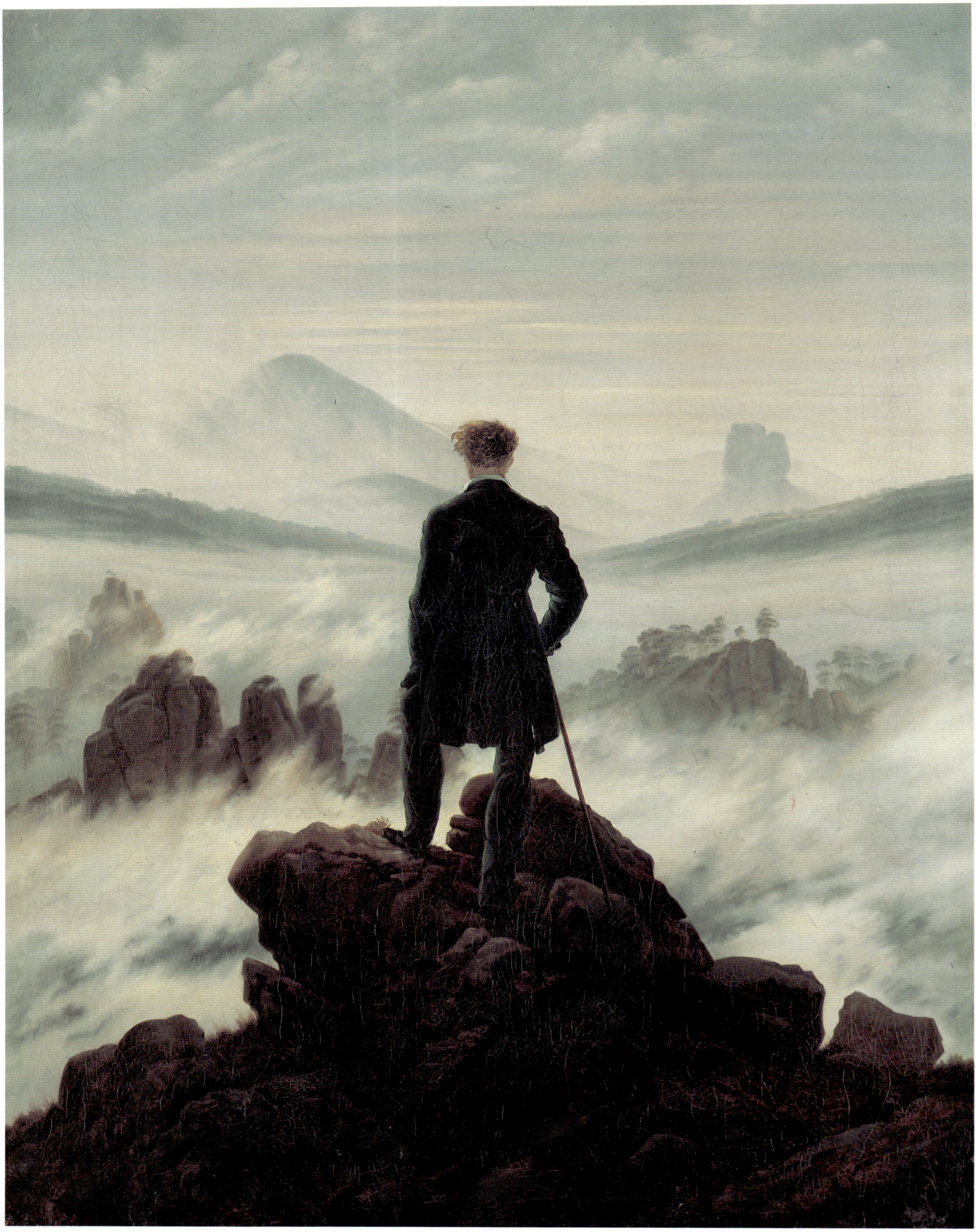

Caspar David Friedrich, Wanderer über dem Nebelmeer, um 1817

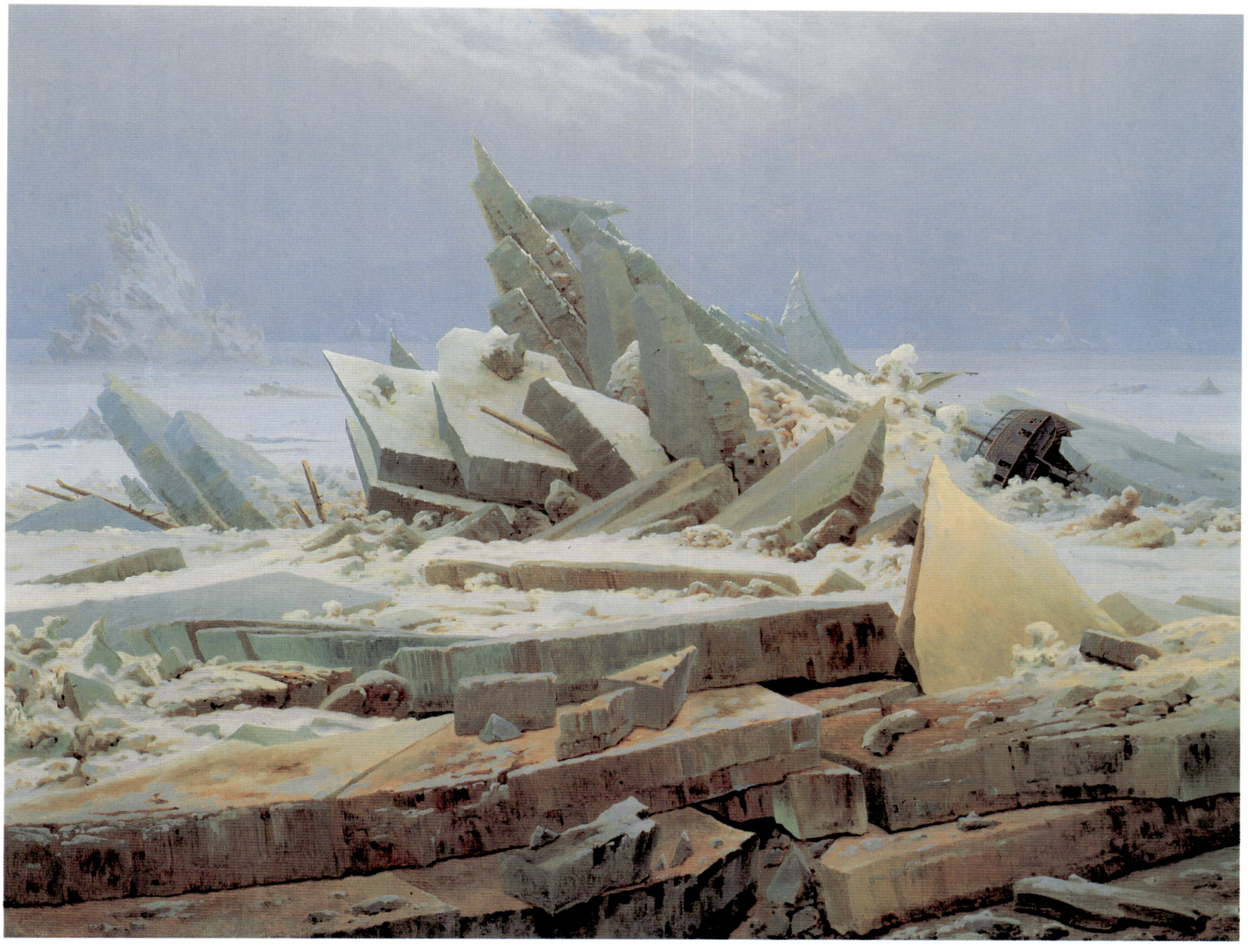

Caspar David Friedrich, Das Eismeer, um 1823/1824

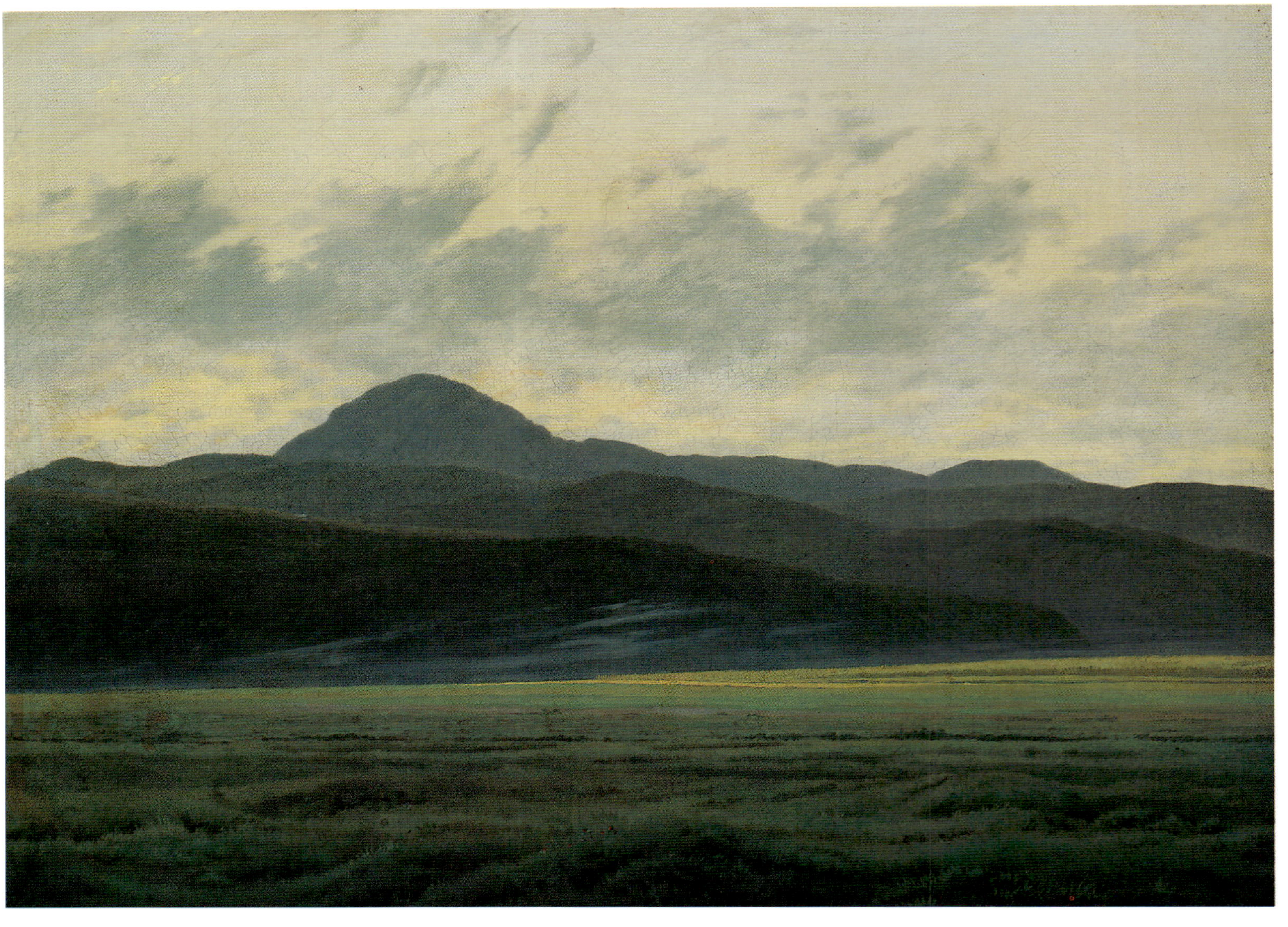

Caspar David Friedrich, Berglandschaft in Böhmen, um 1830

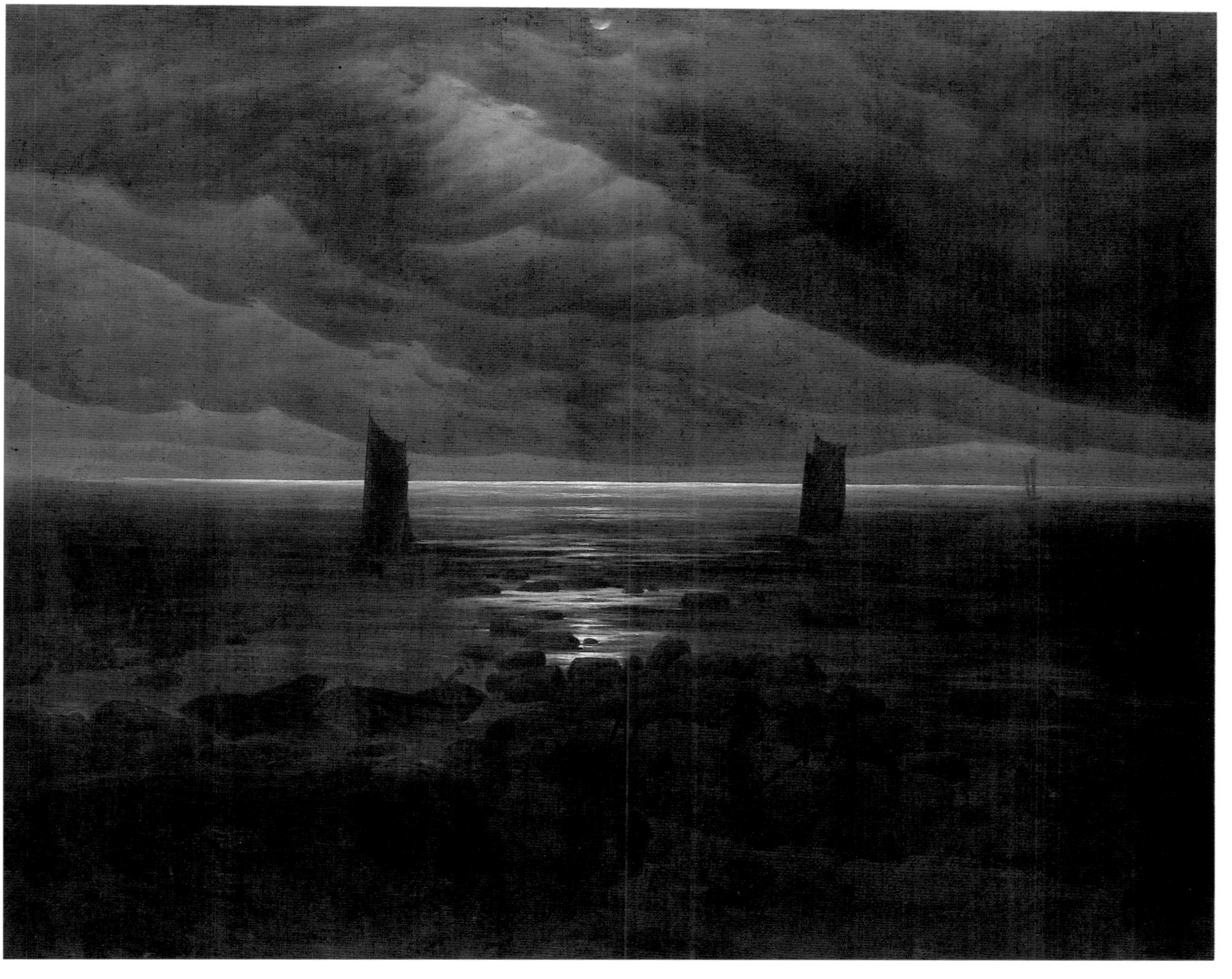

Caspar David Friedrich, Meeresufer im Mondschein, 1835/1836

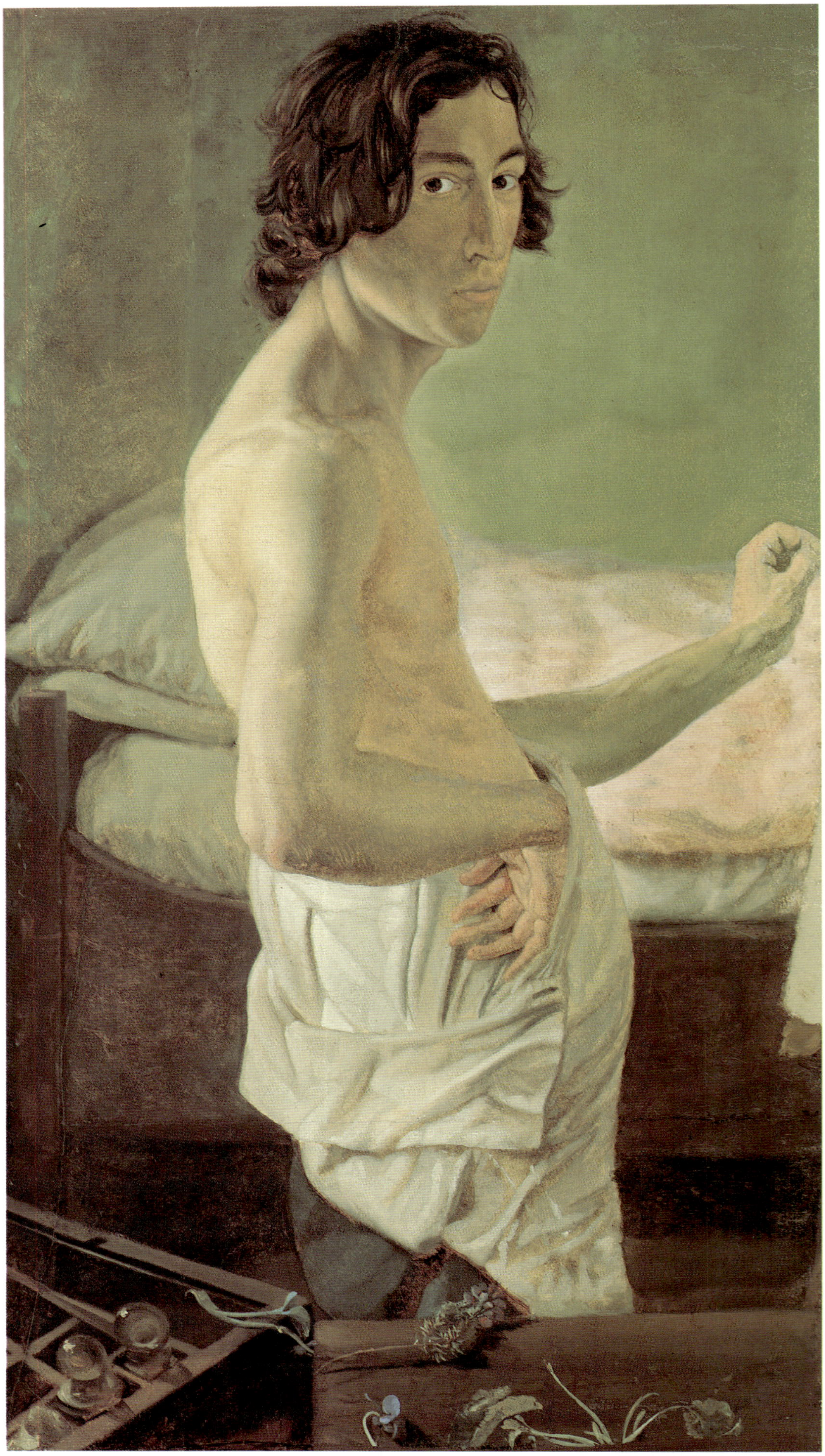

Victor Emil Janssen, Selbstbildnis vor der Staffelei, um 1829

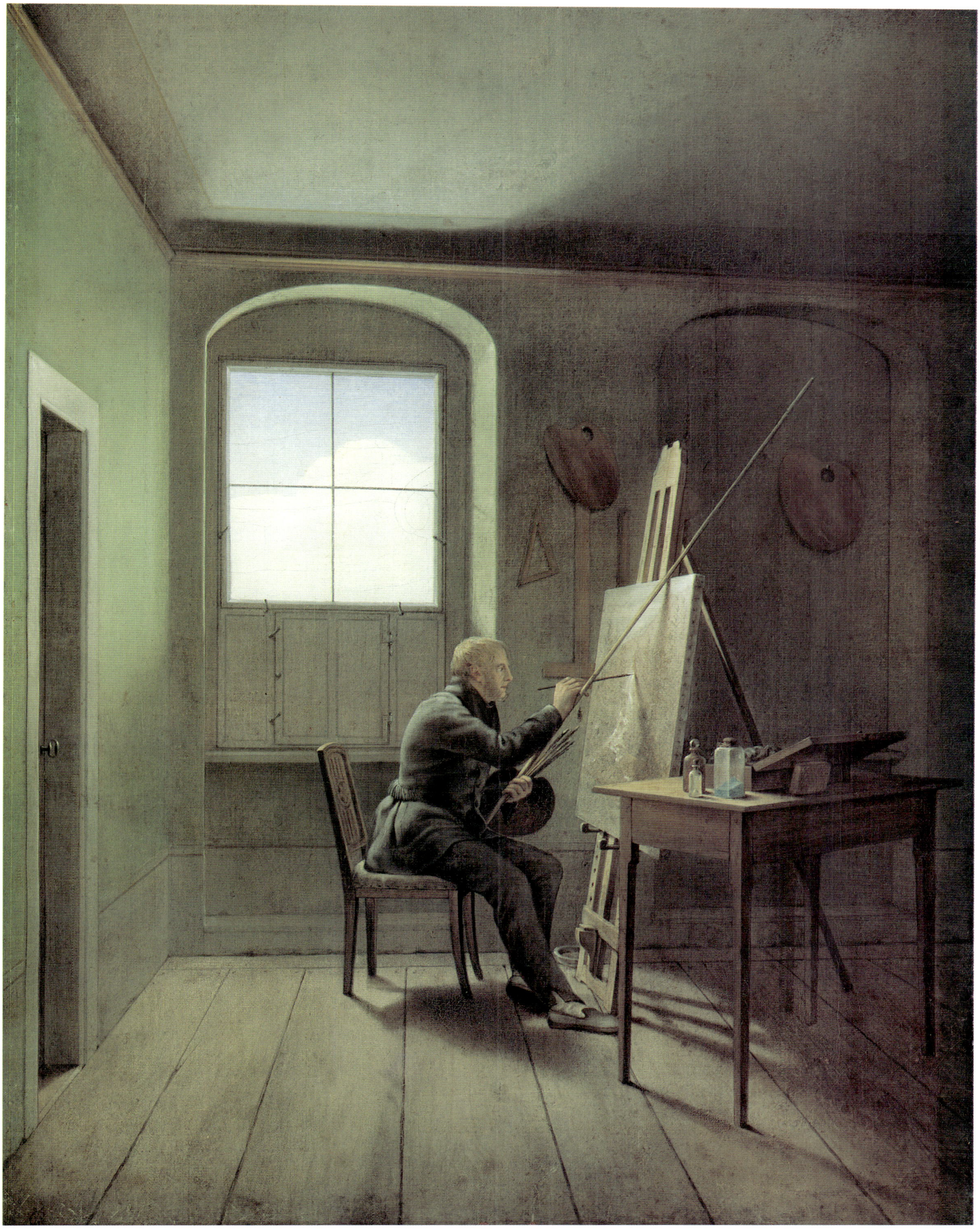

Georg Friedrich Kersting, Caspar David Friedrich in seinem Atelier, 1811

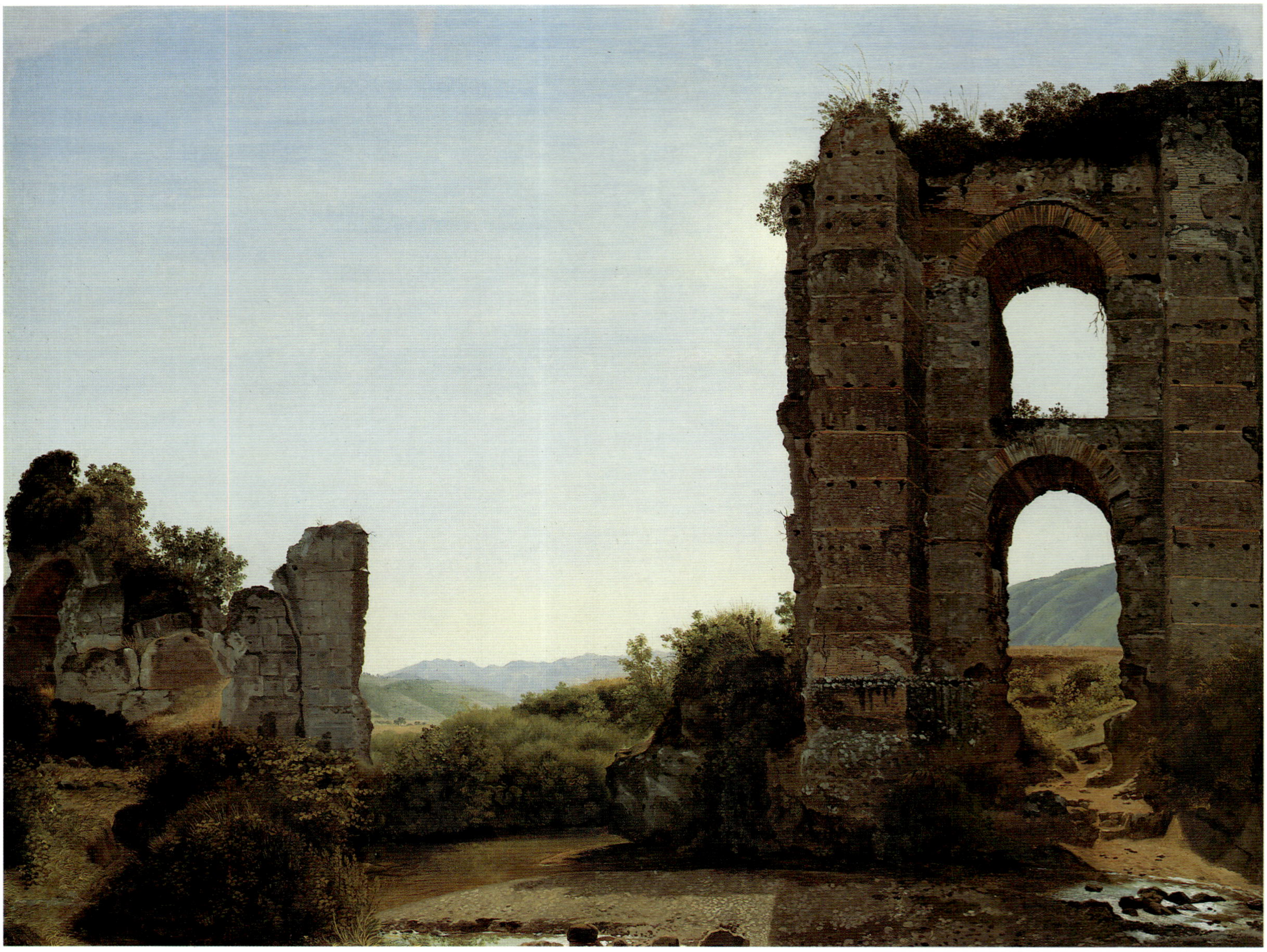

Martin von Rohden, Ruinen bei Rom, um 1796

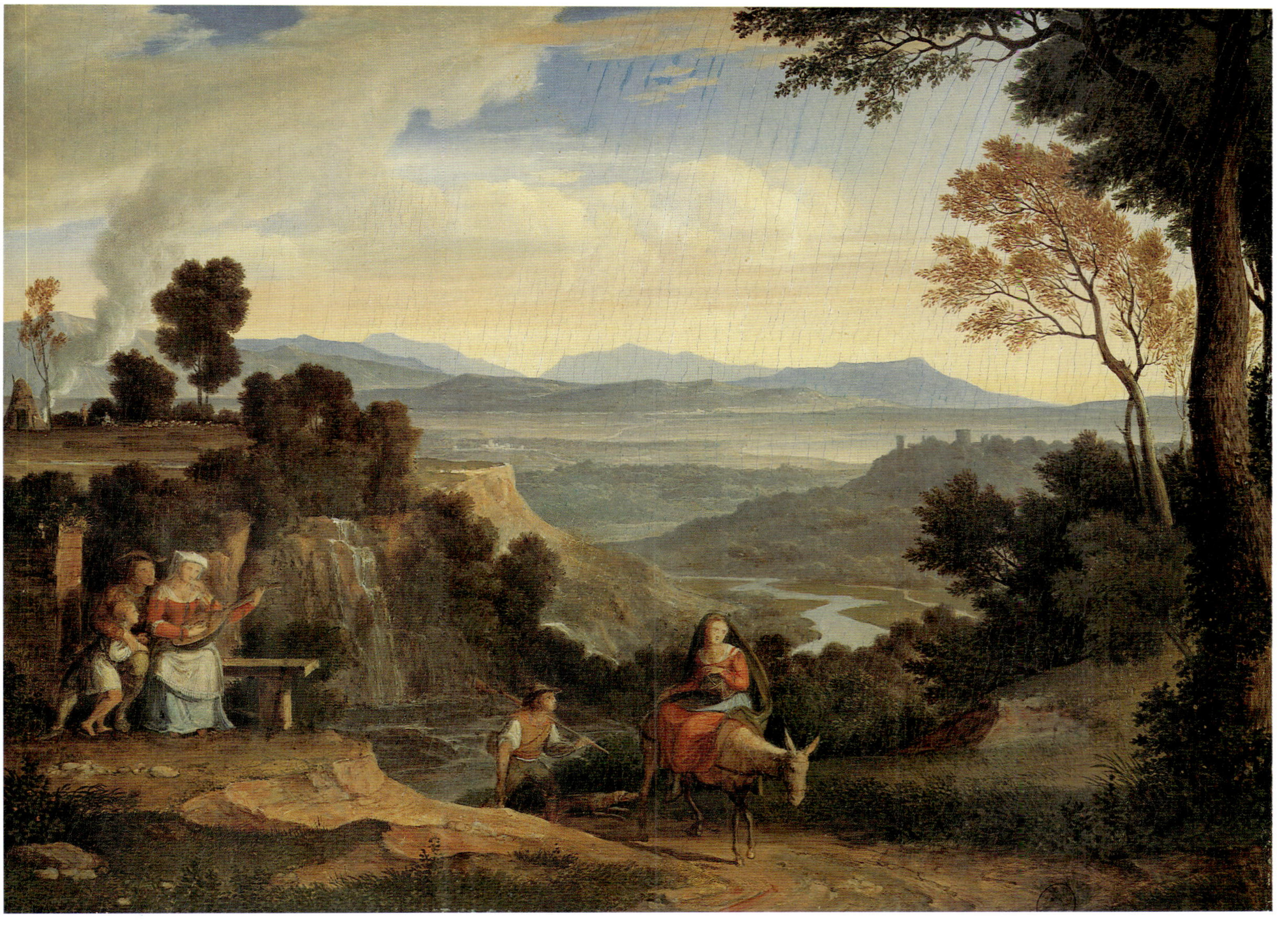

Joseph Anton Koch, Bei Ronciglione in der Campagna, 1815

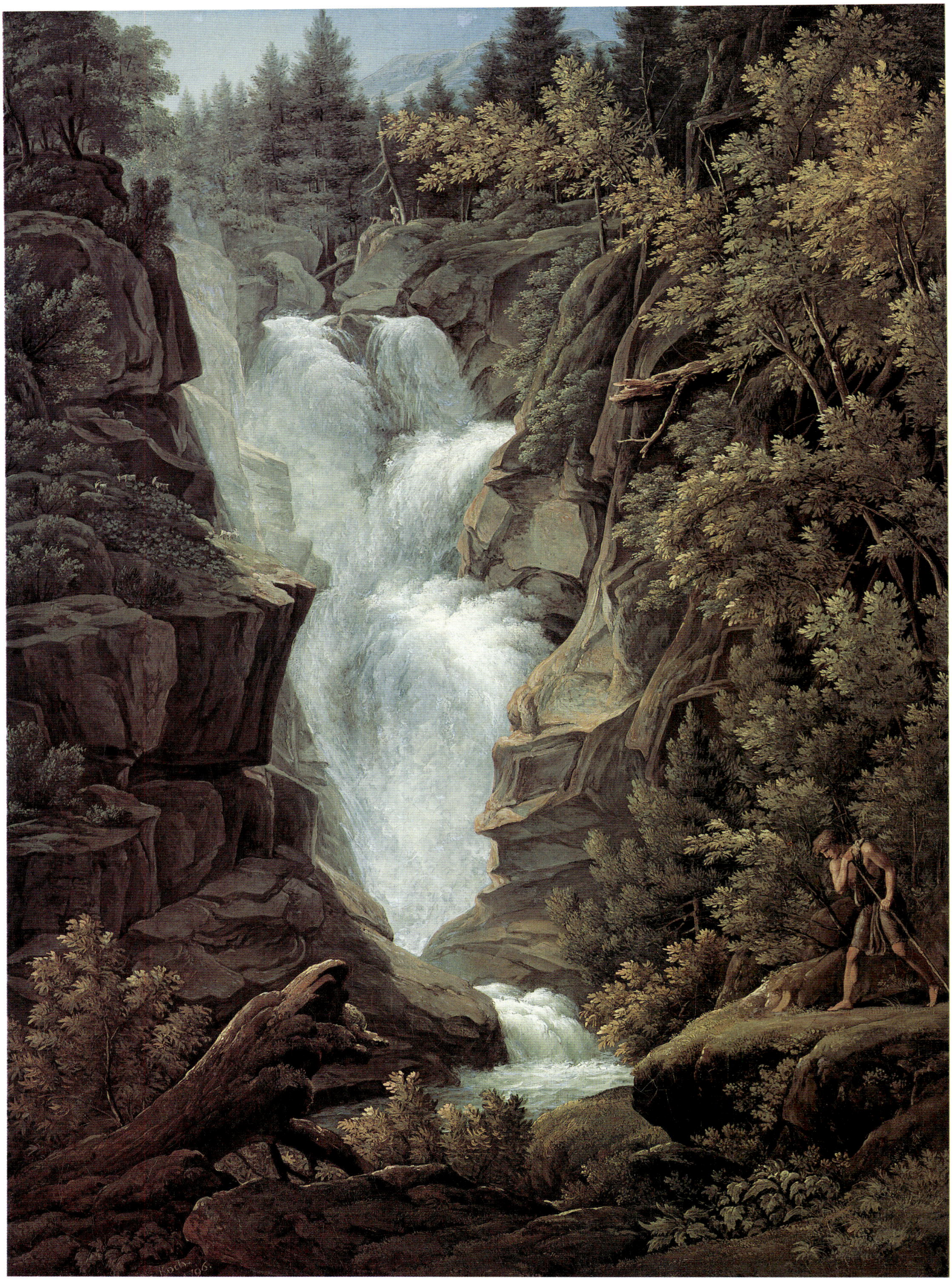

Joseph Anton Koch, Wasserfall im Berner Oberland, 1769

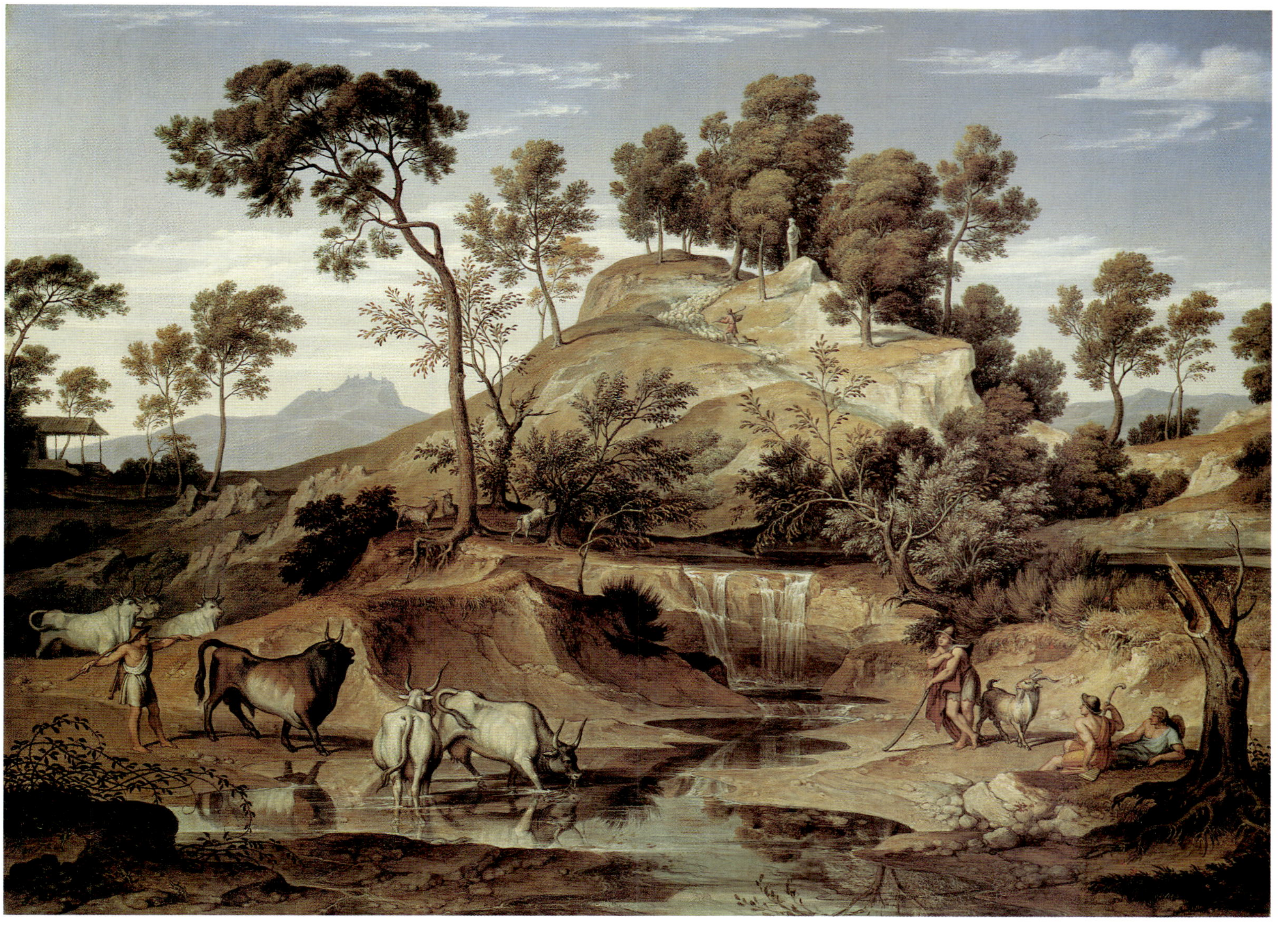

Joseph Anton Koch, Serpentaralandschaft mit Hirten und Rindern an der Quelle, 1832–1834

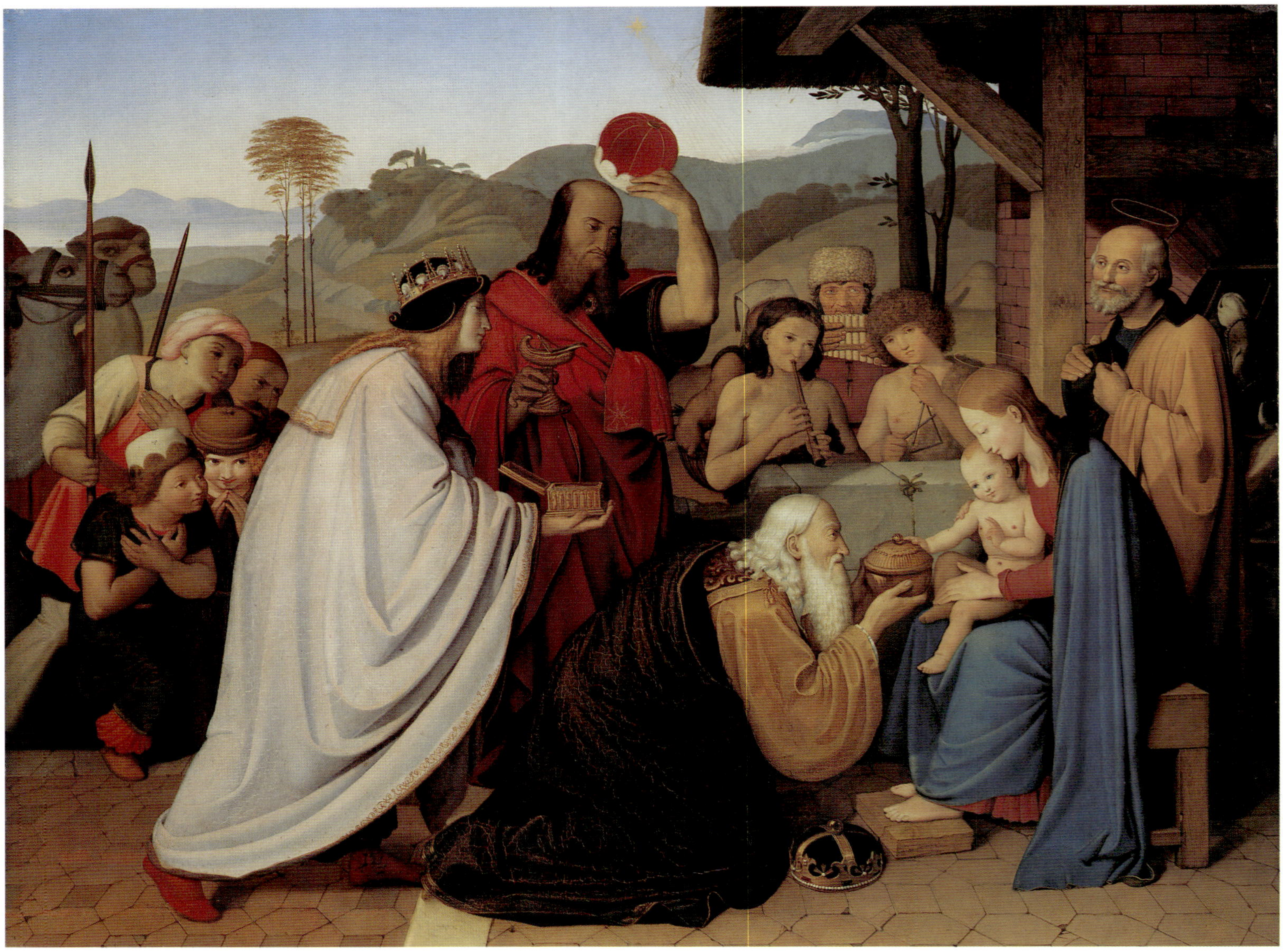

Friedrich Overbeck, Die Anbetung der Könige, 1813

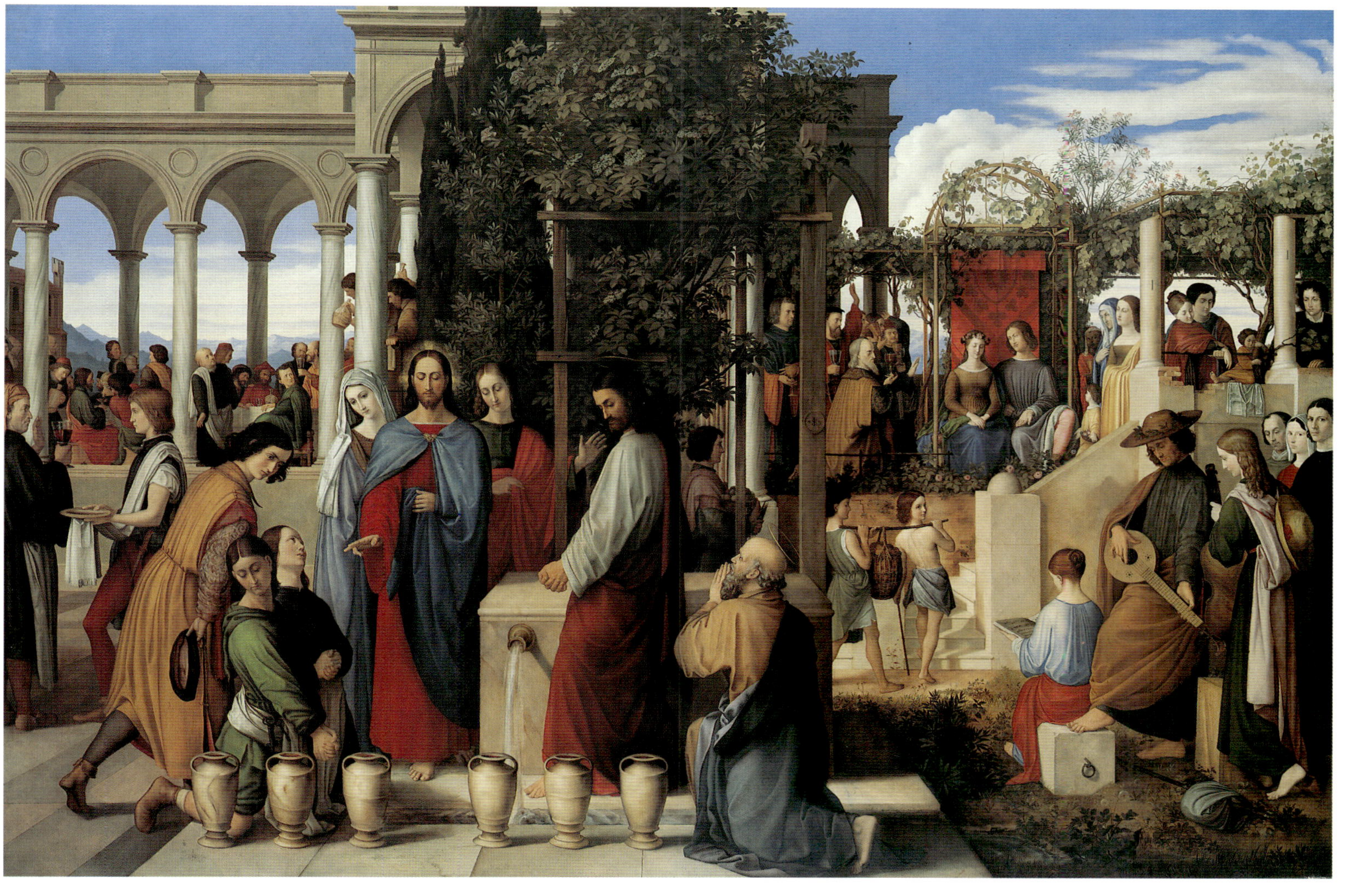

Julius Schnorr von Carolsfeld, Die Hochzeit zu Kana, 1819

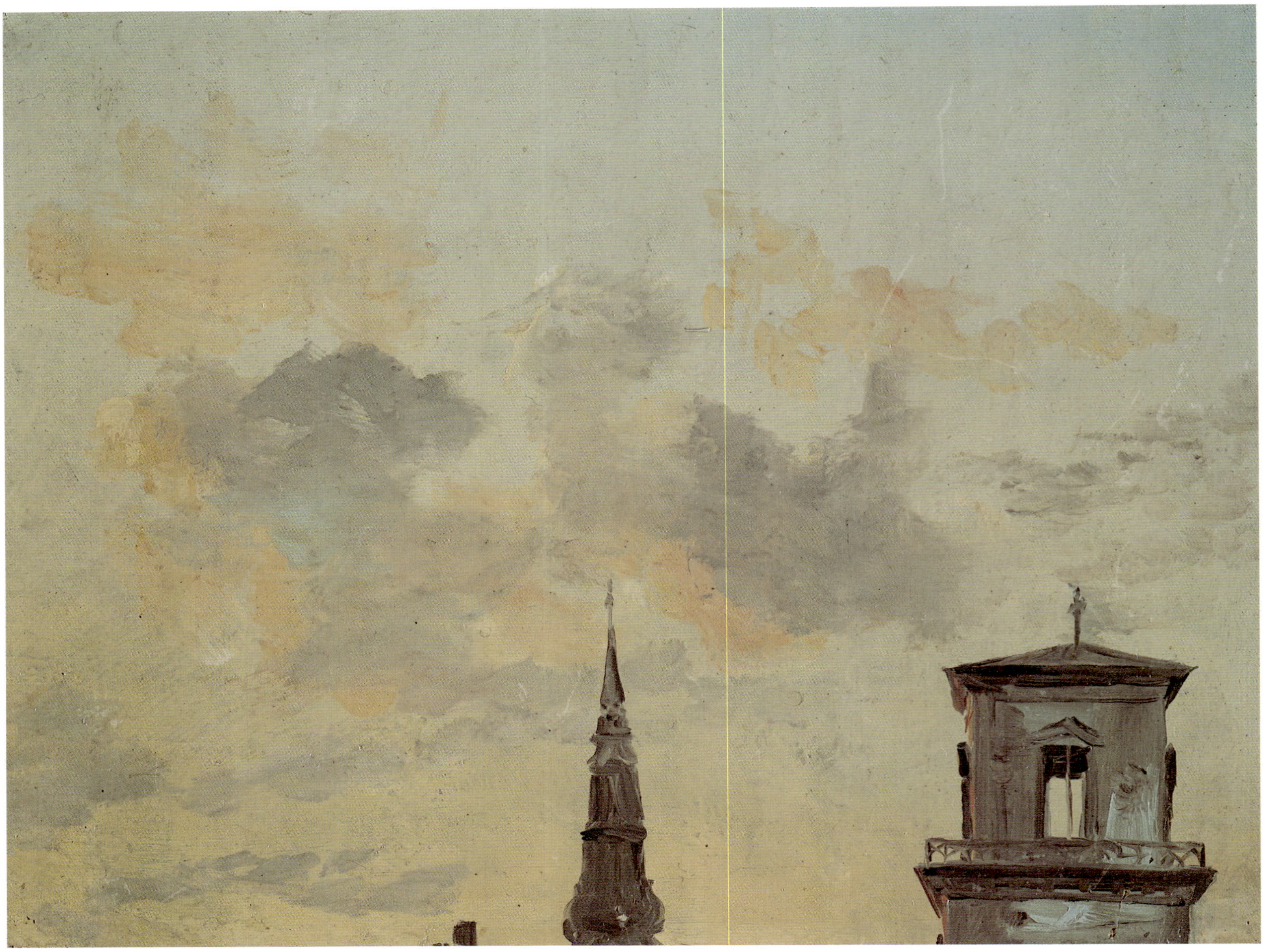

Johan Christian Dahl, Zwei Türme Kopenhagens gegen den Abendhimmel, 1829

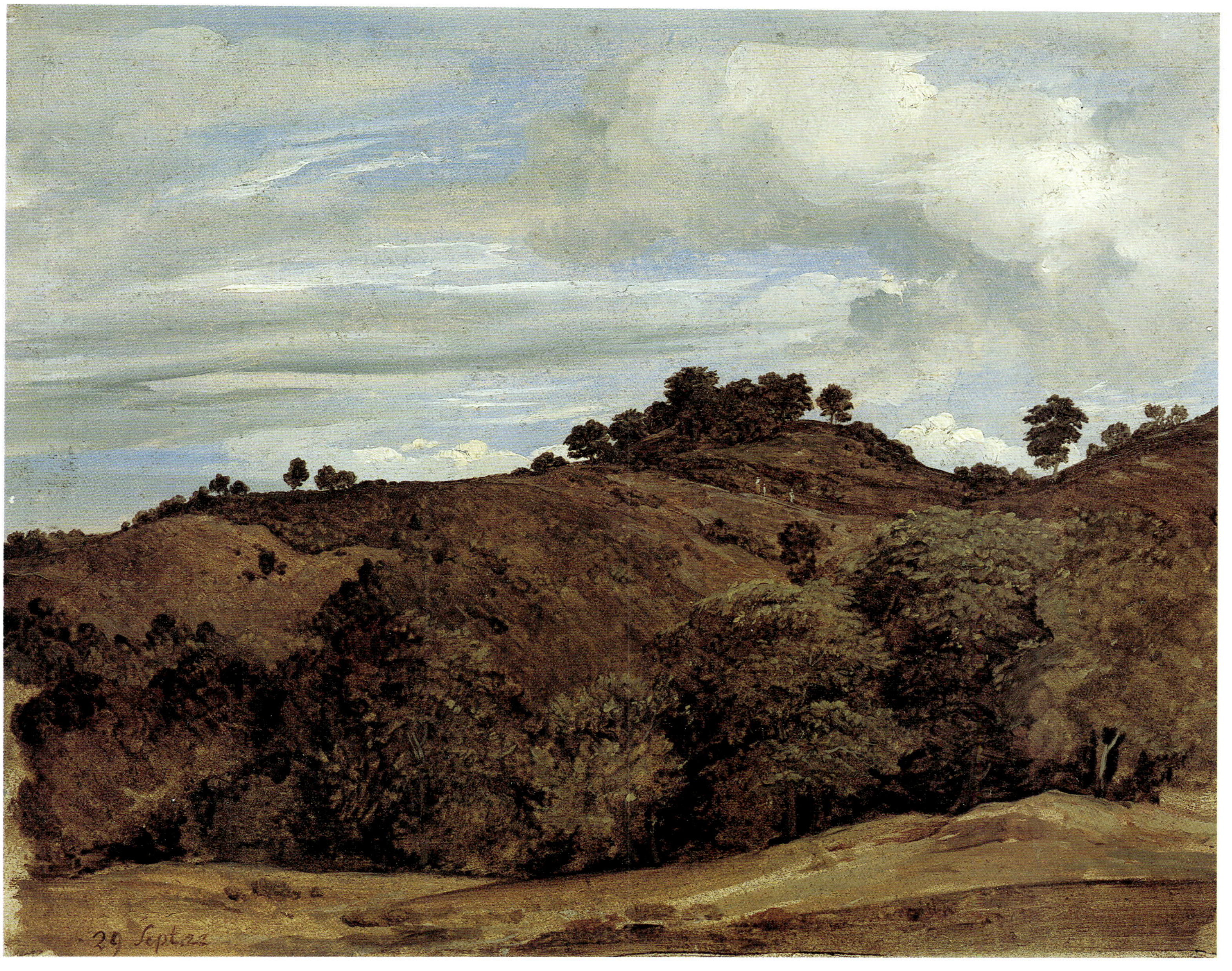

Heinrich Reinhold, Blick auf Olevano, 1822

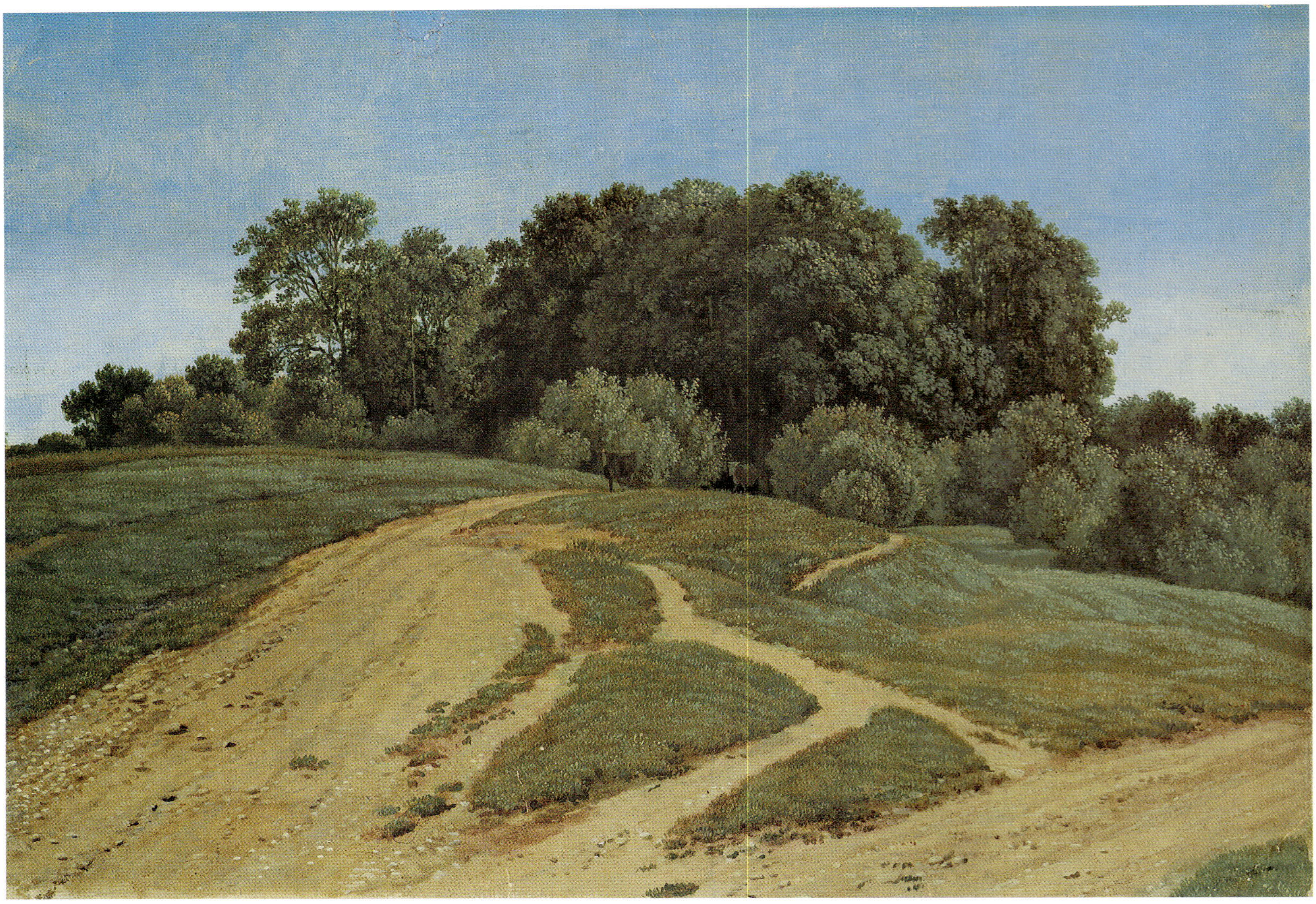

Wilhelm von Kobell, Ein Feldweg, um 1821

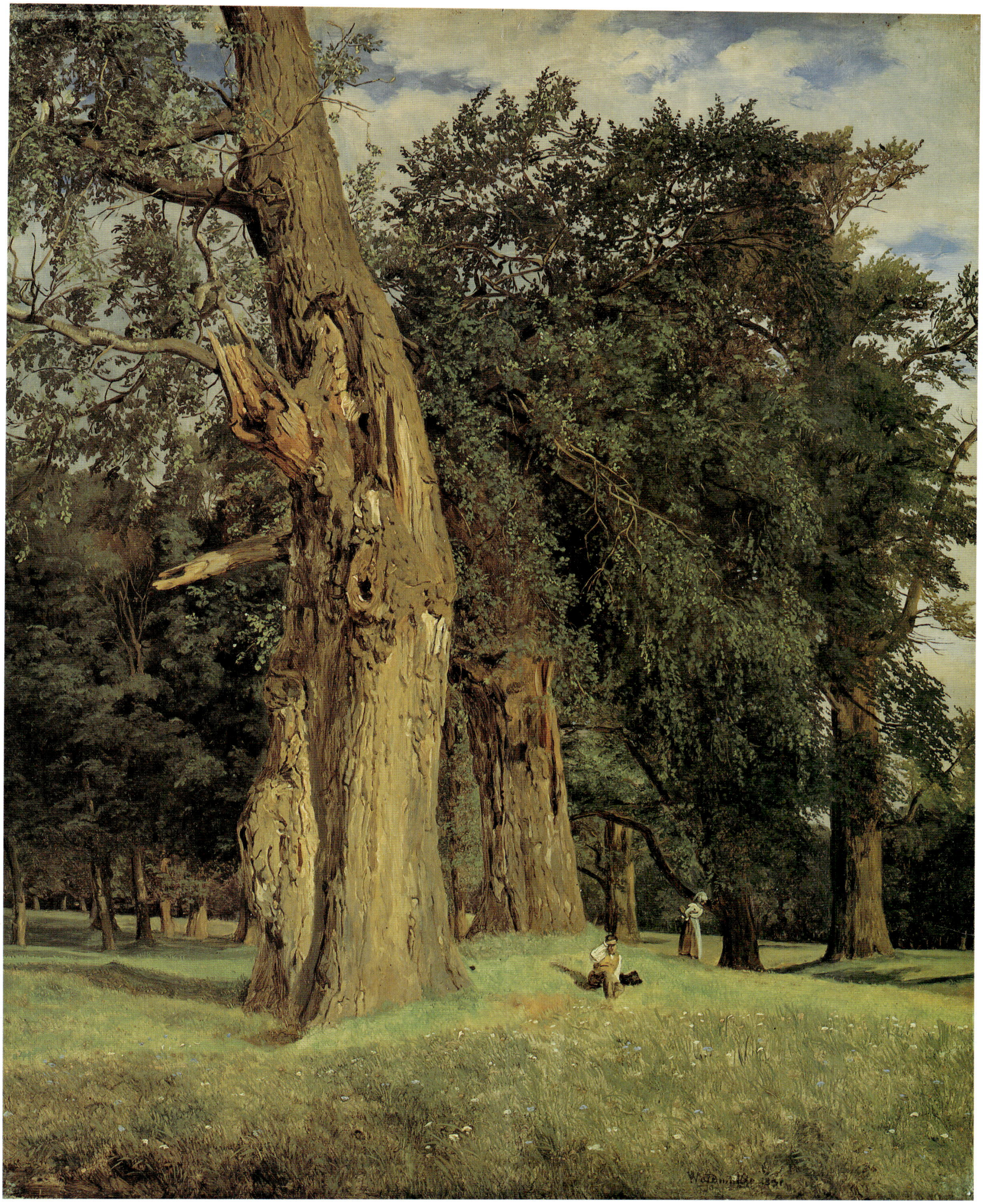

Ferdinand Georg Waldmüller, Alte Ulmen im Prater, 1831

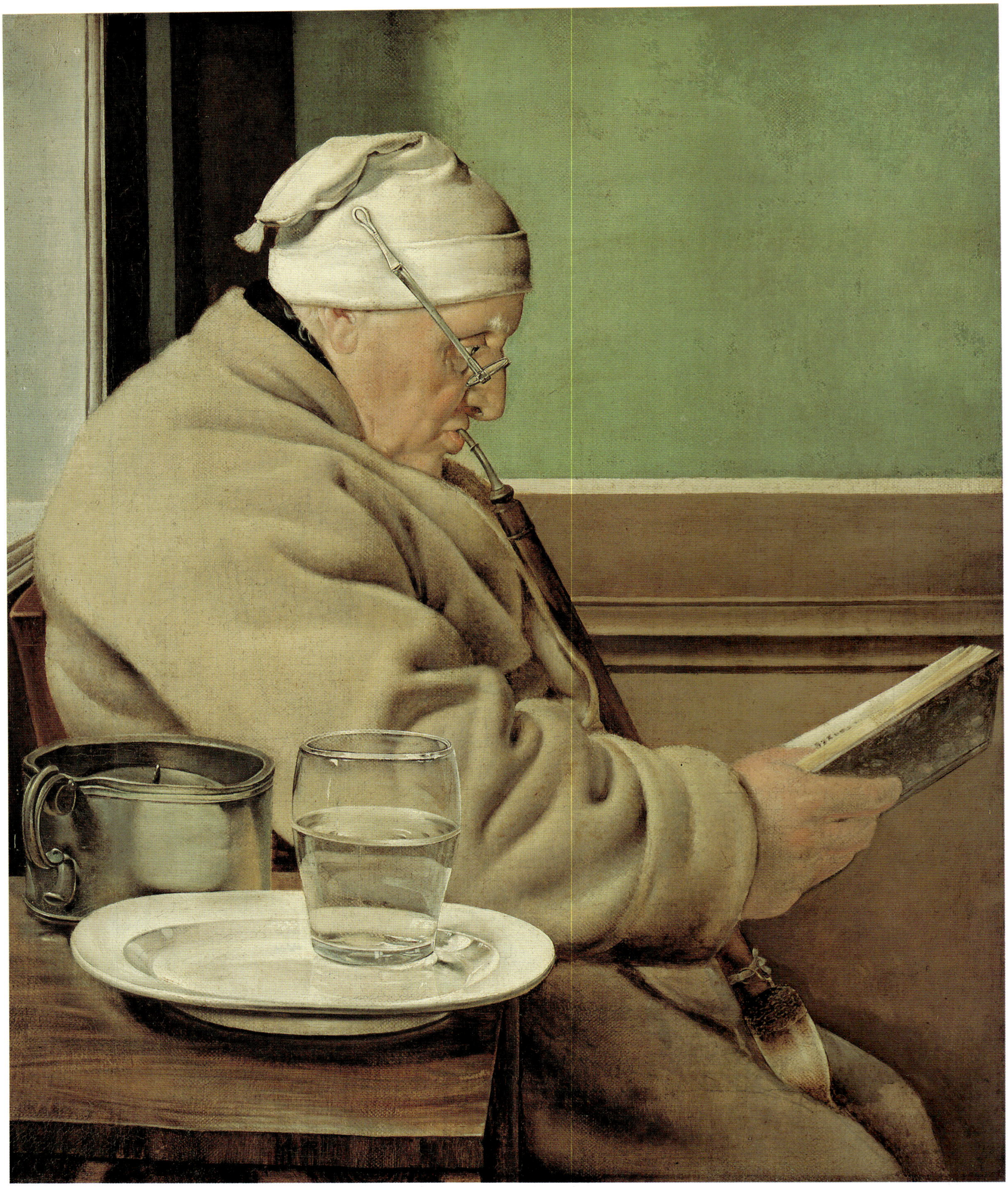

August Krafft, Der Richter Jacob Wilder, 1819

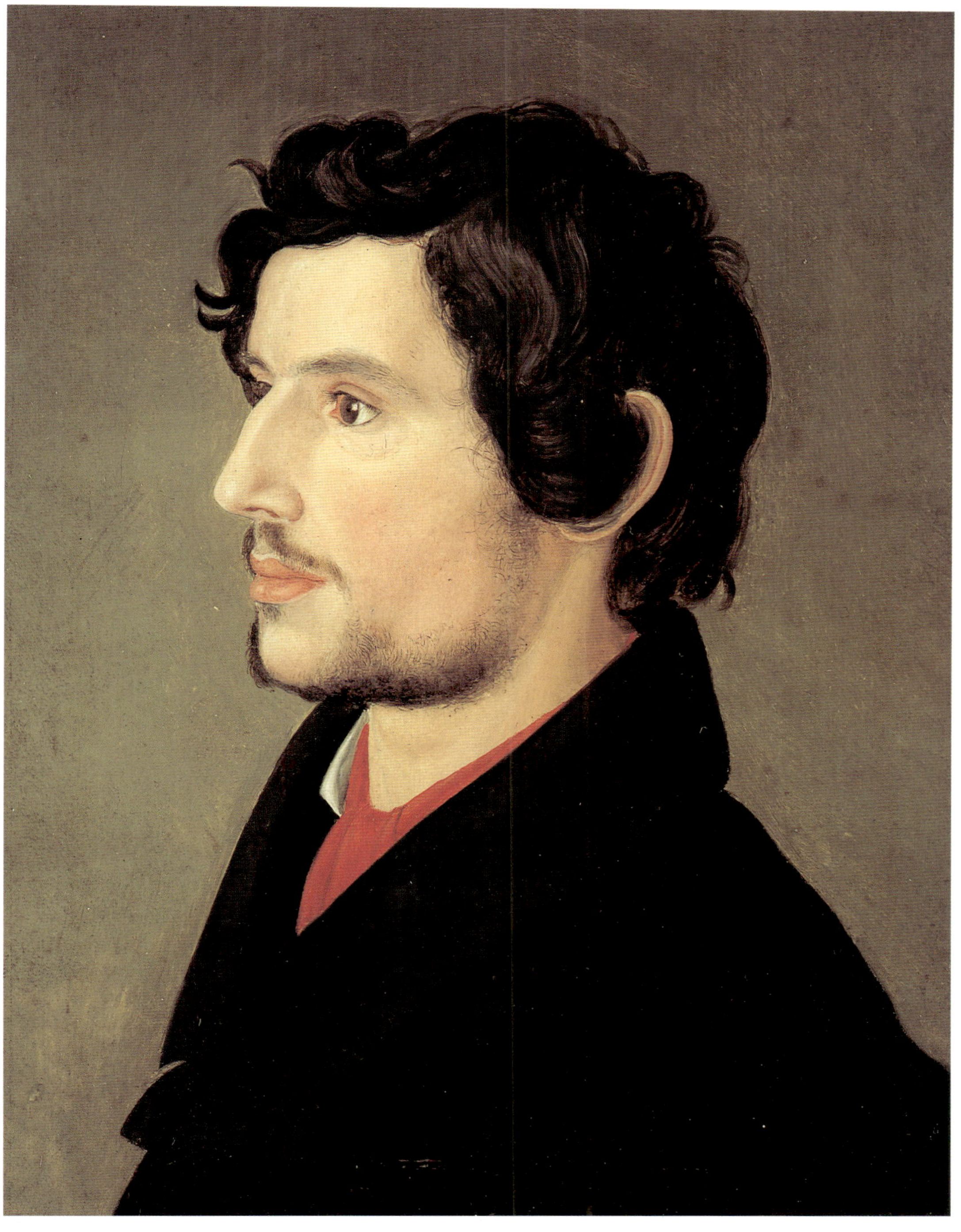

Julius Oldach, Der Bildhauer Otto Sigismund Runge, um 1829

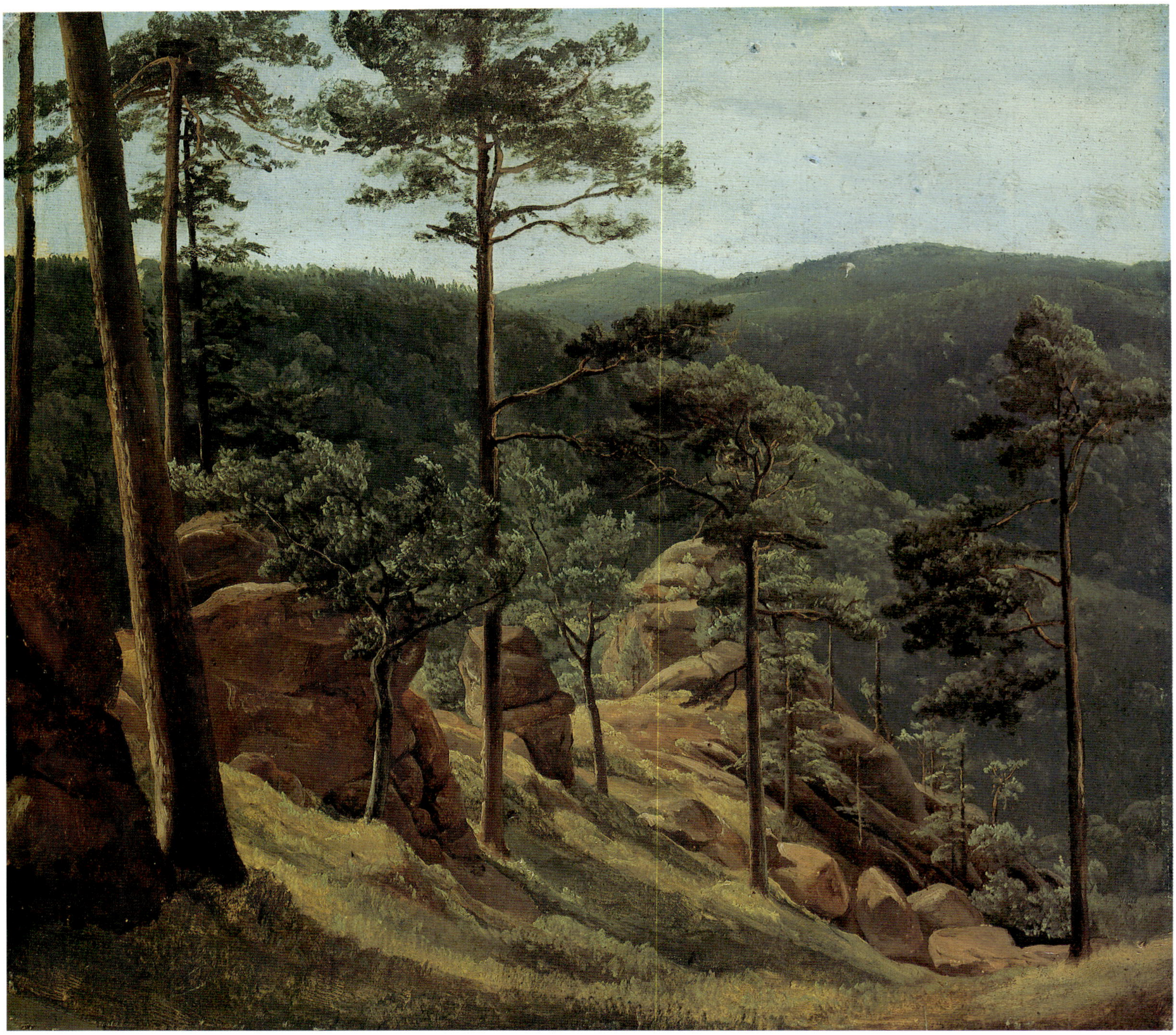

Christian Morgenstern, Blick auf den Brocken, 1829

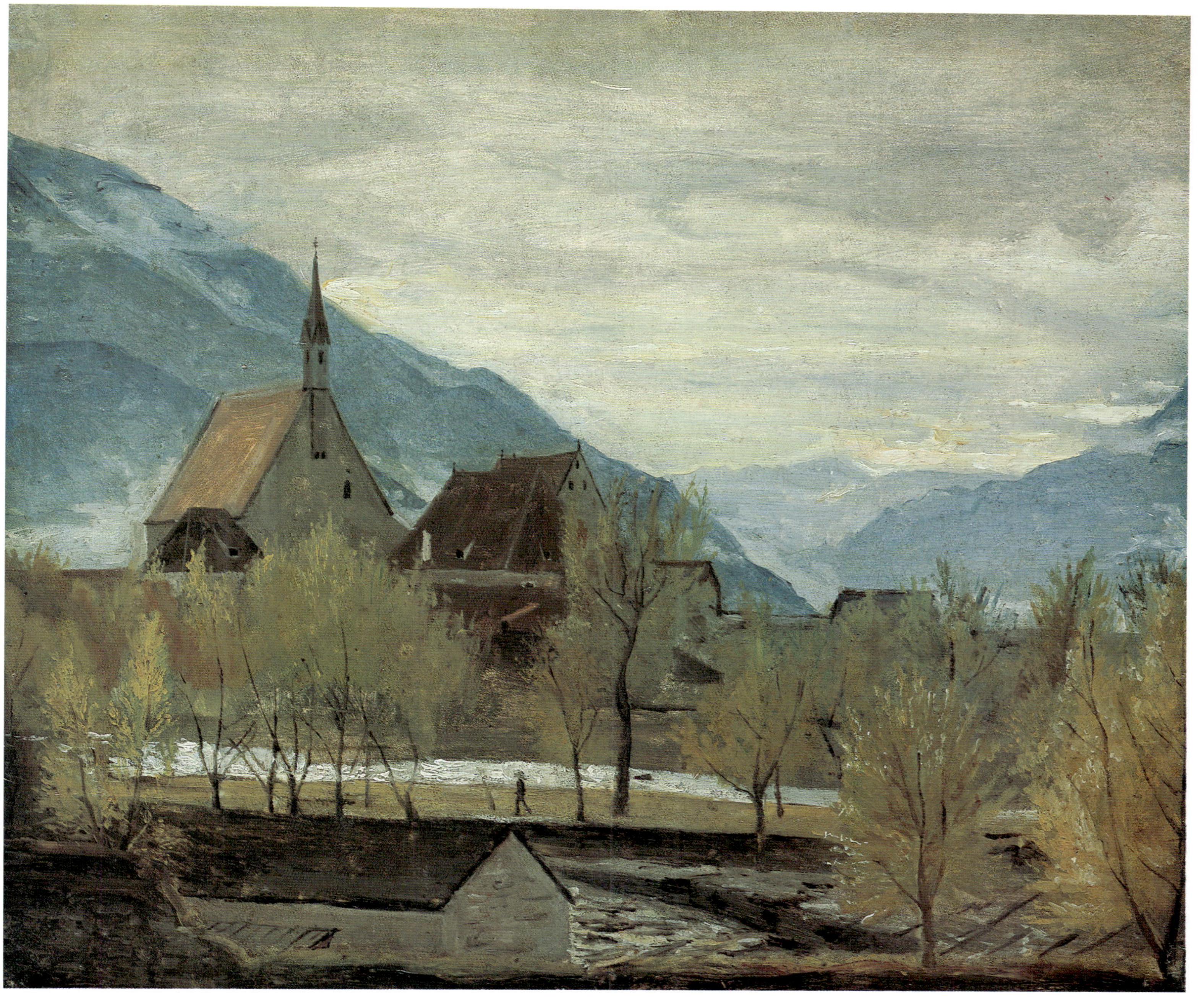

Friedrich Wasmann, Frühschnee in Meran, 1830/1831

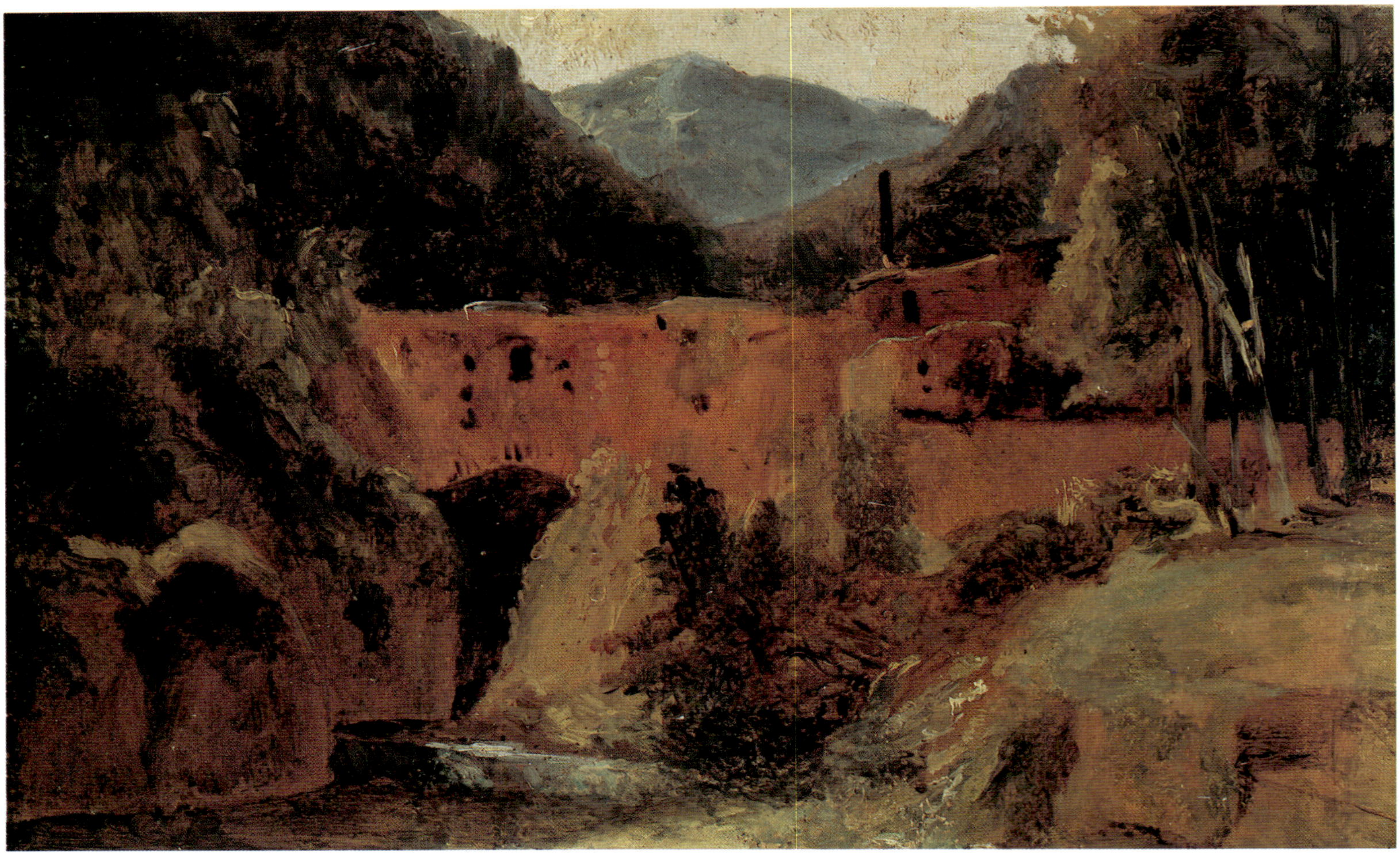

Carl Blechen, Das Mühlental bei Amalfi, 1829

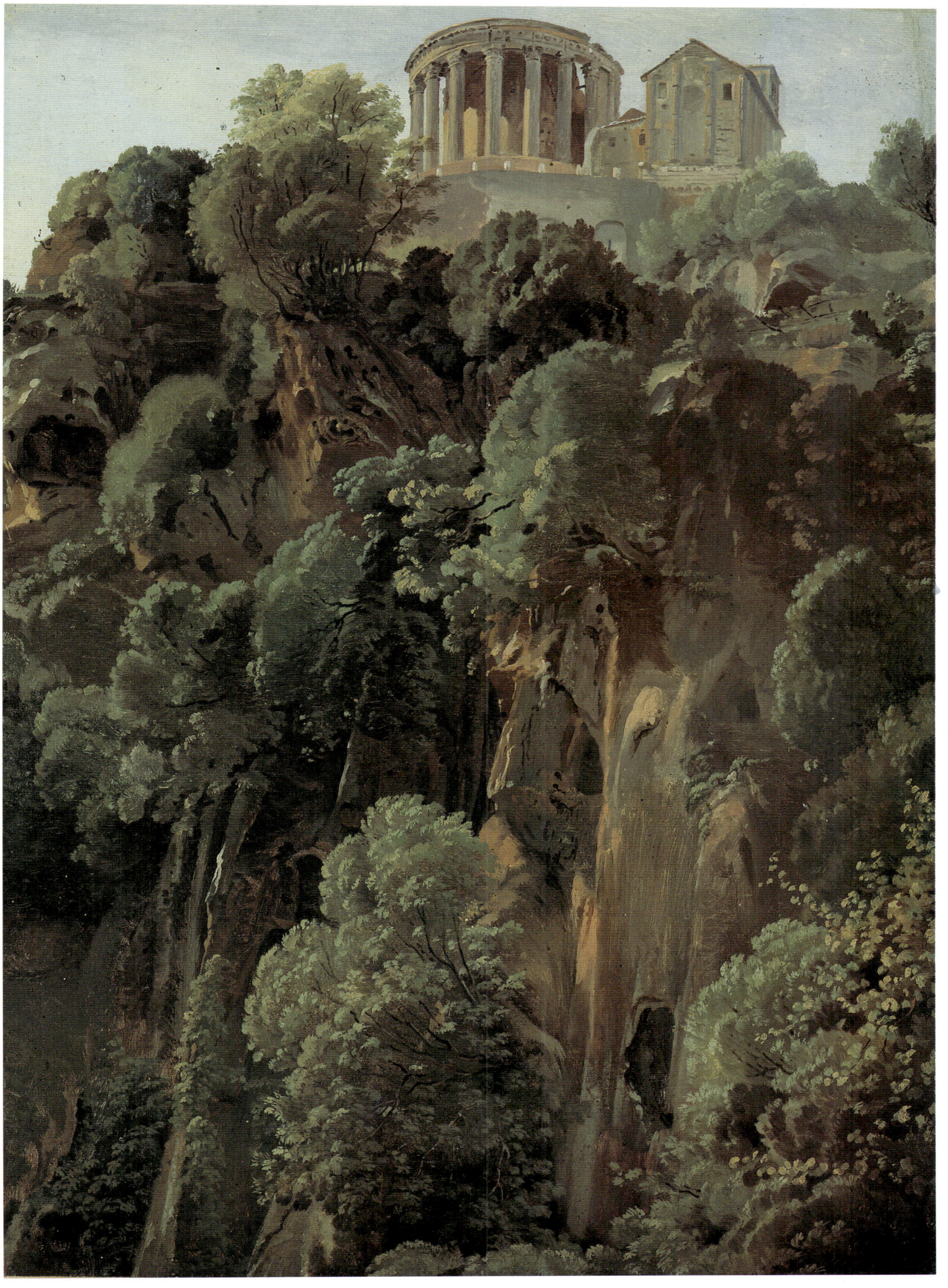

Friedrich Nerly, Vesta- und Sibyllentempel, Tivoli, 1834

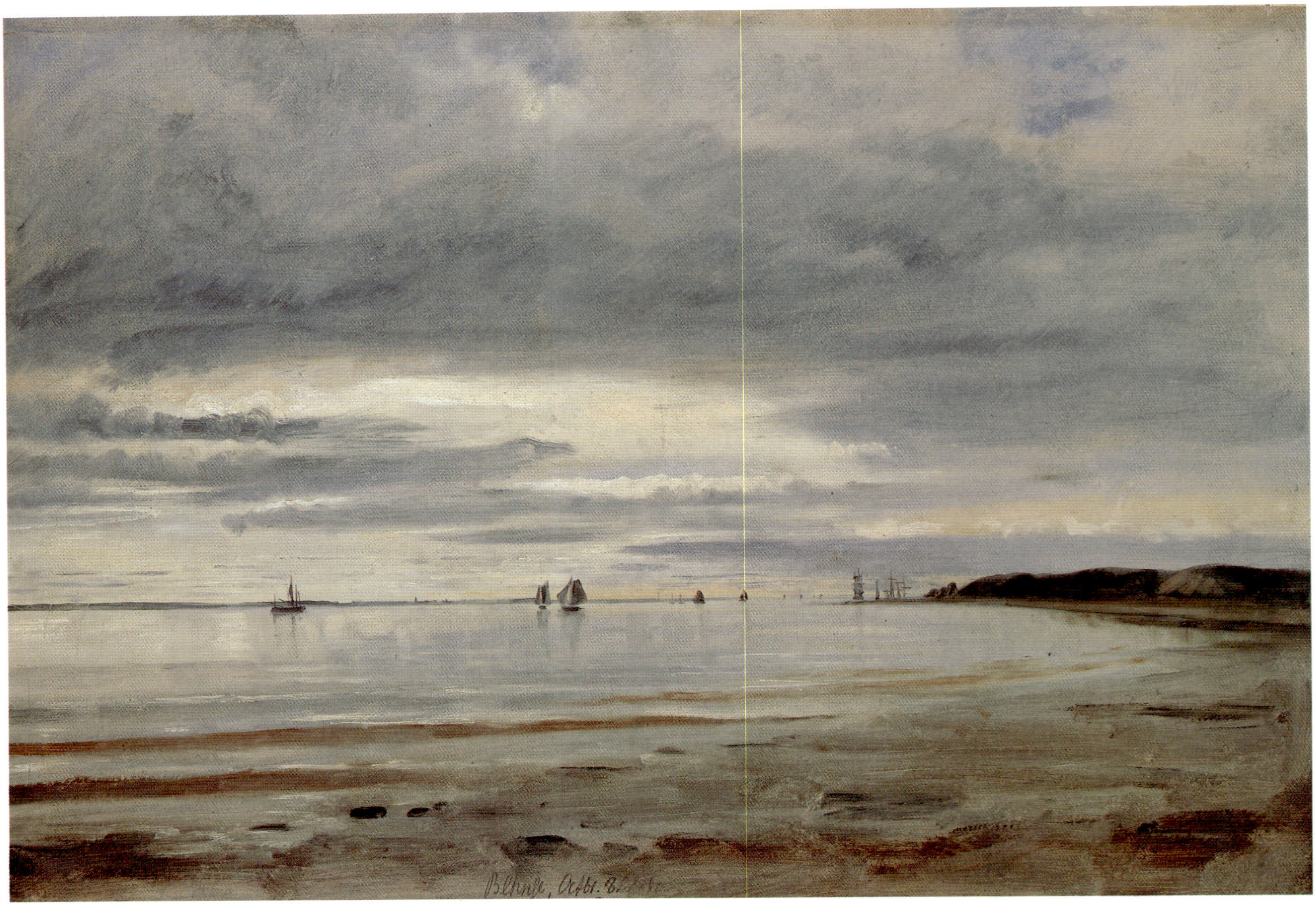

Jacob Gensler, Strand bei Blankenese, 1842

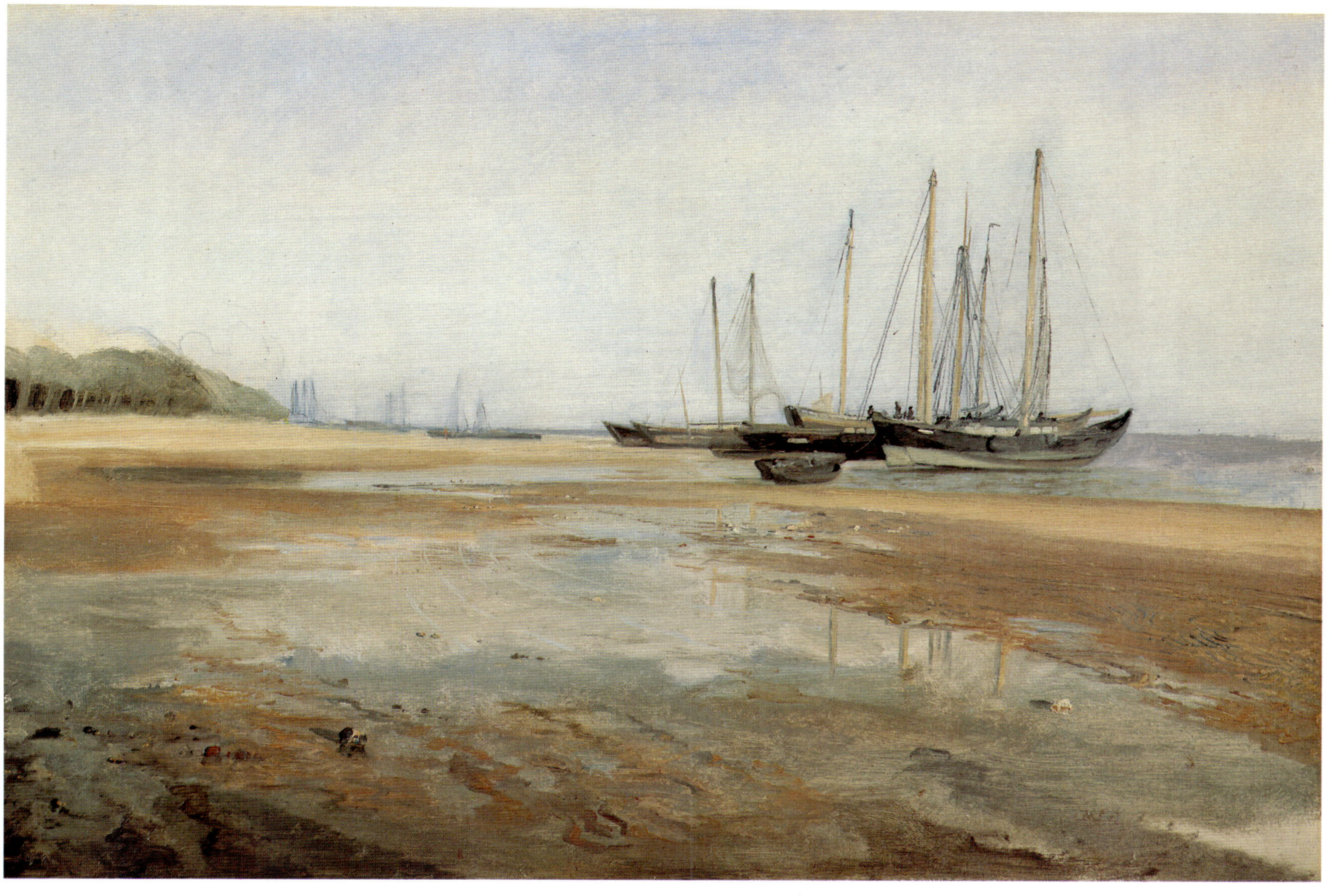

Jacob Gensler, Ewer auf dem Sande an der Elbe, um 1841

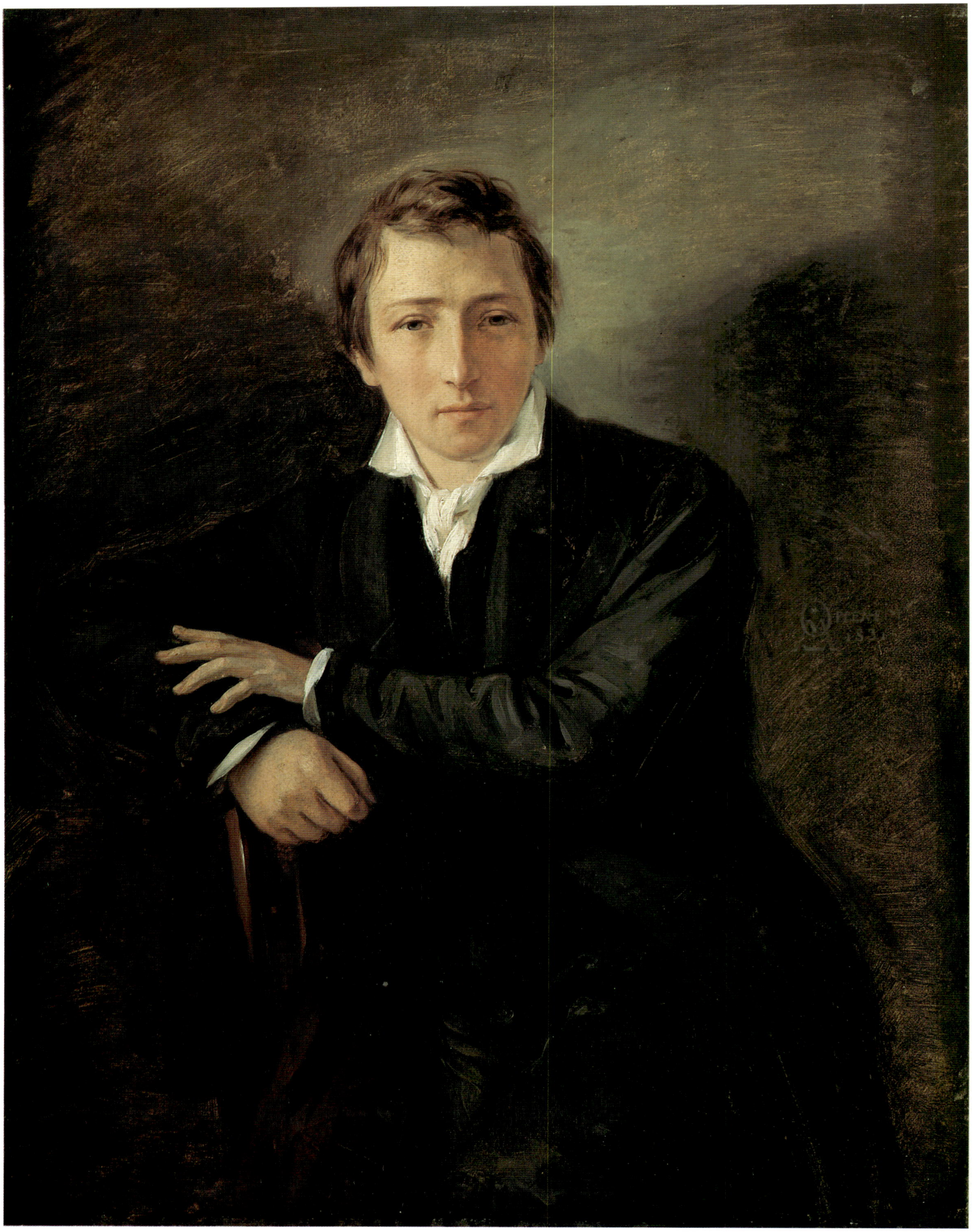

Moritz Oppenheim, Der Dichter Heinrich Heine, 1831

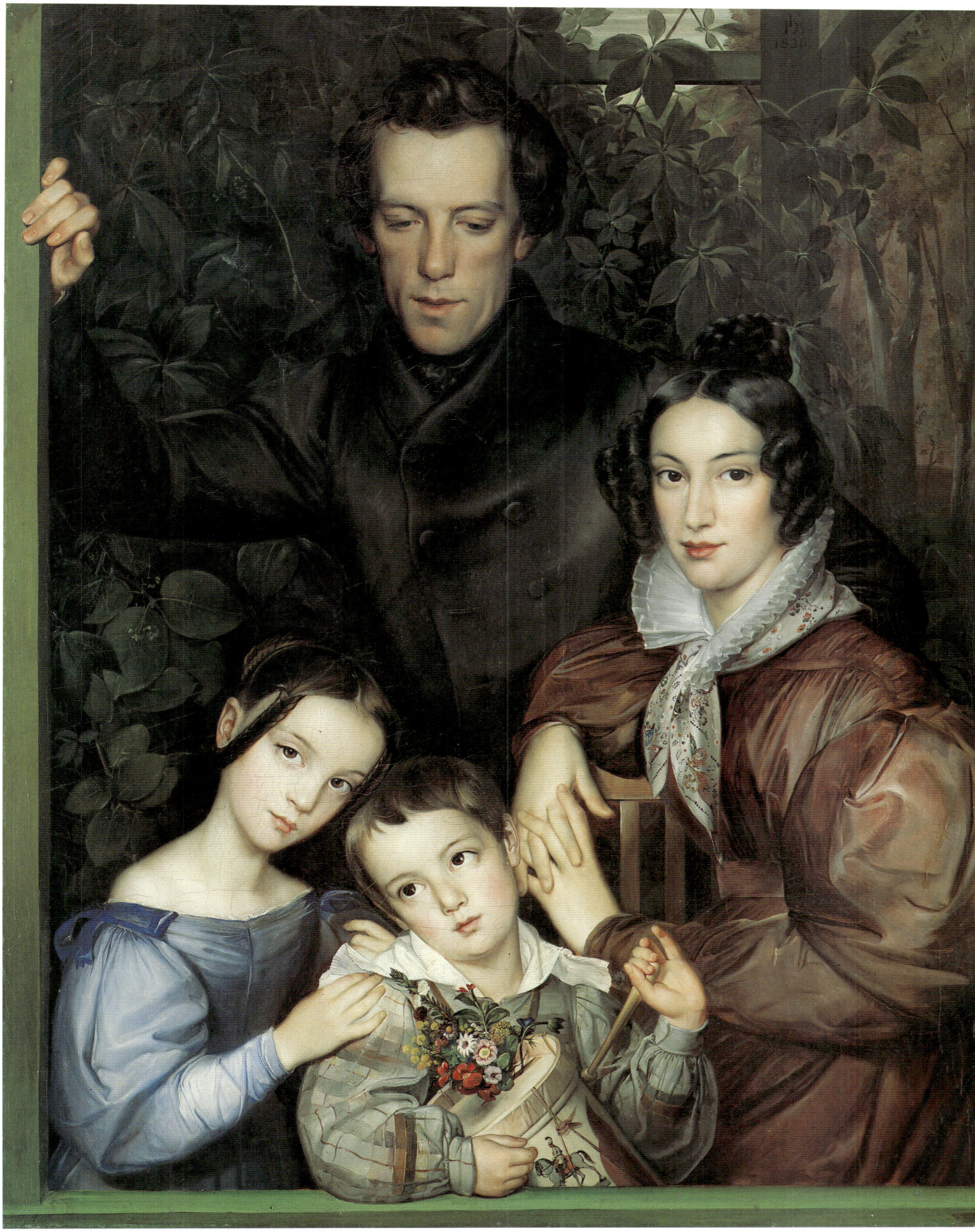

Friedrich Dieterich, Die Familie Rauter, 1836

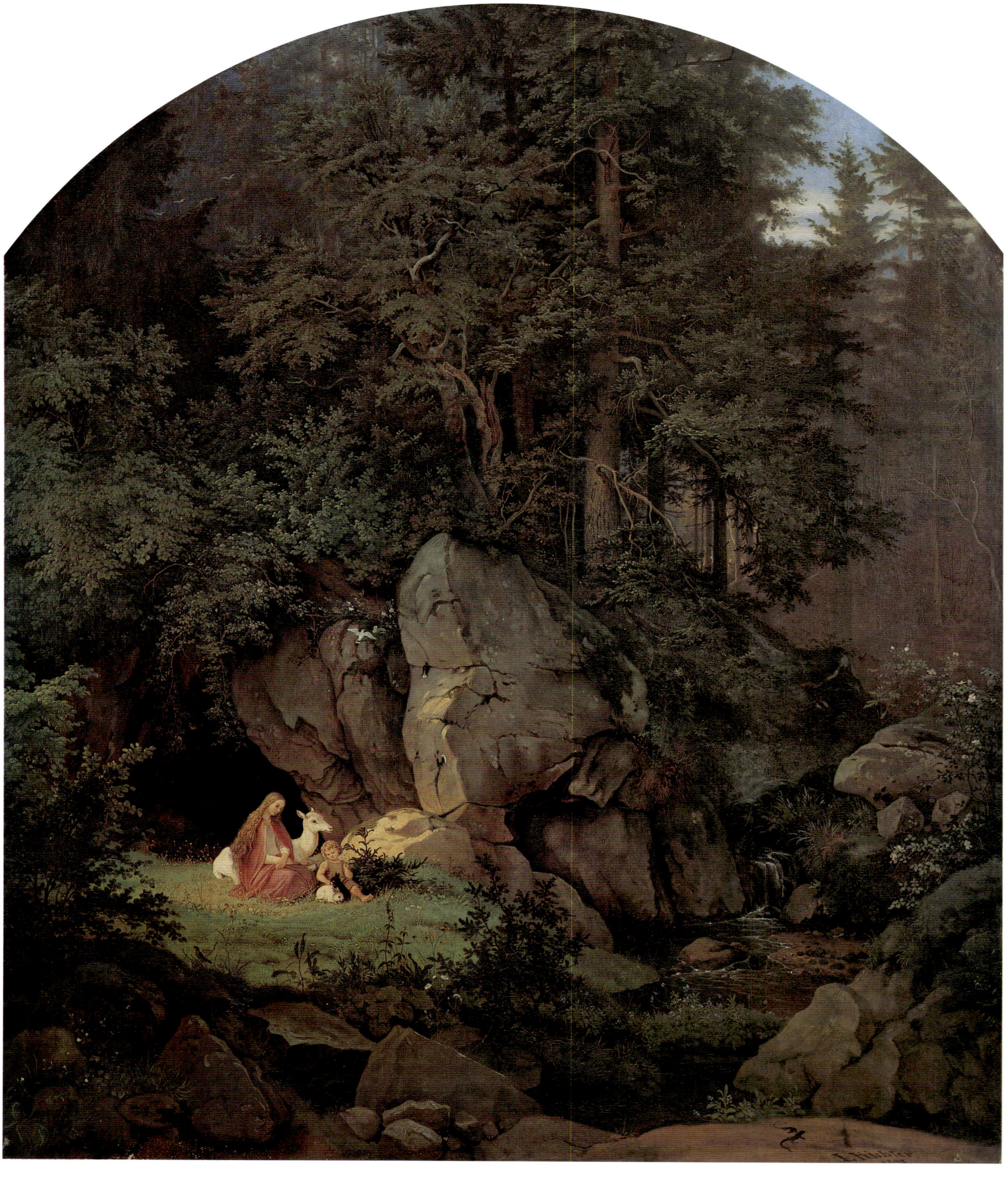

Ludwig Richter, Genoveva in der Waldeinsamkeit, 1839–1841

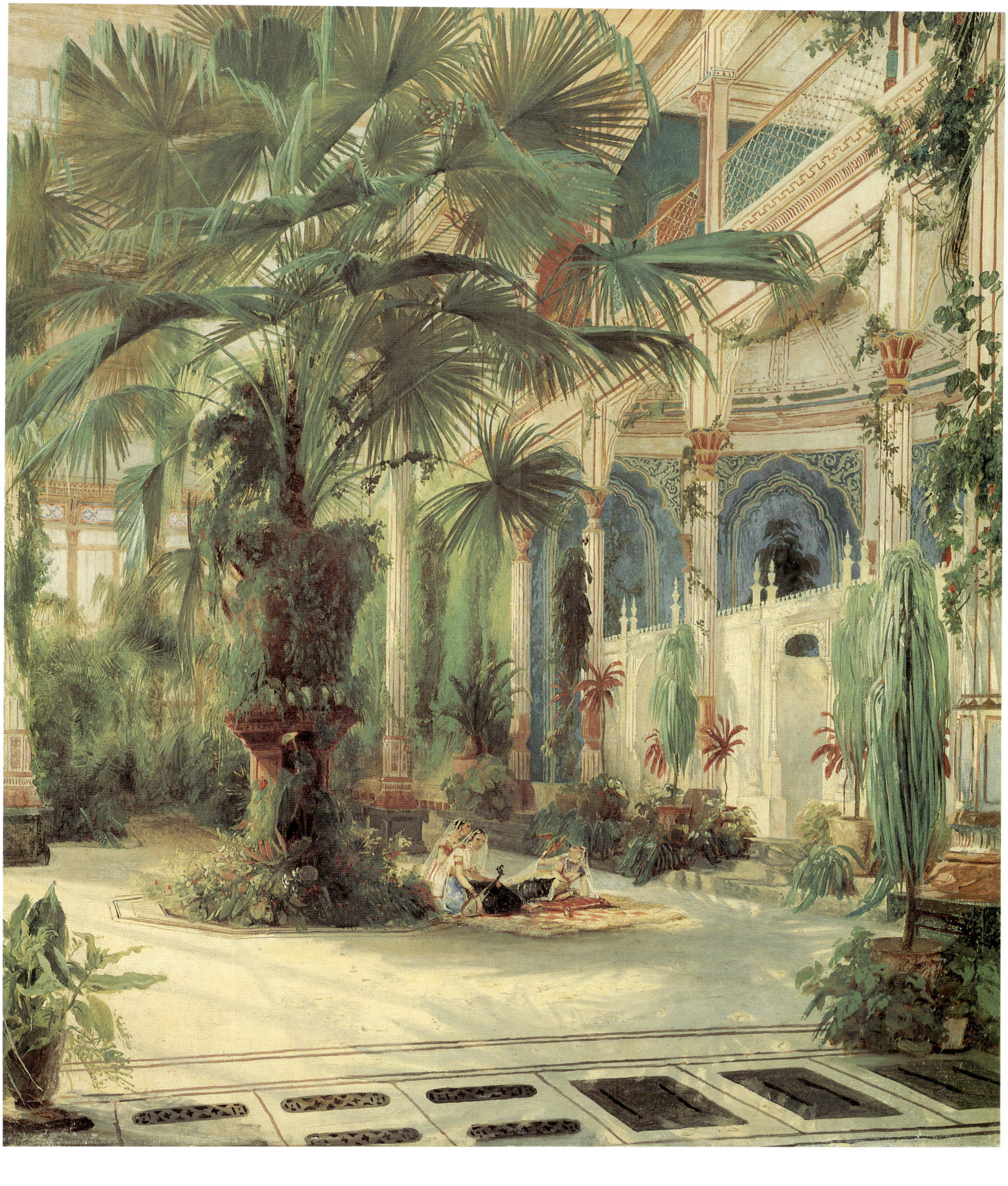

Karl Blechen, Das Palmenhaus auf der Pfaueninsel bei Potsdam, 1832–1834

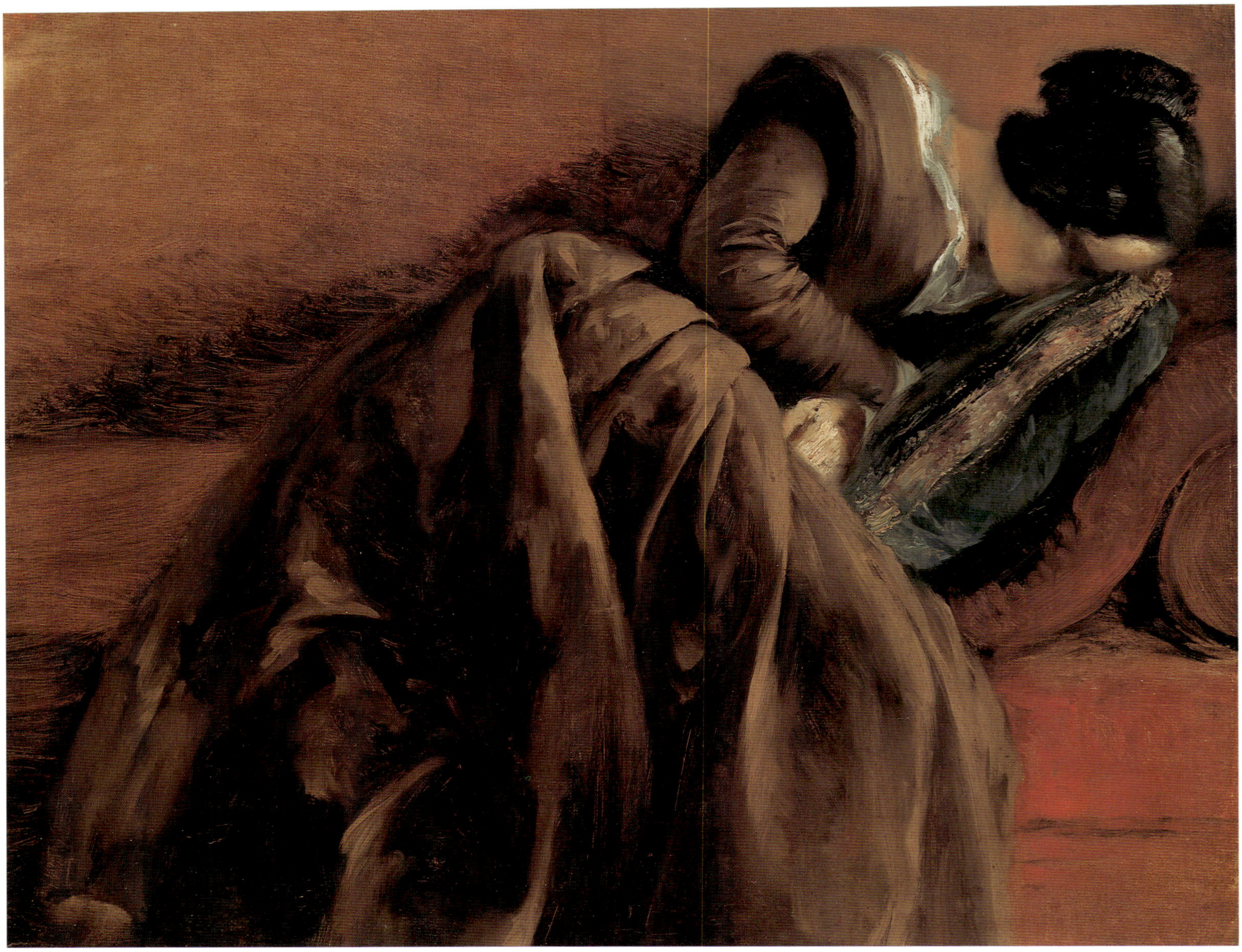

Adolph Menzel, Die Schwester Emilie im Schlaf, um 1848

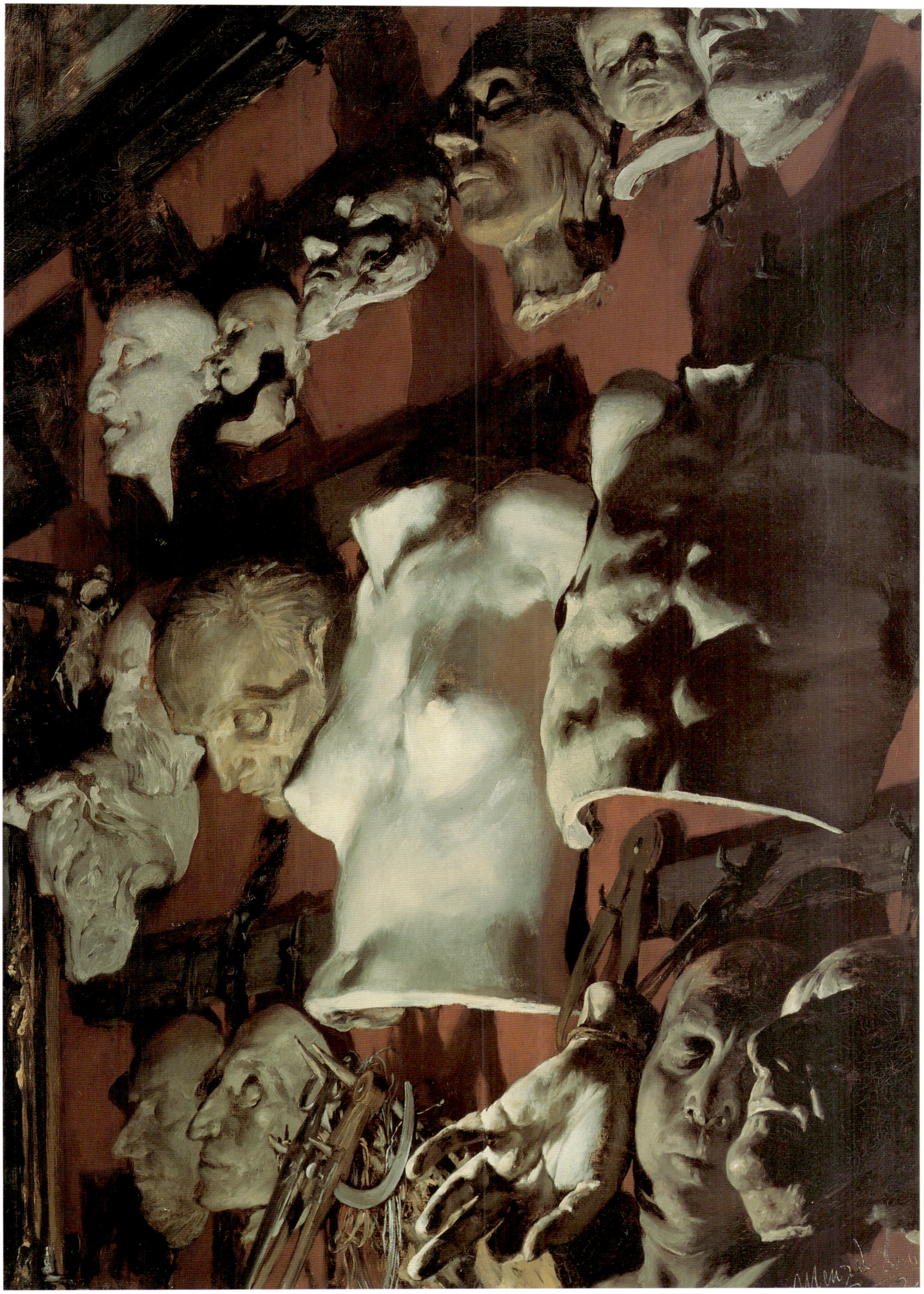

Adolph Menzel, Atelierwand, 1872

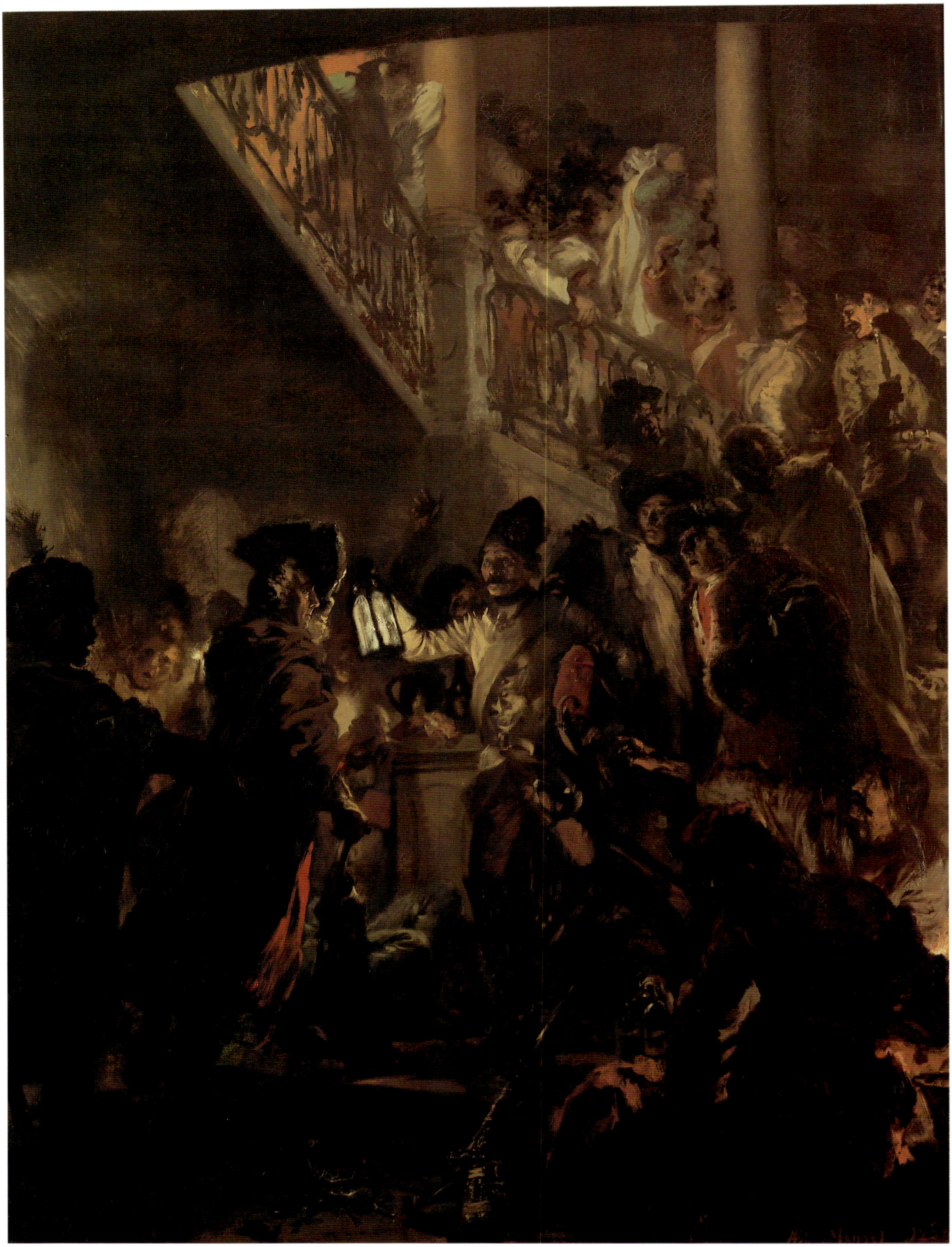

Adolph Menzel, Friedrich der Grosse in Lissa: Bonsoir, Messieurs, 1858

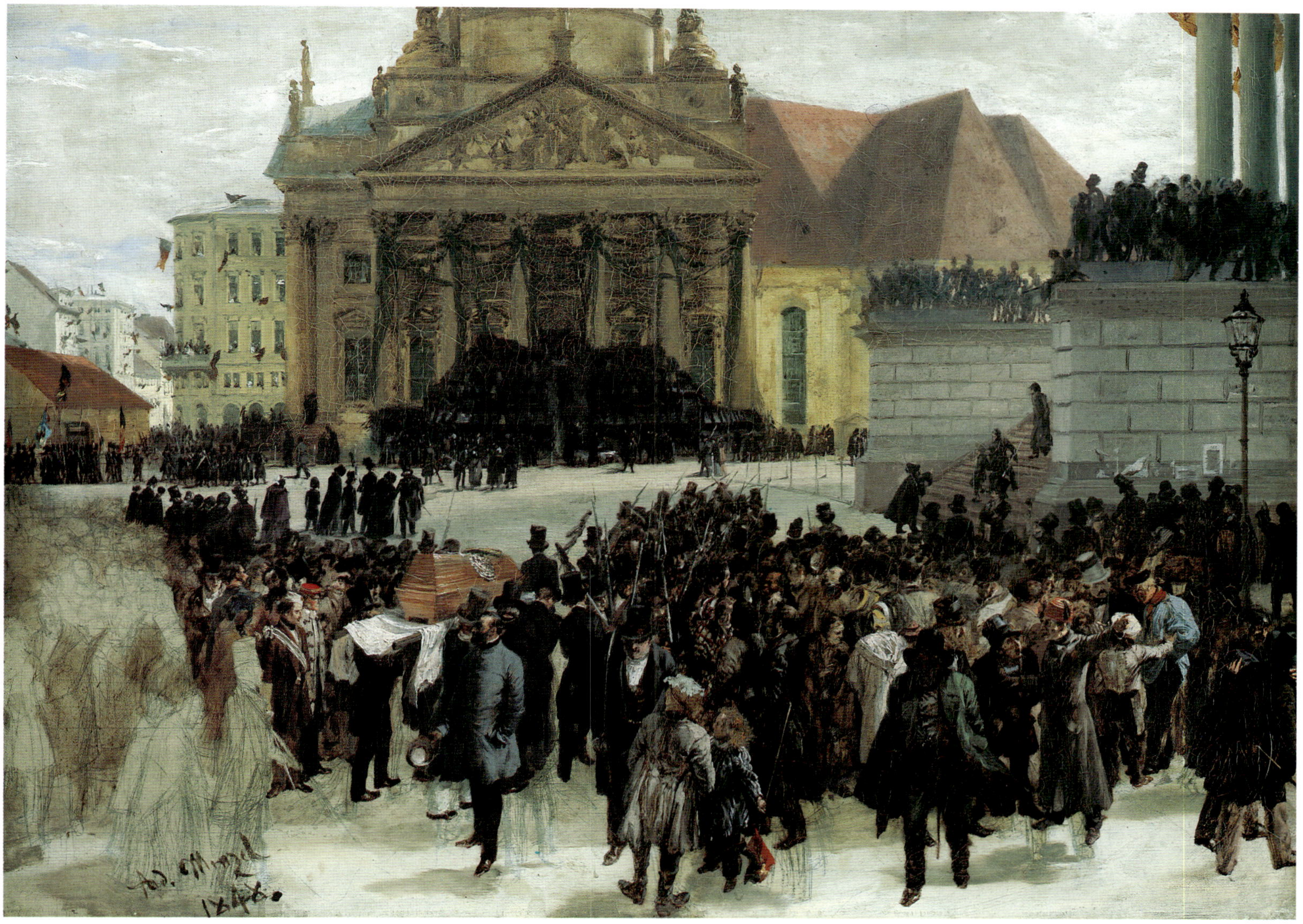

Adolph Menzel, Die Aufbahrung der Gefallenen der Märzrevolution in Berlin, 1848

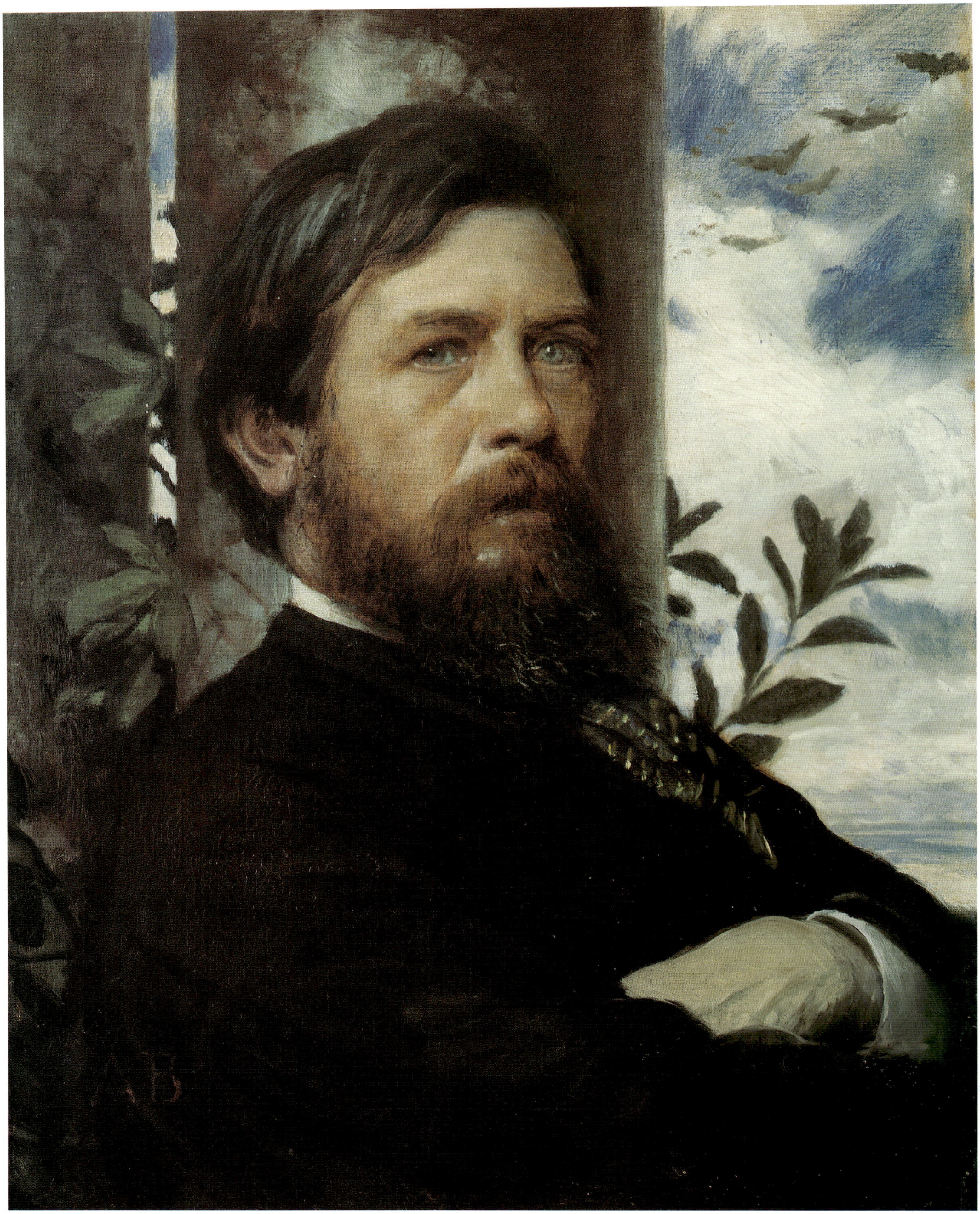

Arnold Böcklin, Selbstbildnis, 1875/1876

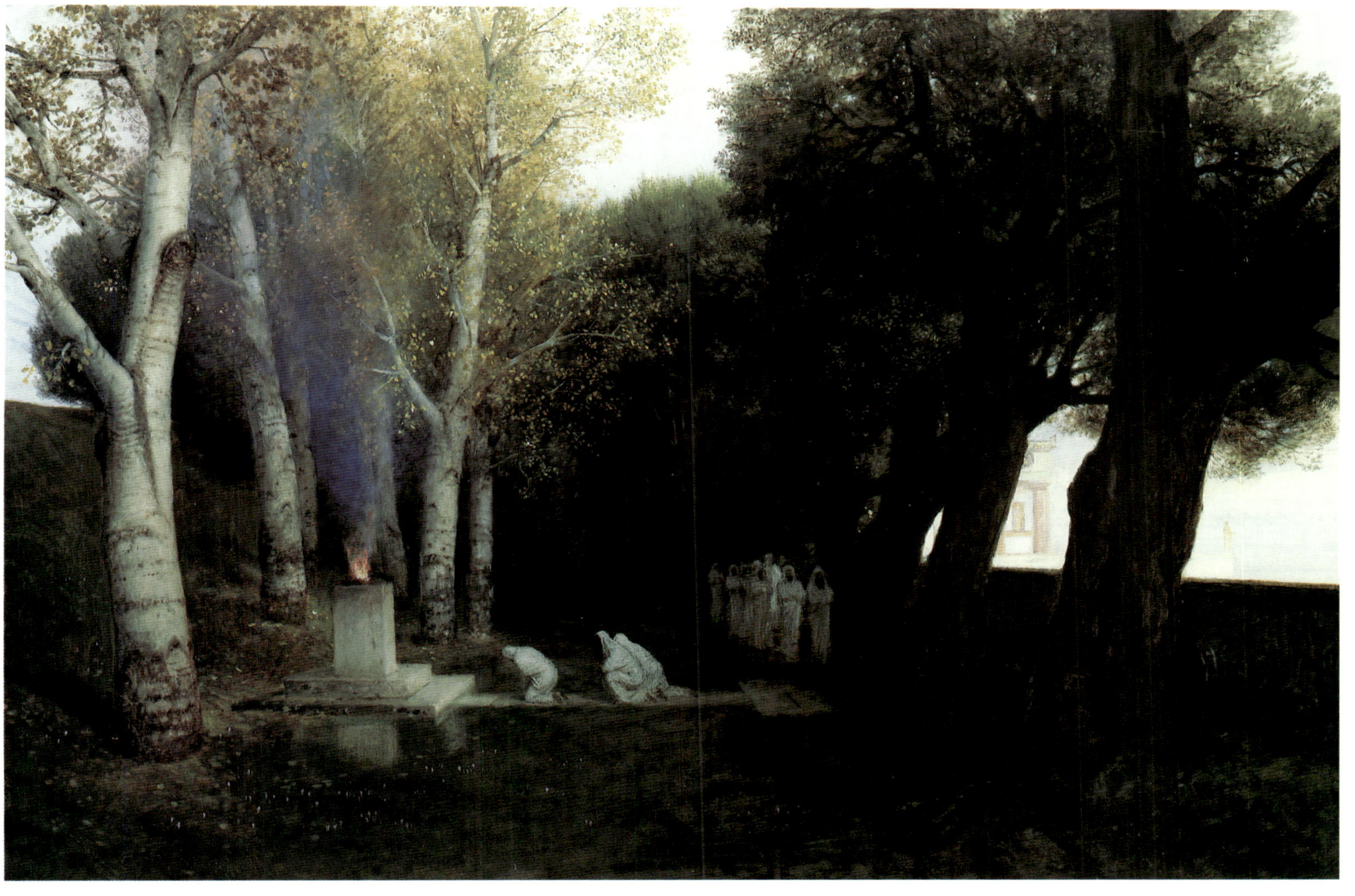

Arnold Böcklin, Heiliger Hain, 1886

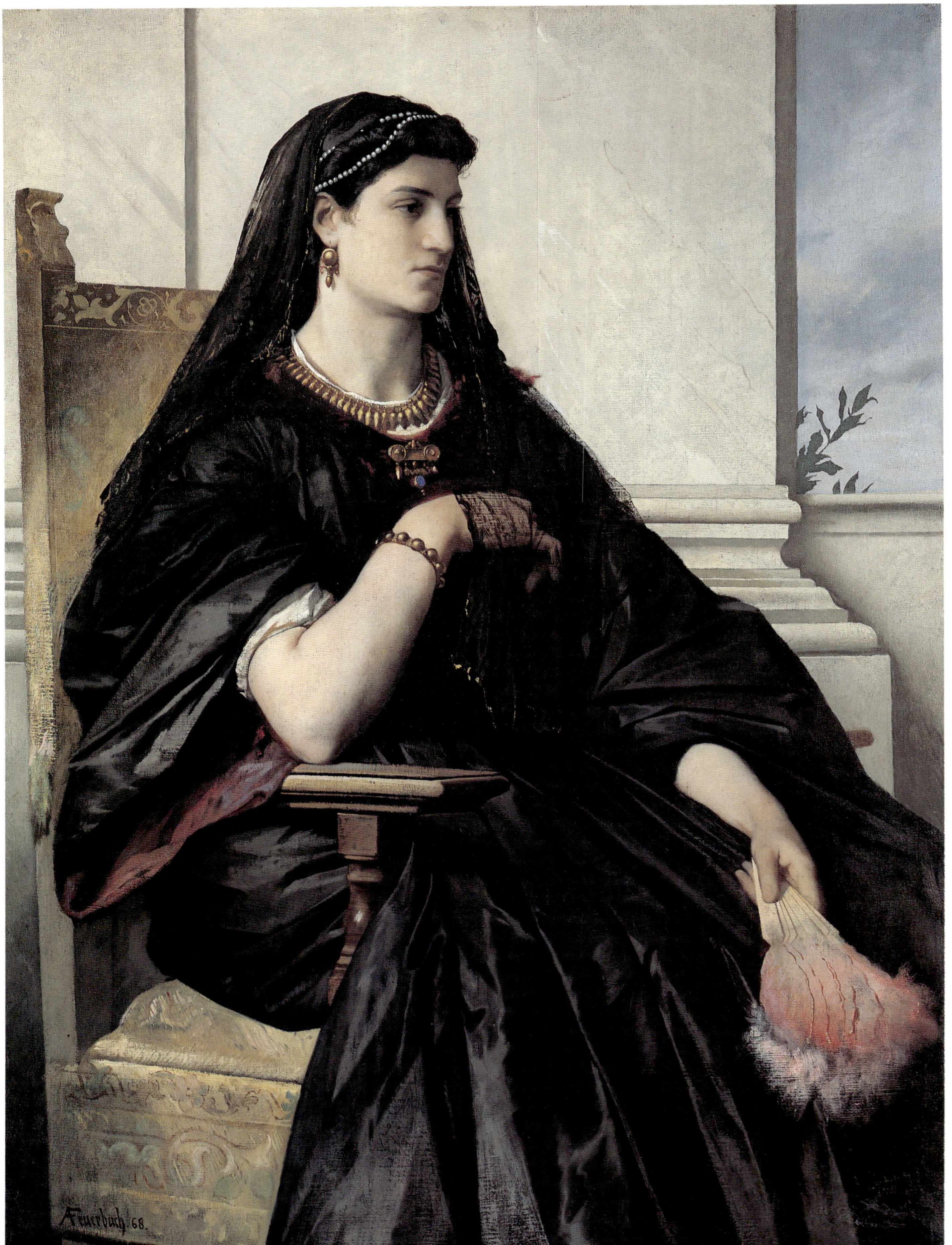

Anselm Feuerbach, Bianca Capello, 1864/1868

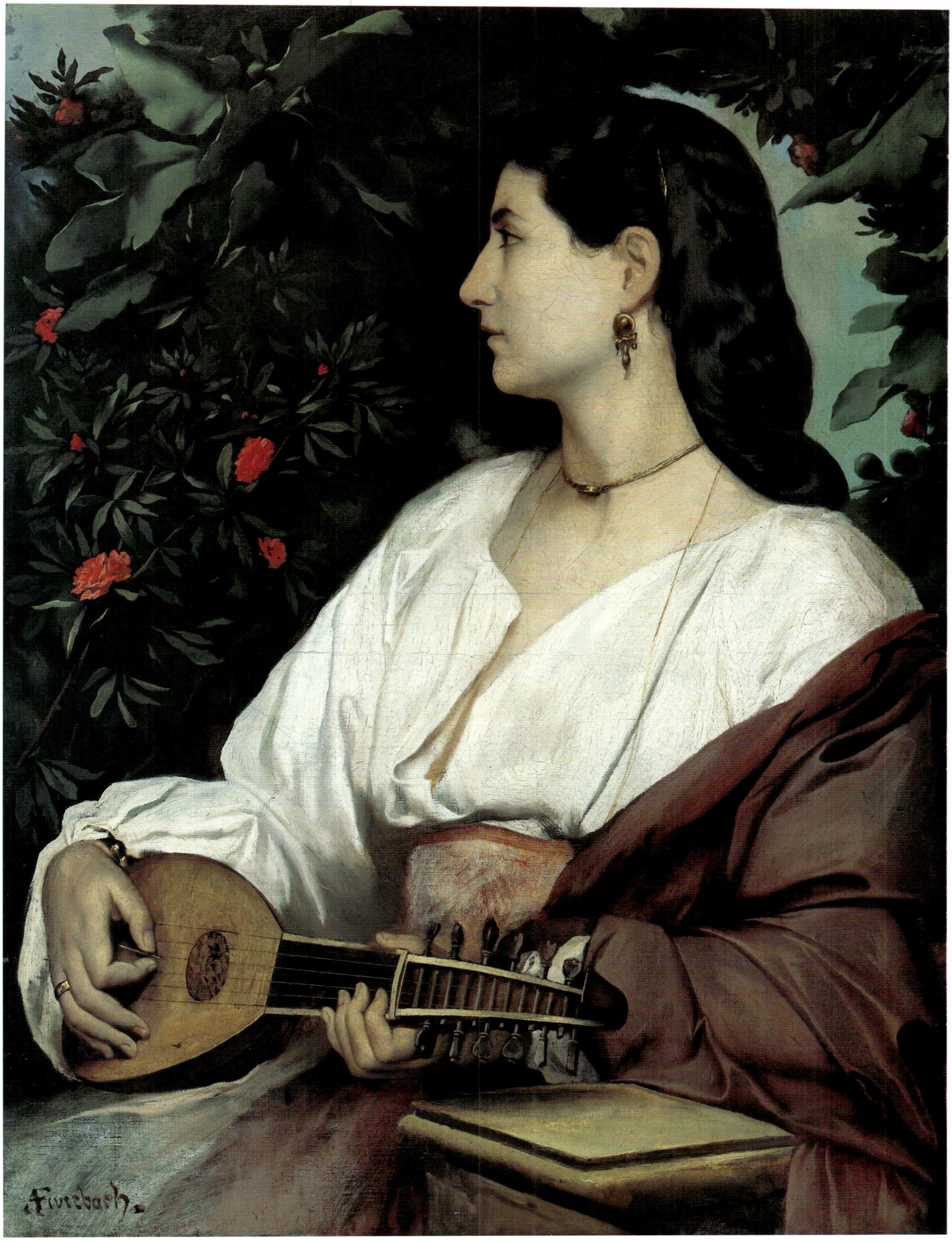

Anselm Feuerbach, Mandolinenspielerin, 1865

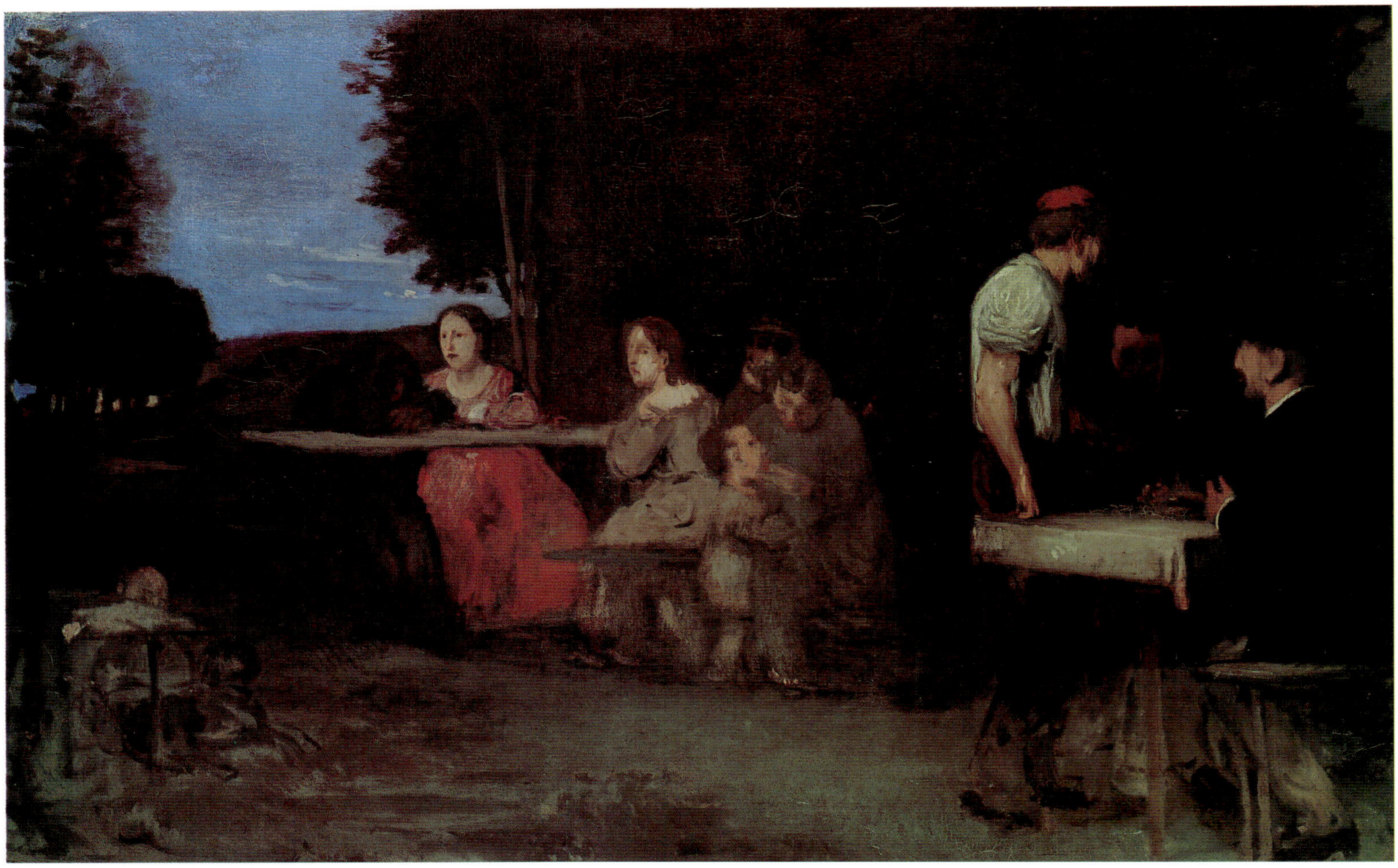

Hans von Marées, Römische Vigna, 1871

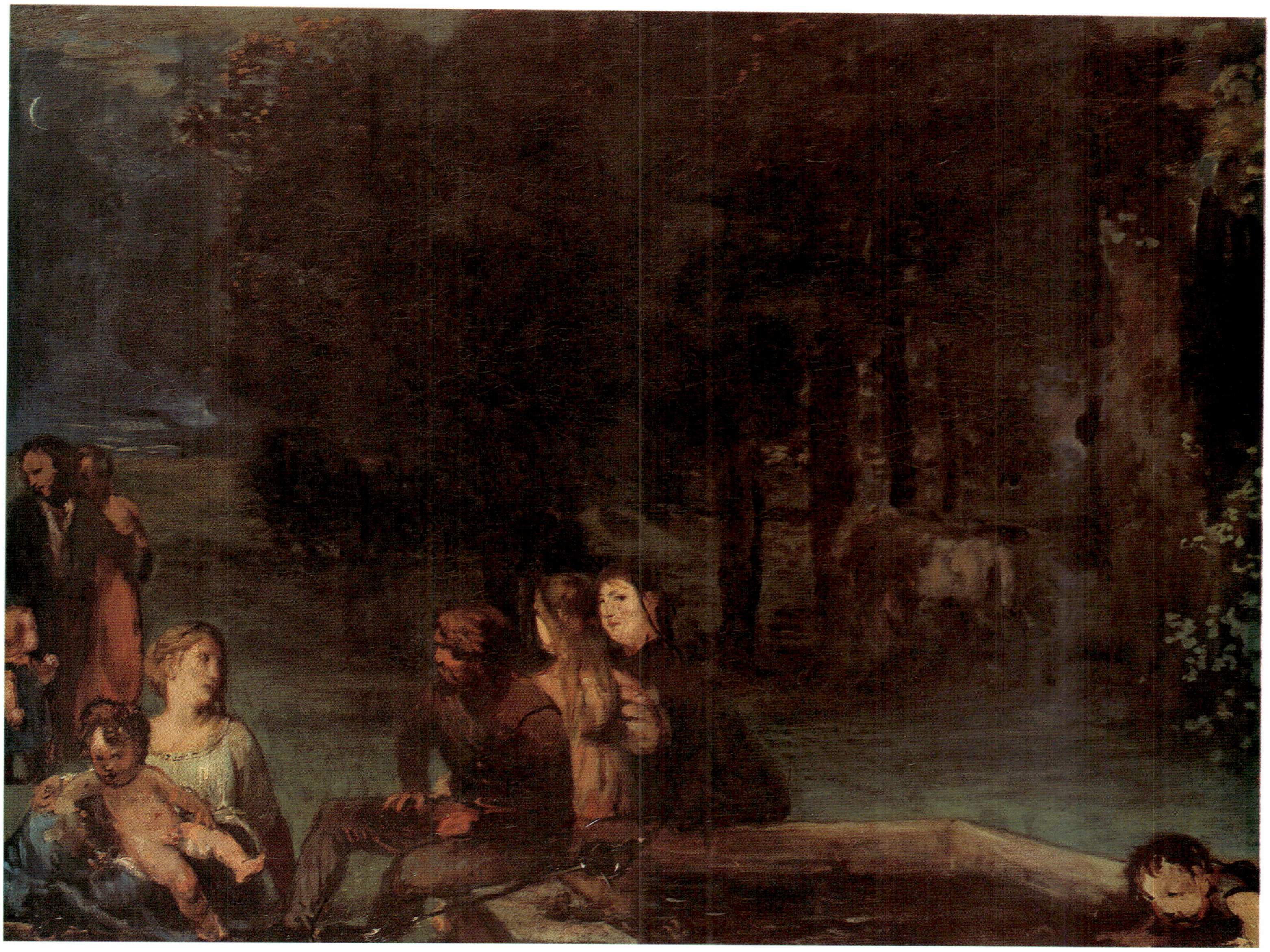

Hans von Marées, Villa Borghese, 1870/1871

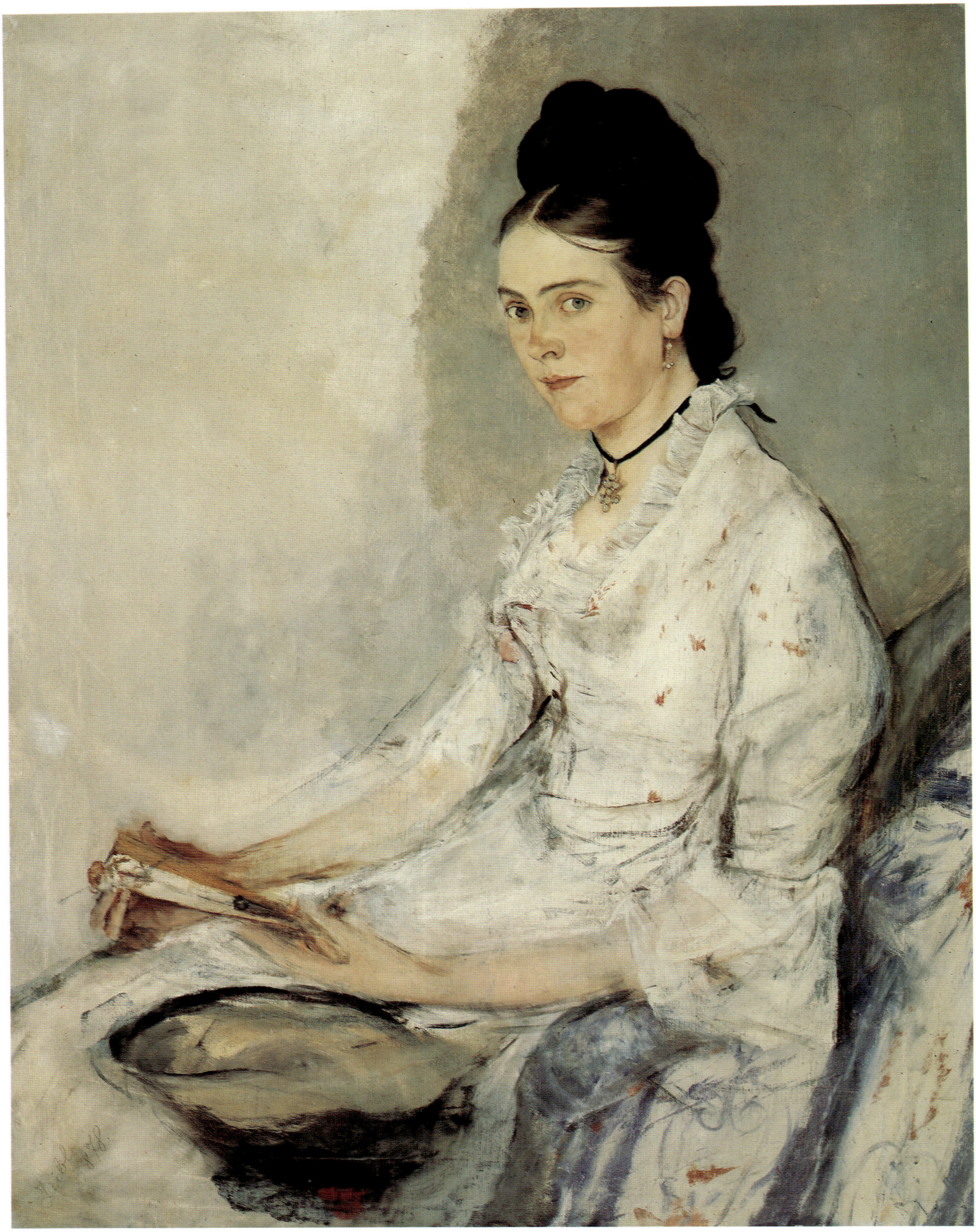

Wilhelm Leibl, Gräfin Rosine Treuberg, 1877/1878

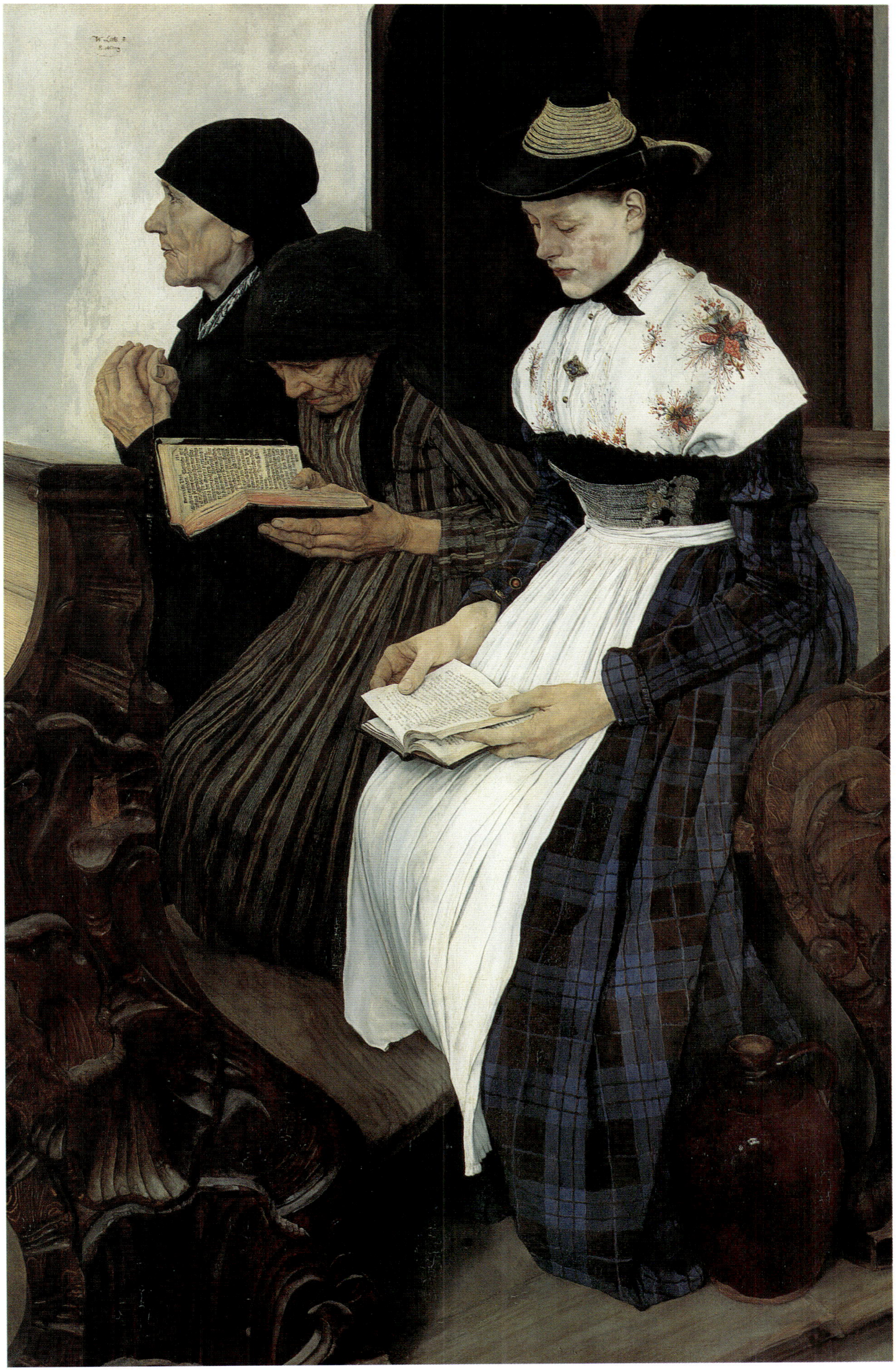

Wilhelm Leibl, Drei Frauen in der Kirche, 1878 – 1882

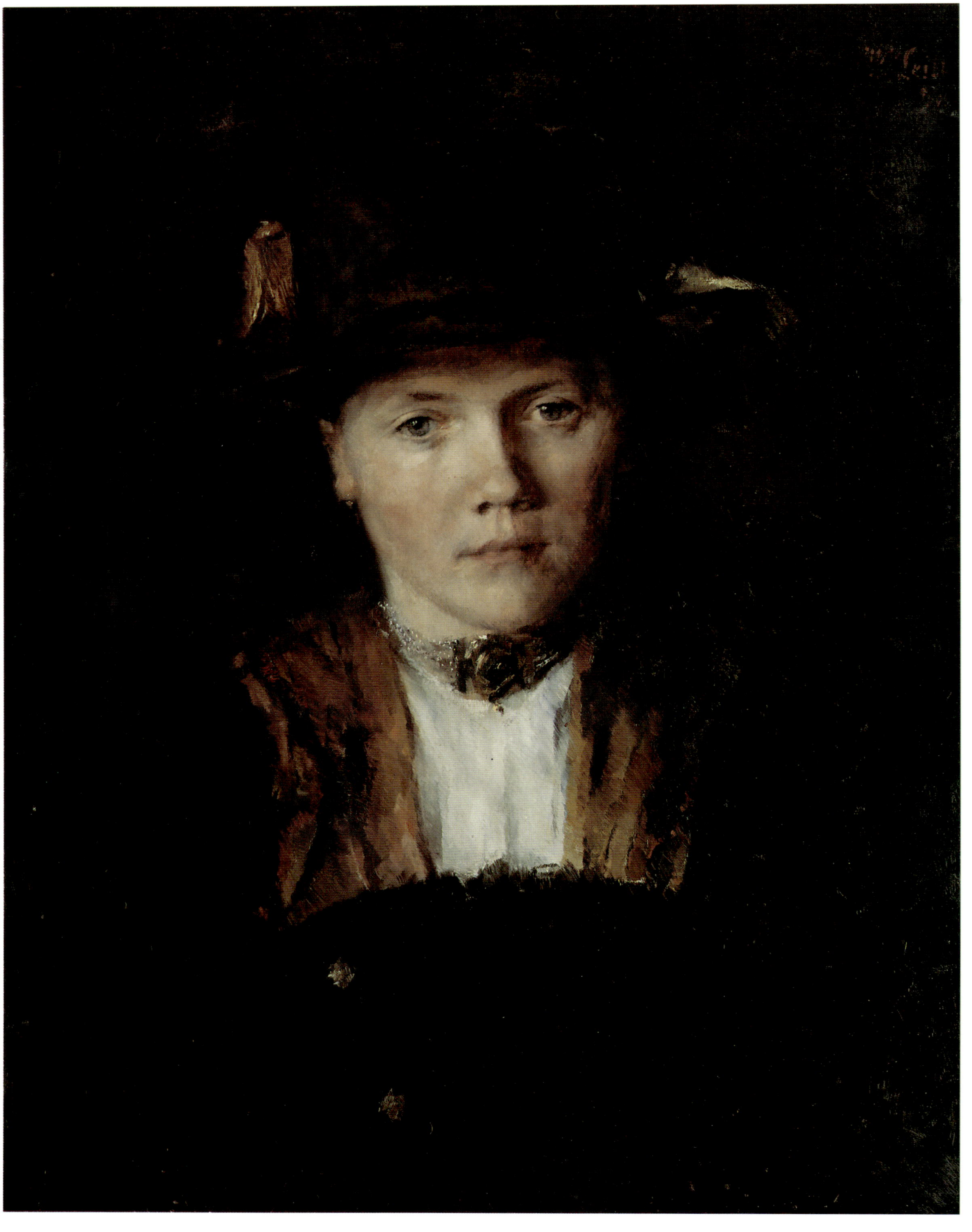

Wilhelm Leibl, Bayrisches Mädchen, 1897

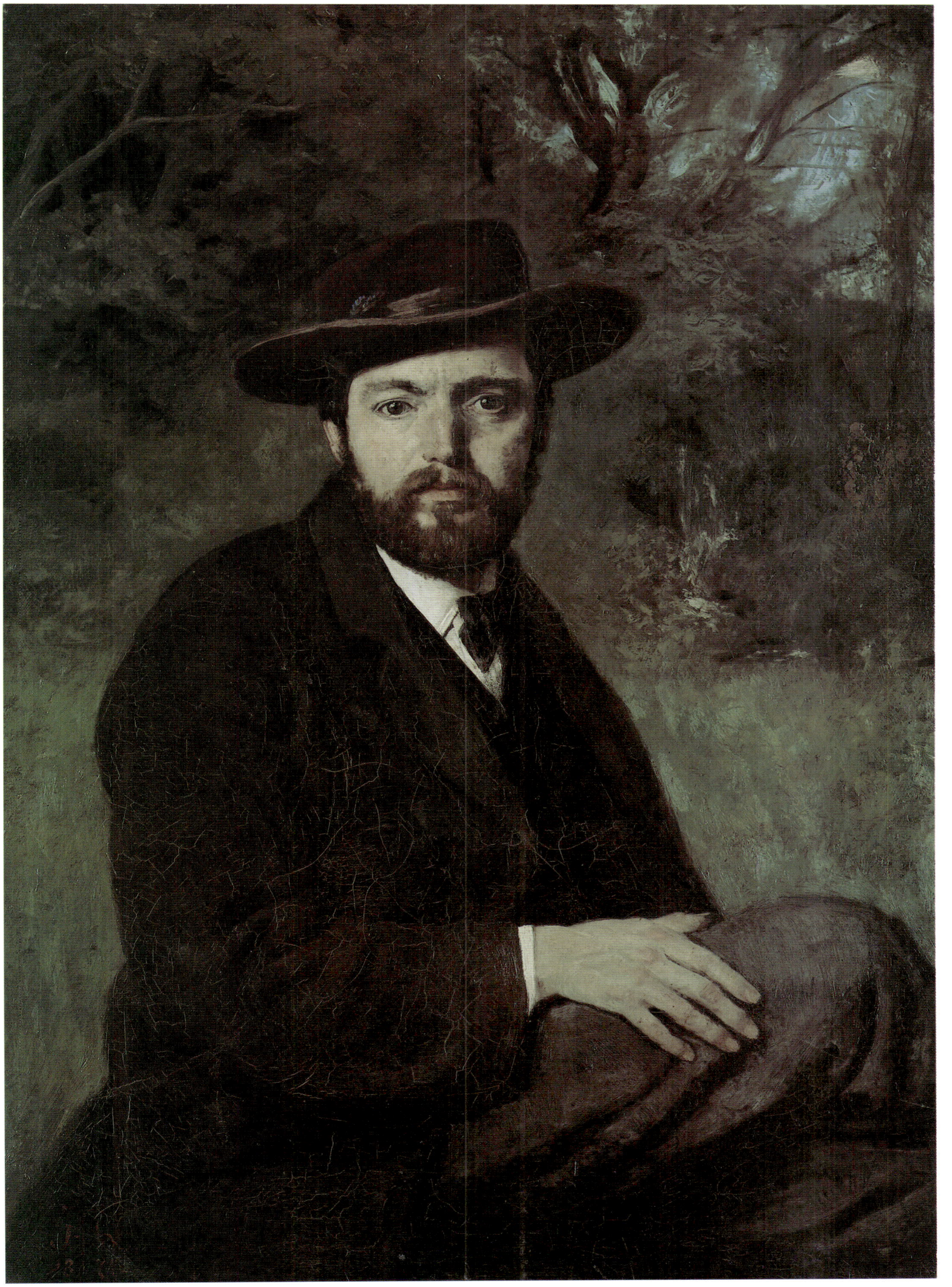

Hans Thoma, Selbstbildnis, 1871

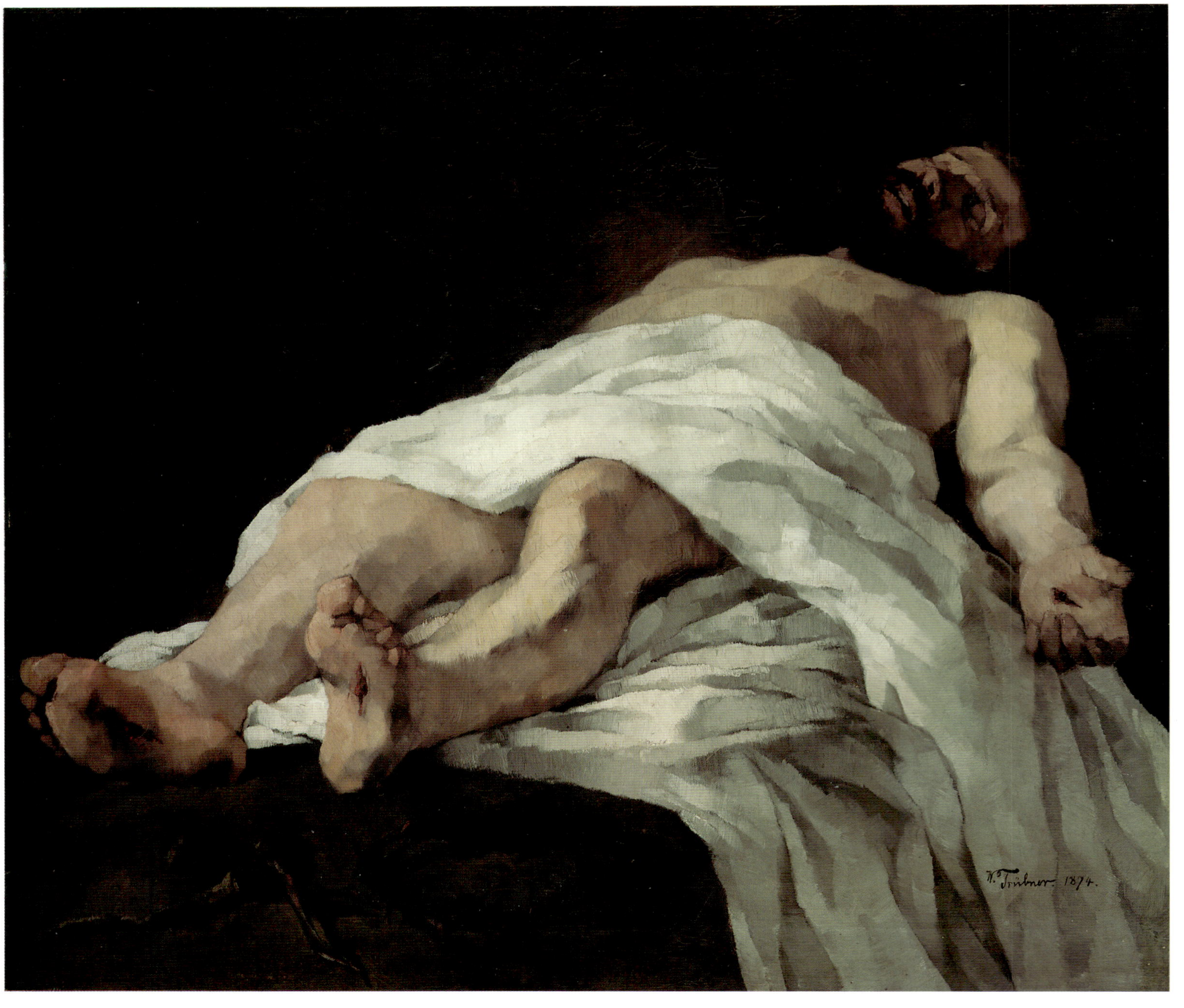

Wilhelm Trübner, Der vom Kreuz genommene Christus, 1874

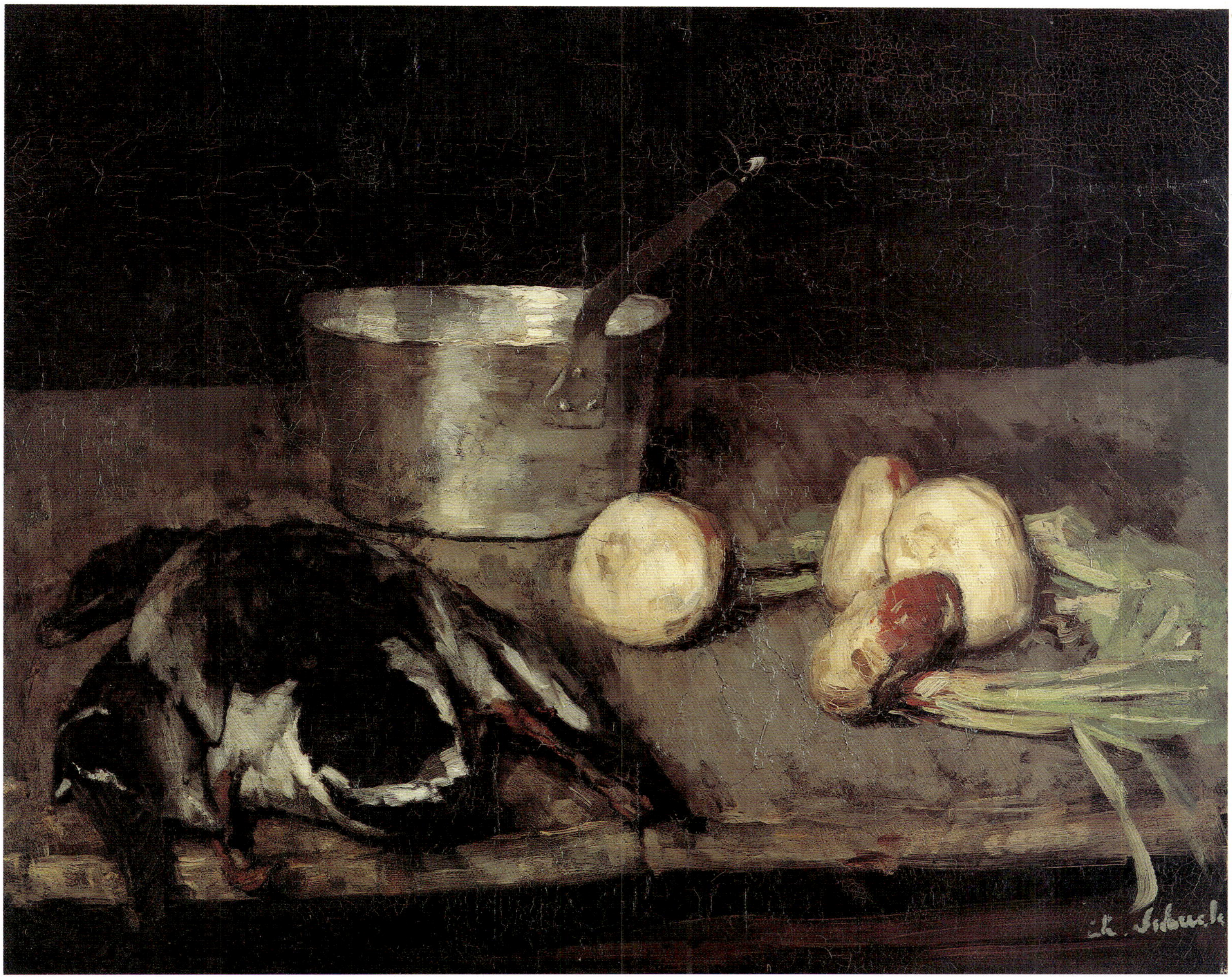

Karl Schuch, Kasserolle mit Wildente, um 1884

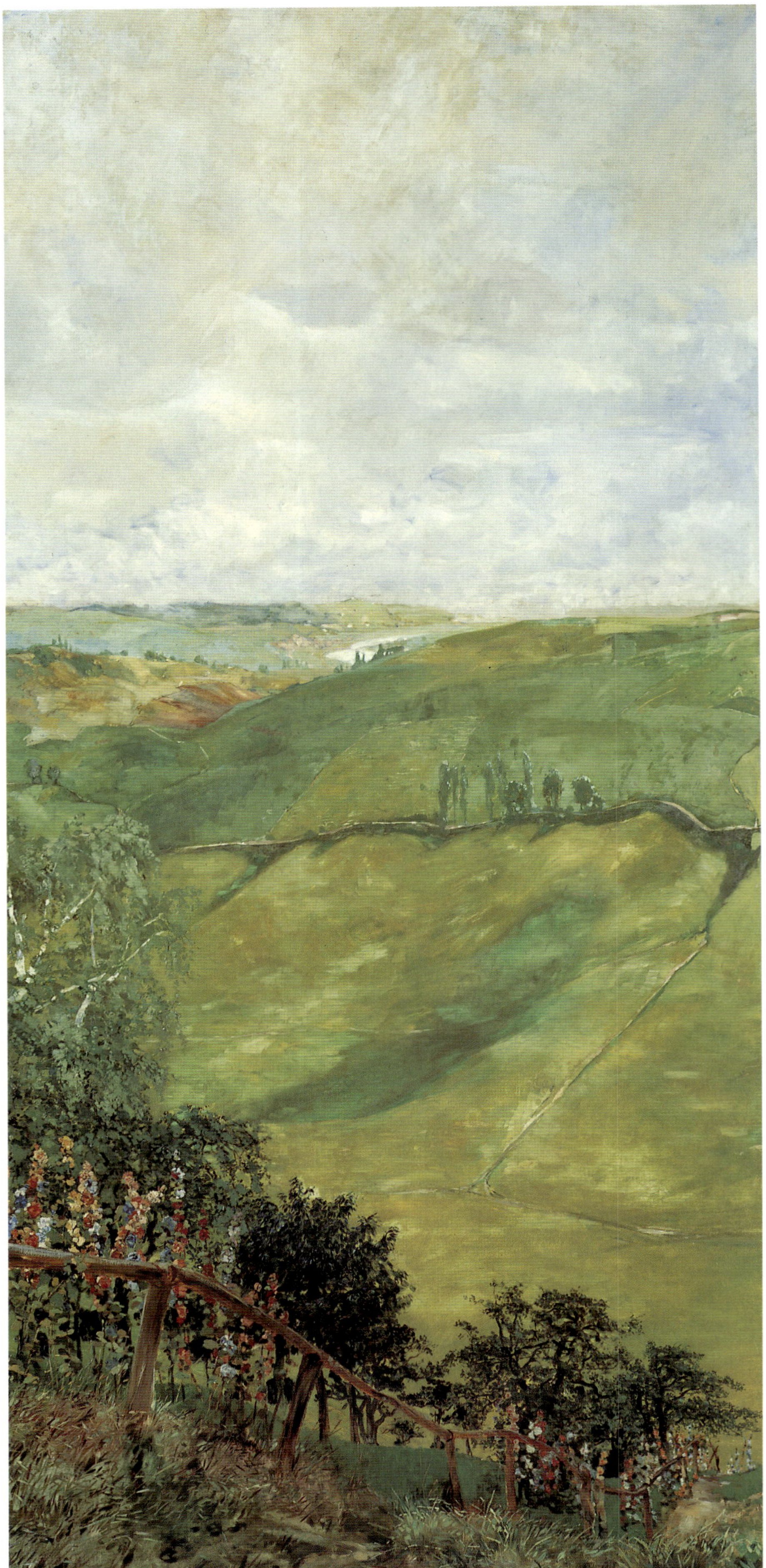

Max Klinger, Sommerlandschaft, 1884/1885

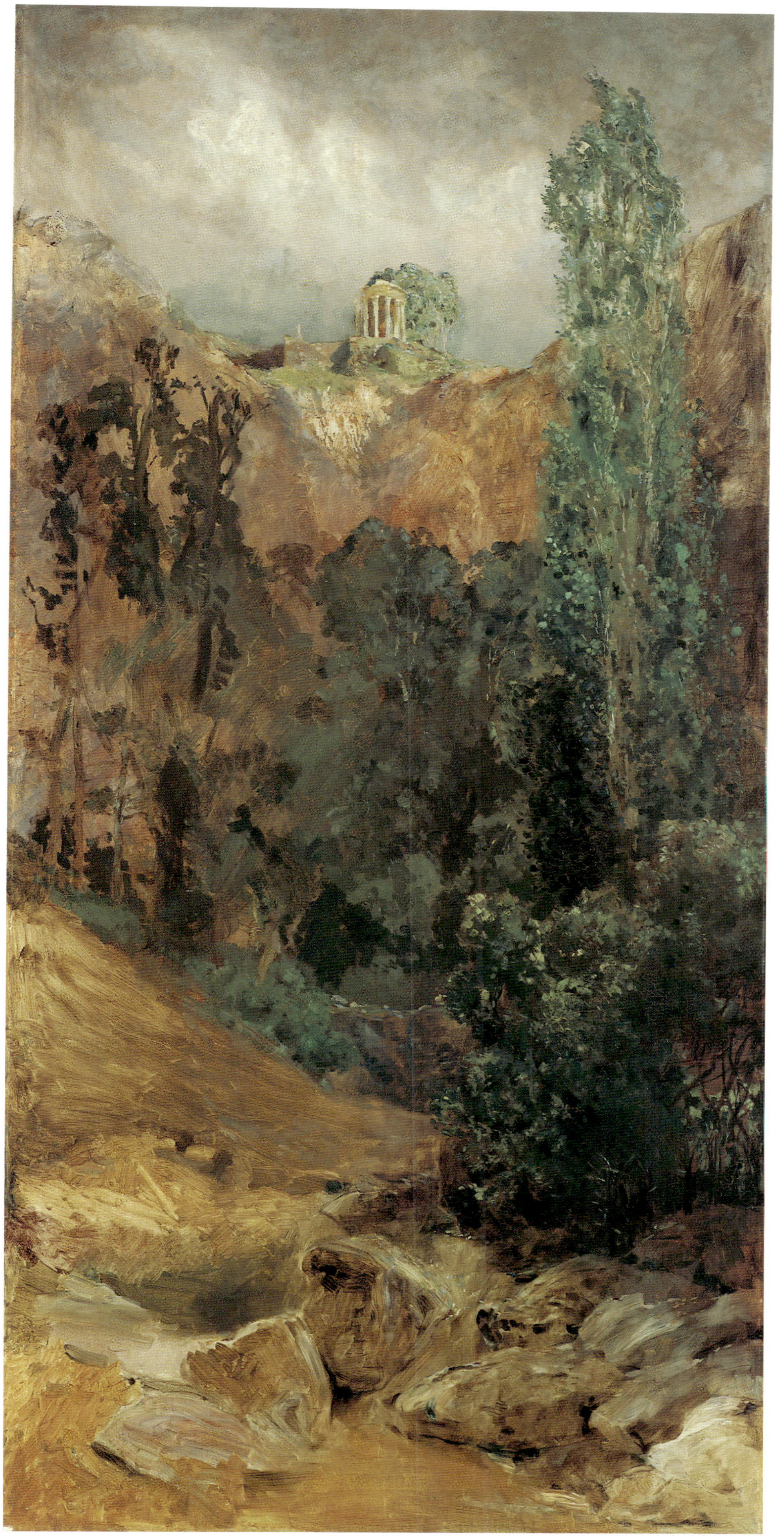

Max Klinger, Felsschlucht, 1884/1885

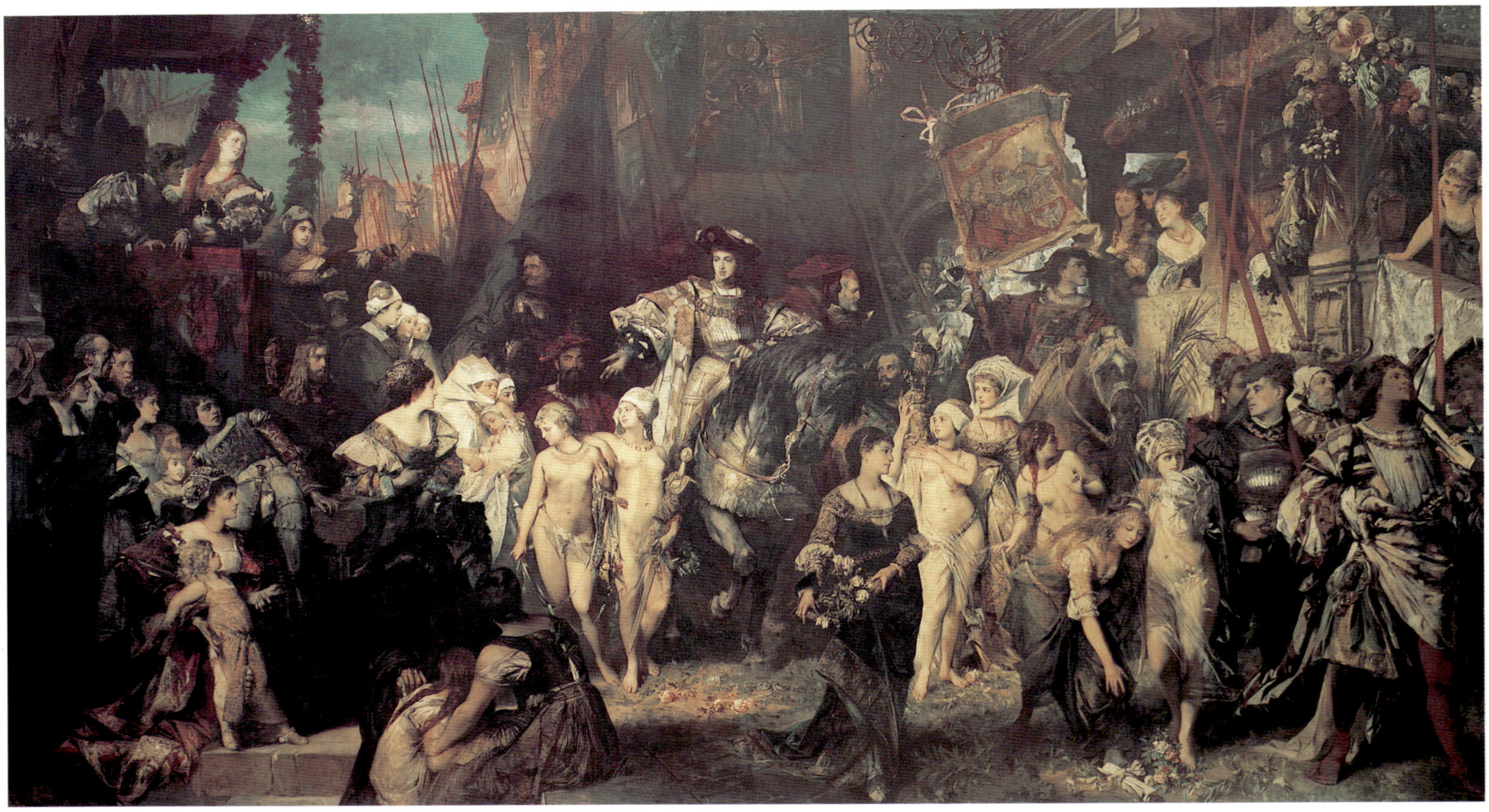

Hans Makart, Der Einzug Kaiser Karls V. in Antwerpen, 1878

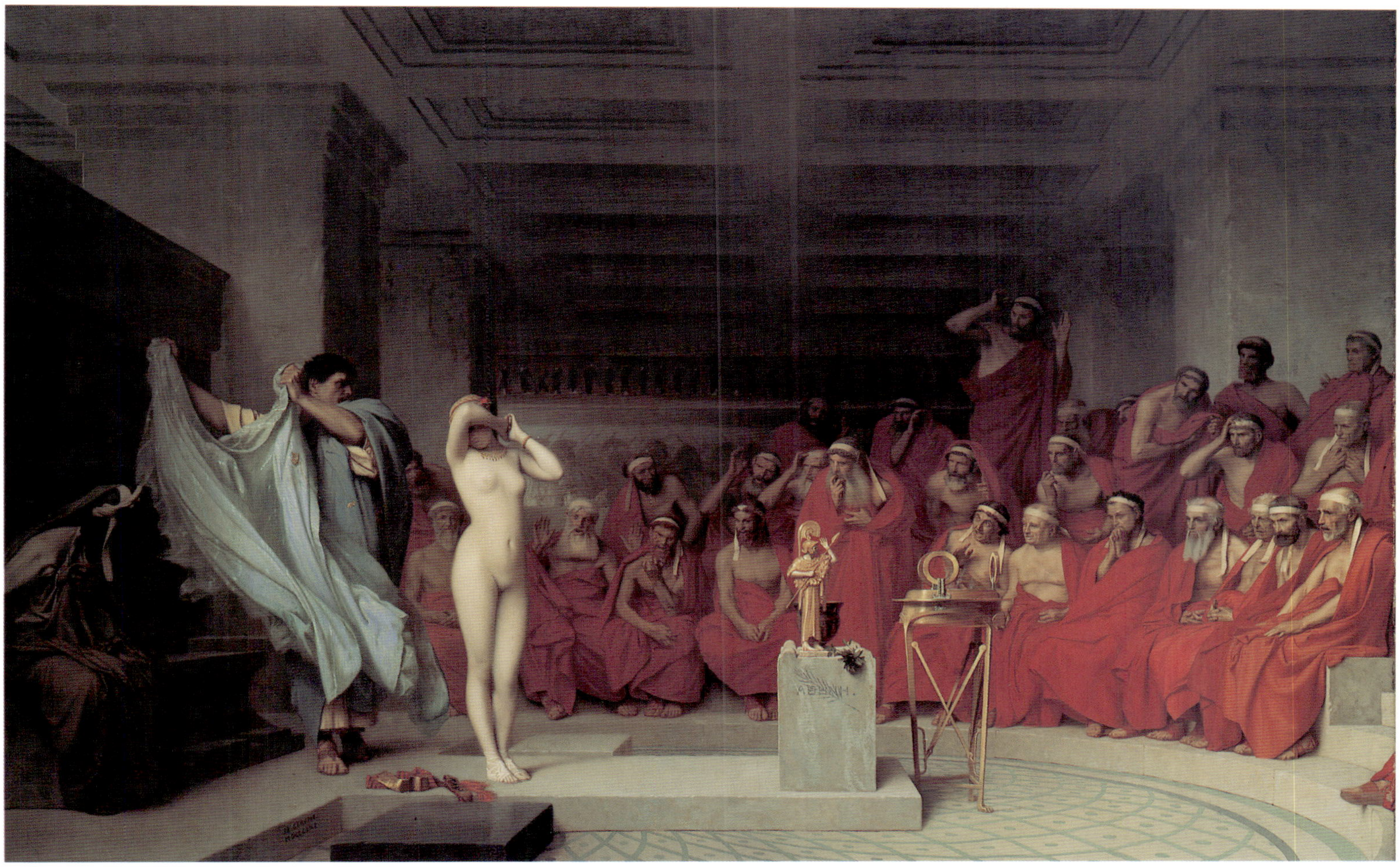

Jean-Léon Gérôme, Phryne vor den Richtern, 1861

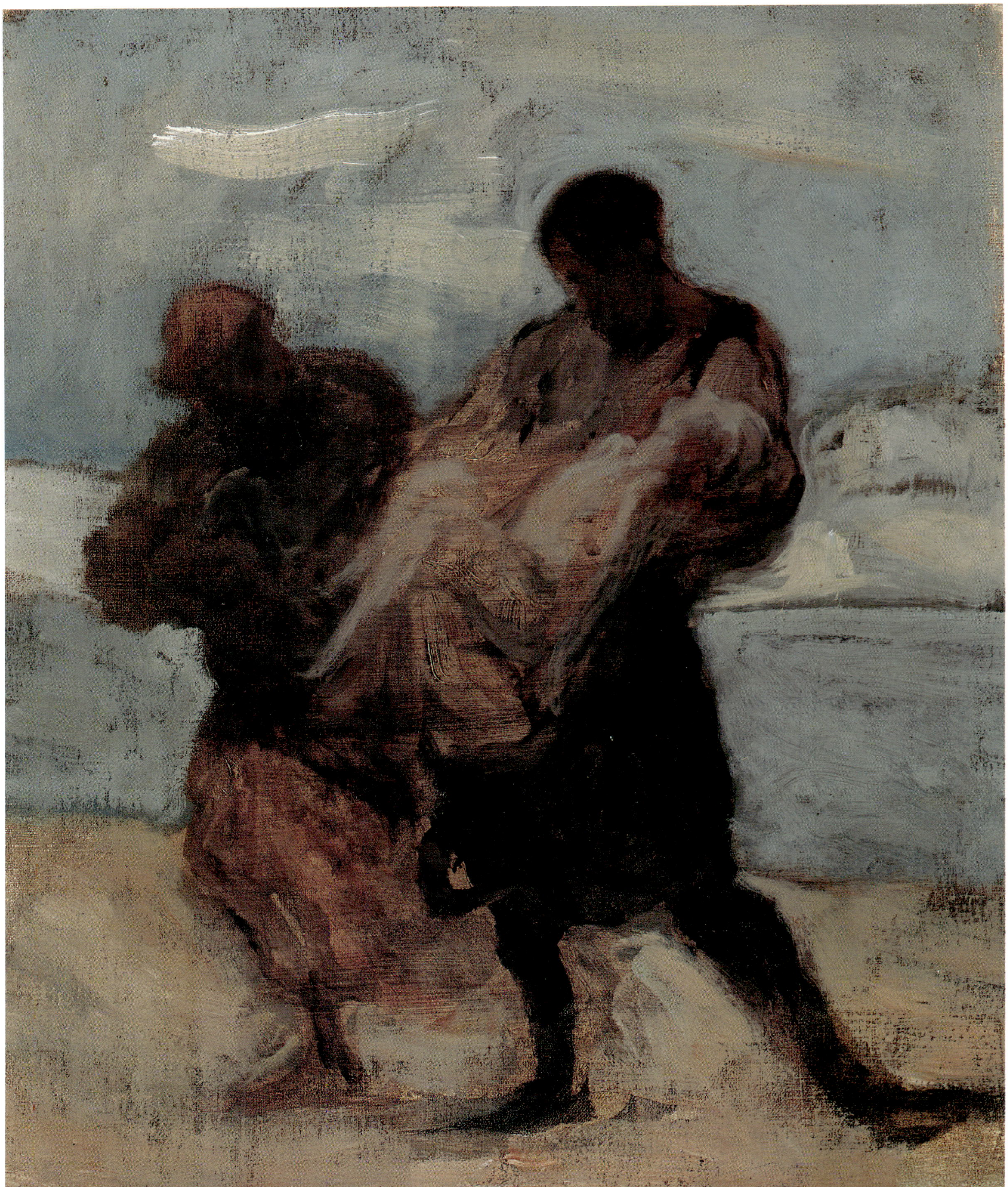

Honoré Daumier, Die Rettung, um 1870

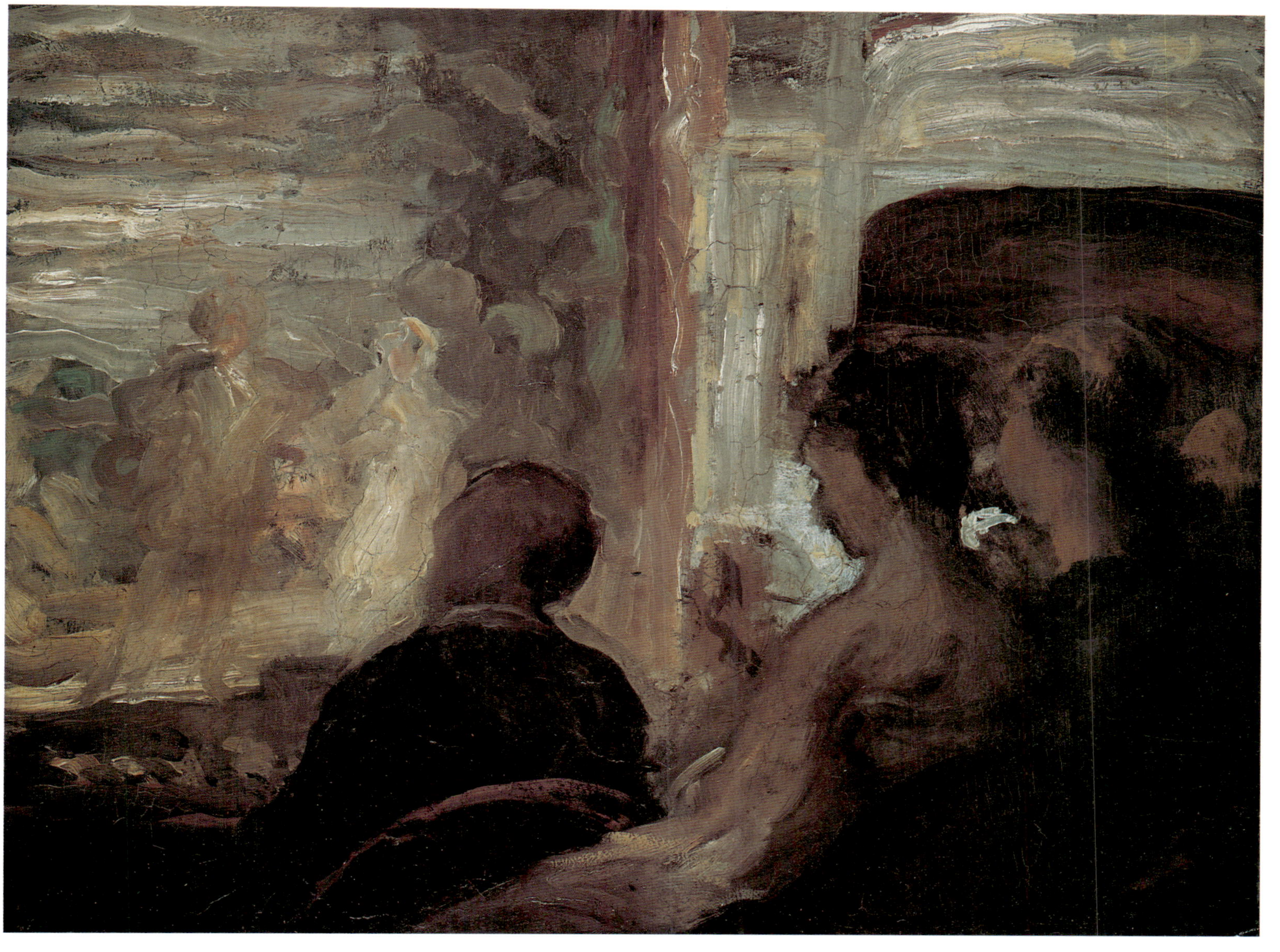

Honoré Daumier, Eine Theaterloge, um 1865

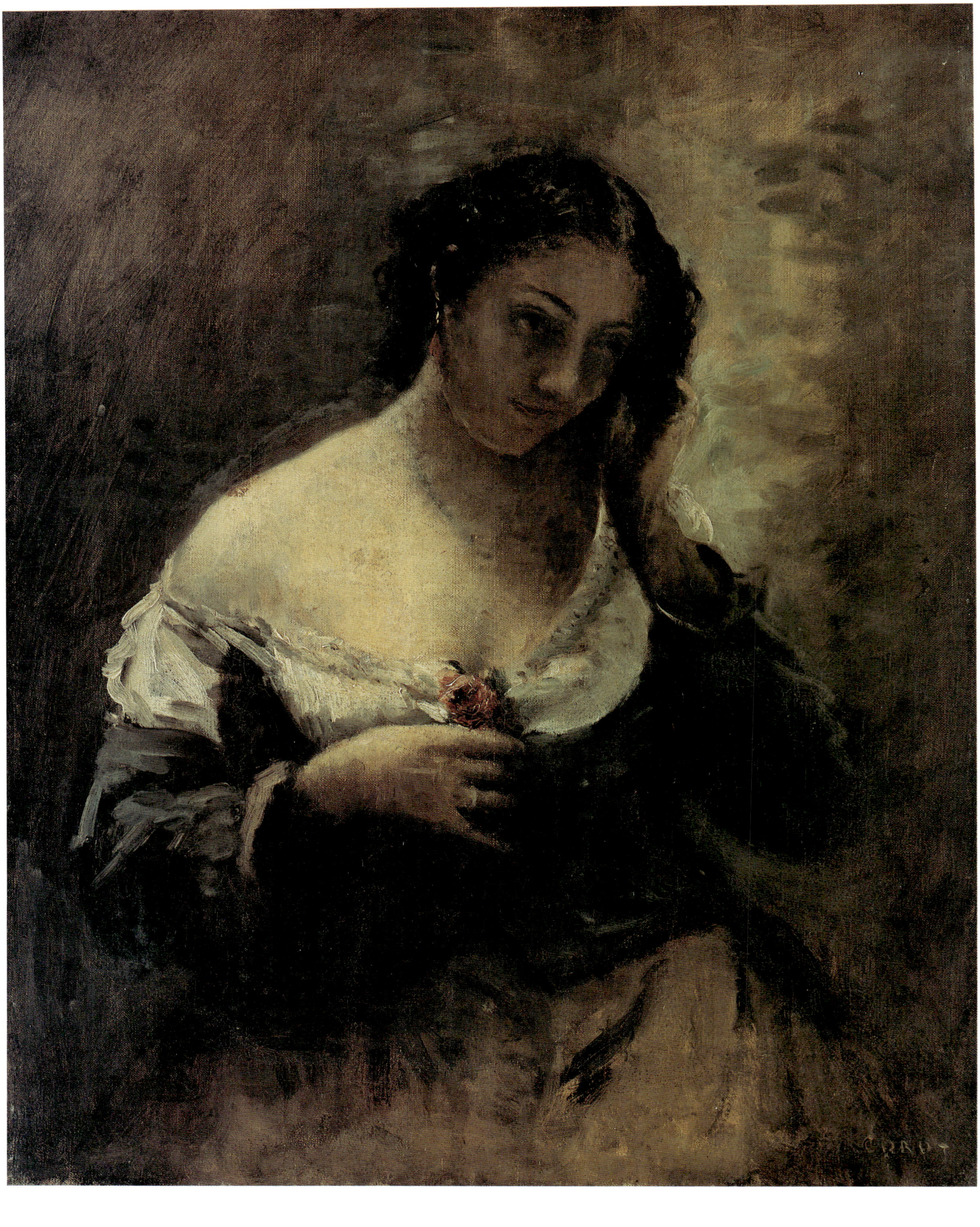

Camille Corot, Das Mädchen mit der Rose, um 1865

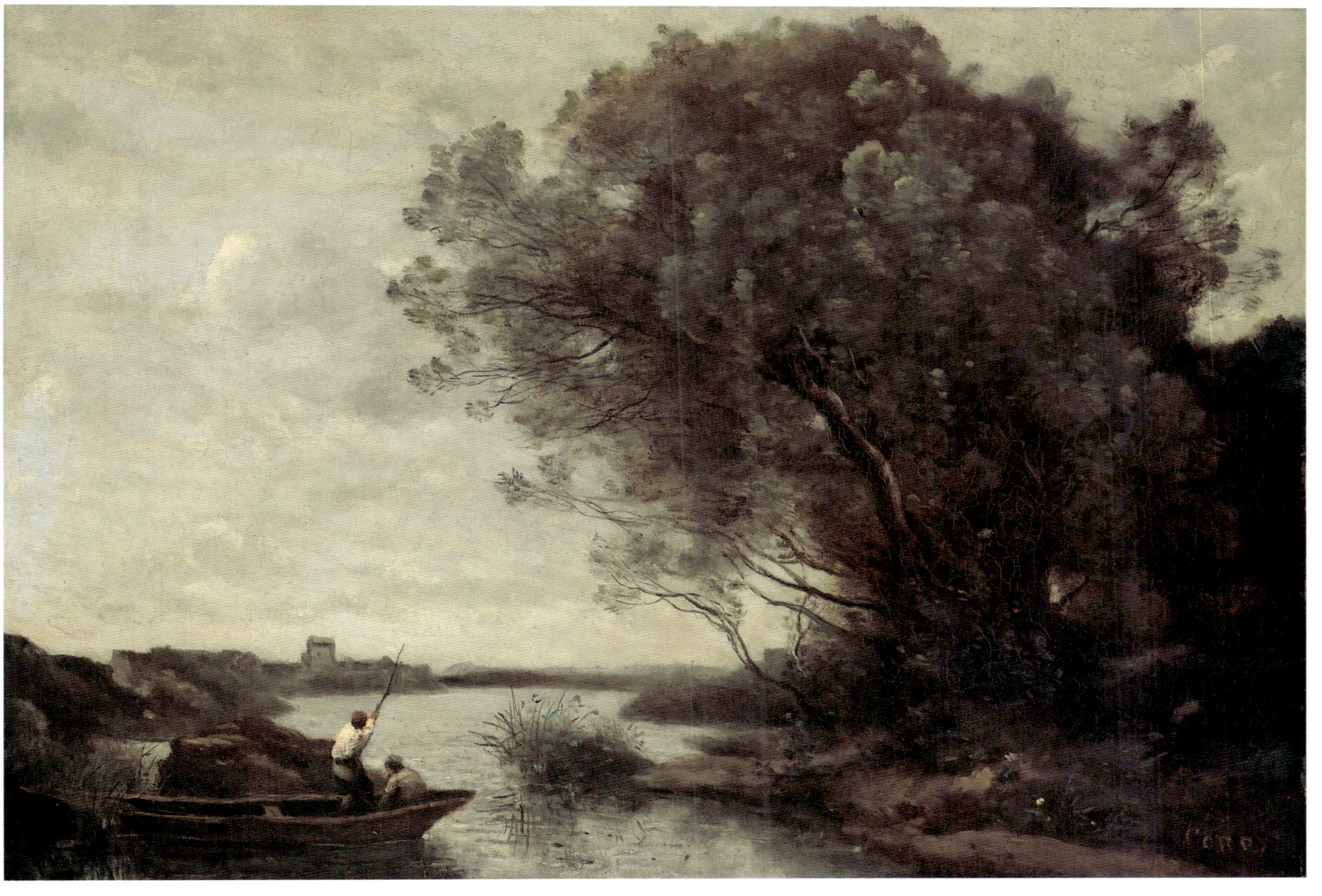

Camille Corot, Der Fährmann, um 1868

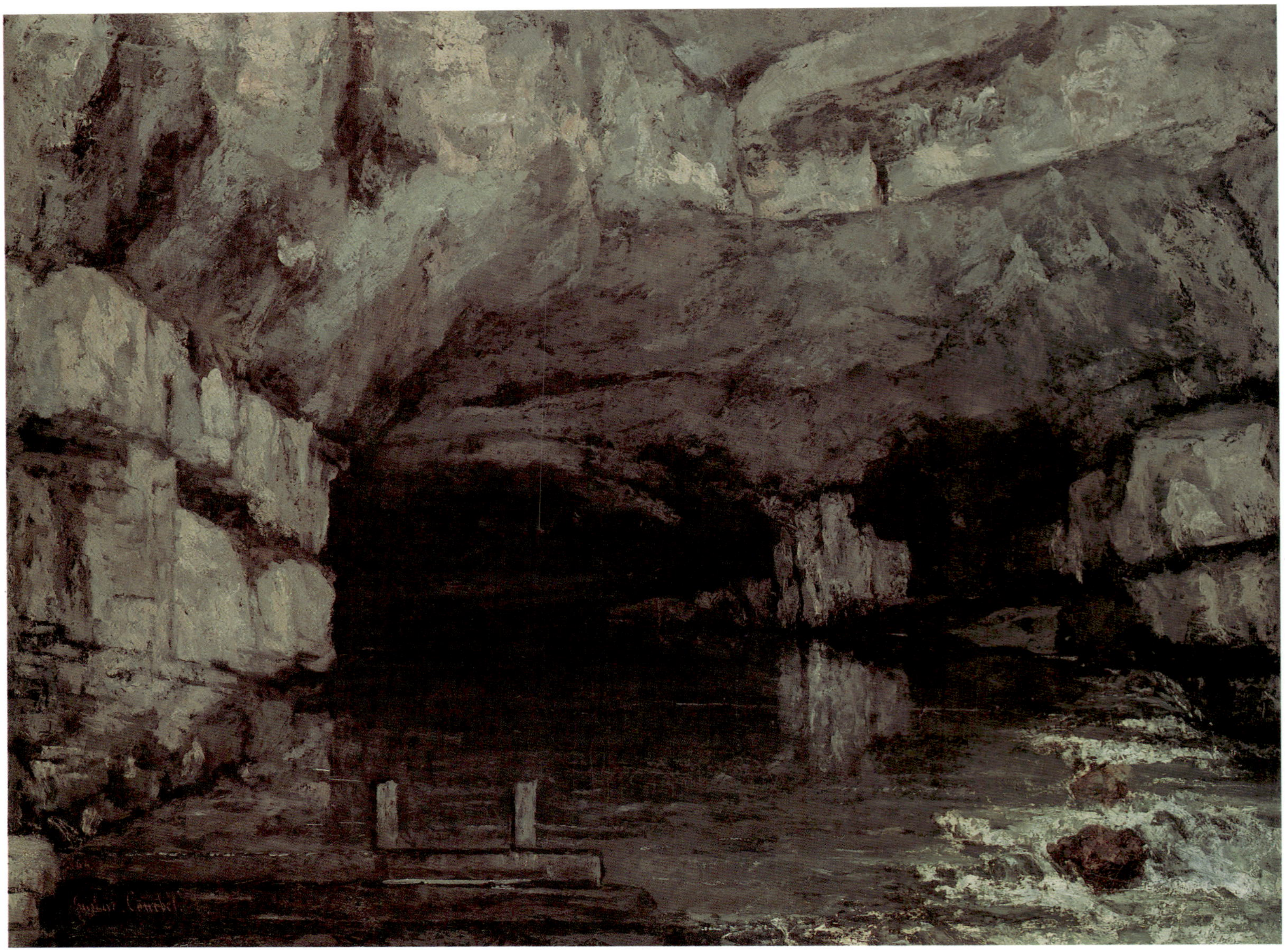

Gustave Courbet, Die Grotte der Loue, 1864

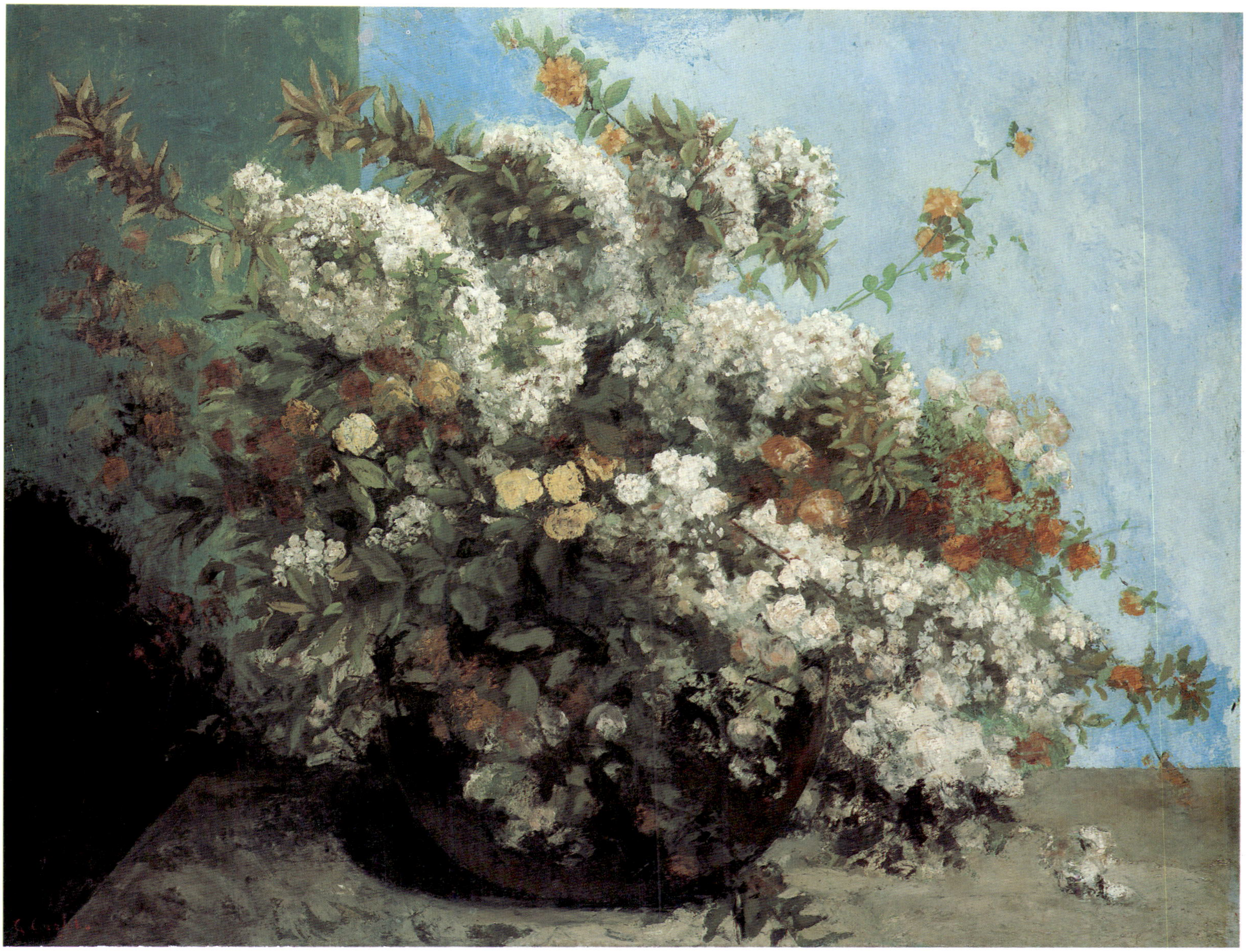

Gustave Courbet, Blütenzweige und Blumen, 1855

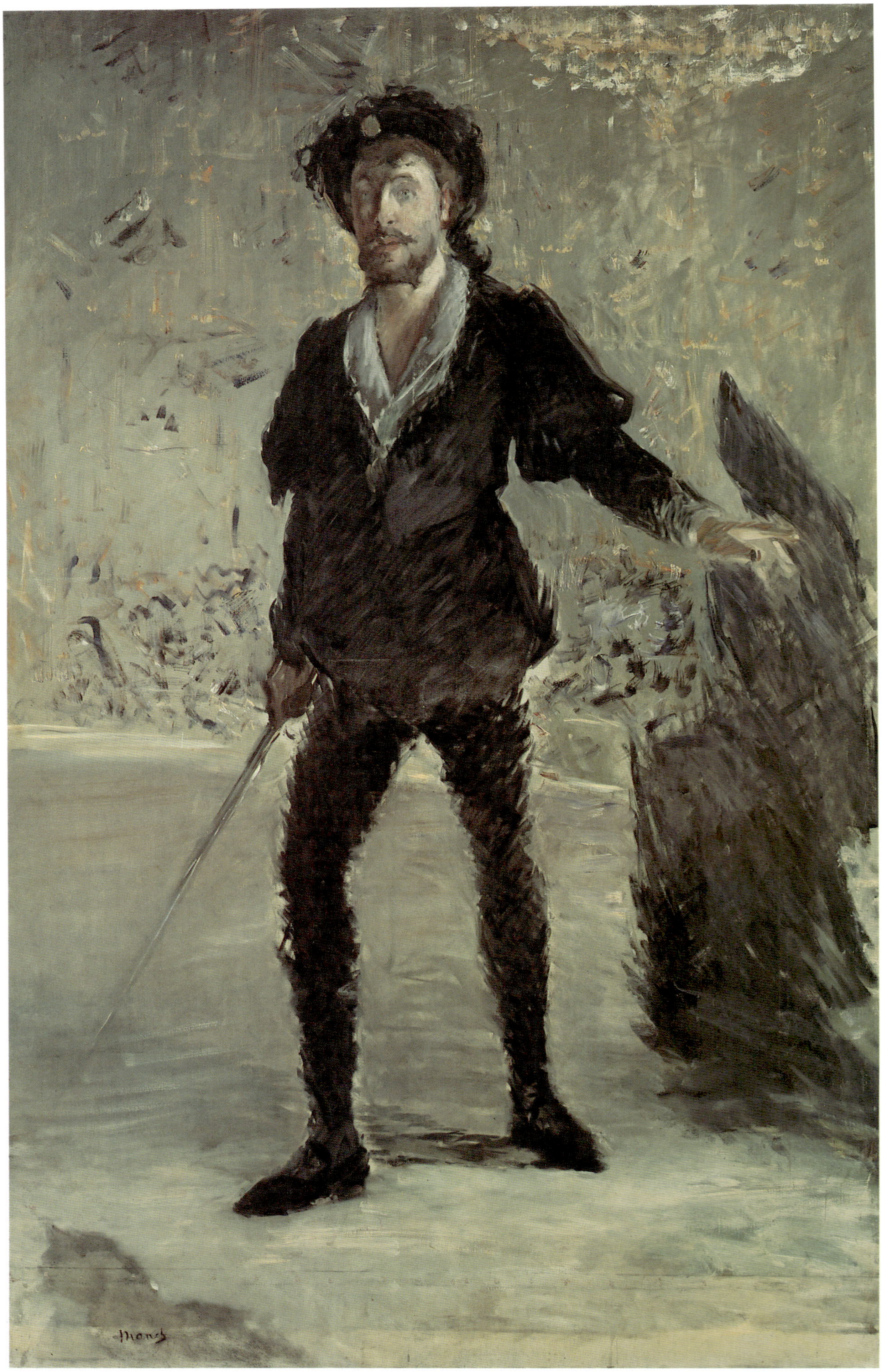

Edouard Manet, Jean Baptiste Faure in der Oper „Hamlet" von Ambroise Thomas, 1877

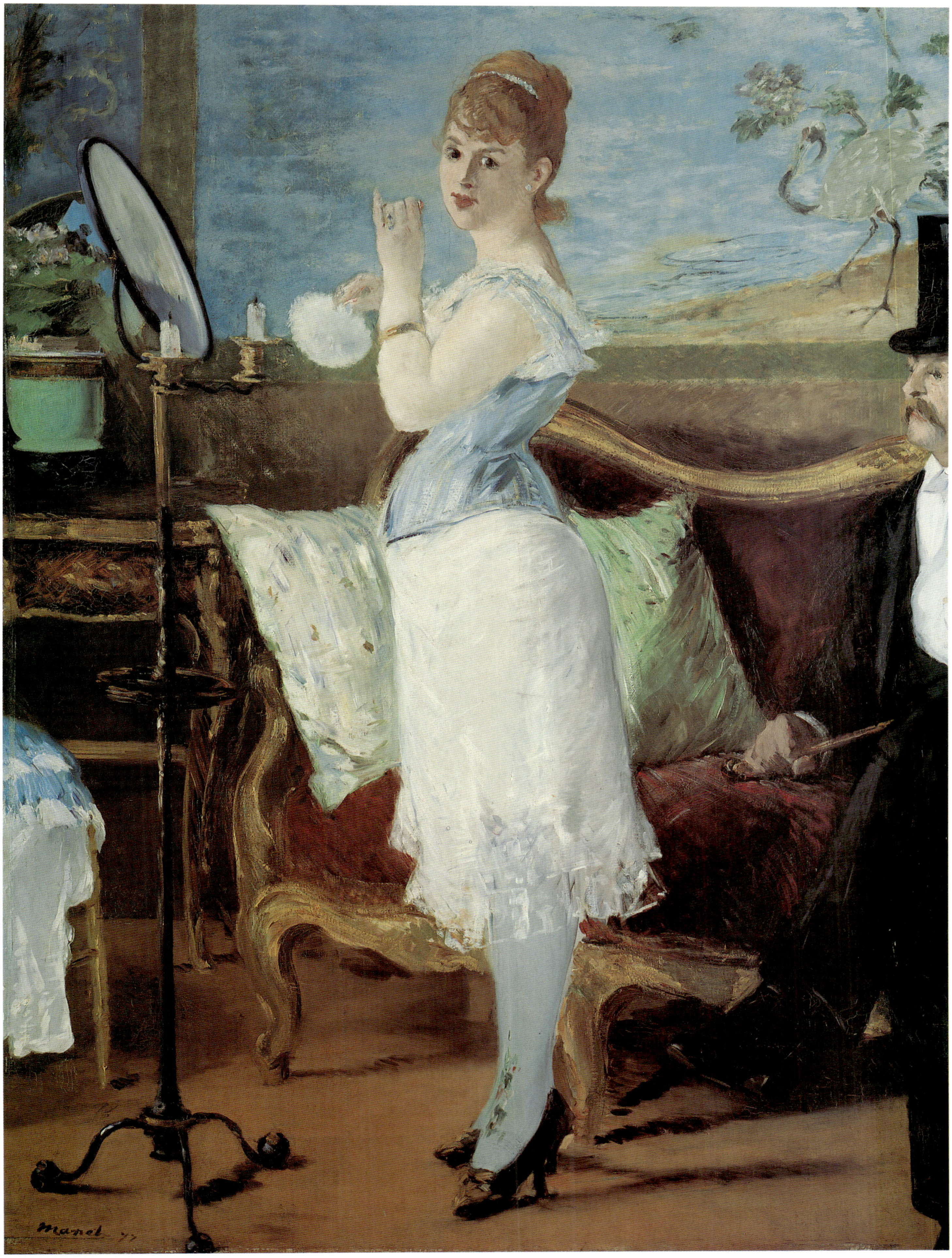

Edouard Manet, Nana, 1877

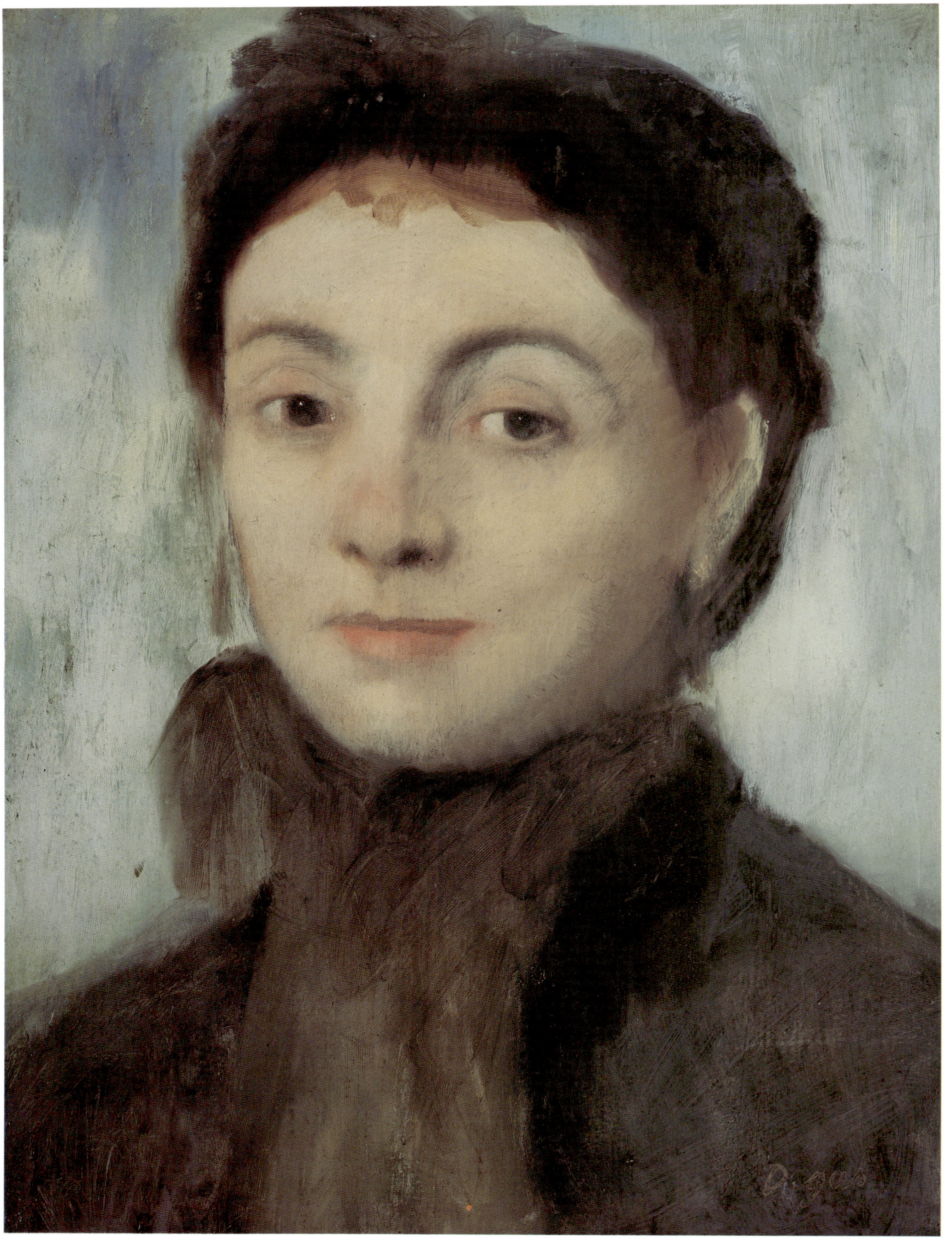

Edgar Degas, Joséphine Gaujelin, um 1867

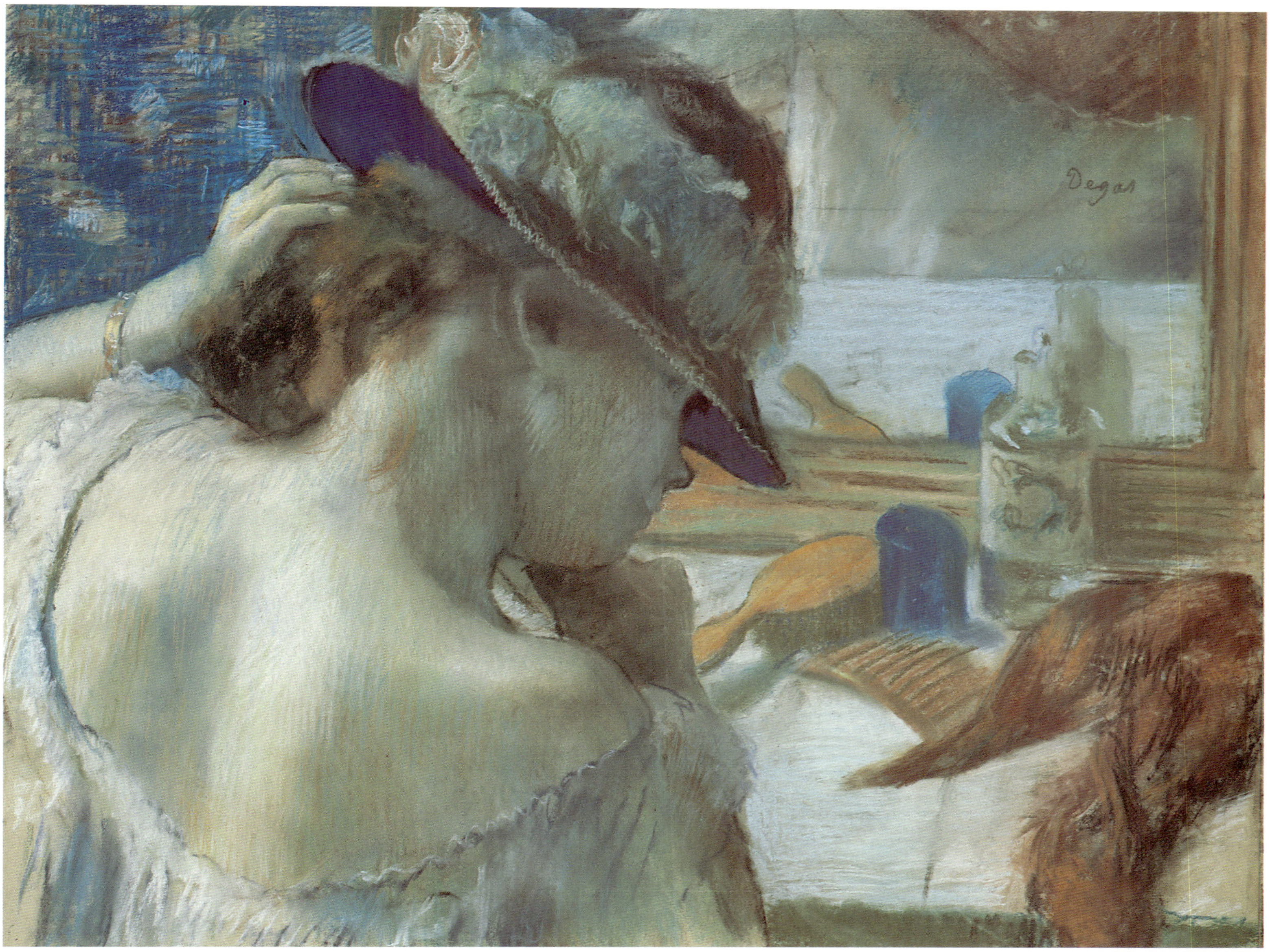

Edgar Degas, Vor dem Spiegel, um 1889

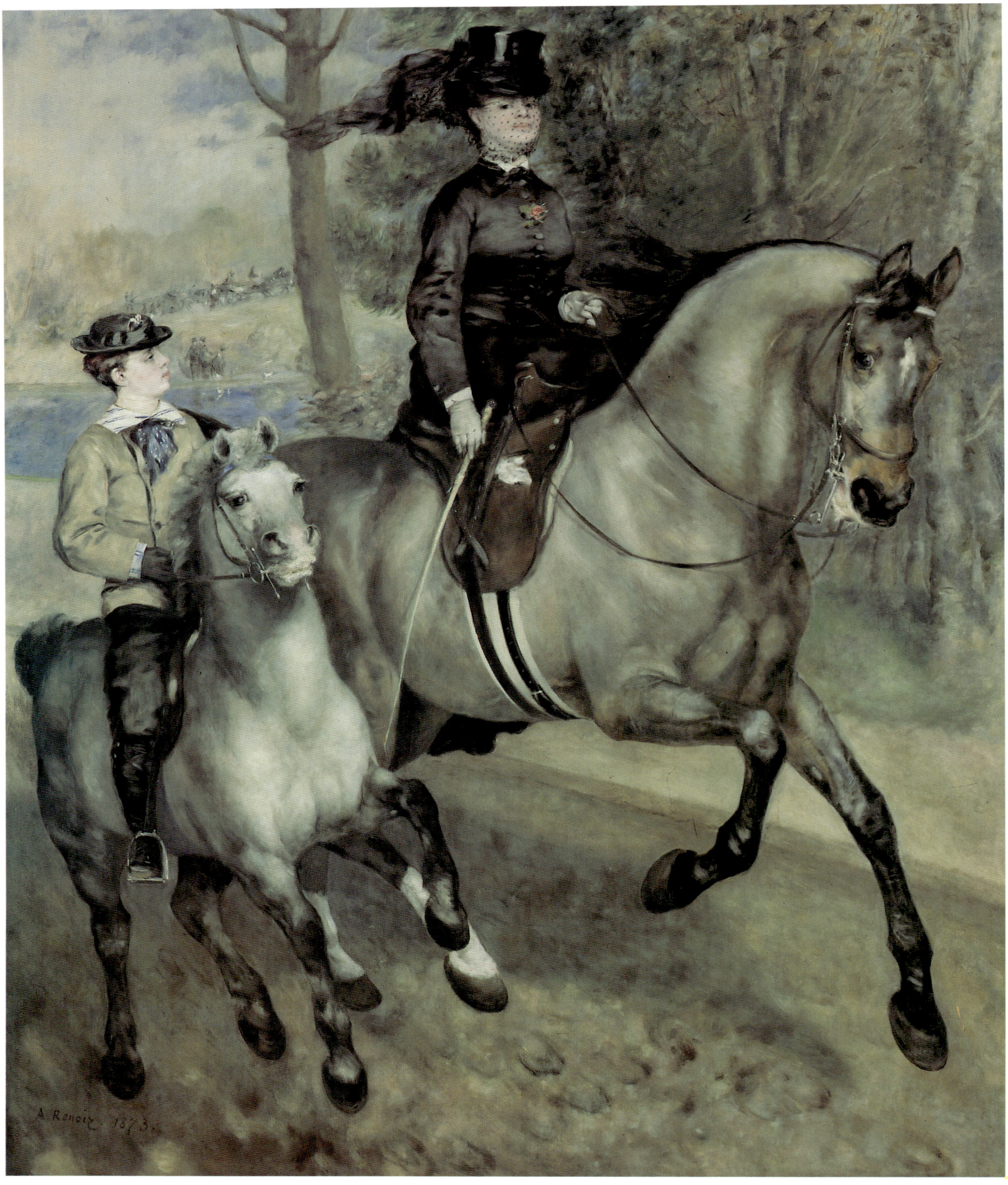

Auguste Renoir, Reiter im Bois de Boulogne, 1872/1873

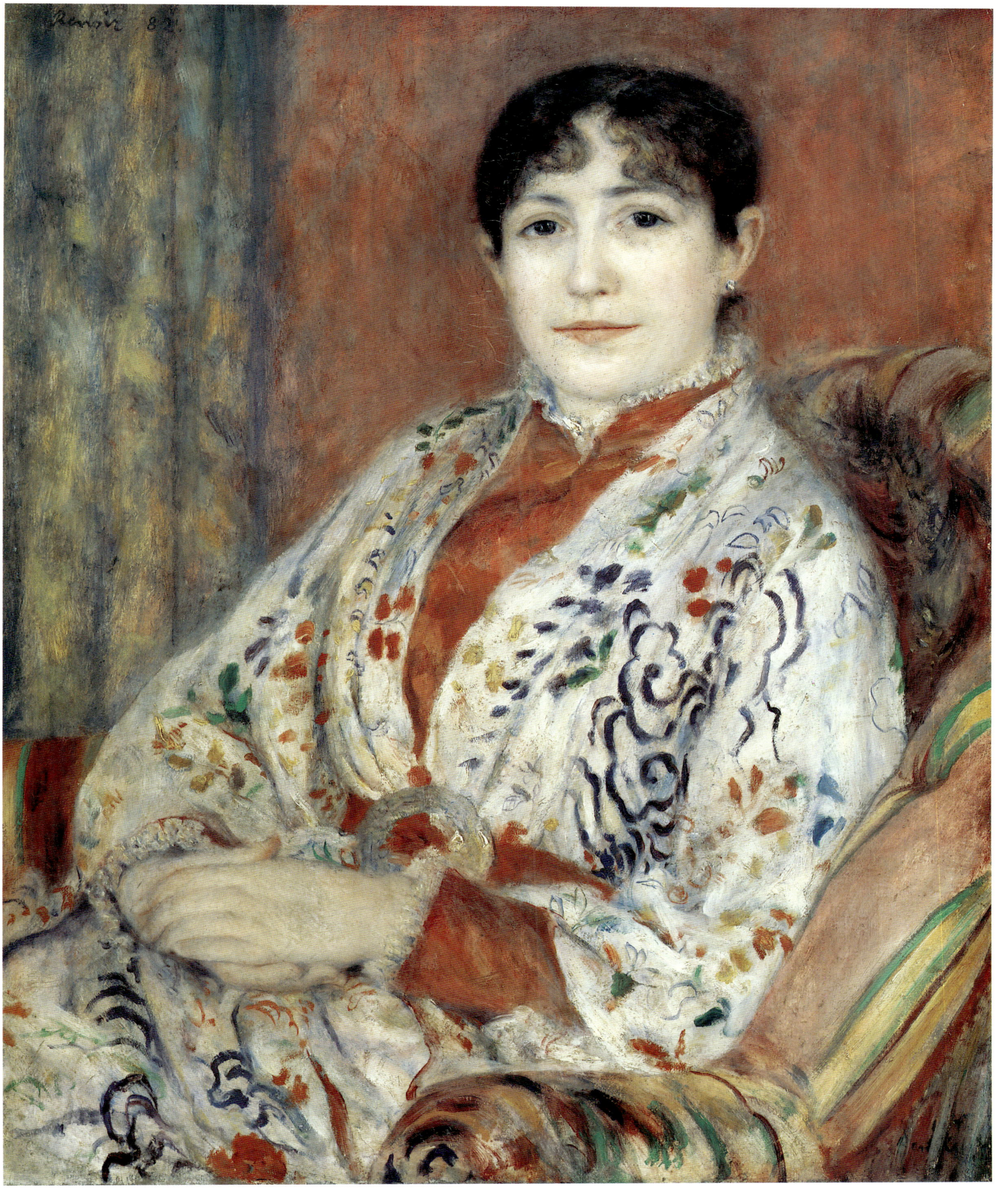

Auguste Renoir, Madame Hériot, 1882

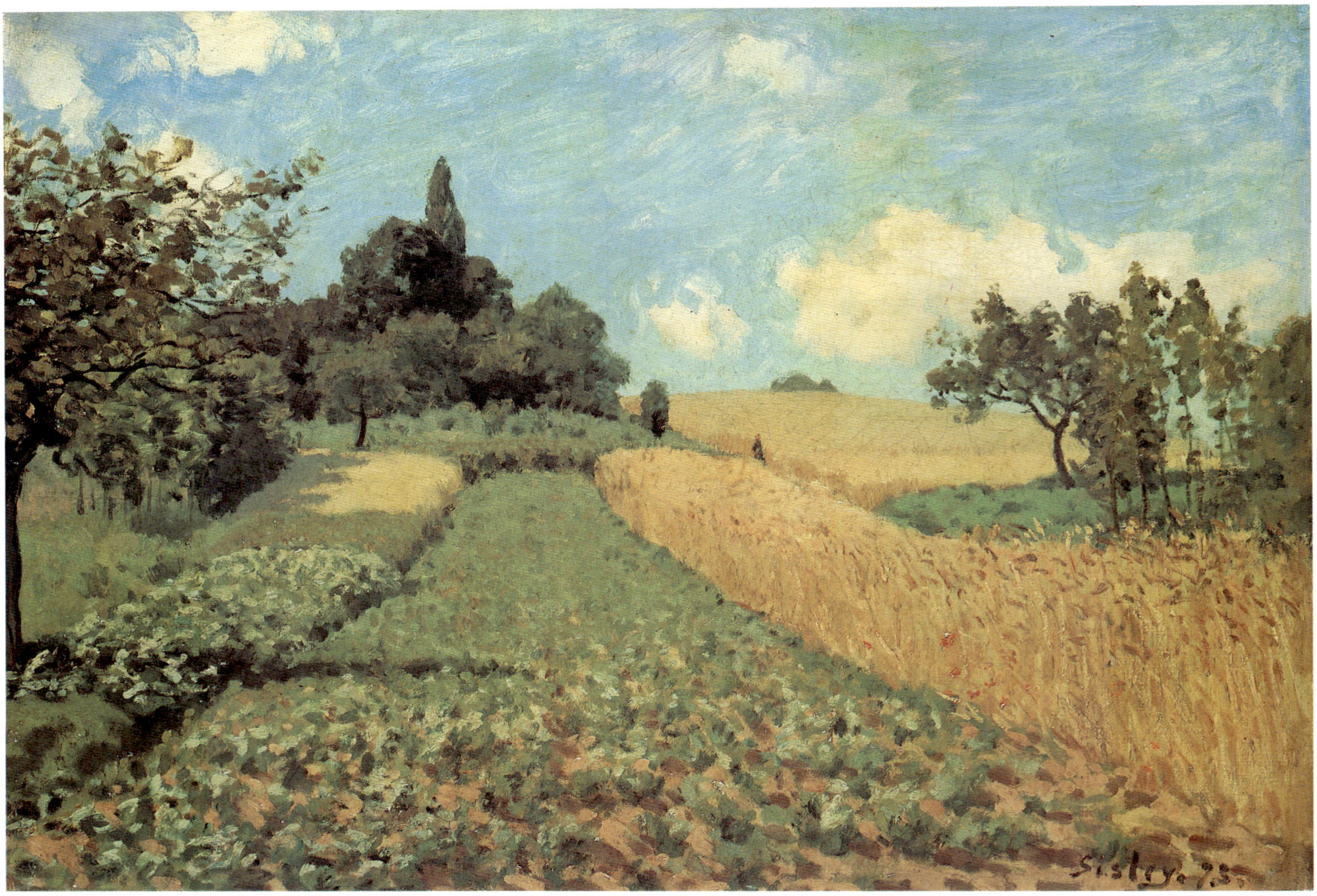

ALFRED SISLEY, KORNFELD BEI ARGENTEUIL, 1873

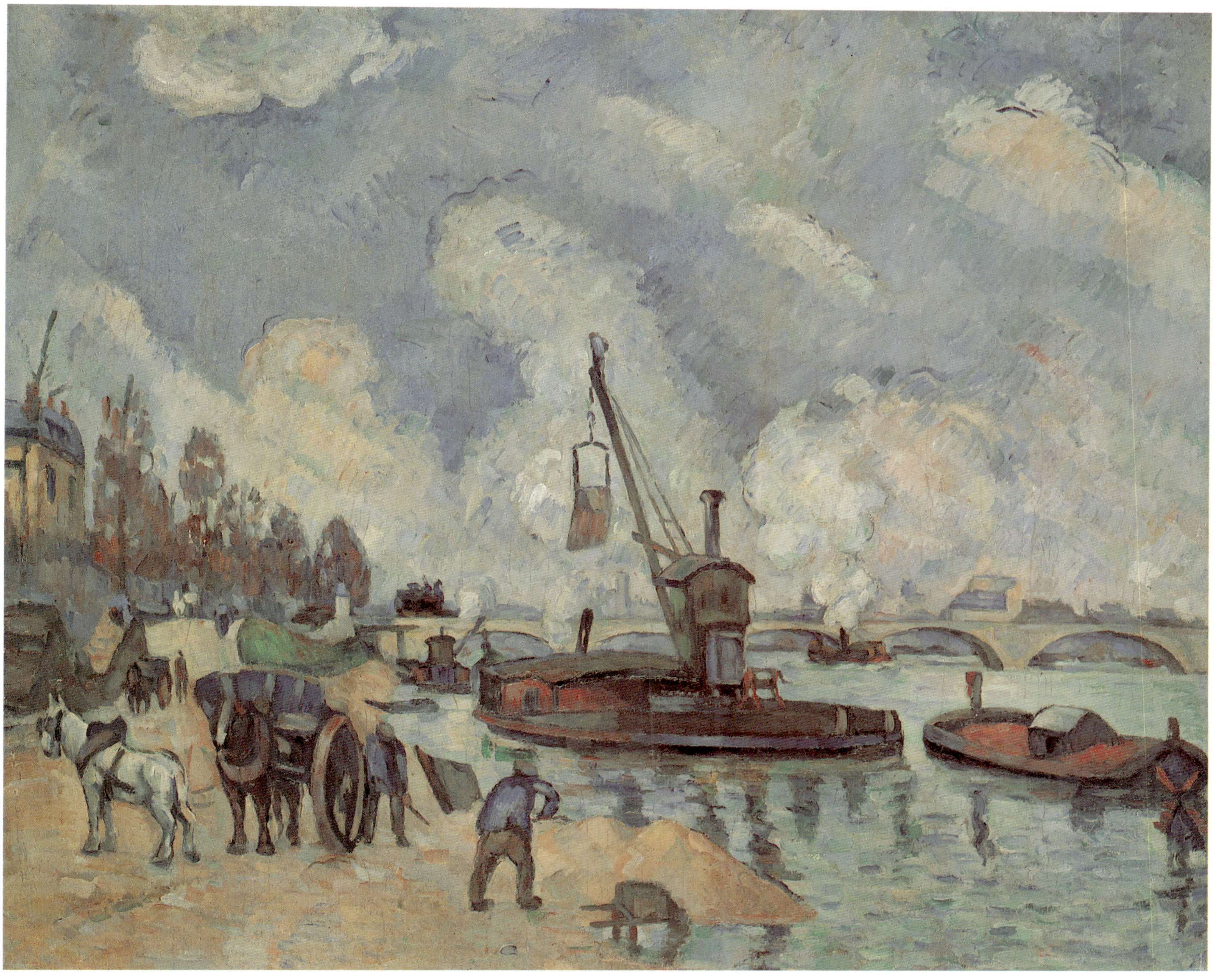

Paul Cézanne, Am Quai de Bercy in Paris, um 1874

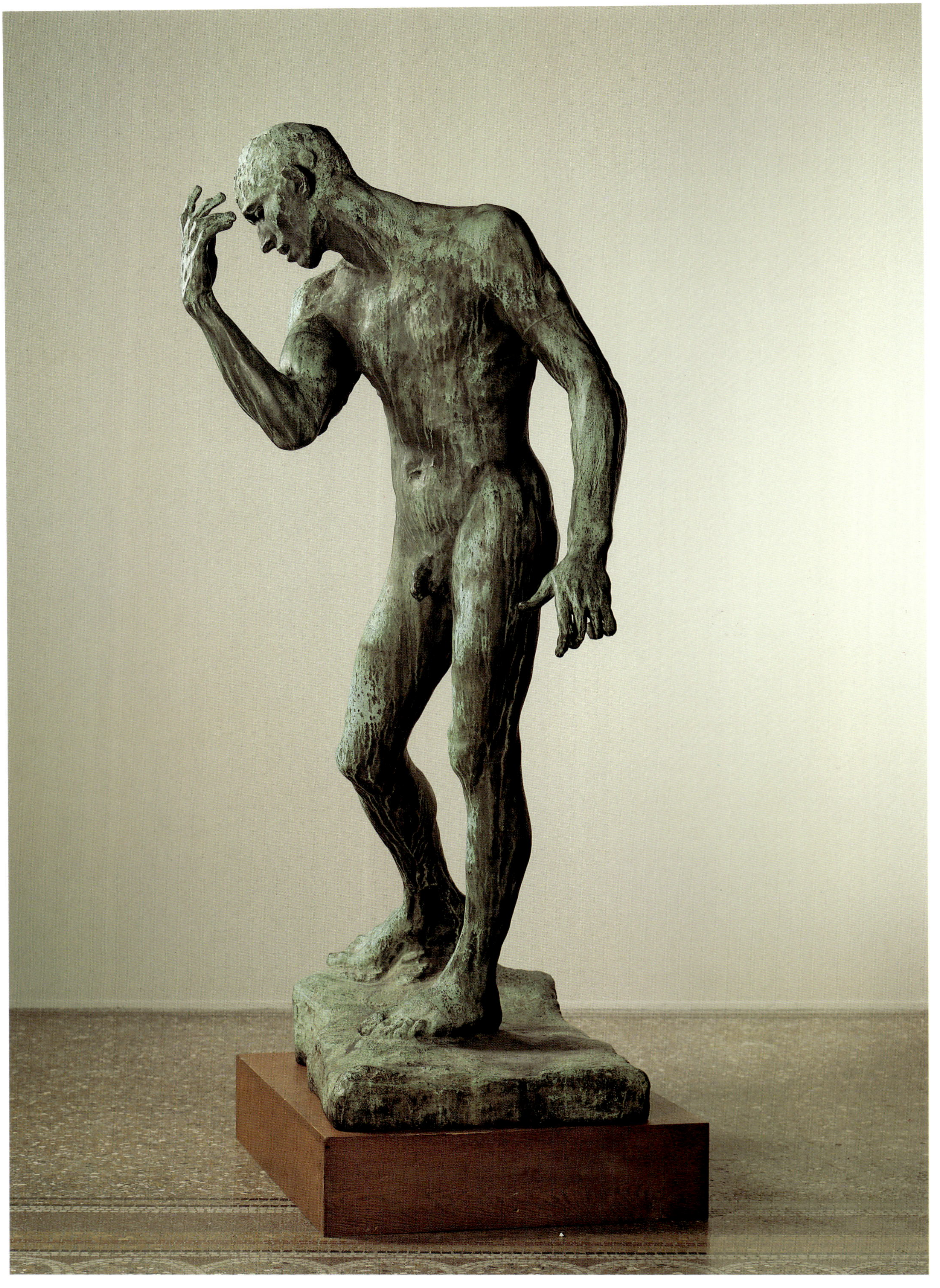

Auguste Rodin, Pierre de Wiessant, 1885

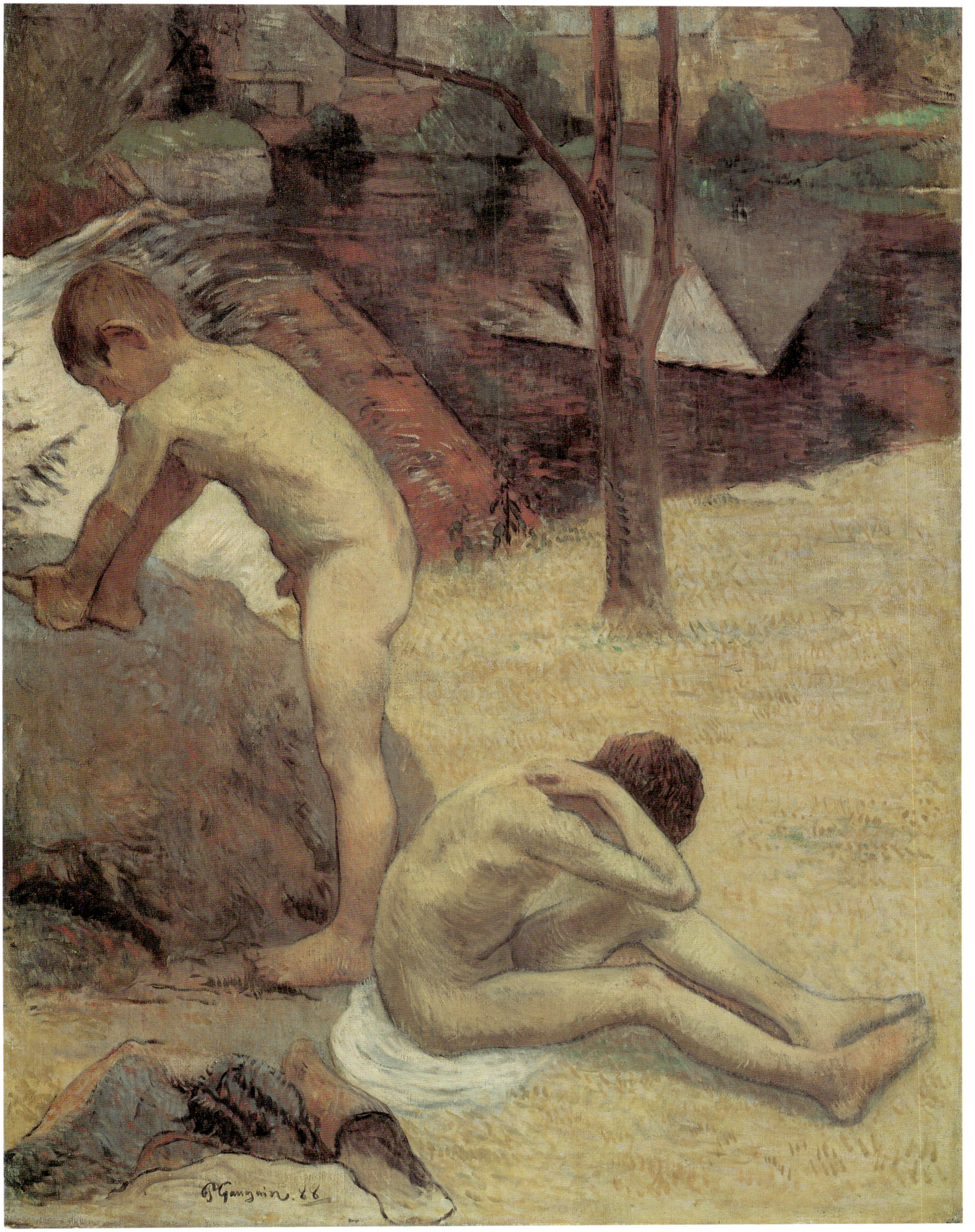

Paul Gauguin, Badende bretonische Knaben, 1888

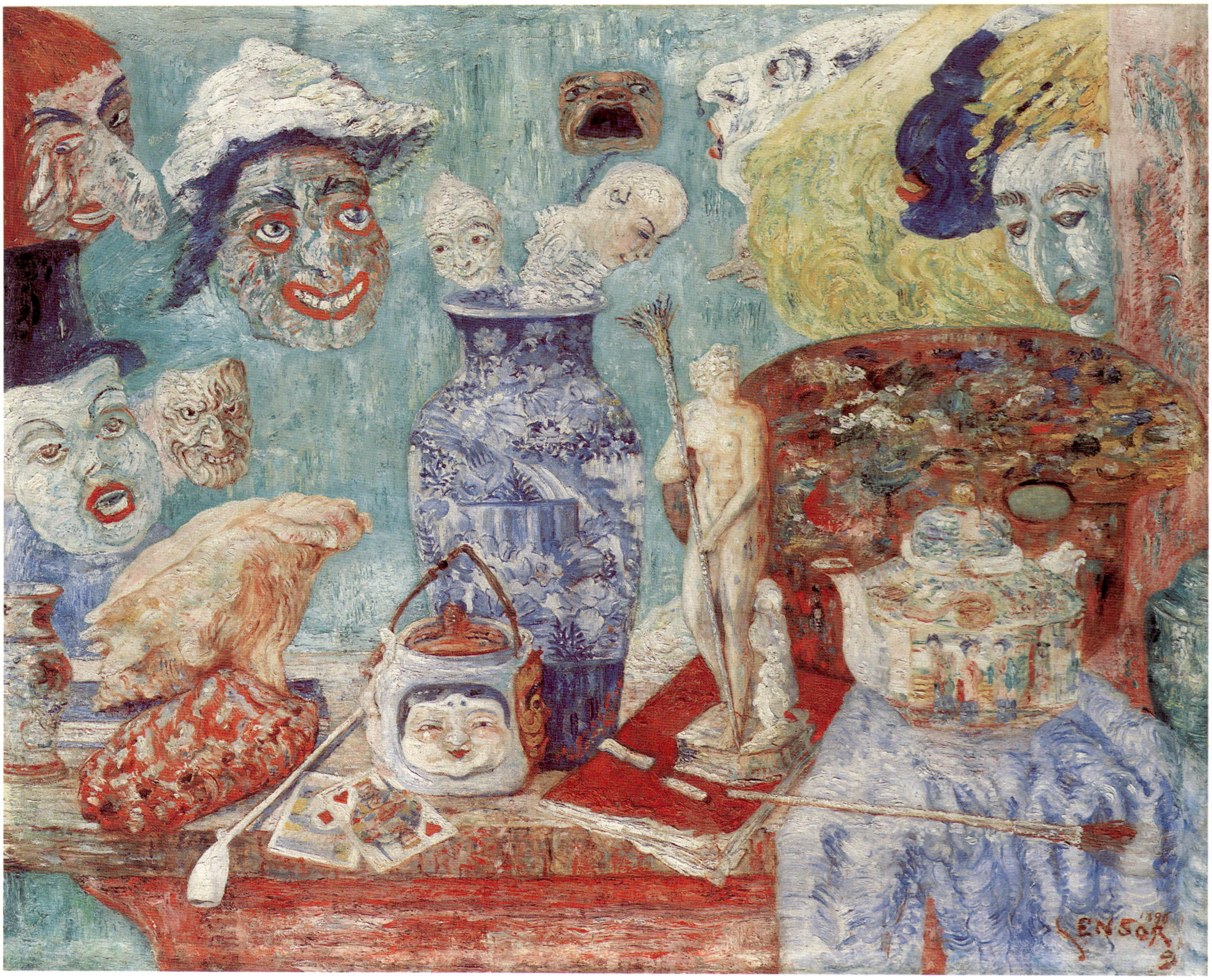

James Ensor, Stilleben mit Masken, 1896

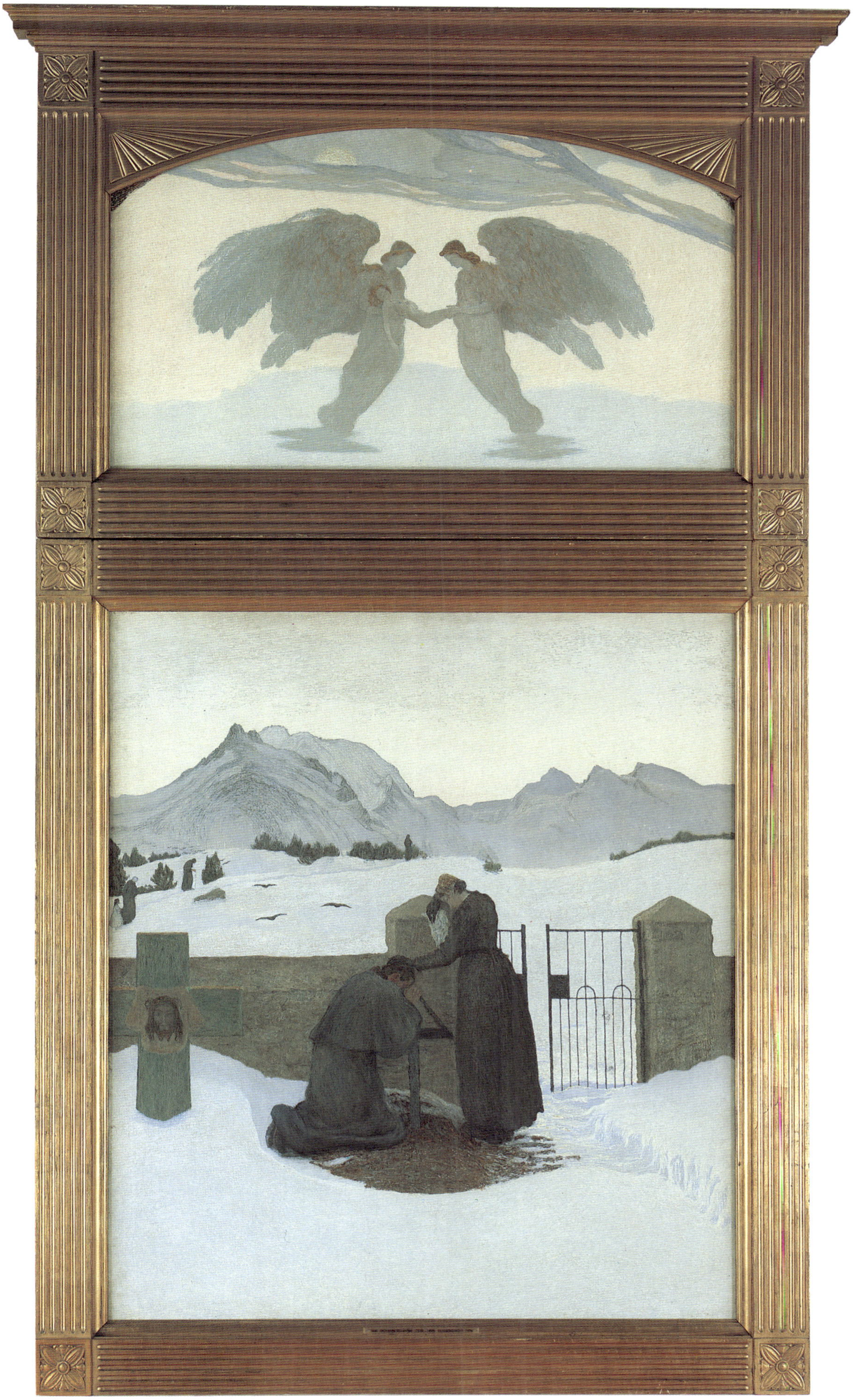

Giovanni Segantini, Glaubenstrost, 1896

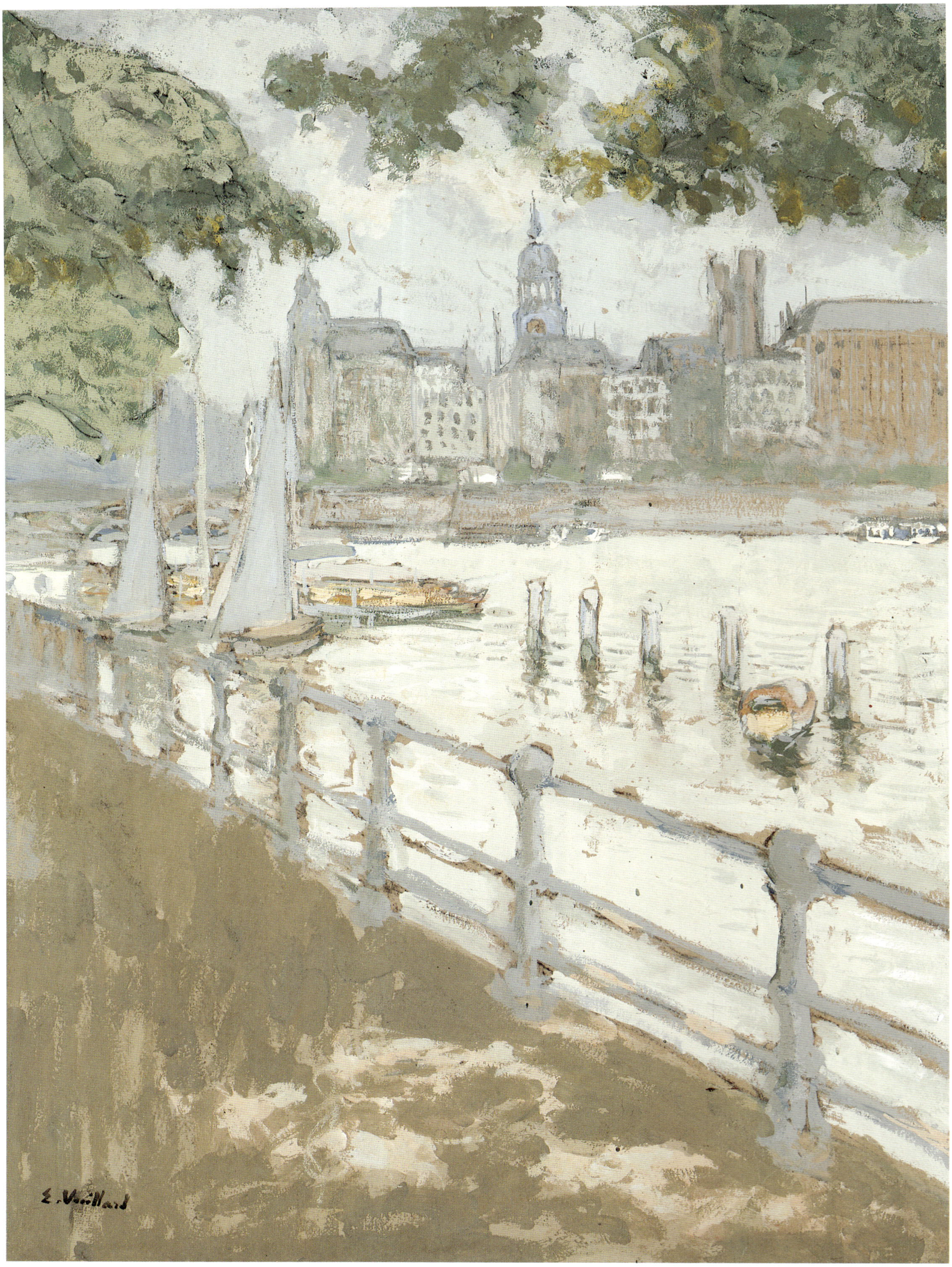

Edouard Vuillard, Blick auf die Binnenalster, 1913

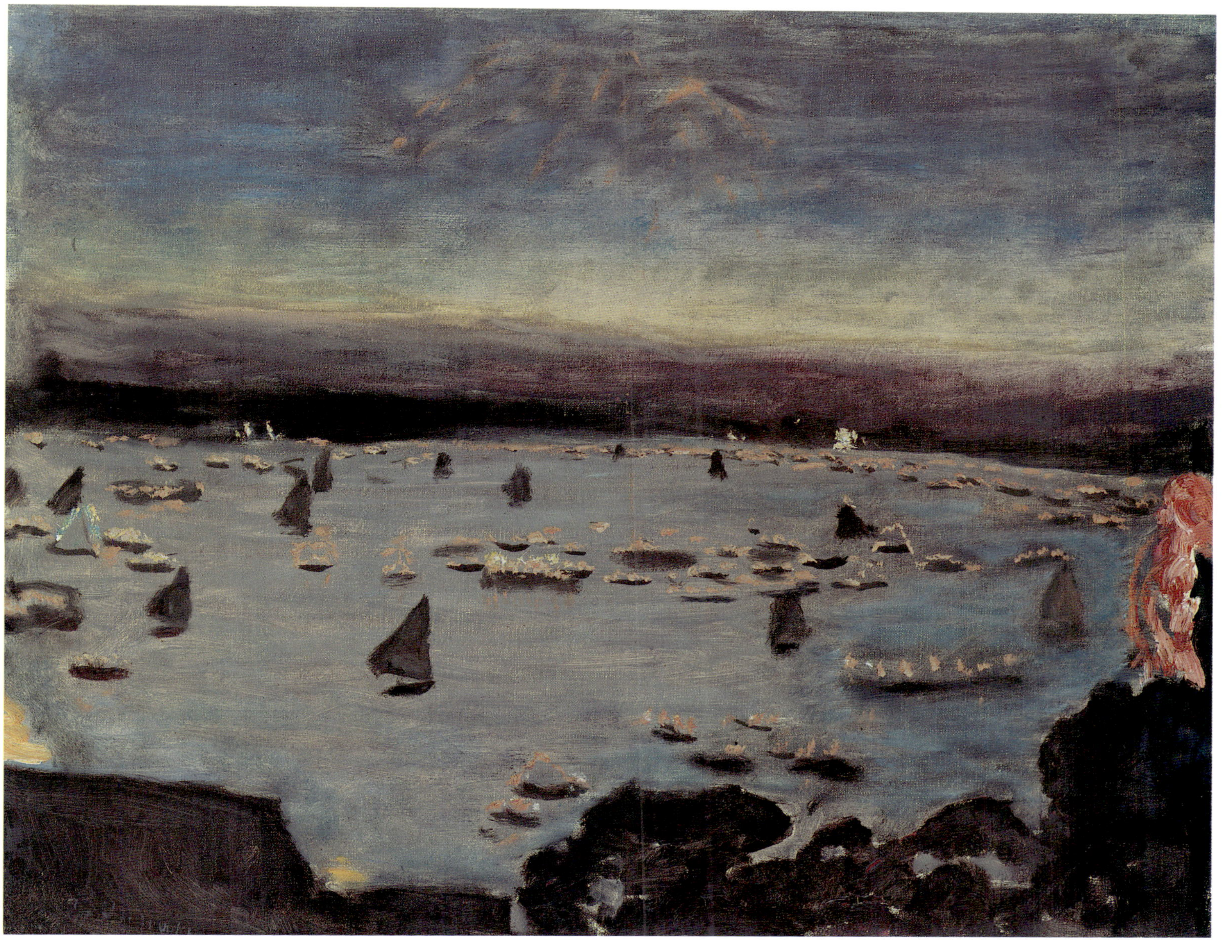

Pierre Bonnard, Lampionkorso auf der Aussenalster, 1913

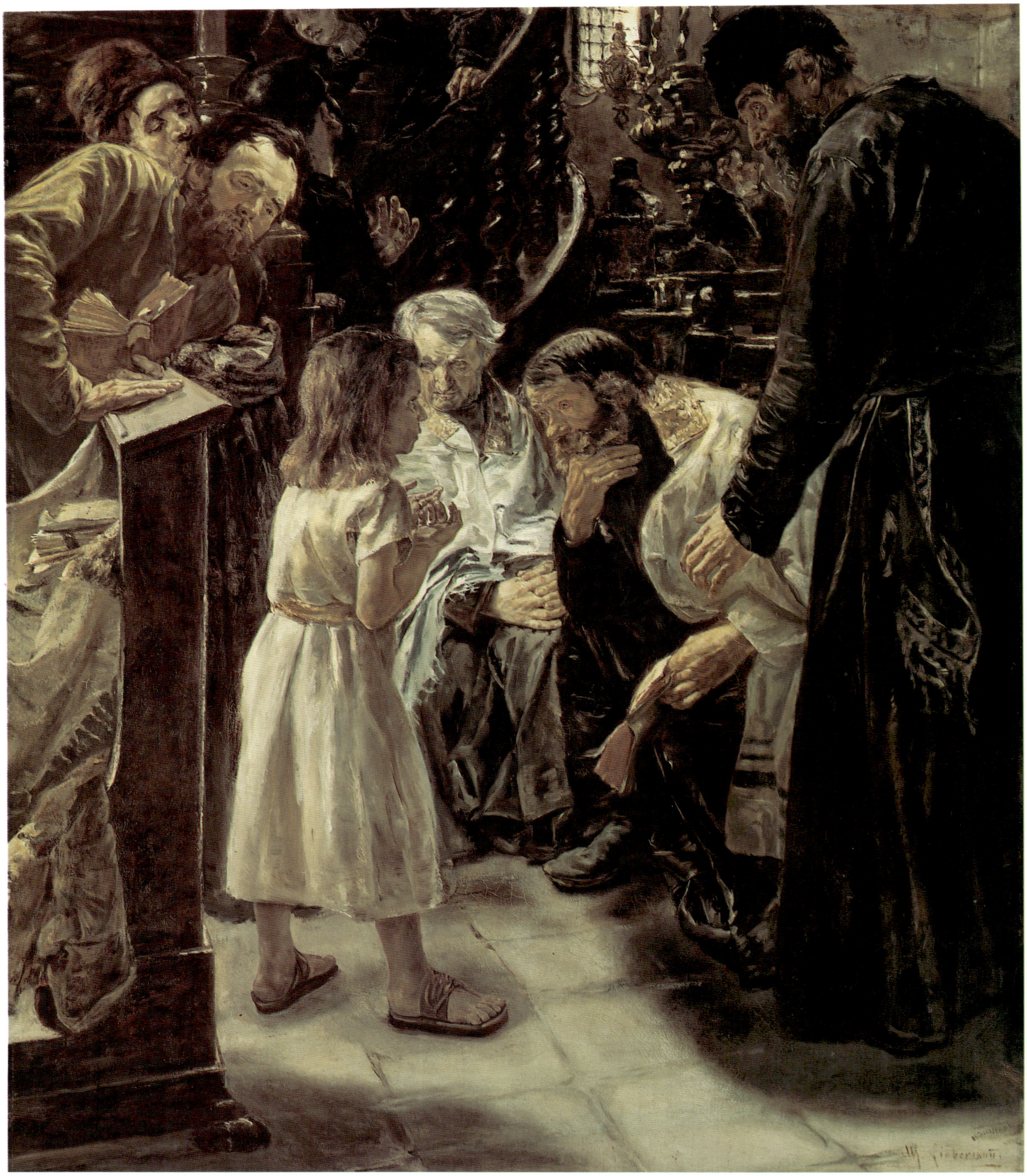

Max Liebermann, Der zwölfjährige Jesus im Tempel, 1879

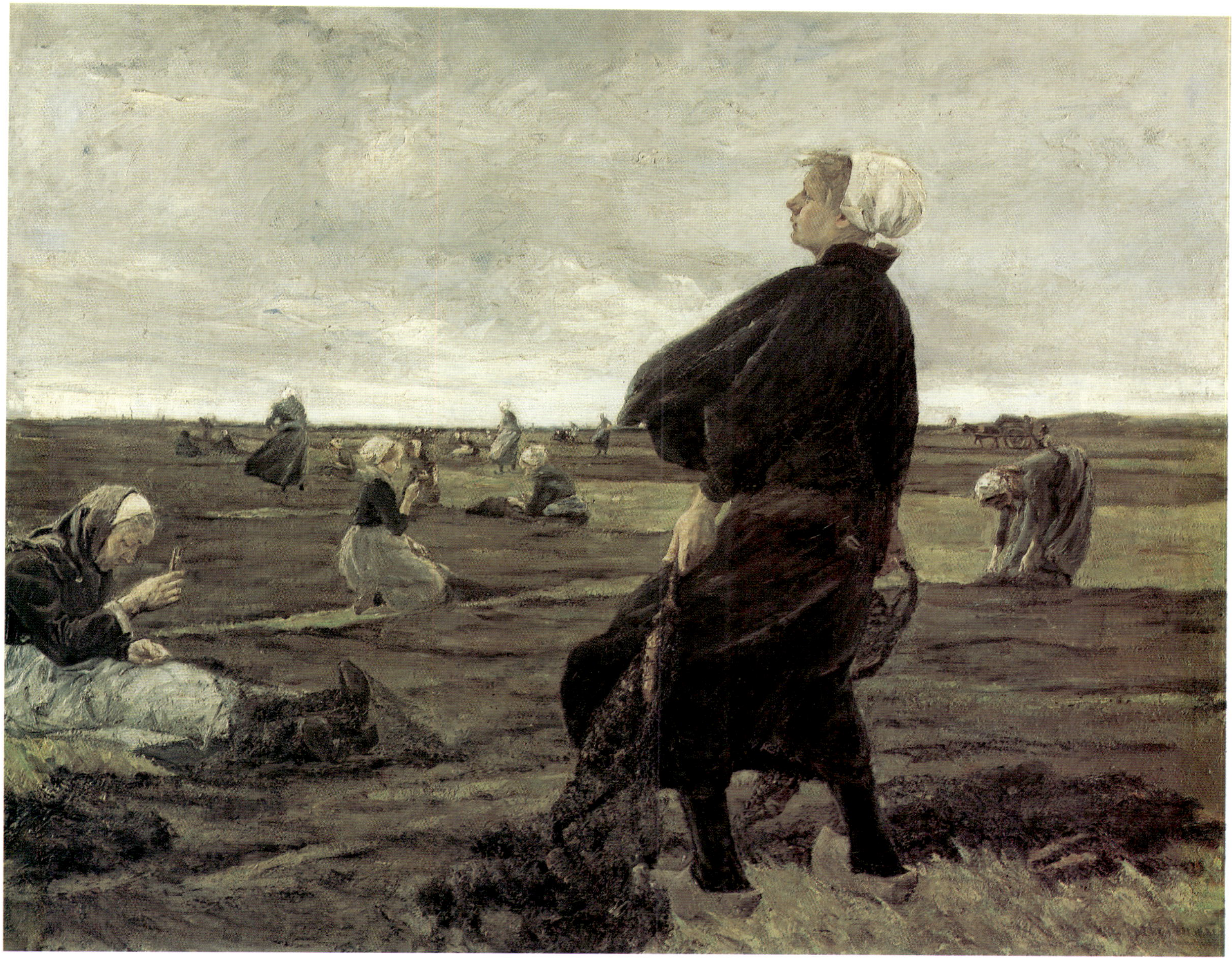

Max Liebermann, Die Netzflickerinnen, 1887–1889

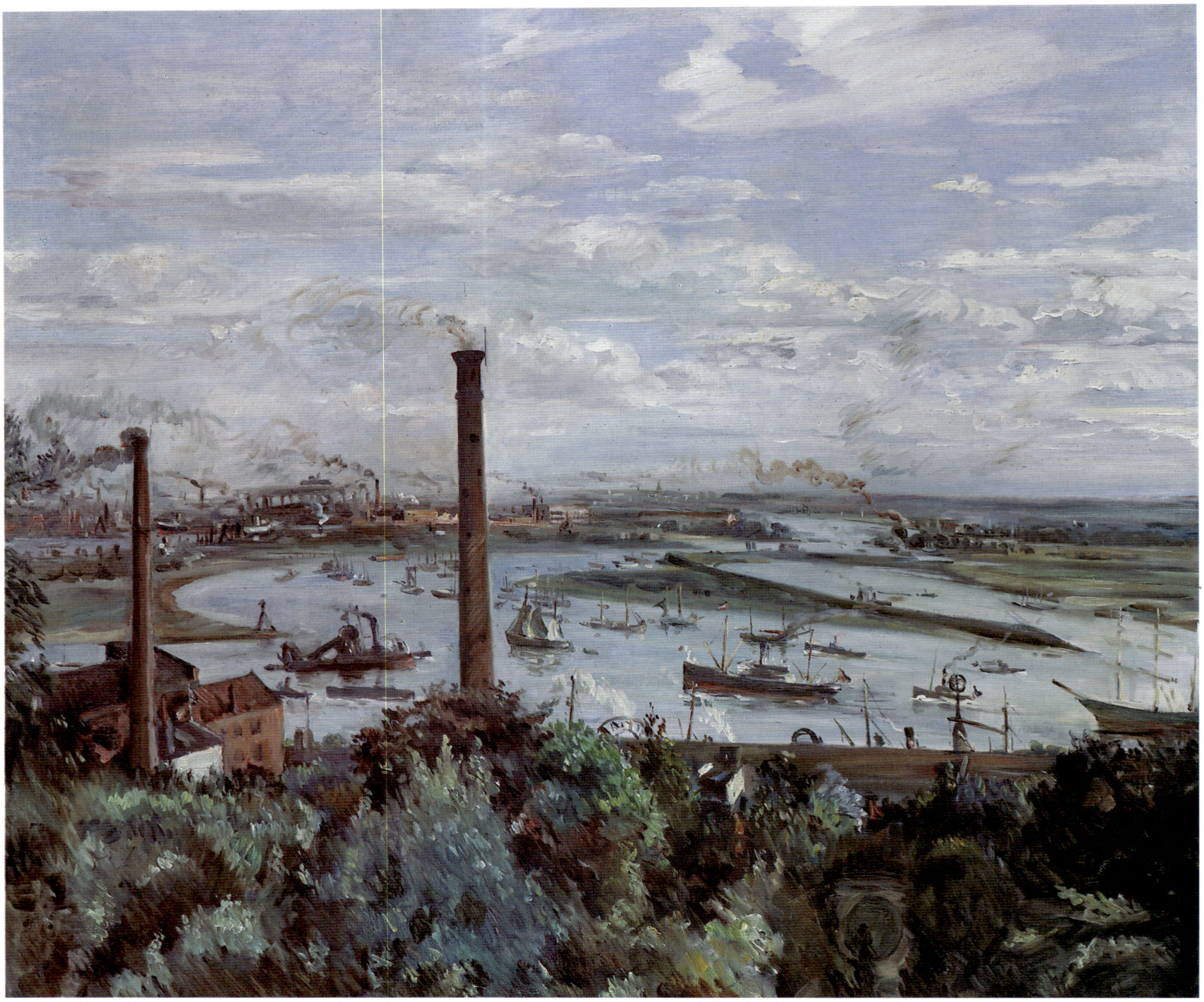

Lovis Corinth, Blick auf den Köhlbrand, 1911

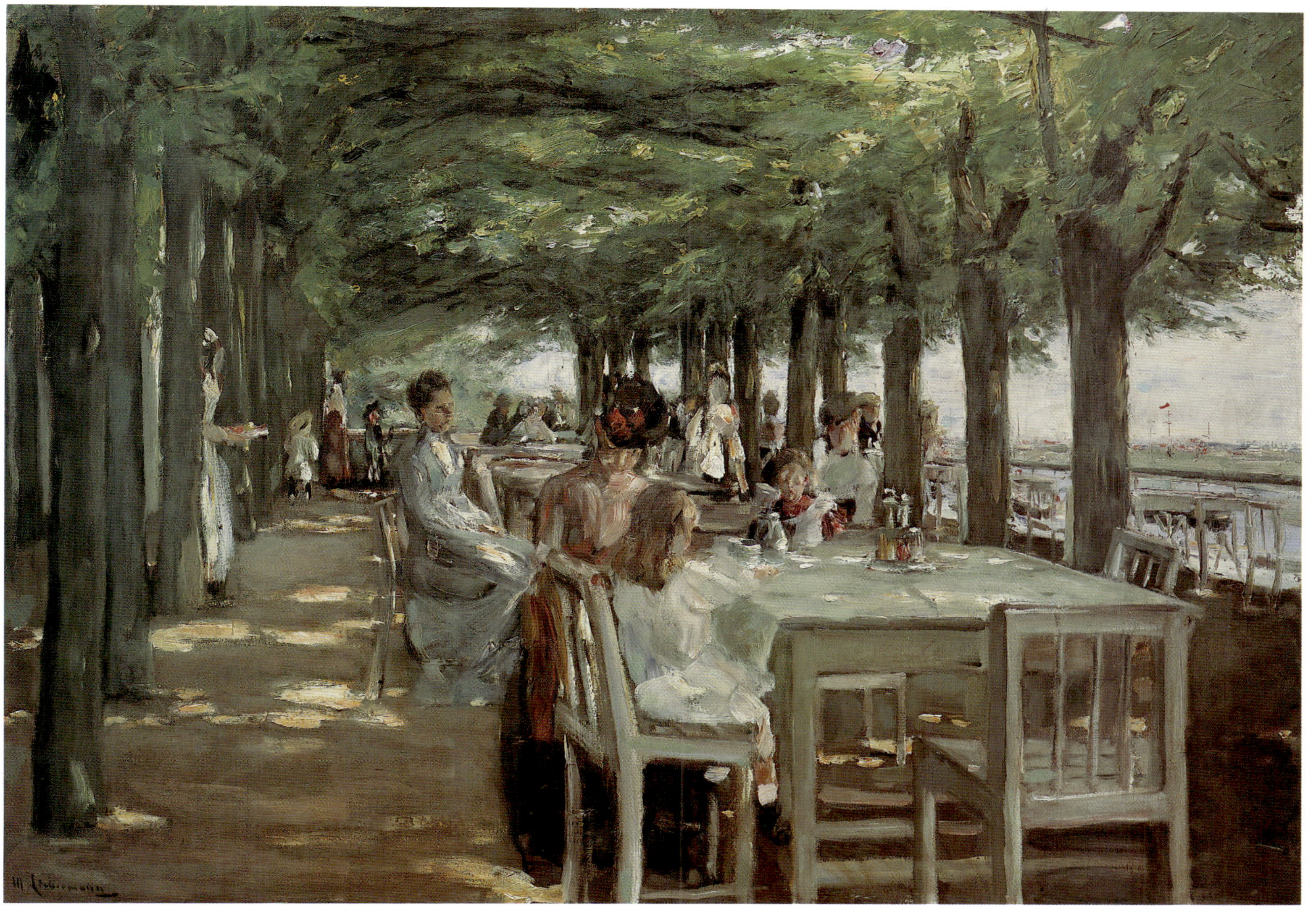

Max Liebermann, Terrasse im Restaurant Jacob in Nienstedten an der Elbe, 1902

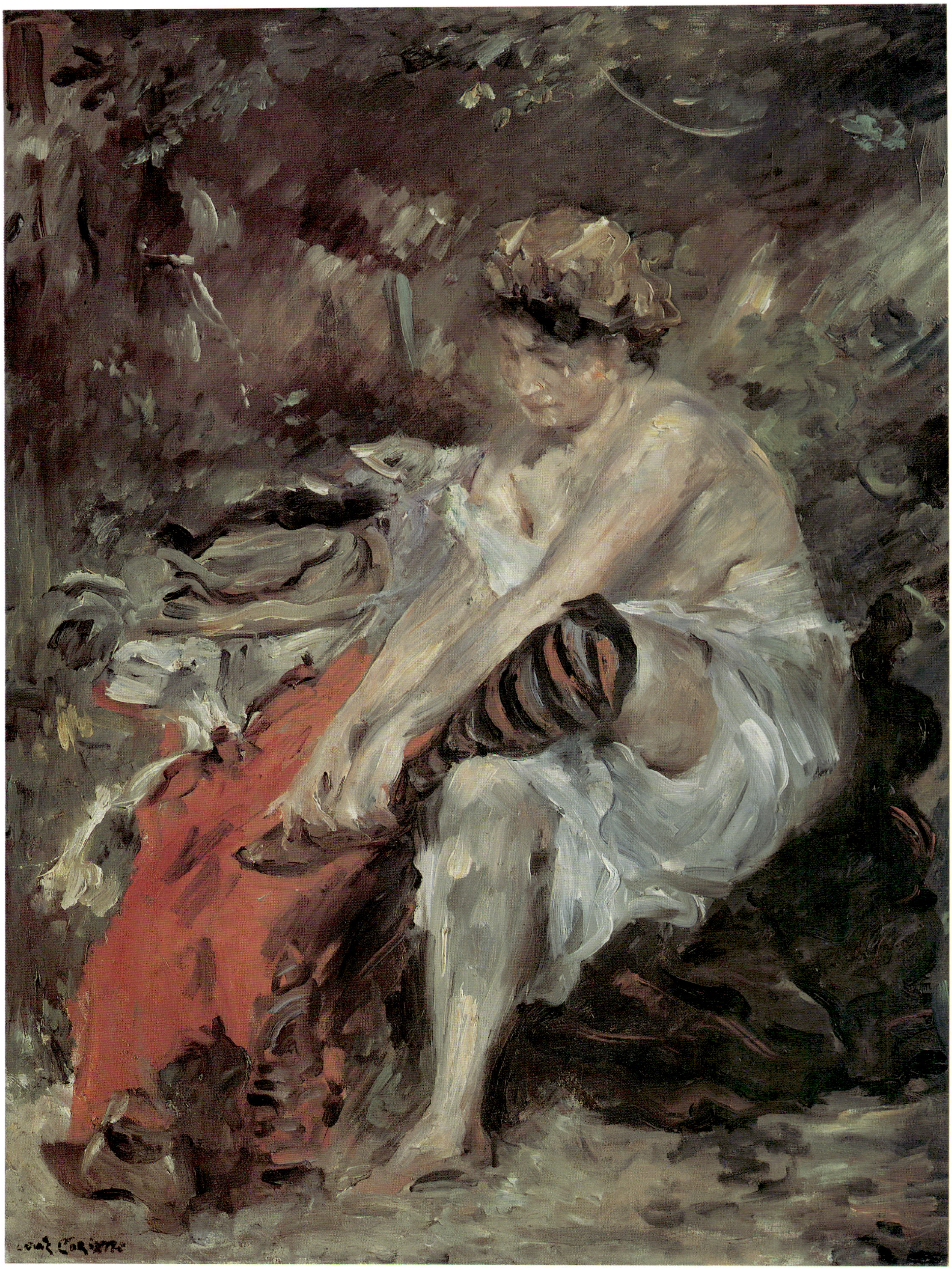

Lovis Corinth, Nach dem Bade, 1906

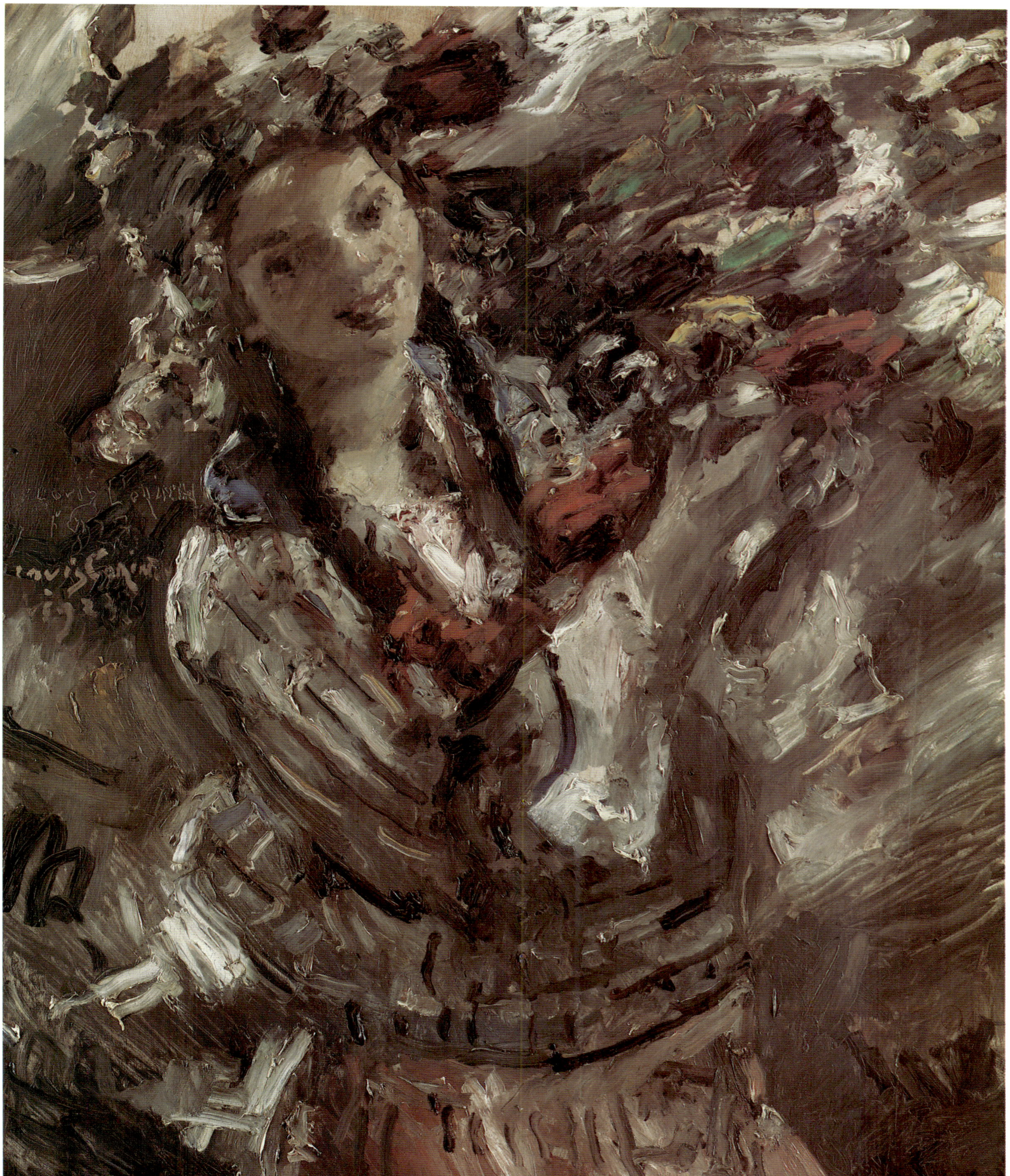

Lovis Corinth, Flora, 1923

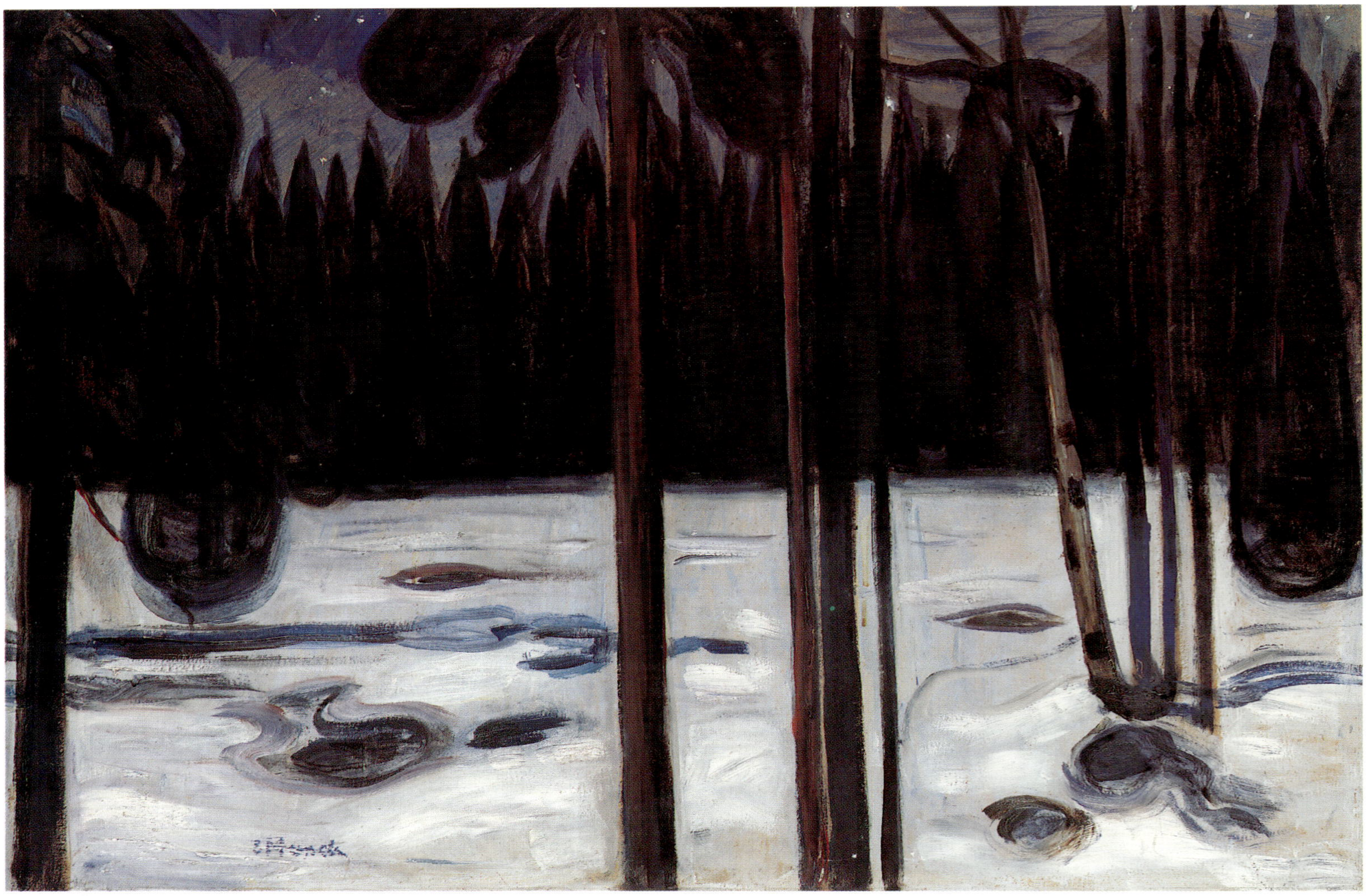

Edvard Munch, Tannen im Winter, um 1901

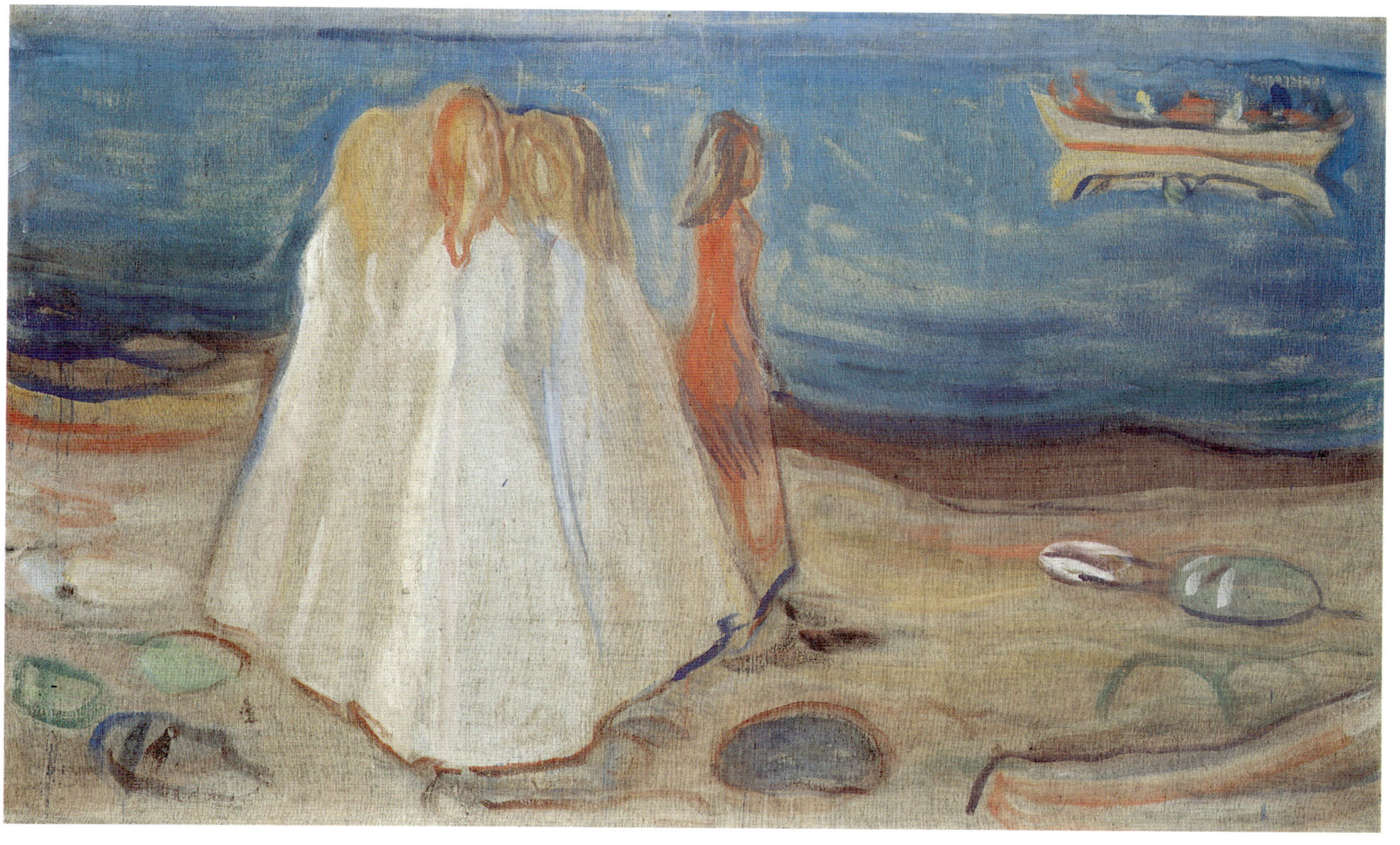

Edvard Munch, Mädchen am Meer, 1906

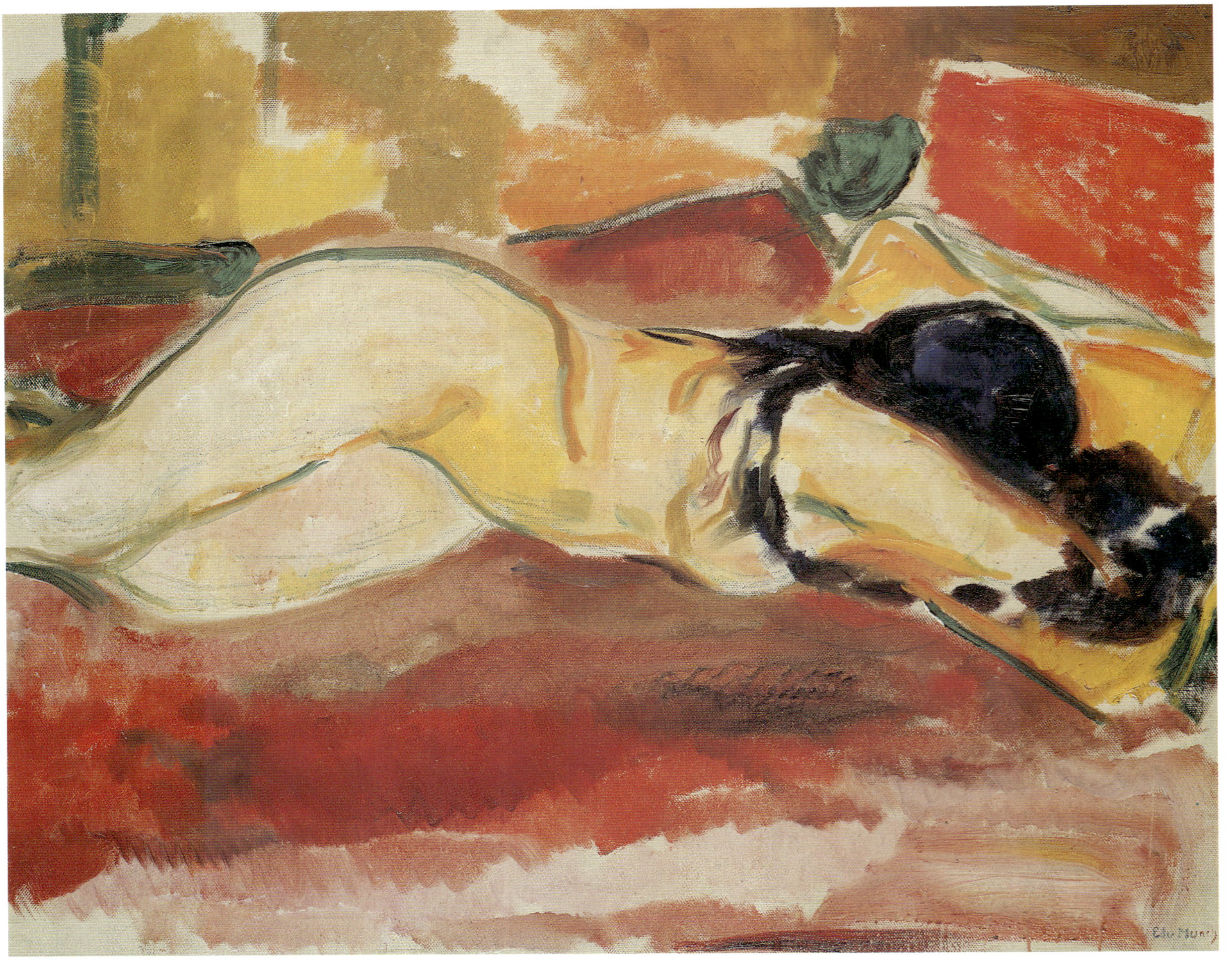

EDVARD MUNCH, LIEGENDER AKT, 1912/1913

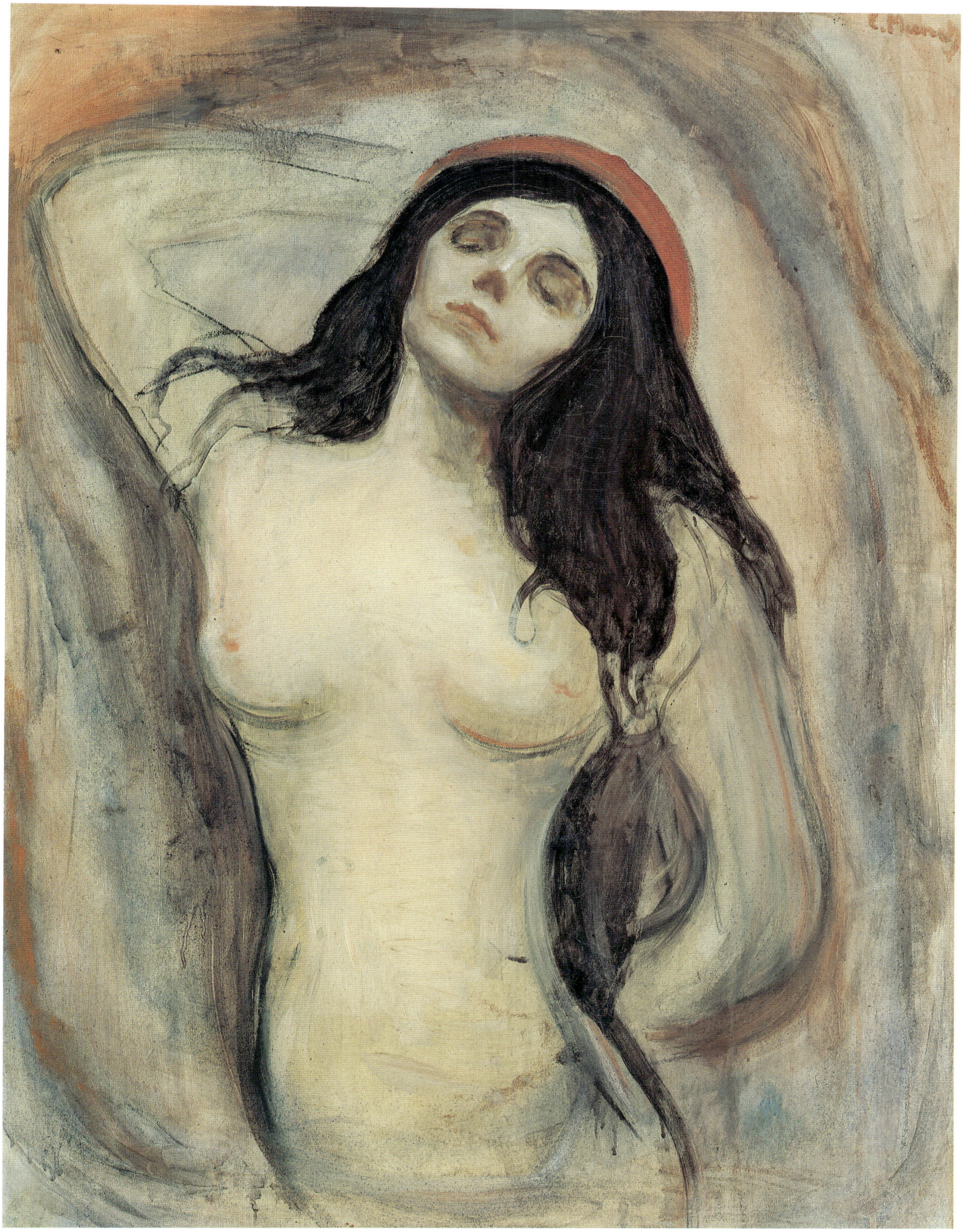

Edvard Munch, Madonna, 1894

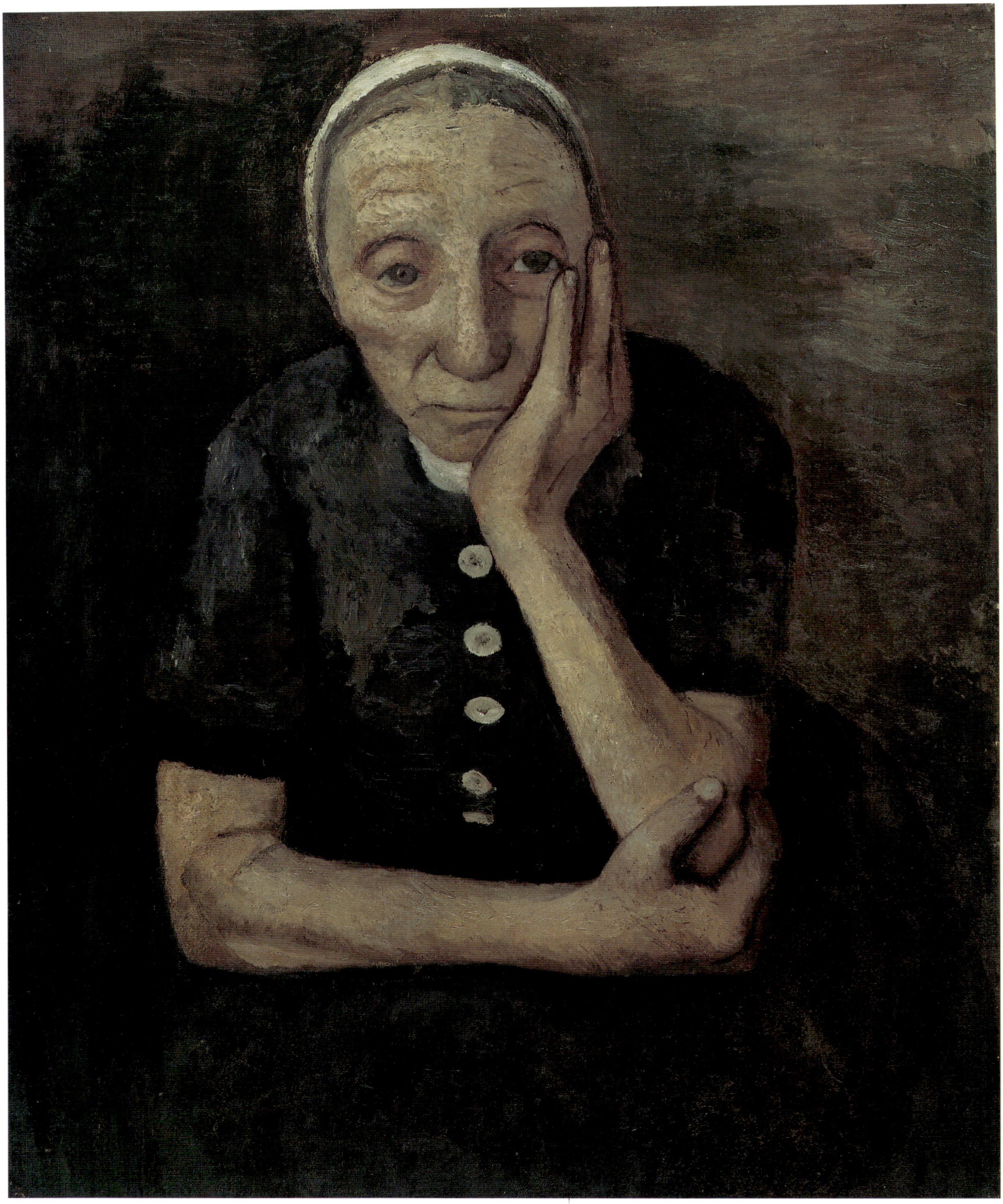

Paula Modersohn-Becker, Alte Moorbäuerin, 1903

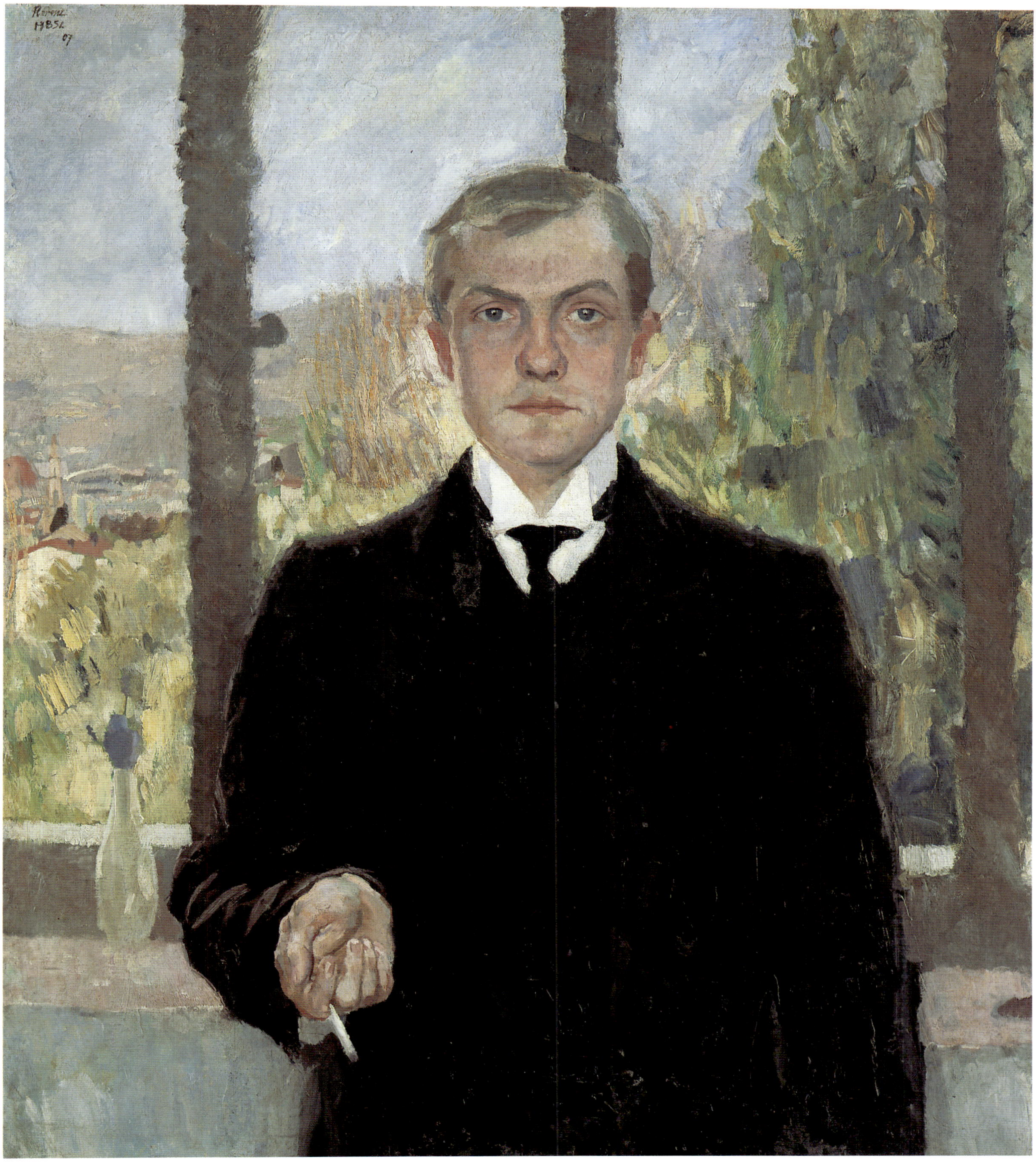

Max Beckmann, Selbstbildnis Florenz, 1907

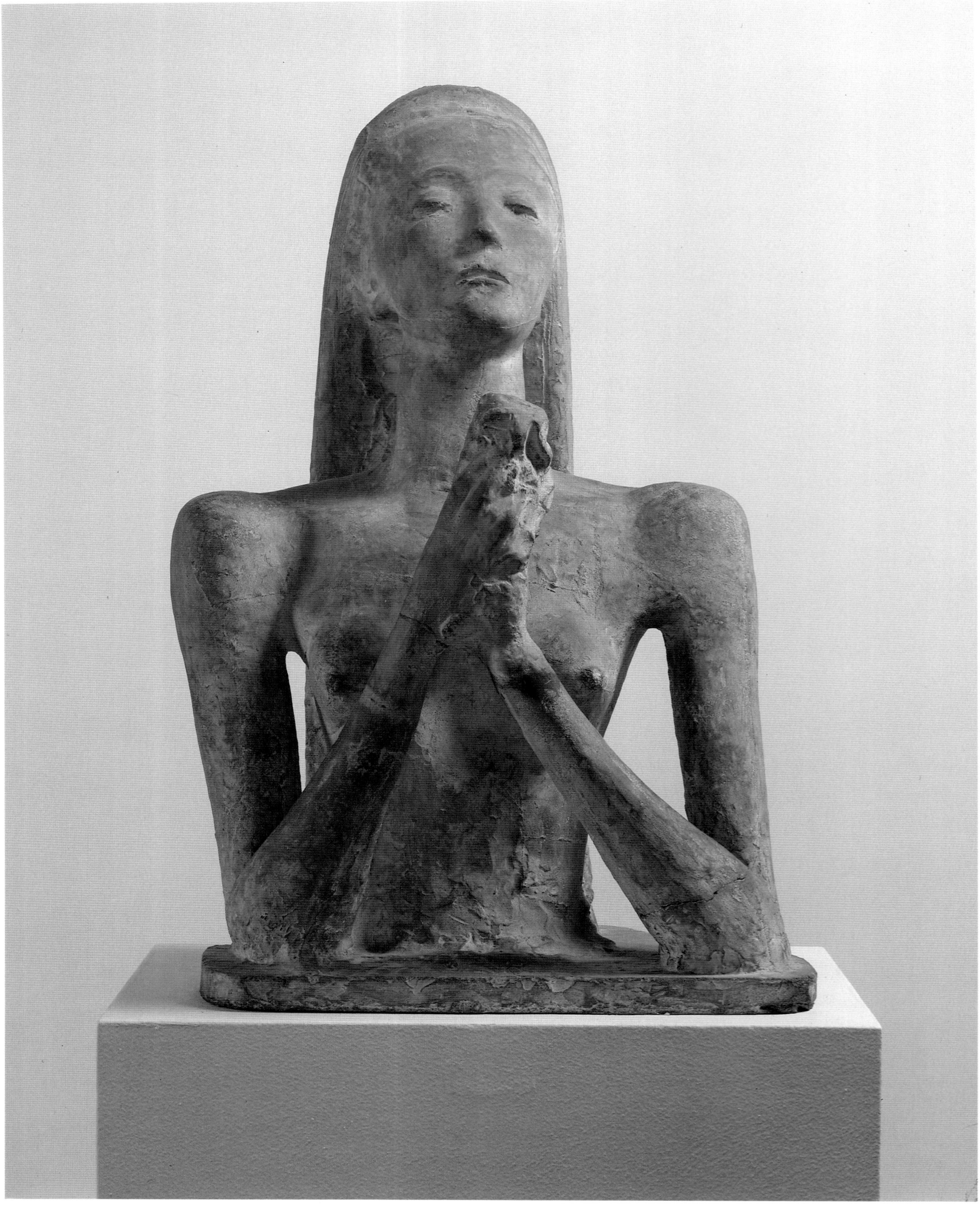

Wilhelm Lehmbruck, Die Betende, 1918

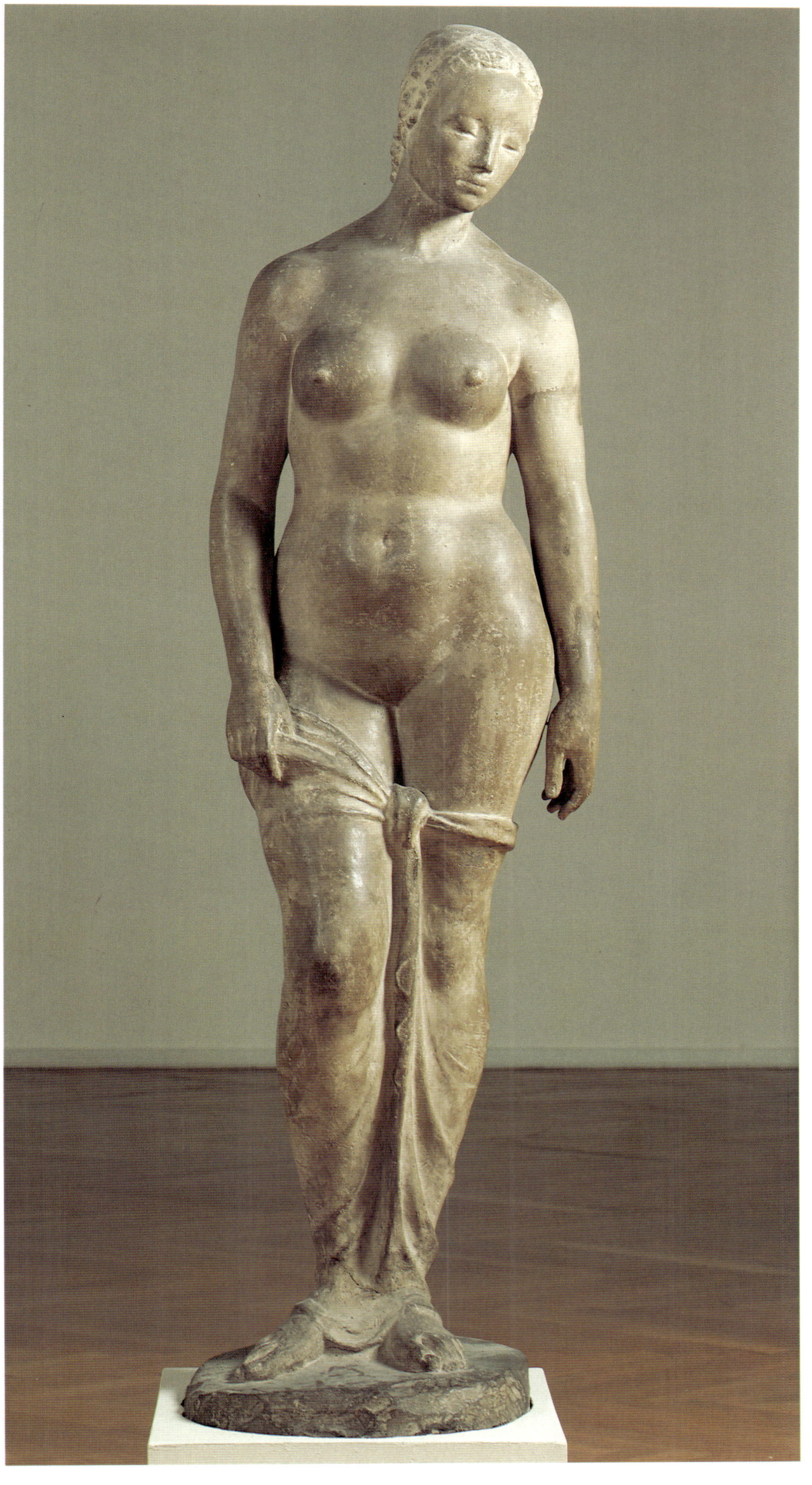

Wilhelm Lehmbruck, Grosse Stehende, 1910/1911

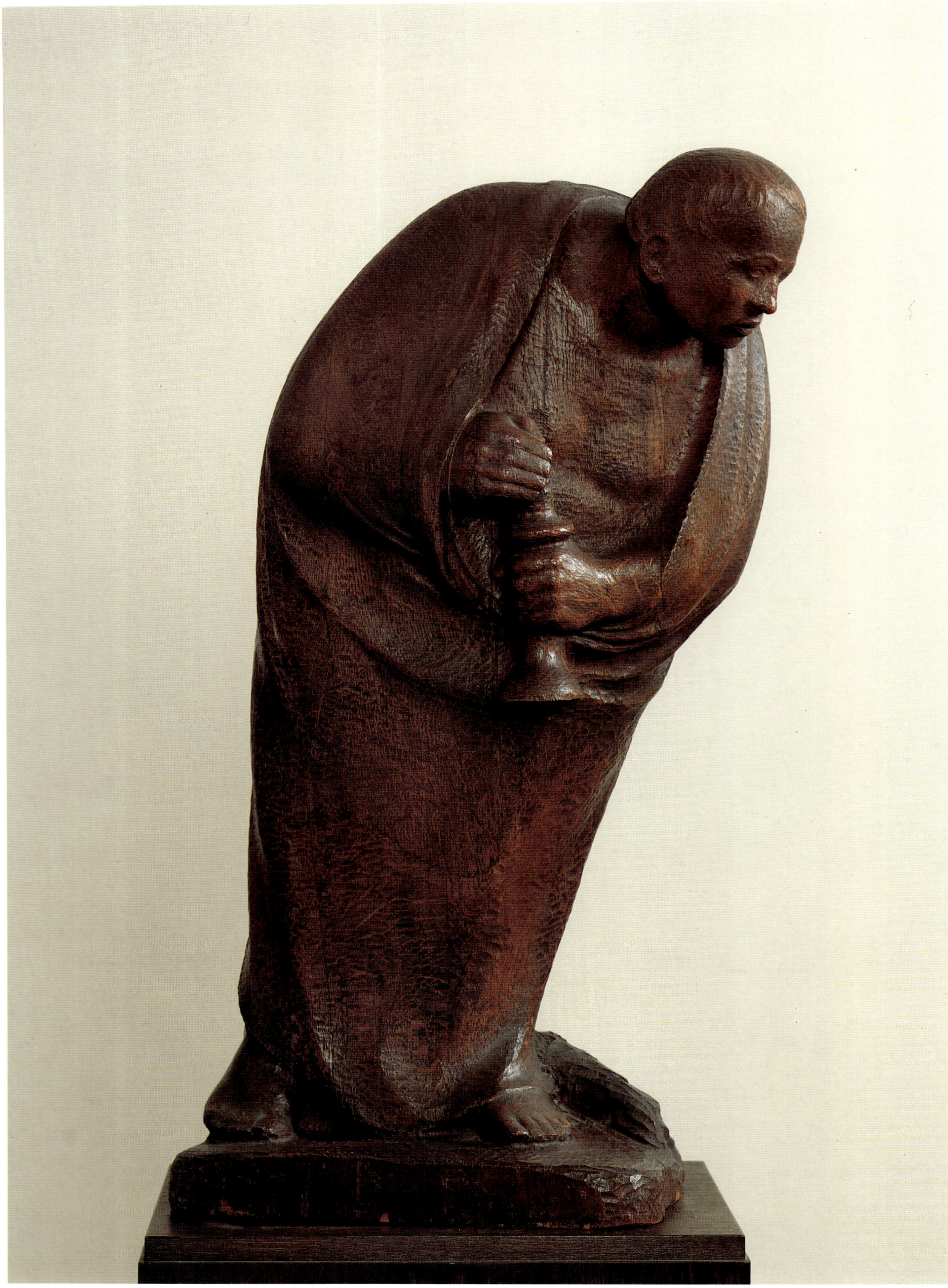

Ernst Barlach, Der Einsame, 1911

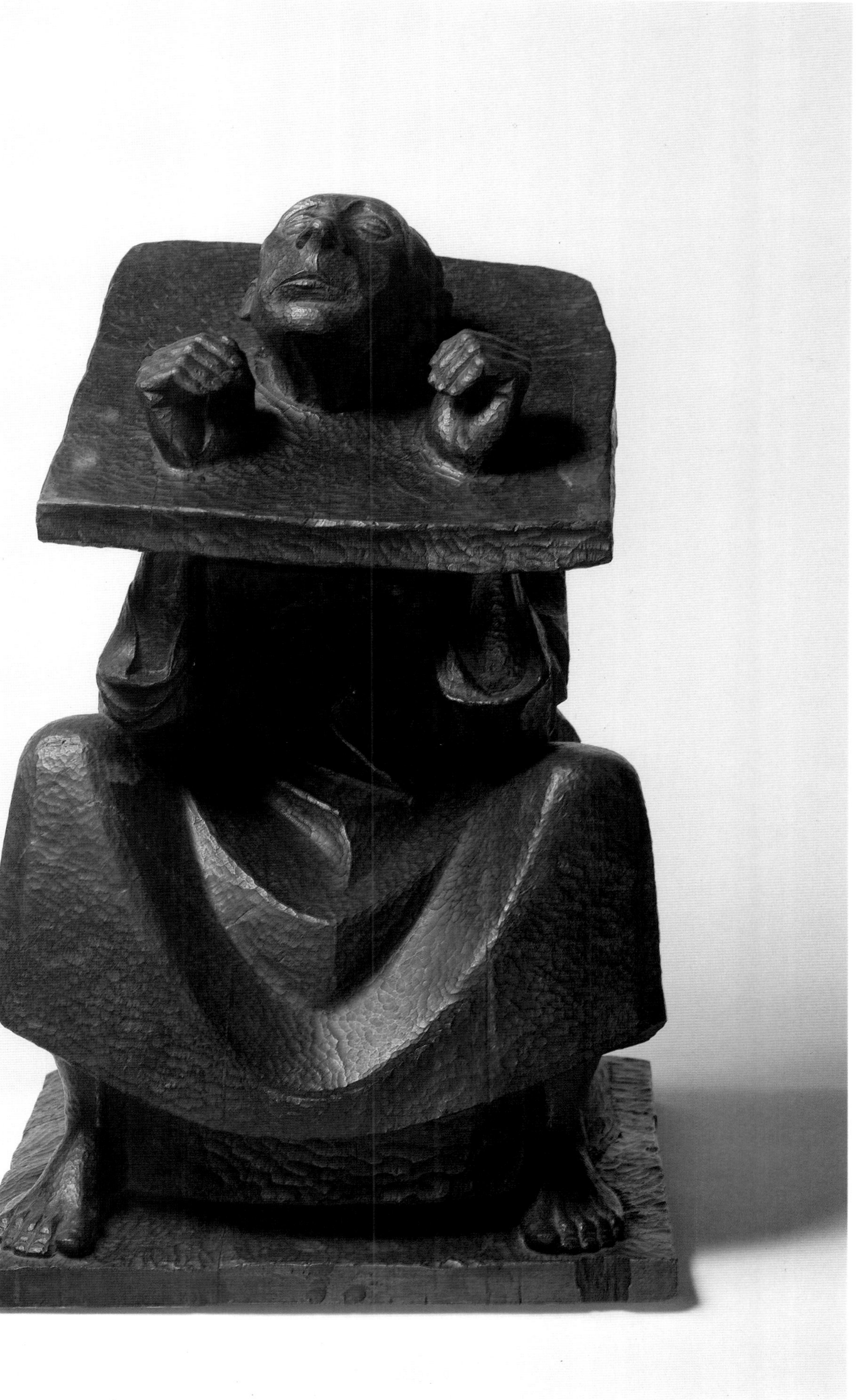

Ernst Barlach, Der Mann im Stock, 1918

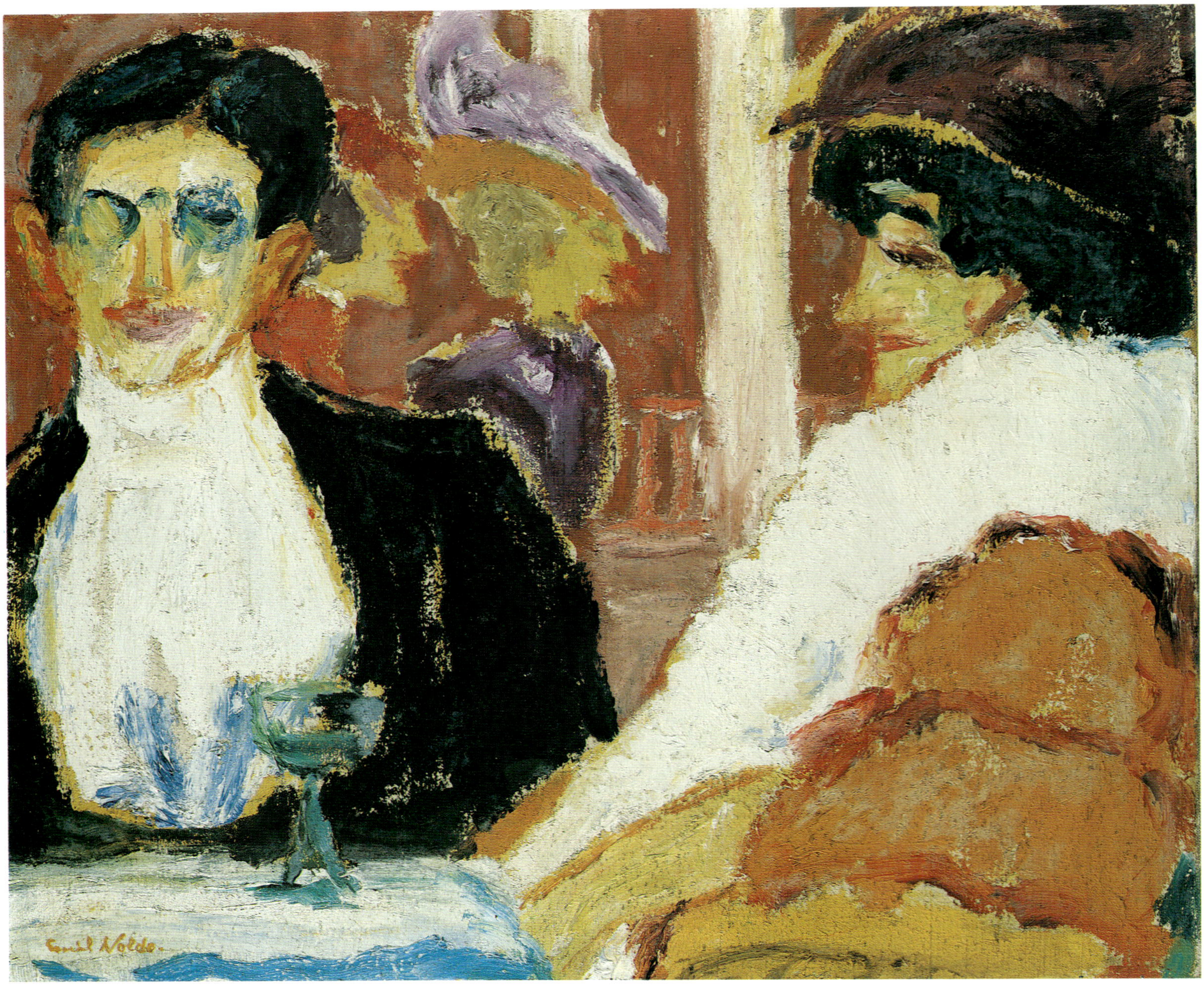

Emil Nolde, Herr und Dame im roten Salon, 1911

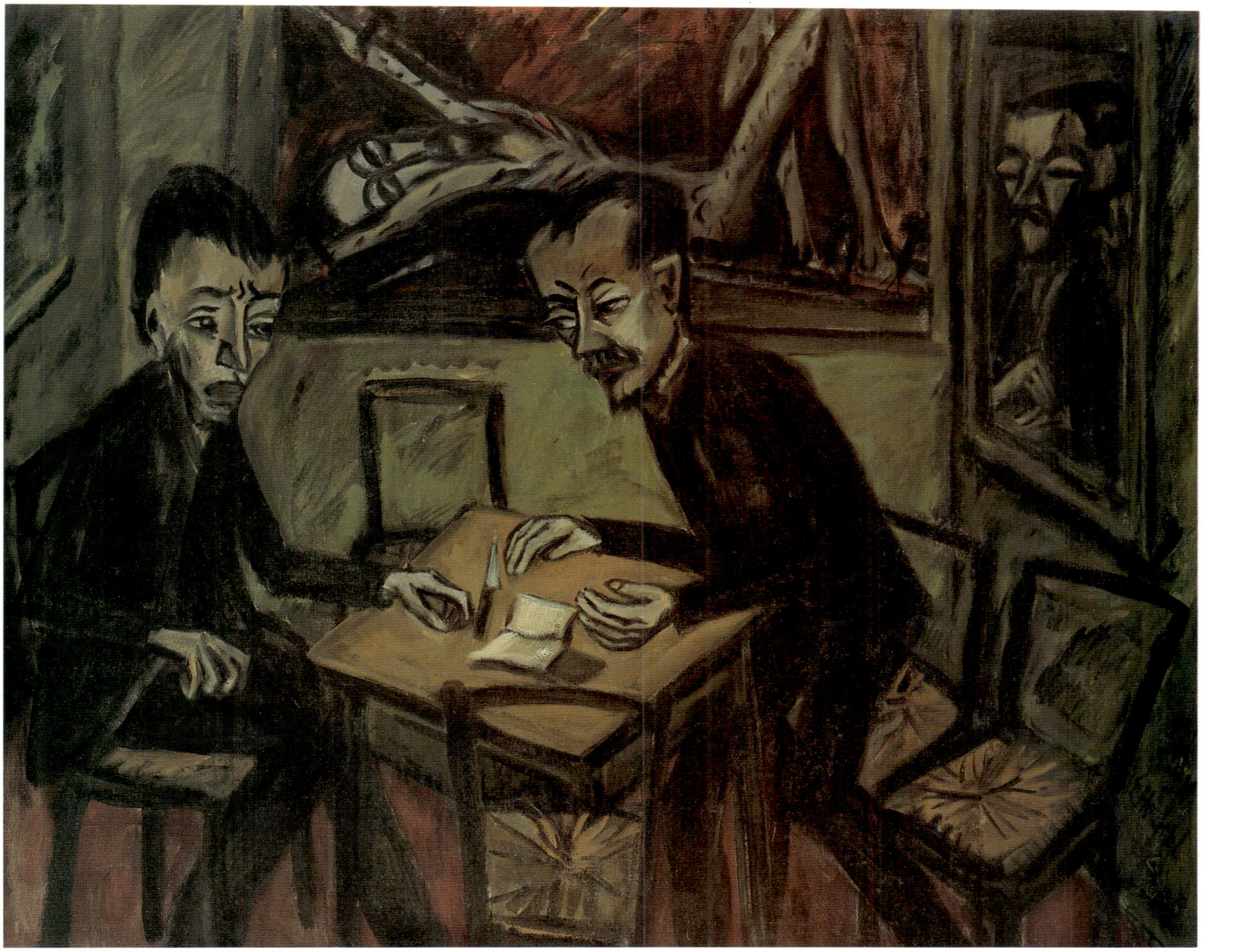

Erich Heckel, Zwei Männer am Tisch, 1912

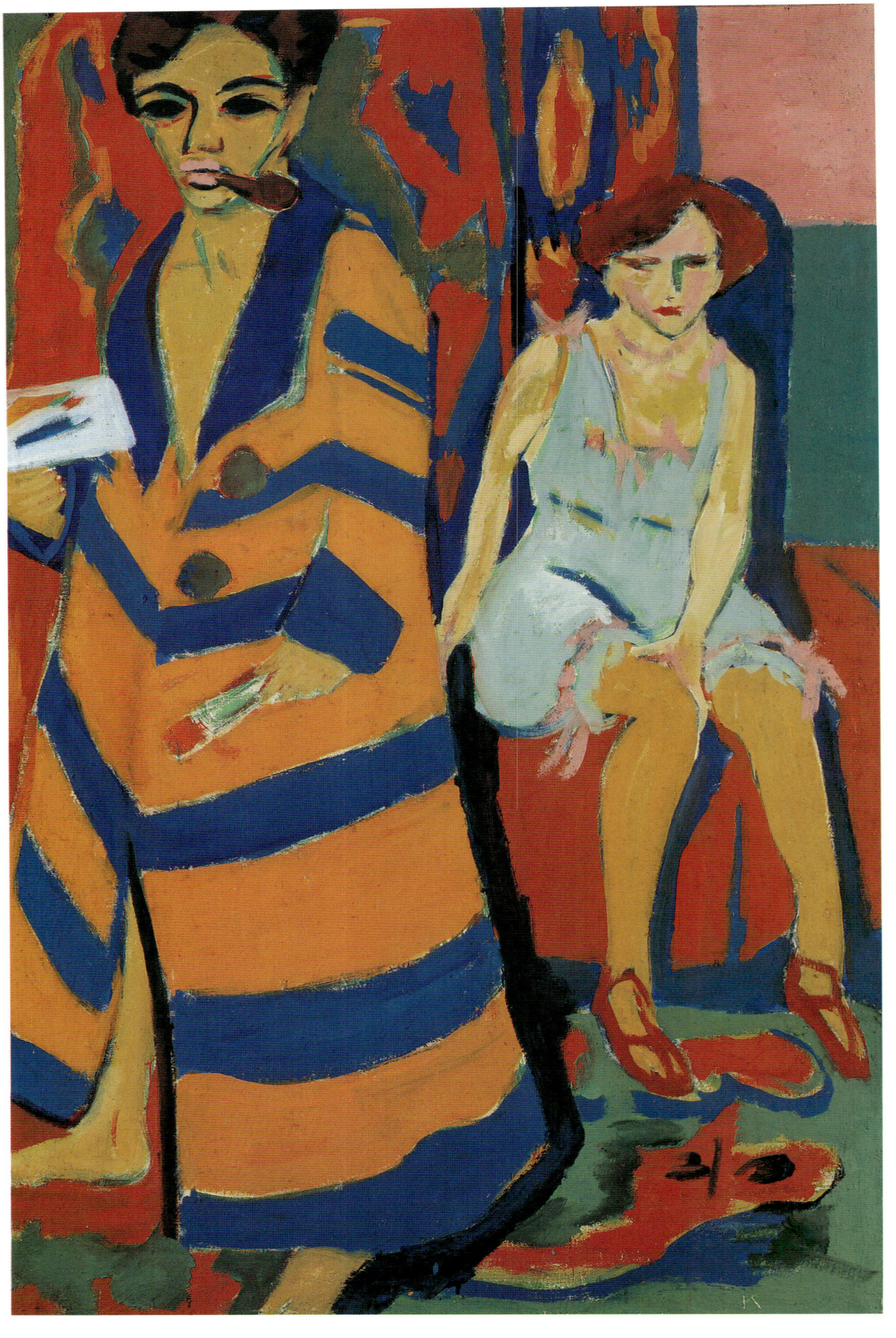

Ernst Ludwig Kirchner, Selbstbildnis mit Modell, 1910/1926

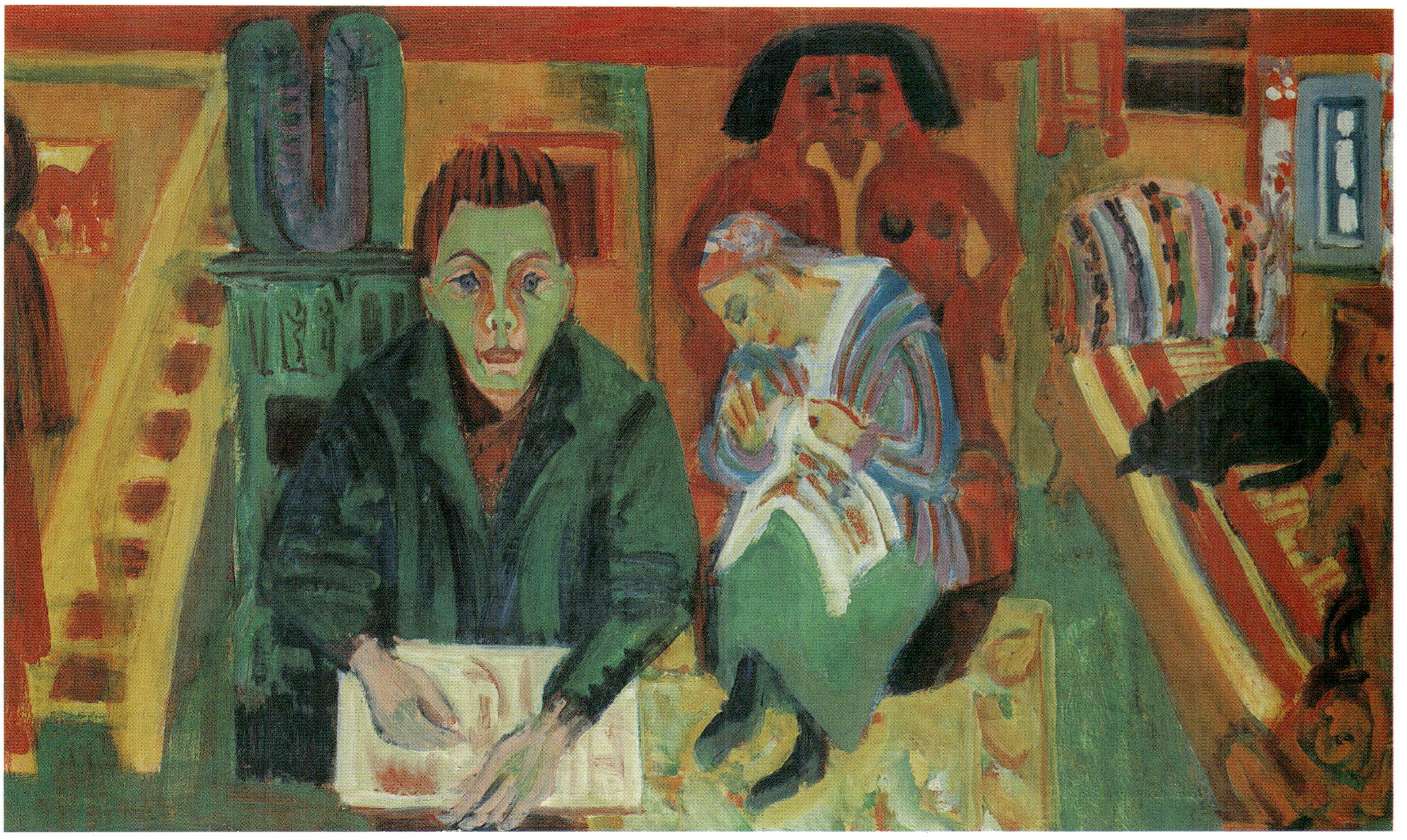

Ernst Ludwig Kirchner, Das Wohnzimmer, 1920

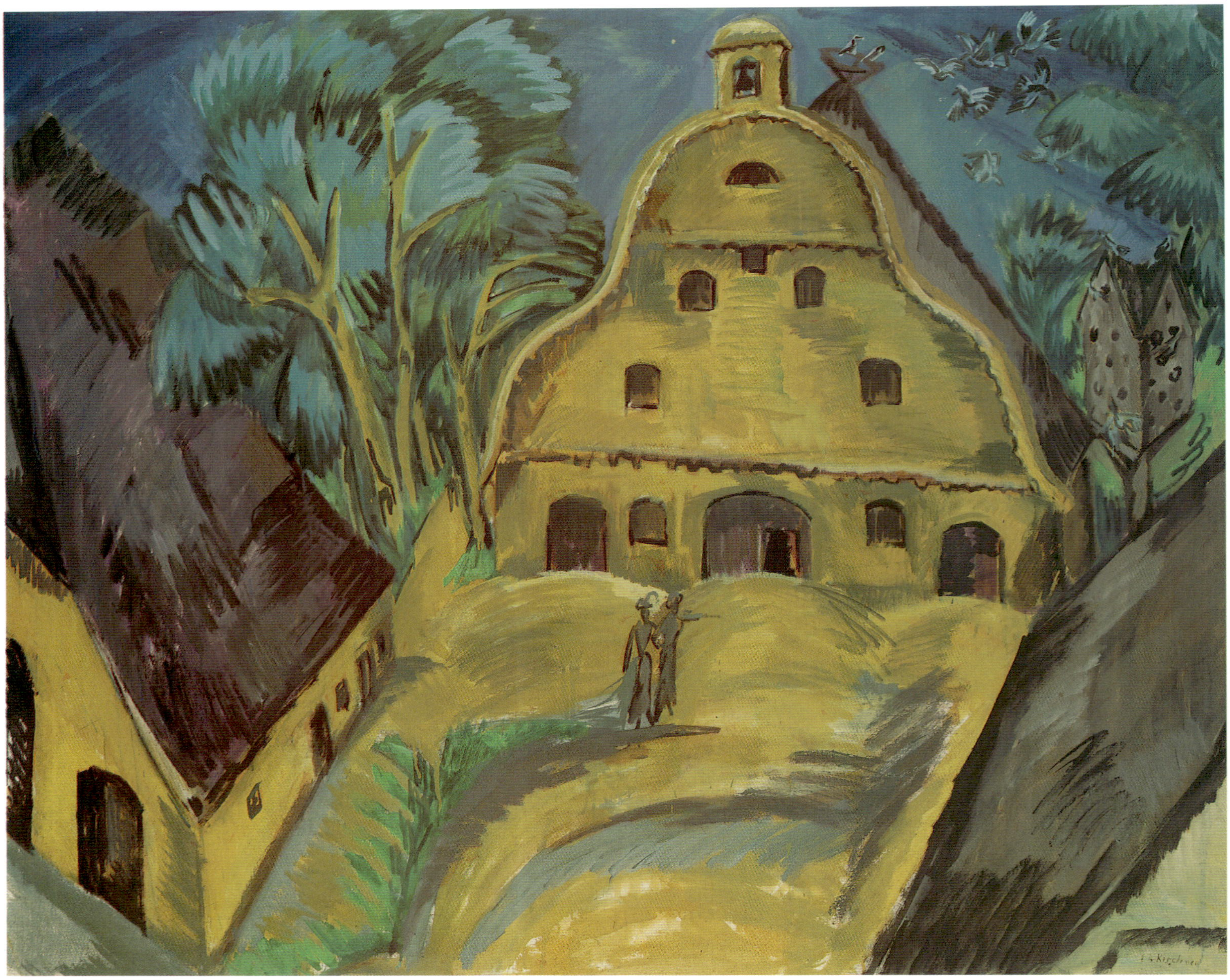

Ernst Ludwig Kirchner, Gut Staberhof auf Fehmarn, 1913

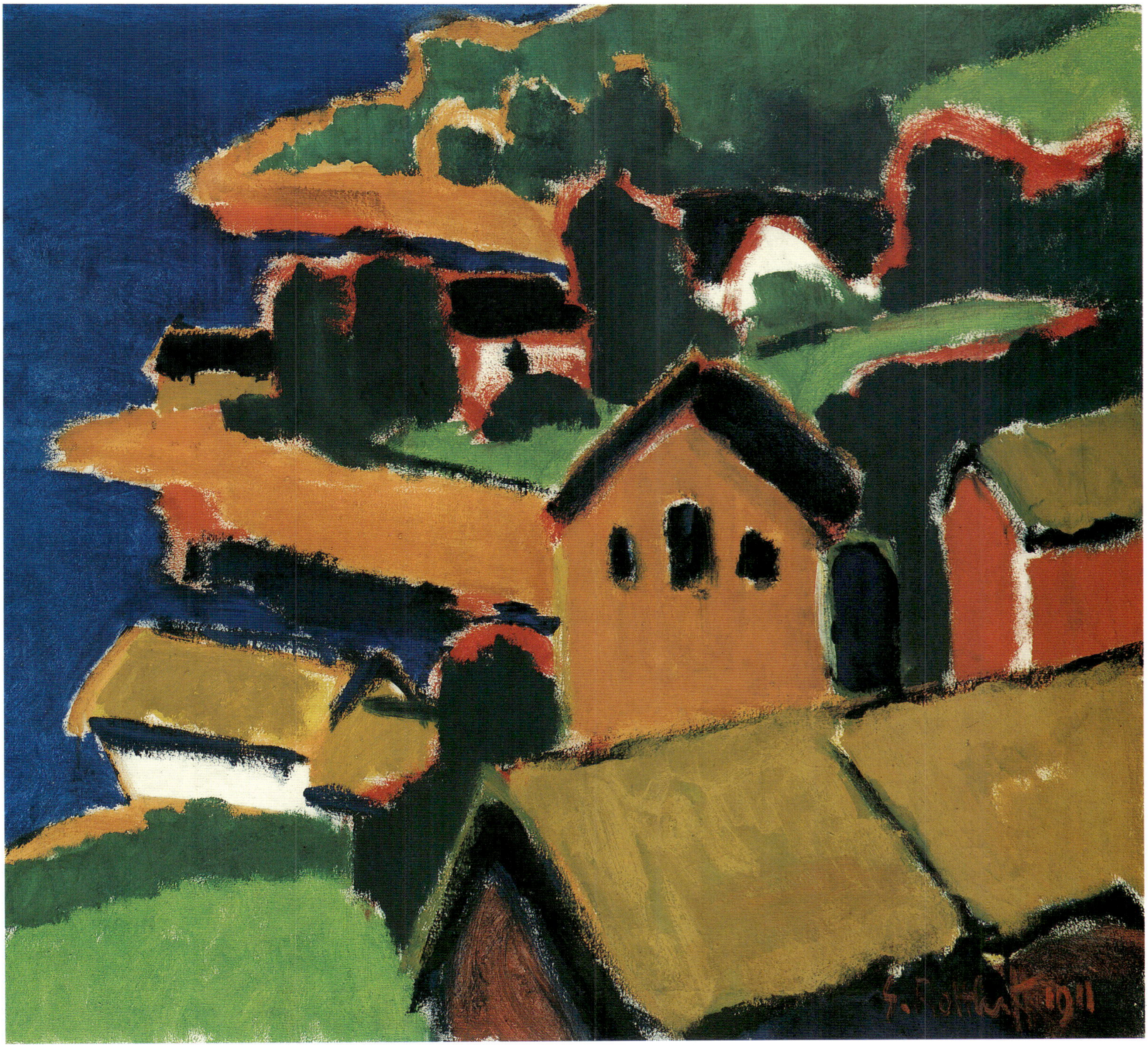

Karl Schmidt-Rottluff, Lofthus, 1911

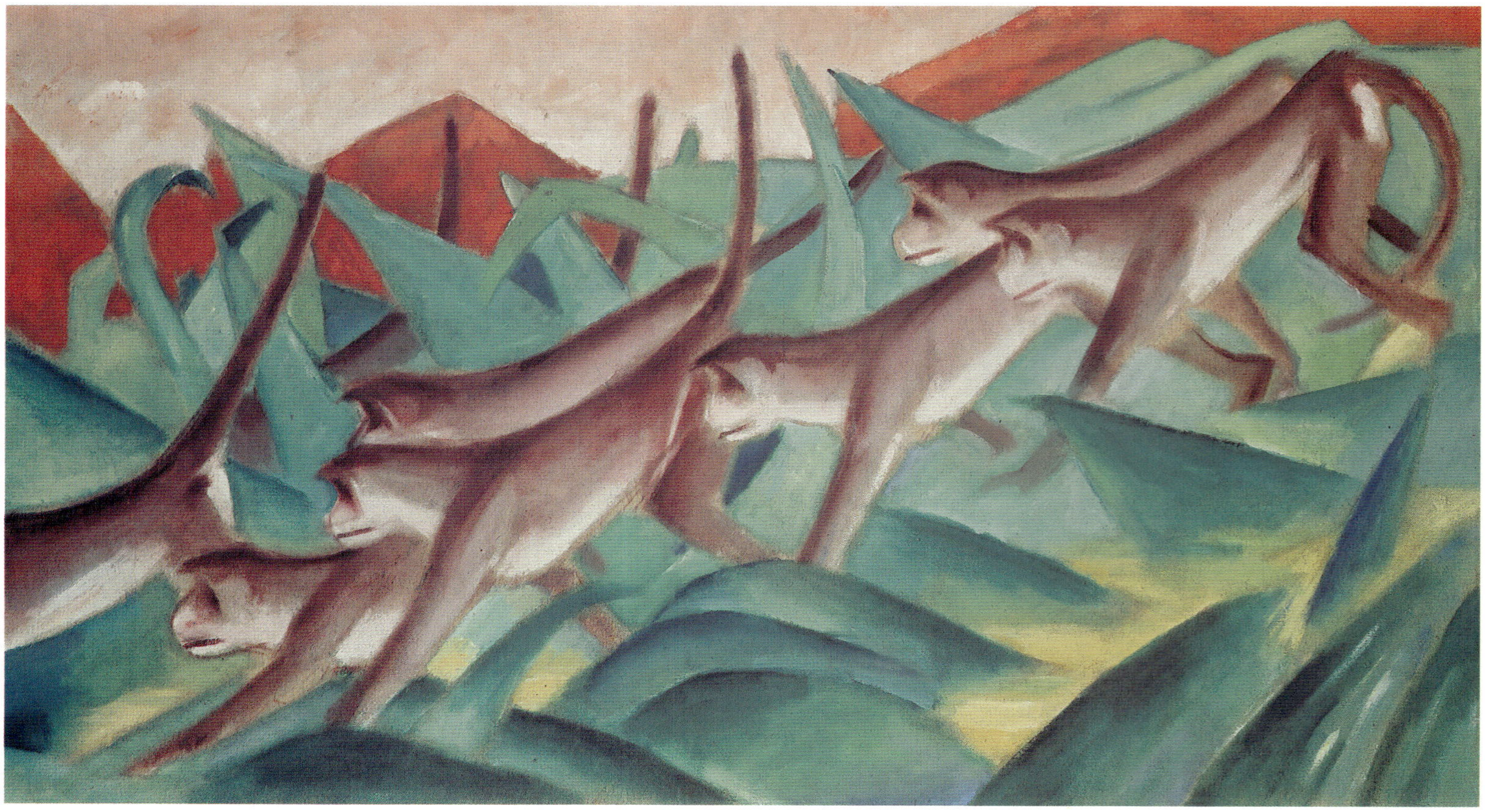

Franz Marc, Affenfries, 1911

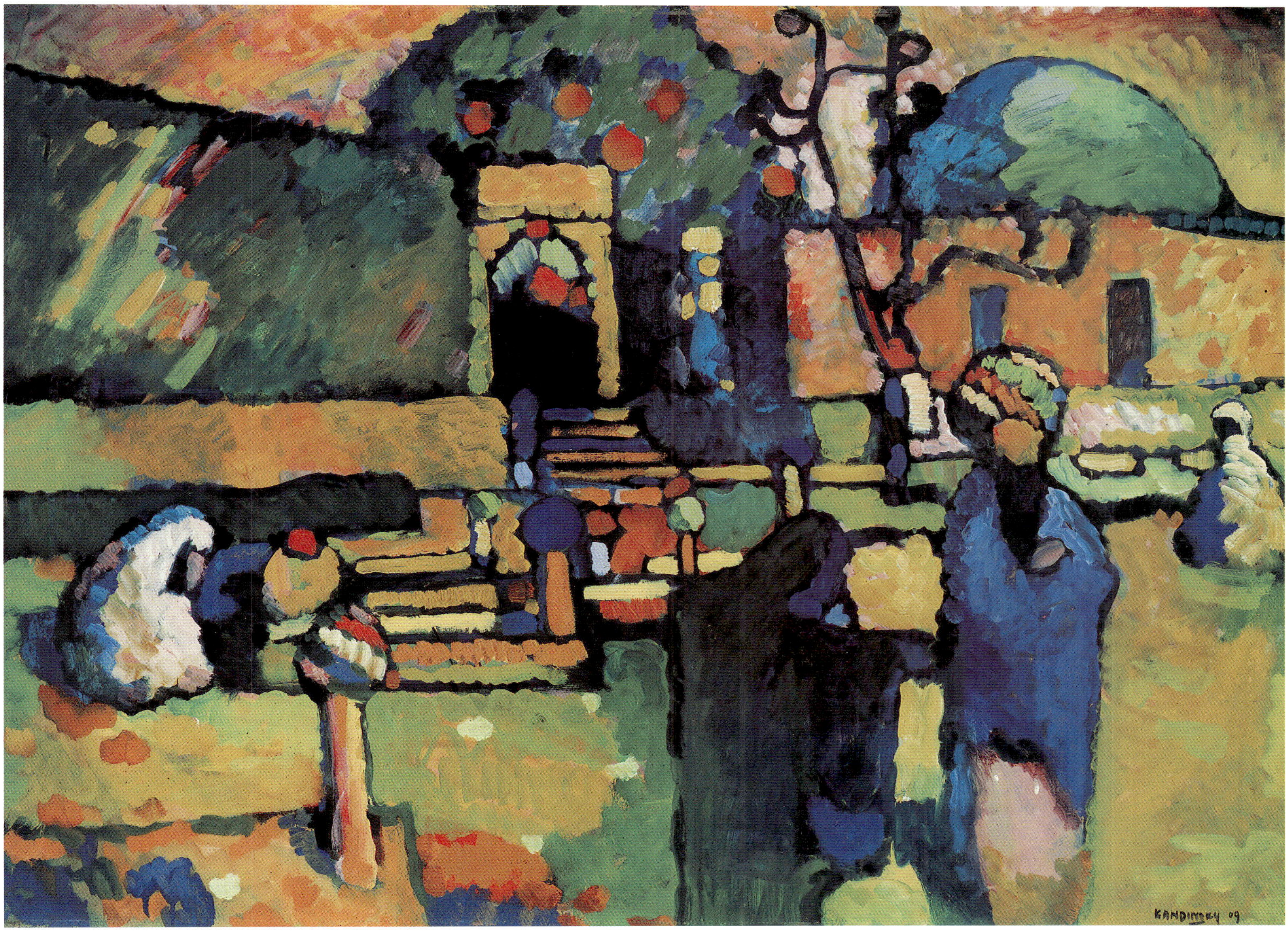

Wassily Kandinsky, Arabischer Friedhof, 1909

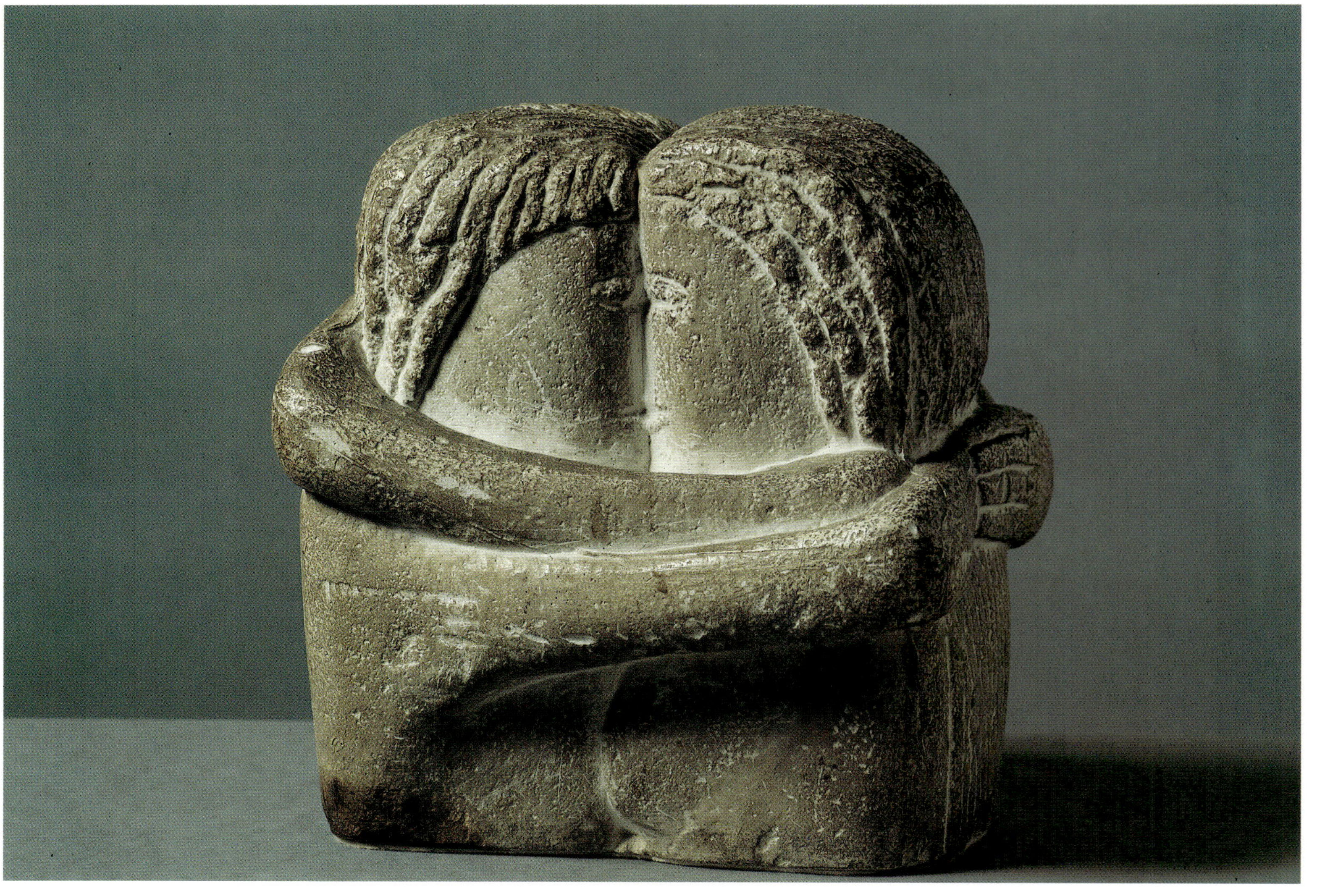

Constantin Brancusi, Der Kuss, 1907

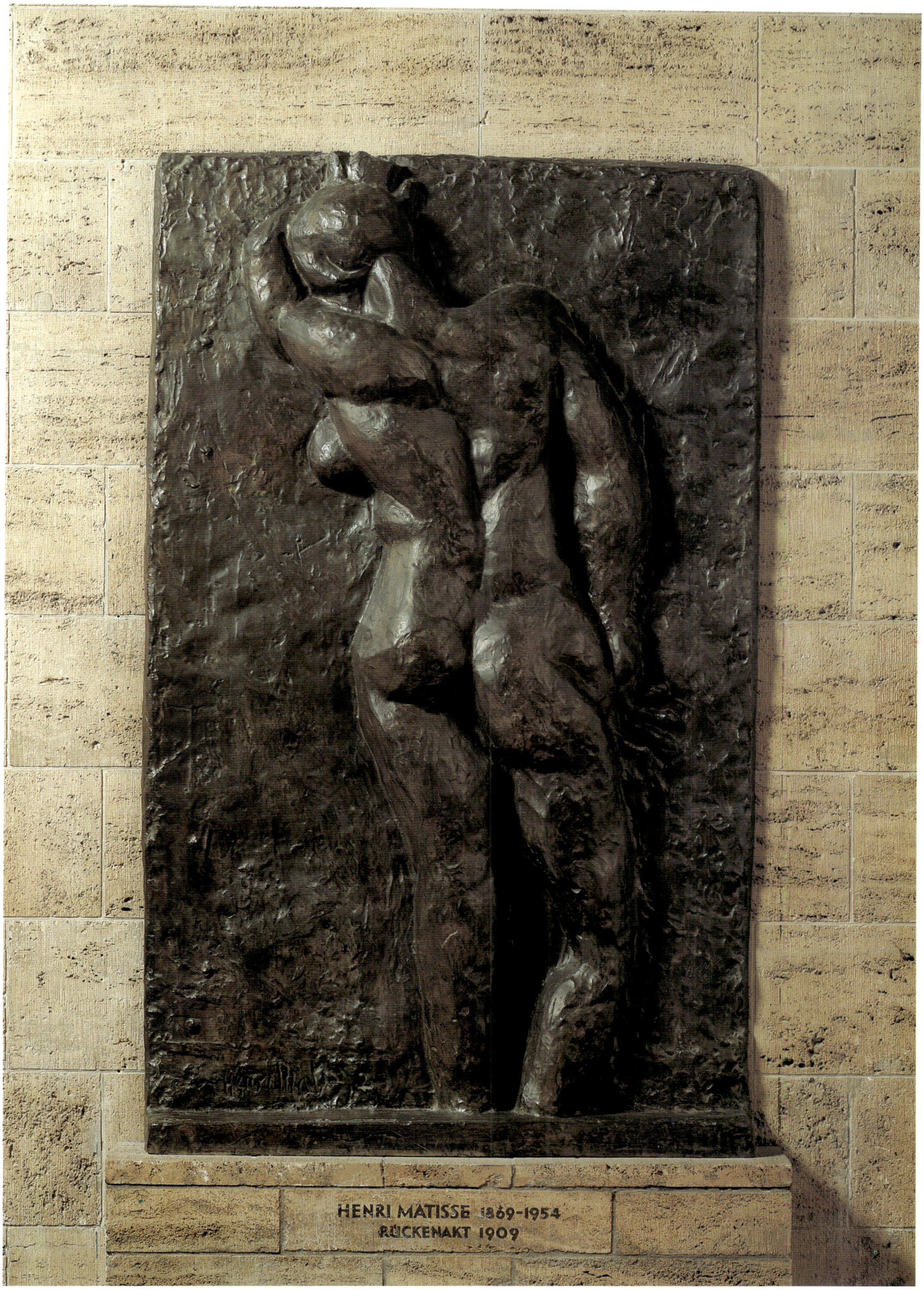

Henri Matisse, Rückenakt, 1909

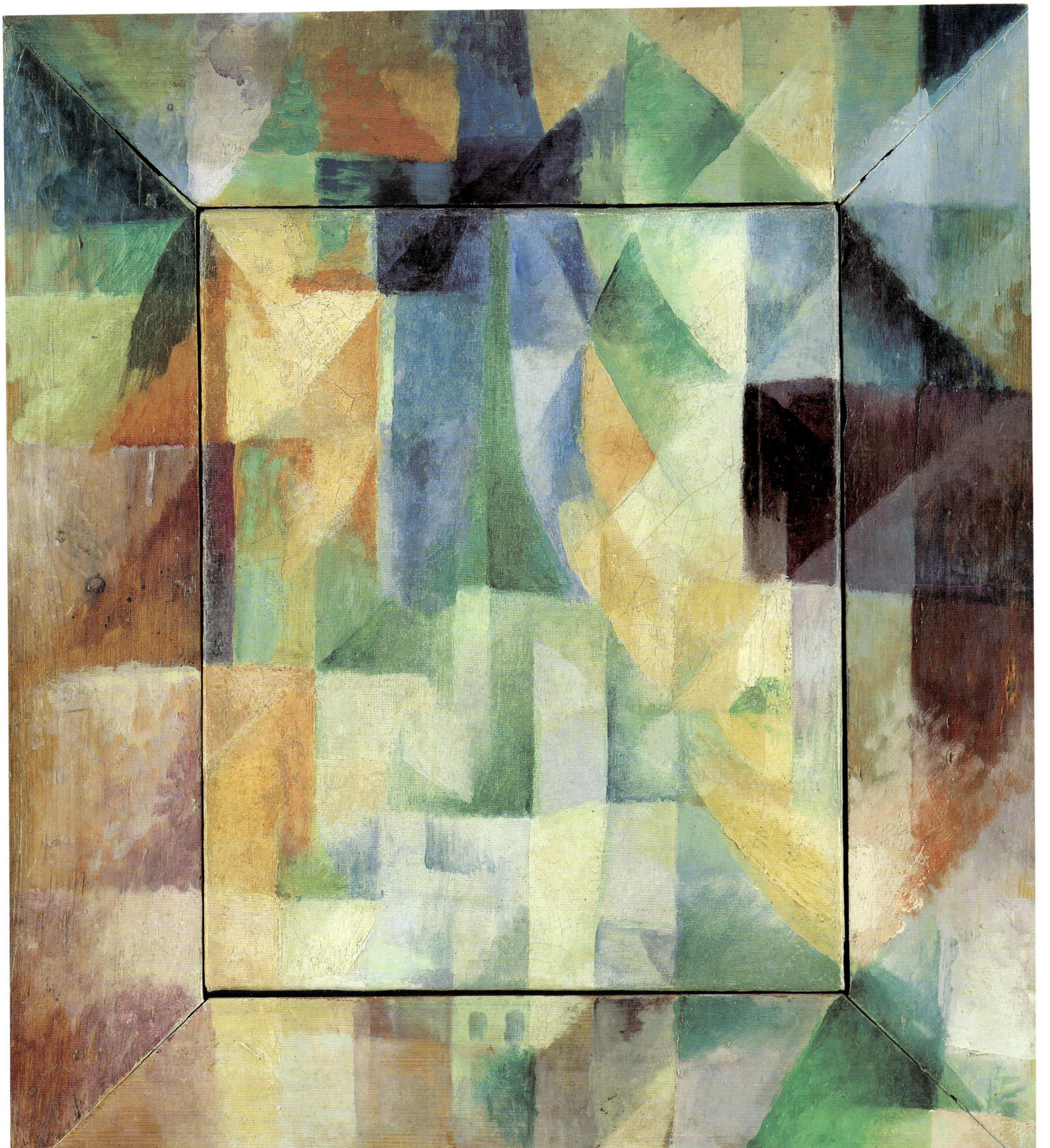

Robert Delaunay, Fenster-Bild, 1912

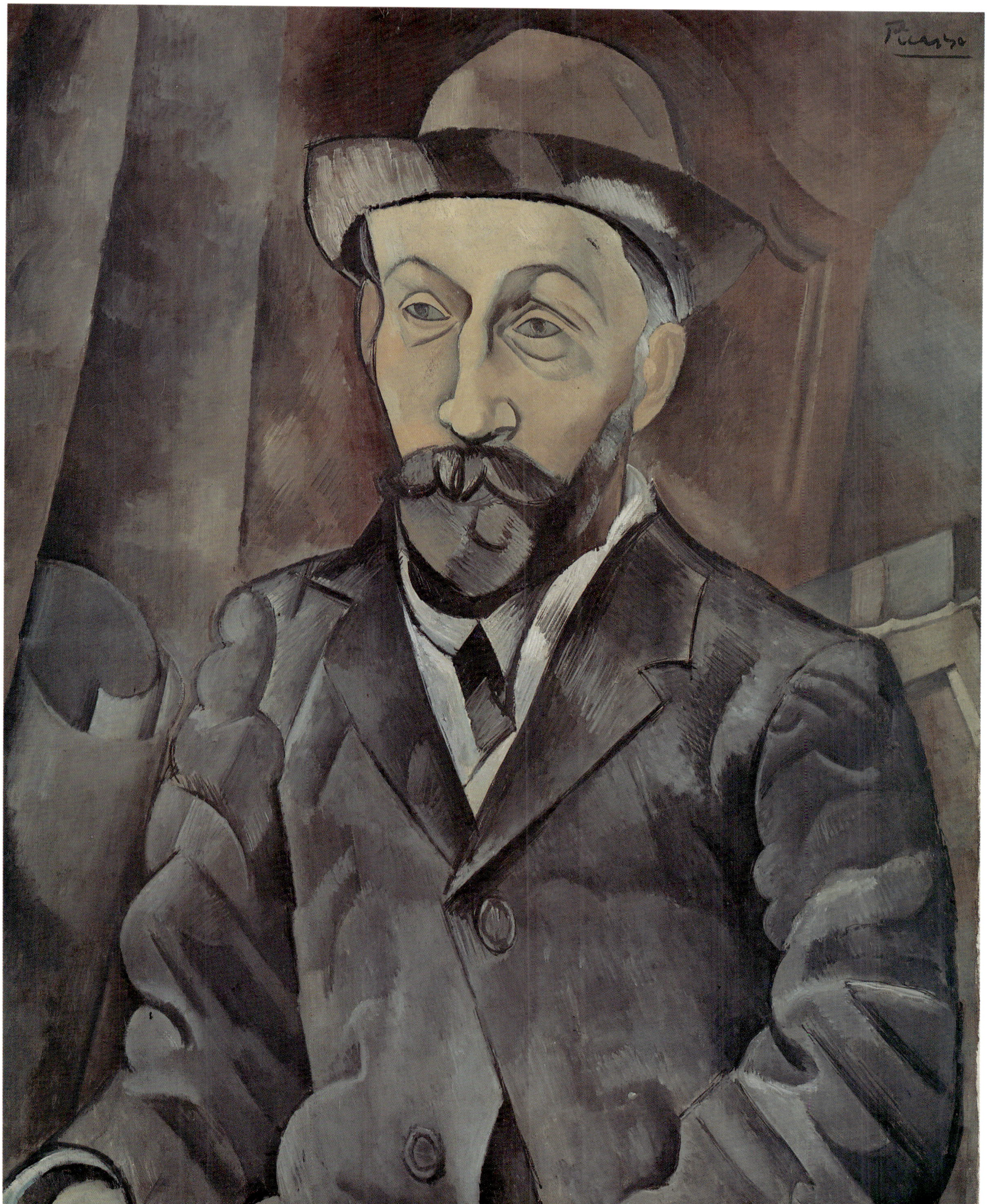

Pablo Picasso, Der Kunsthändler Clovis Sagot, 1909

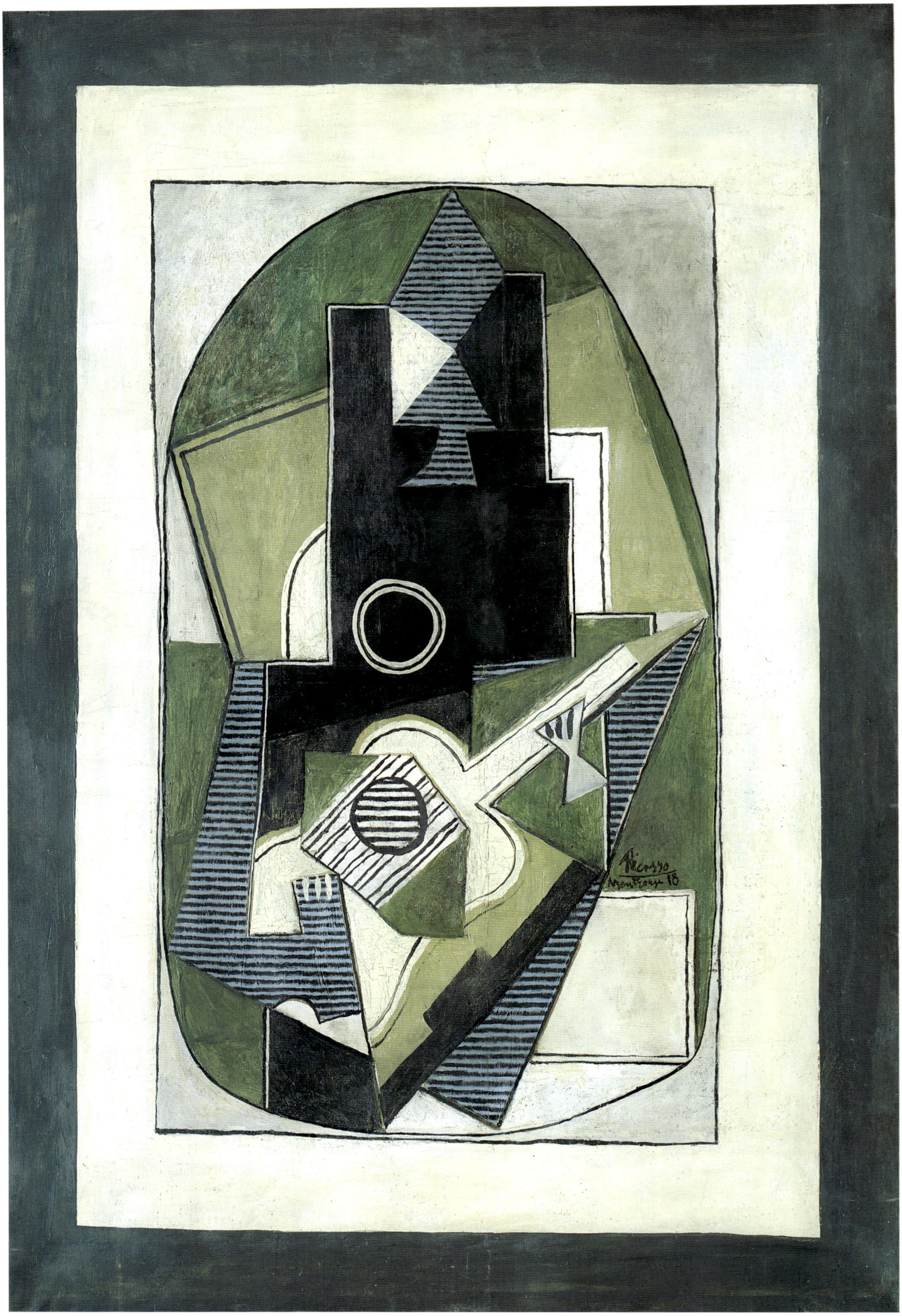

Pablo Picasso, Gitarrenspieler, 1918

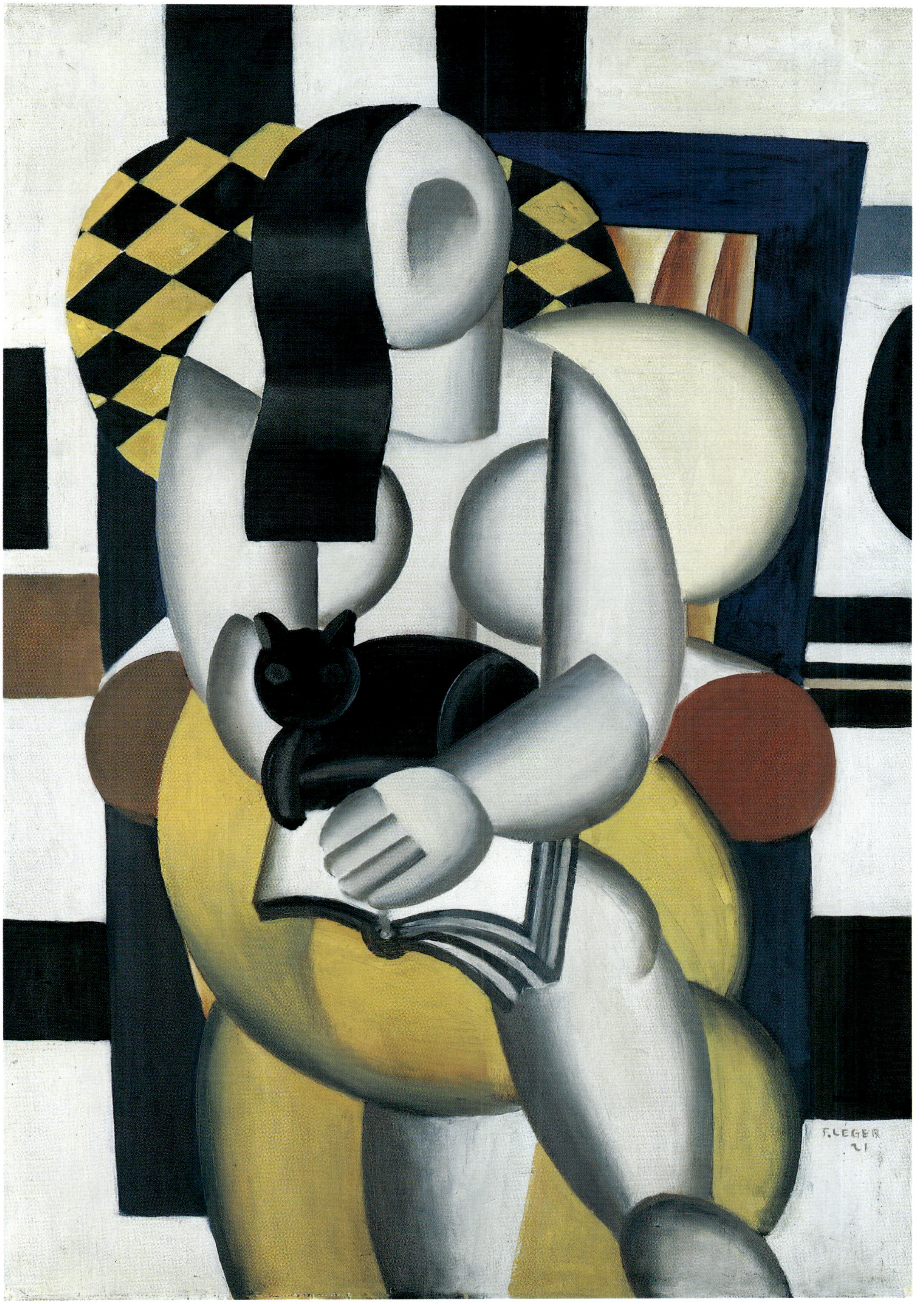

Fernand Léger, Frau mit Katze, 1921

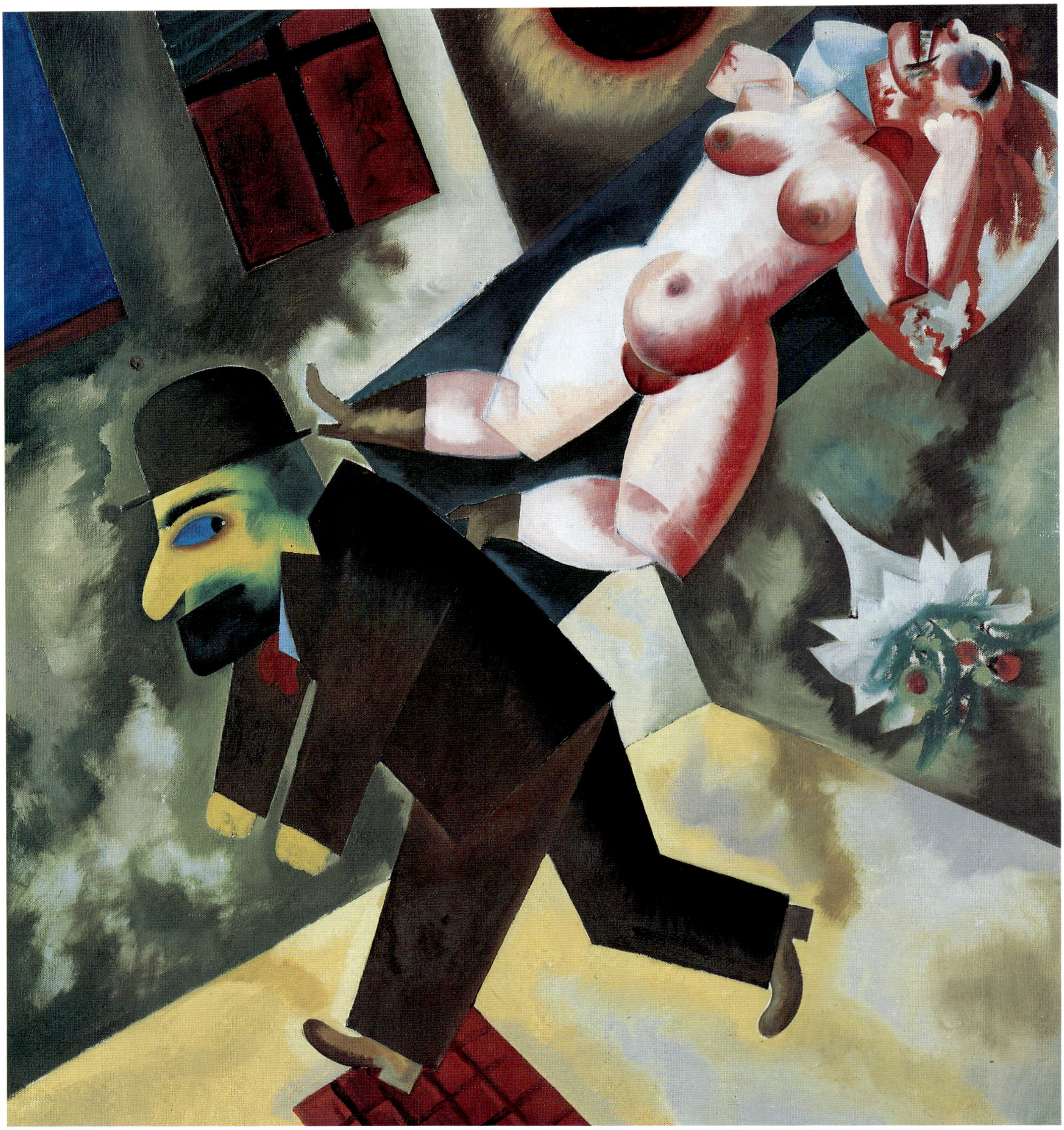

George Grosz, John, der Frauenmörder, 1918

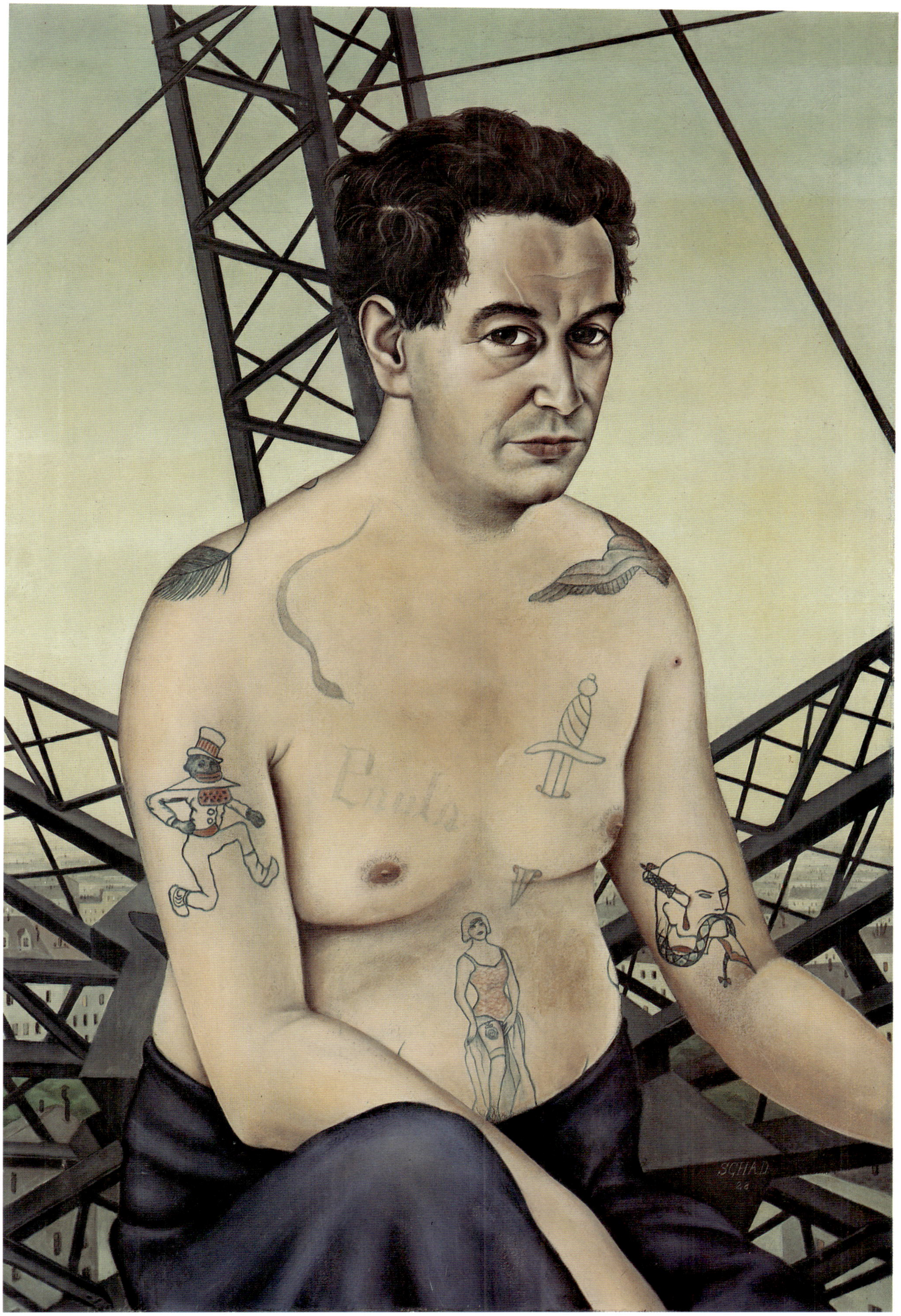

Christian Schad, Der Reporter Egon Erwin Kisch, 1928

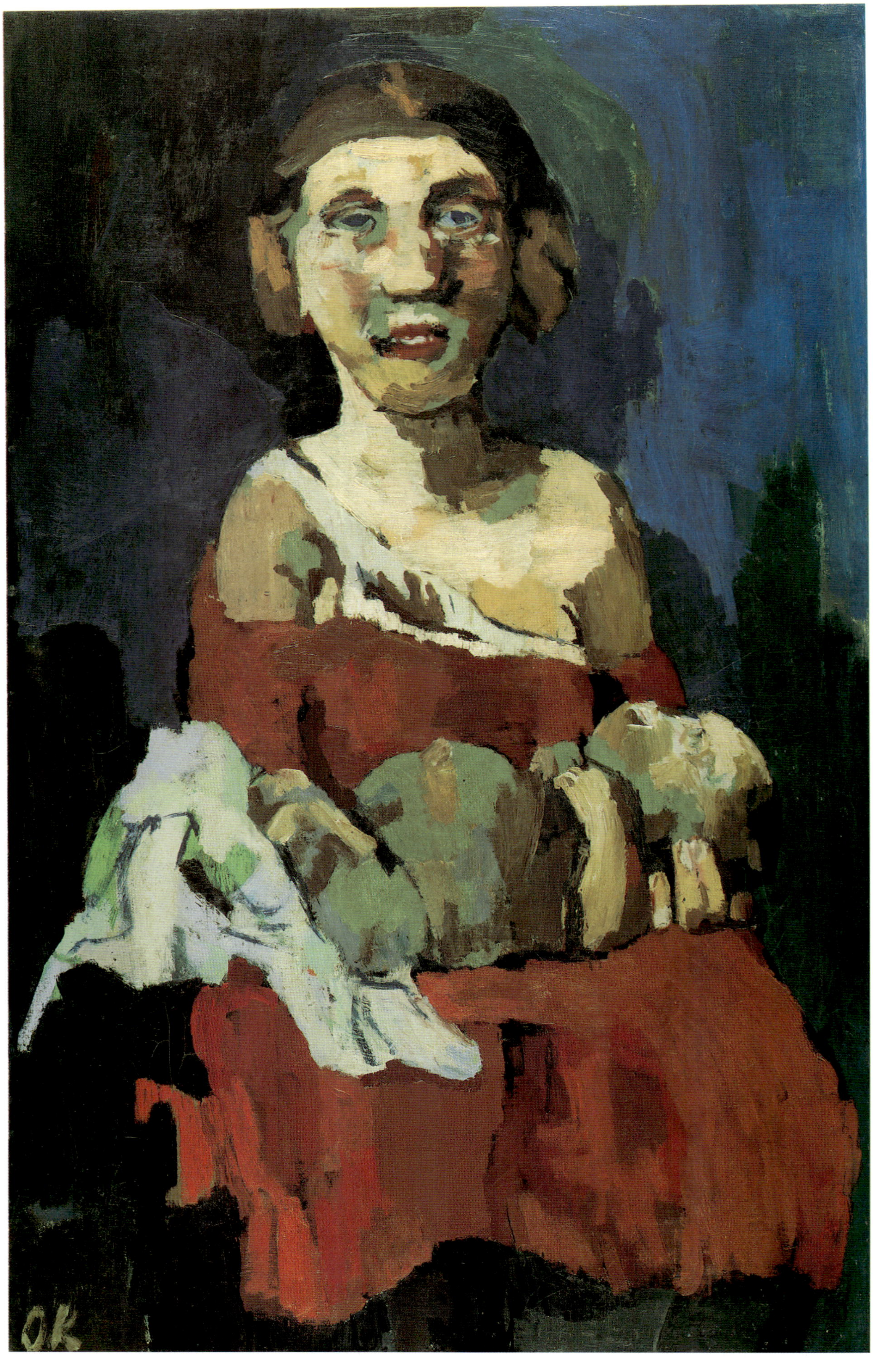

Oskar Kokoschka, Mädchen mit Tonpuppe, 1922

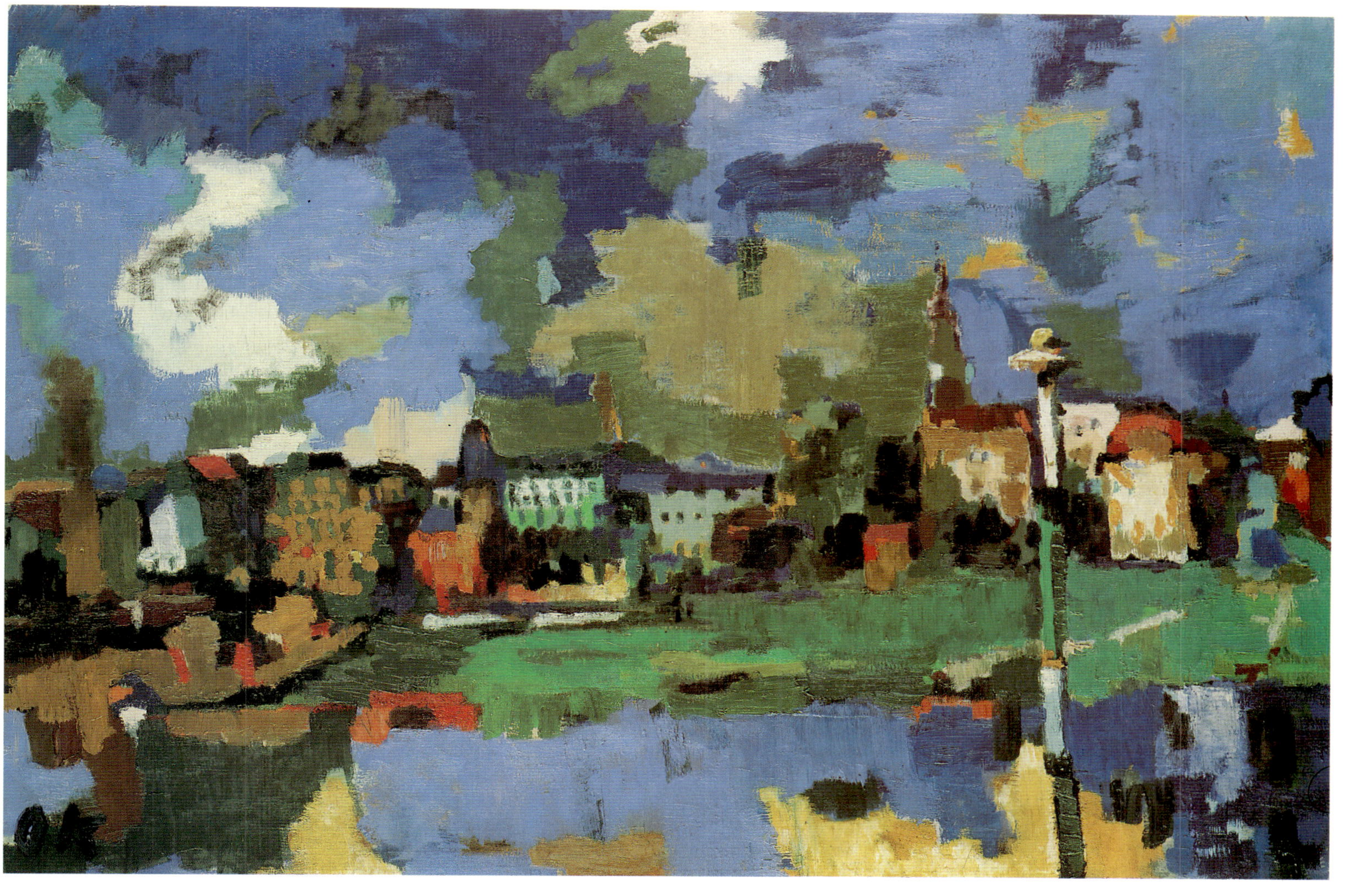

Oskar Kokoschka, Dresden-Neustadt, 1922

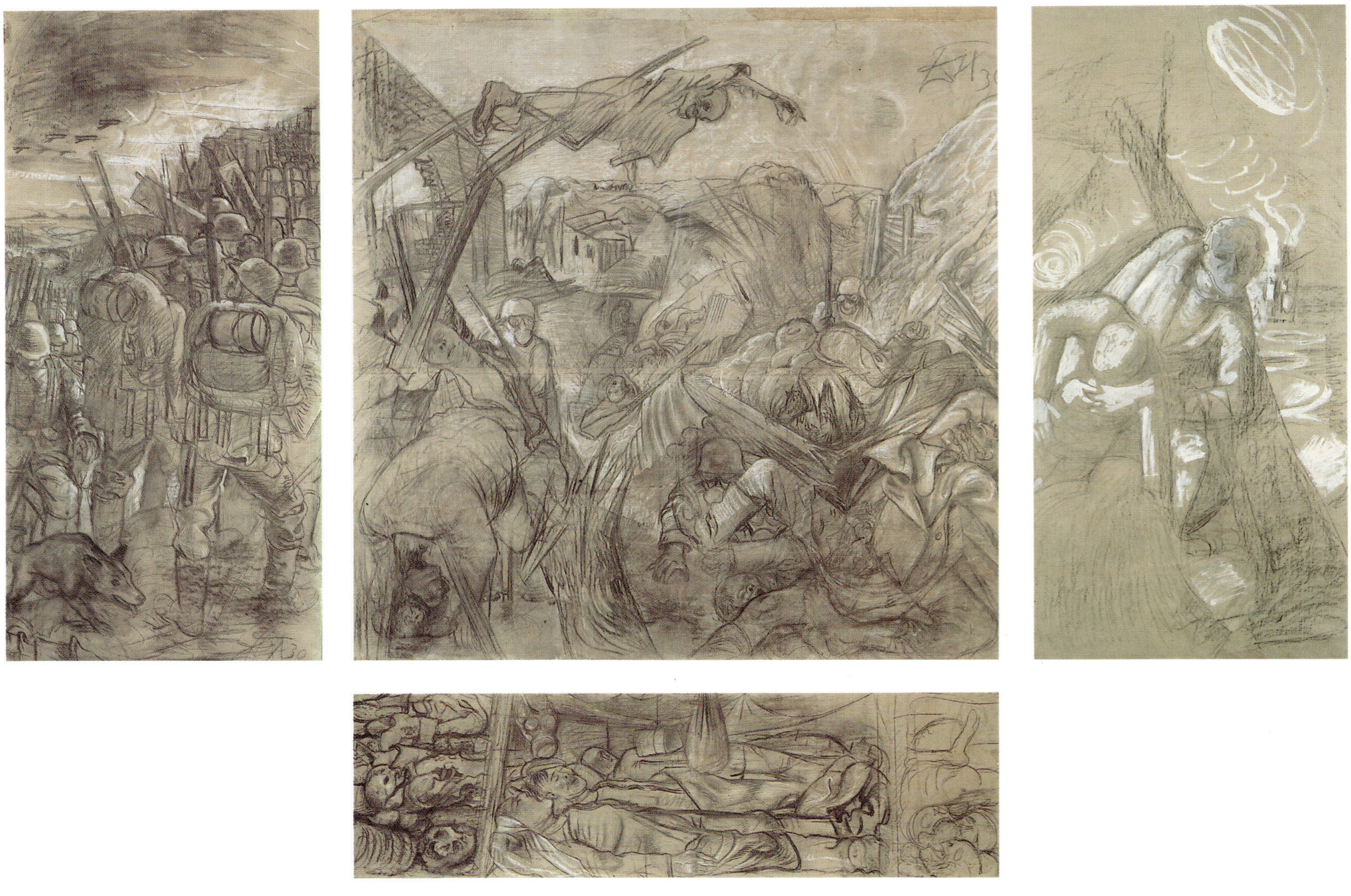

Otto Dix, Der Krieg. Entwurf für ein Triptychon, 1930

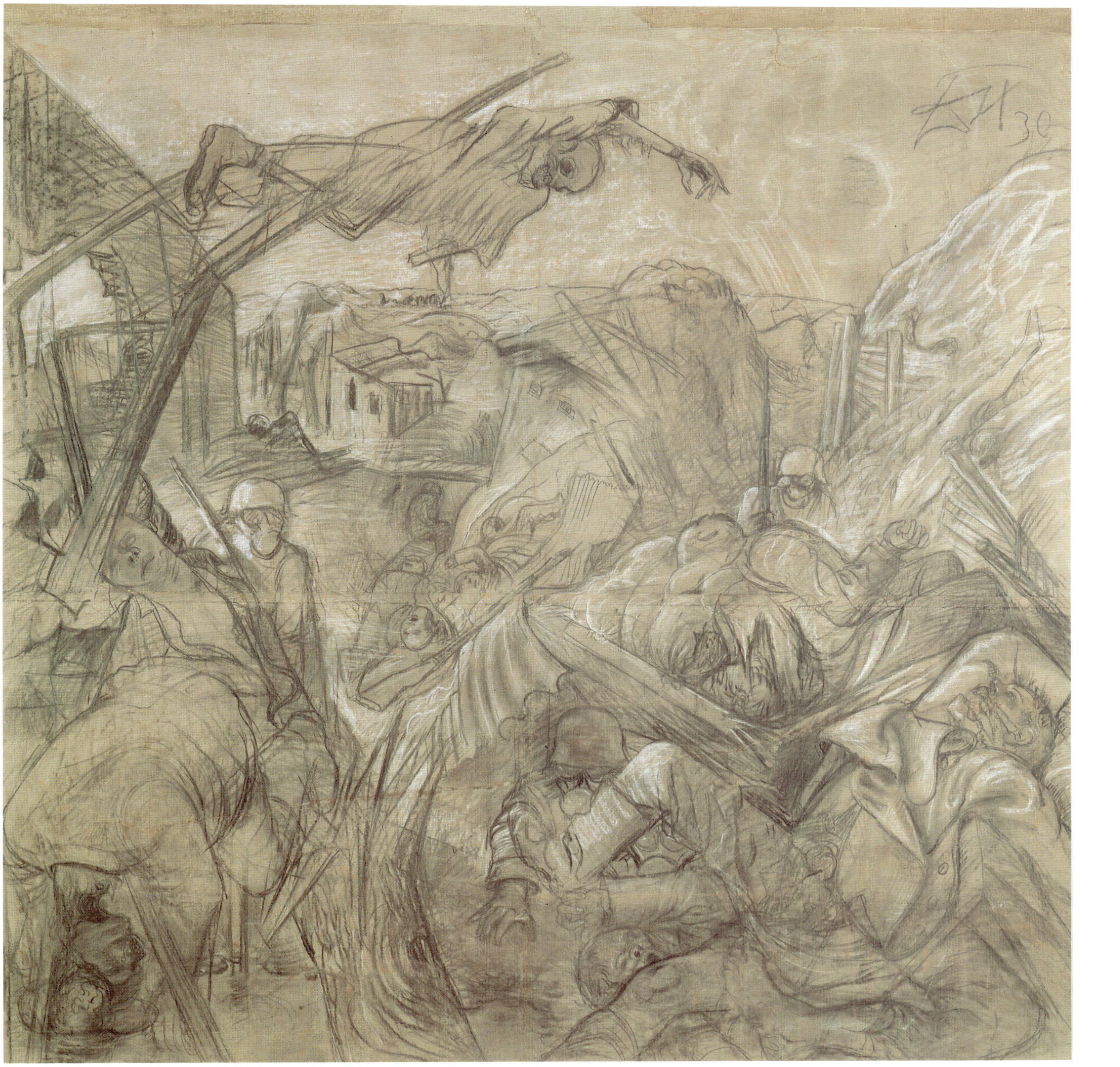

Otto Dix, Der Krieg. Entwurf für ein Triptychon, 1930

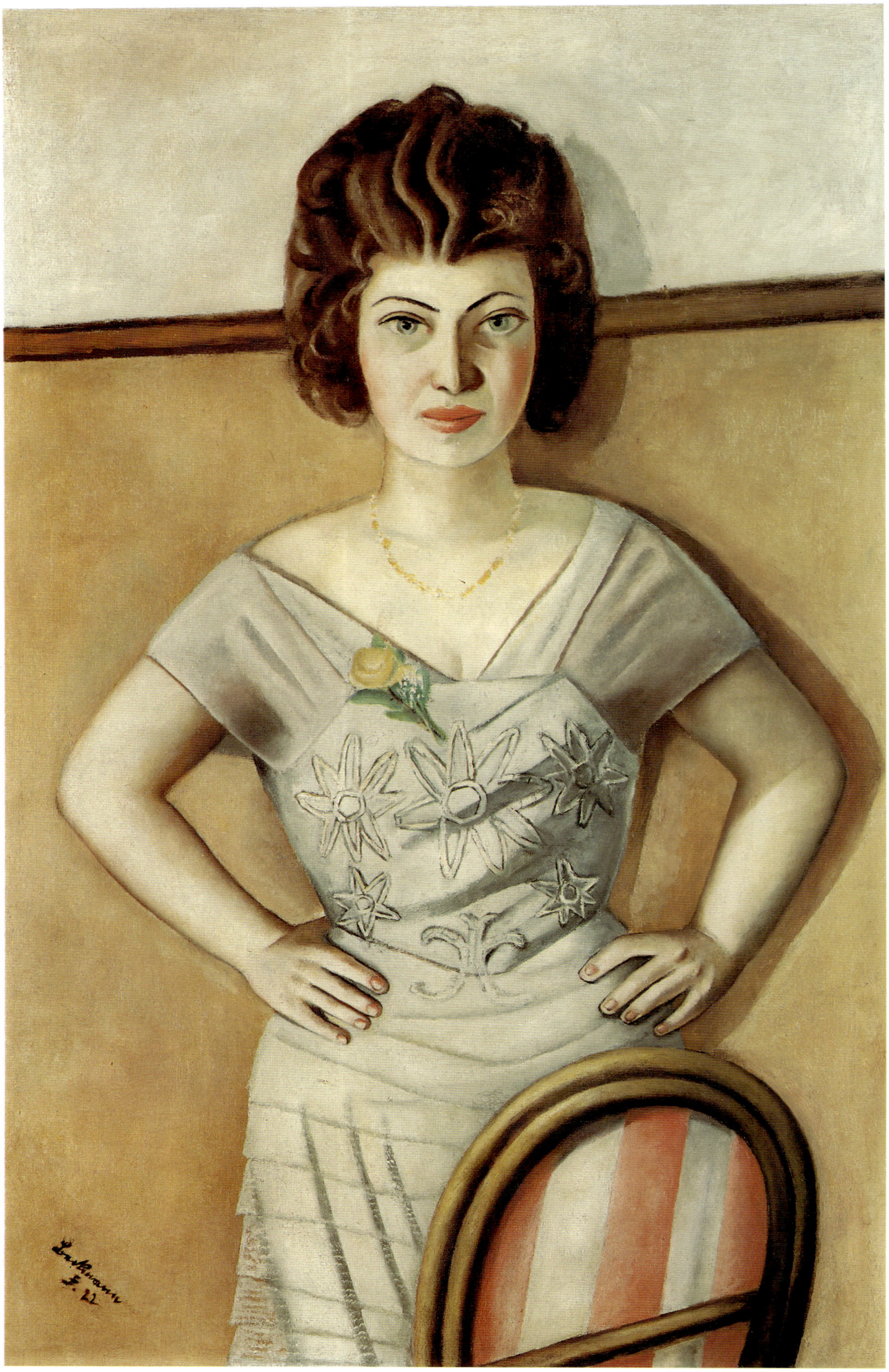

Max Beckmann, Die Rumänin, 1922

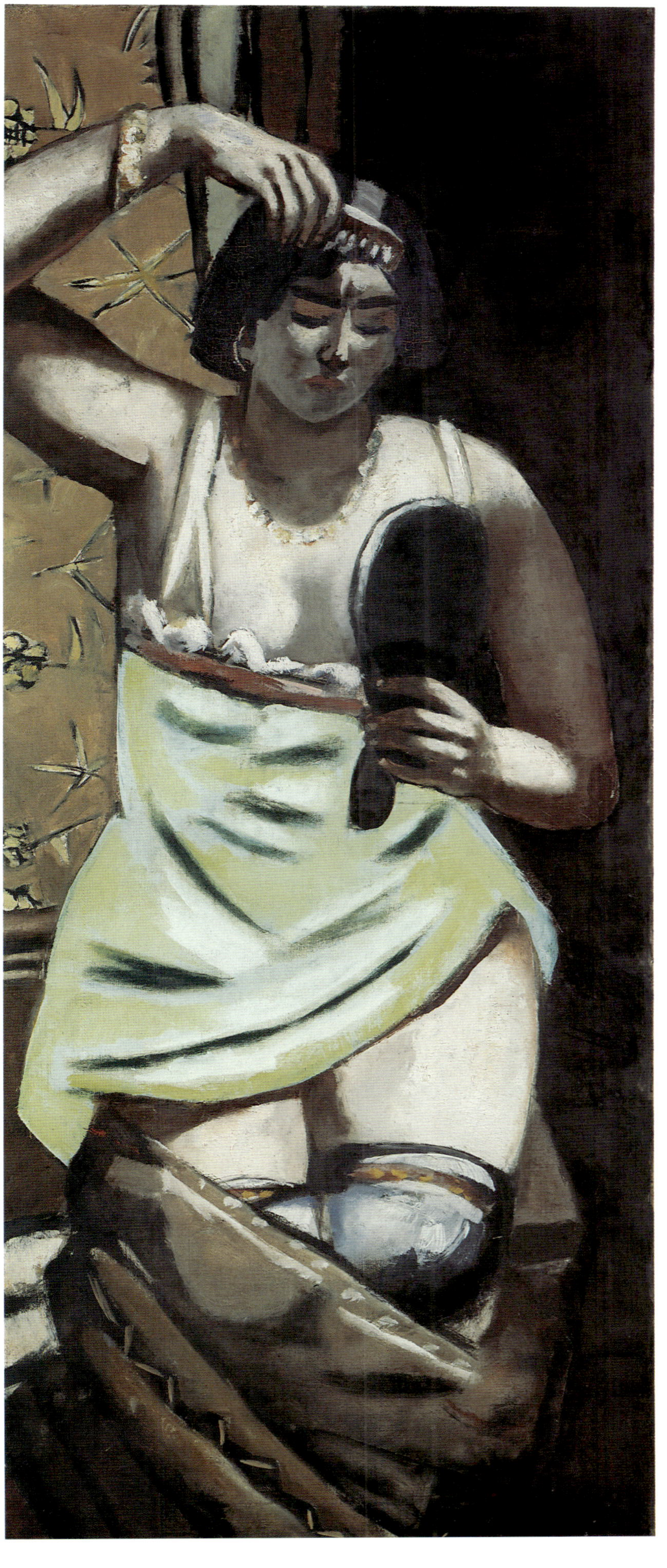

Max Beckmann, Zigeunerin, 1928

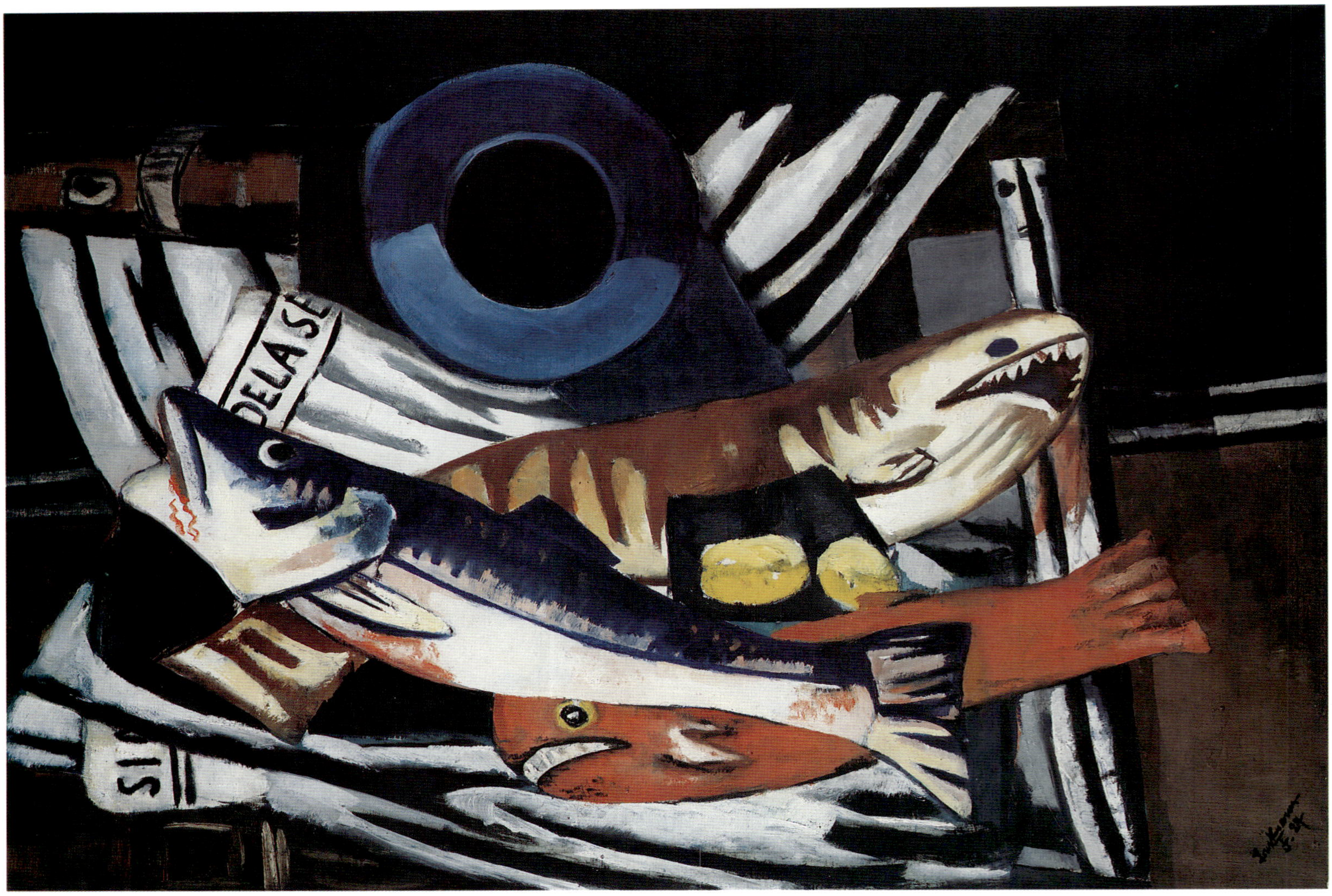

Max Beckmann, Grosses Fischstilleben, 1927

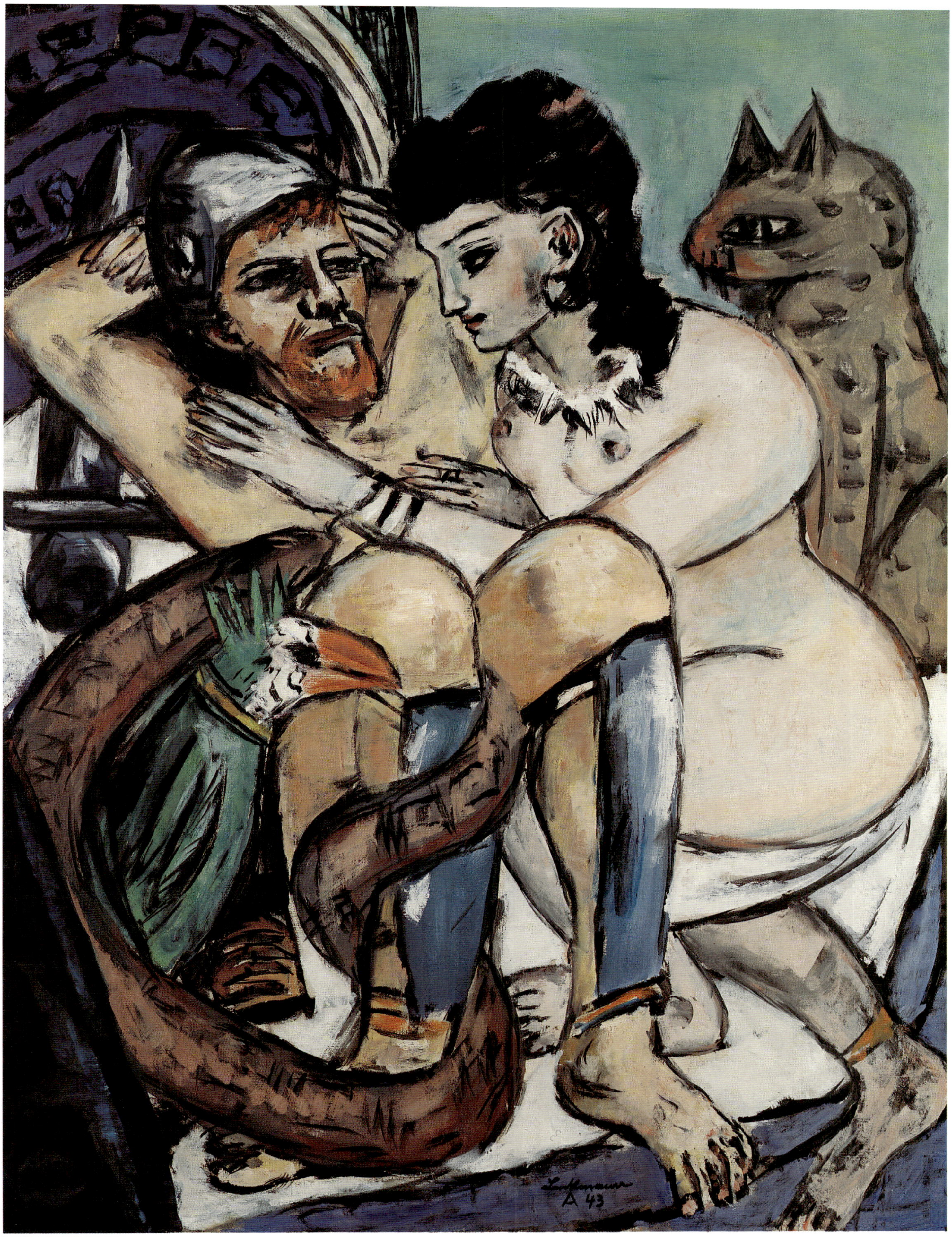

Max Beckmann, Odysseus und Kalypso, 1943

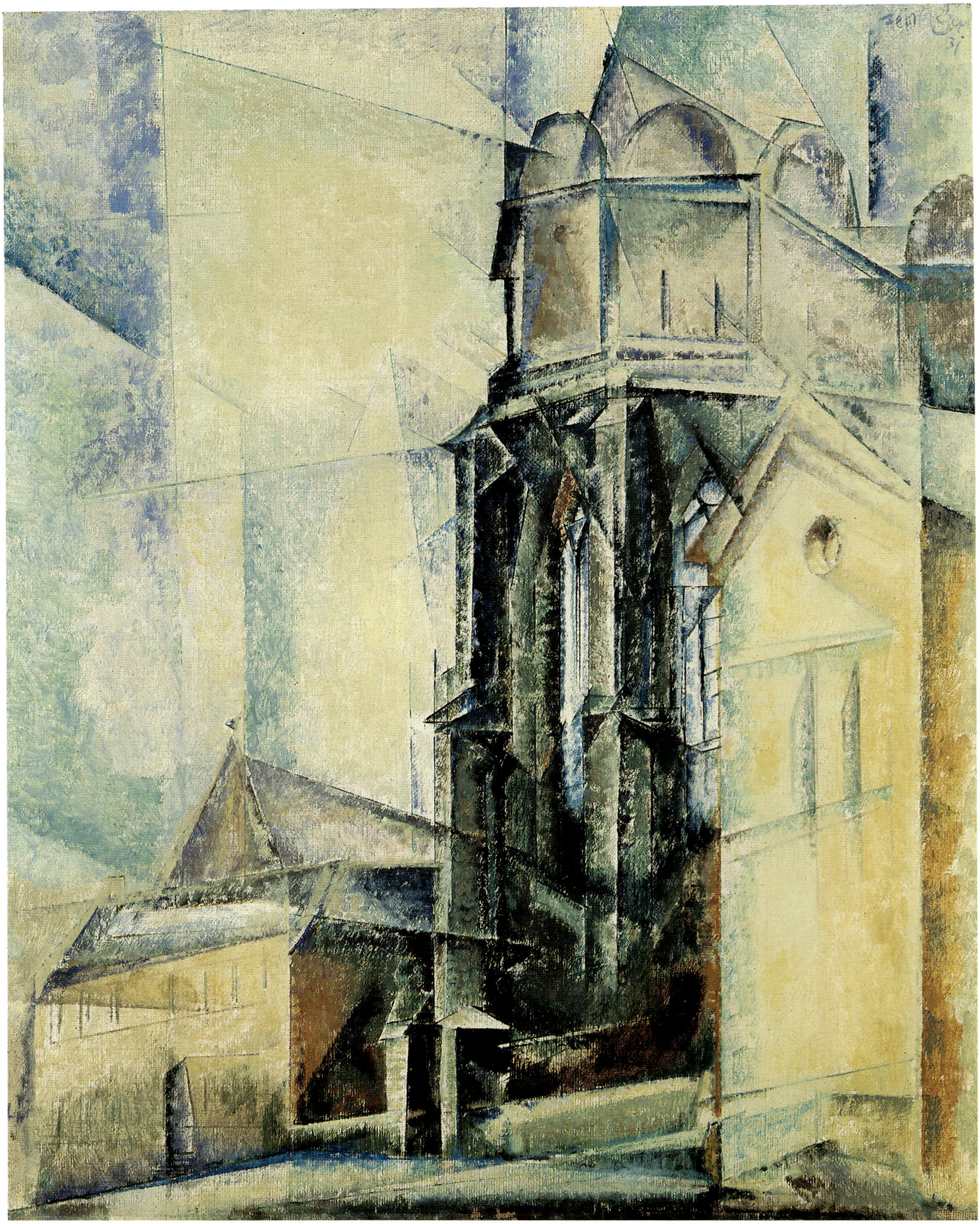

Lyonel Feininger, Domchor, Halle, 1931

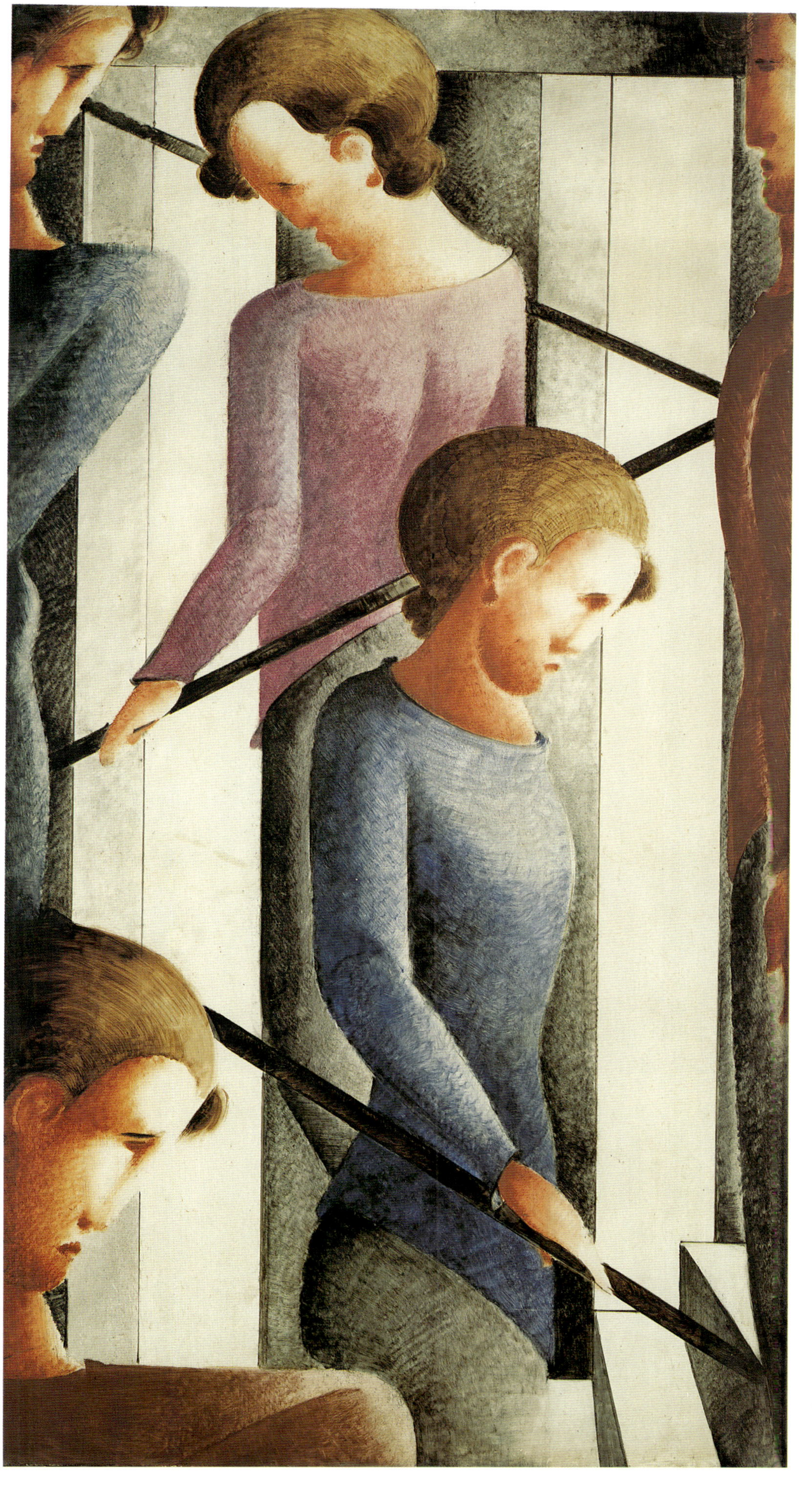

Oskar Schlemmer, Treppenscene, 1932

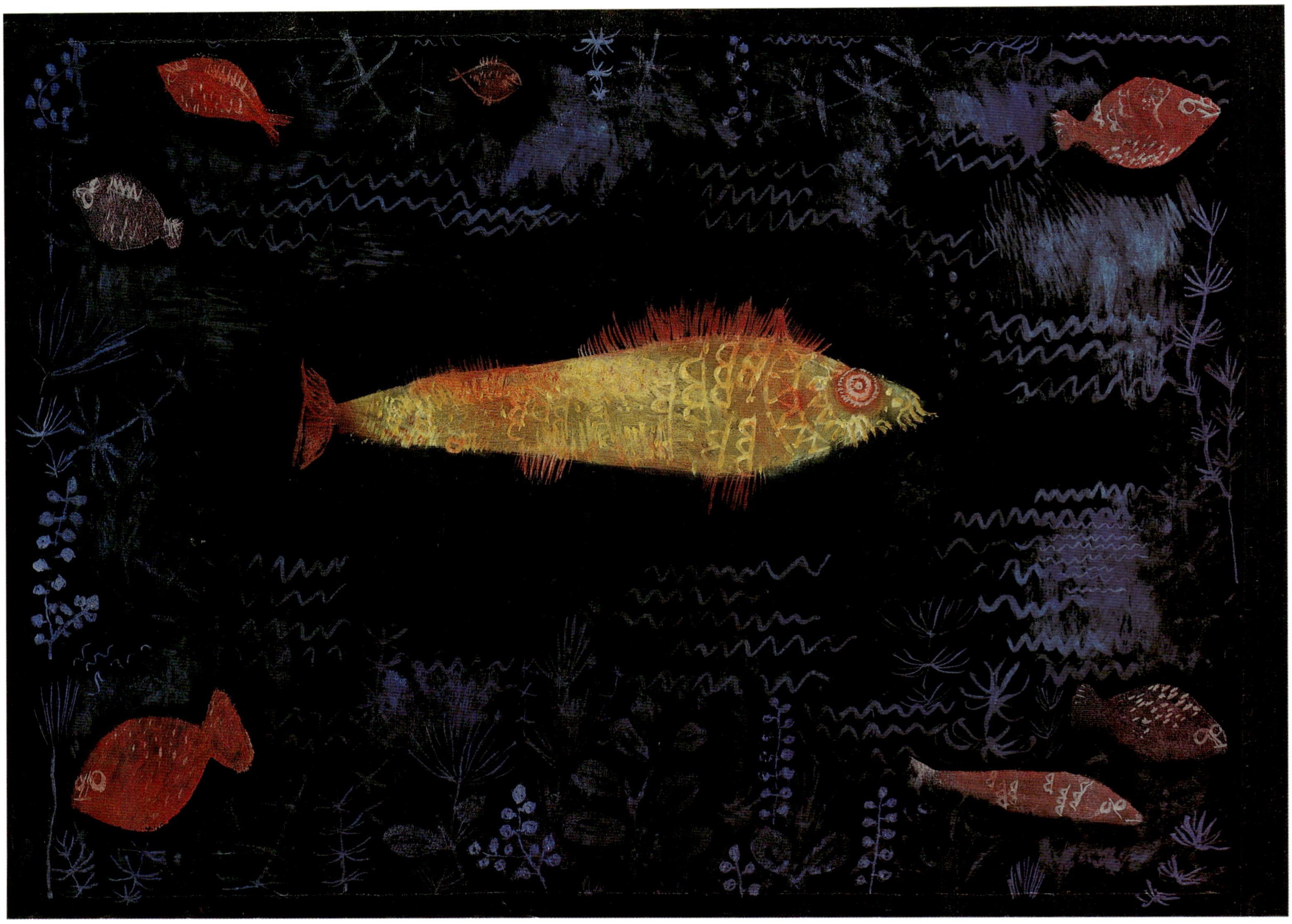

Paul Klee, Der Goldfisch, 1925

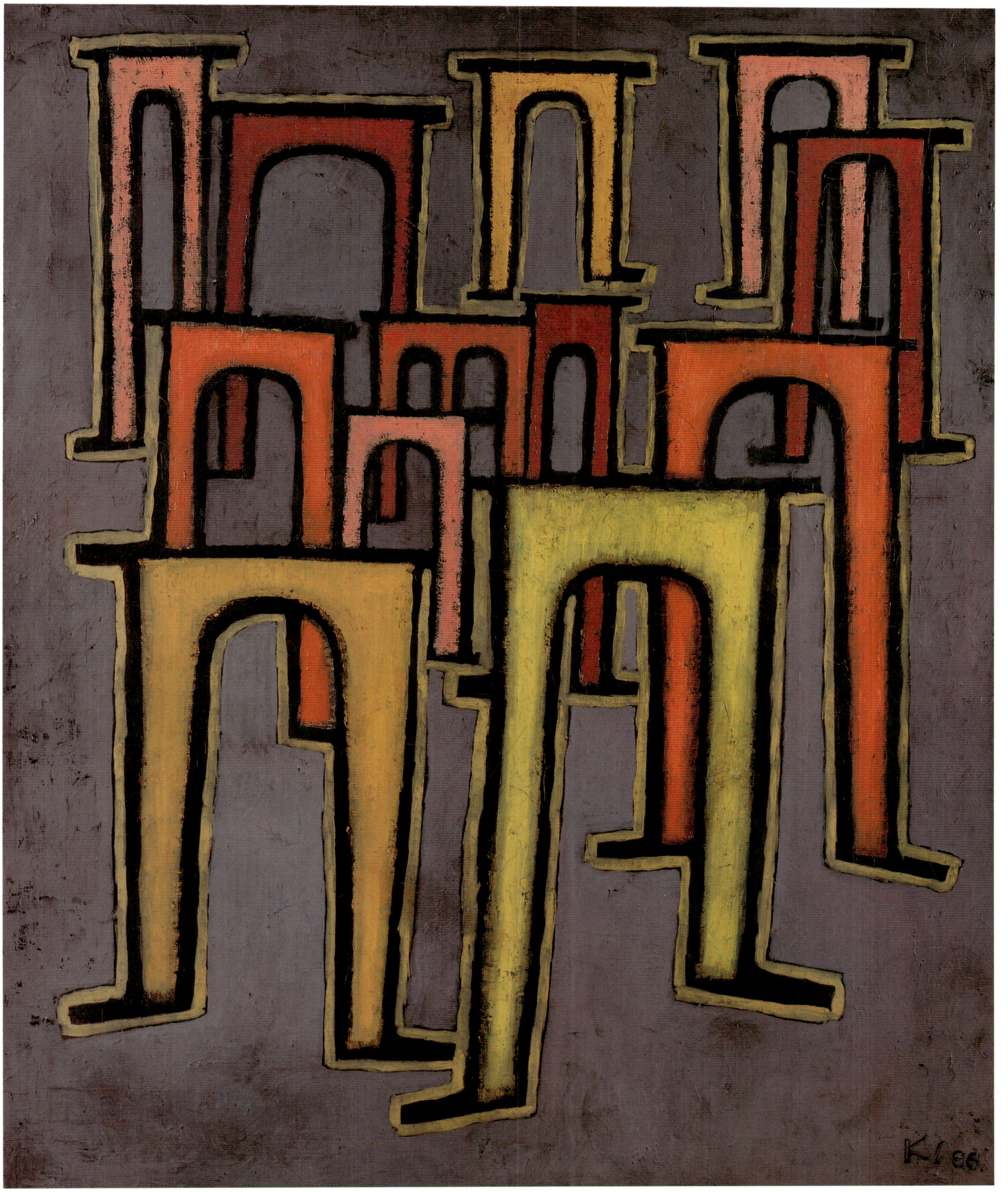

Paul Klee, Revolution des Viaductes, 1937

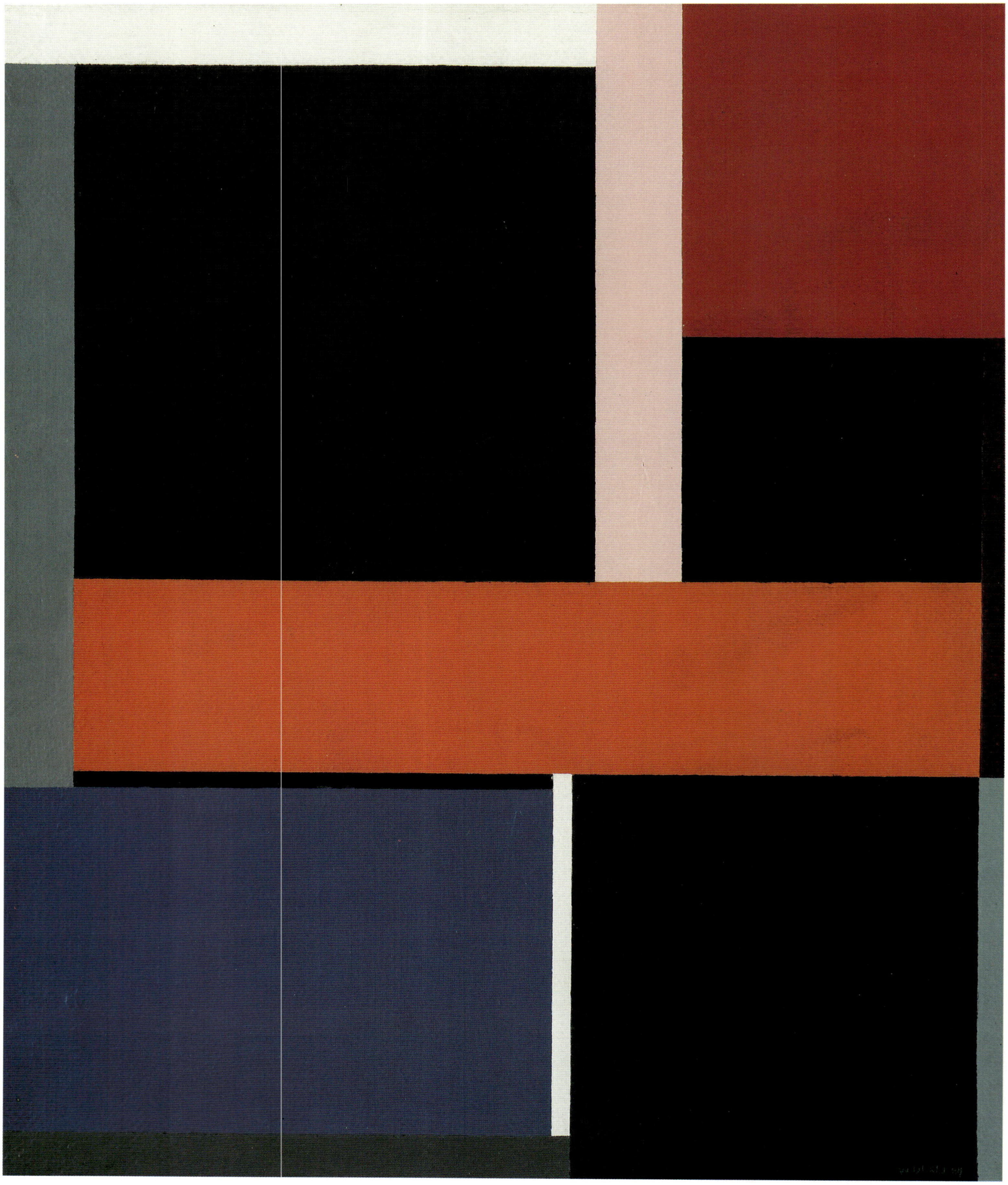

Walter Dexel, Komposition, 1924

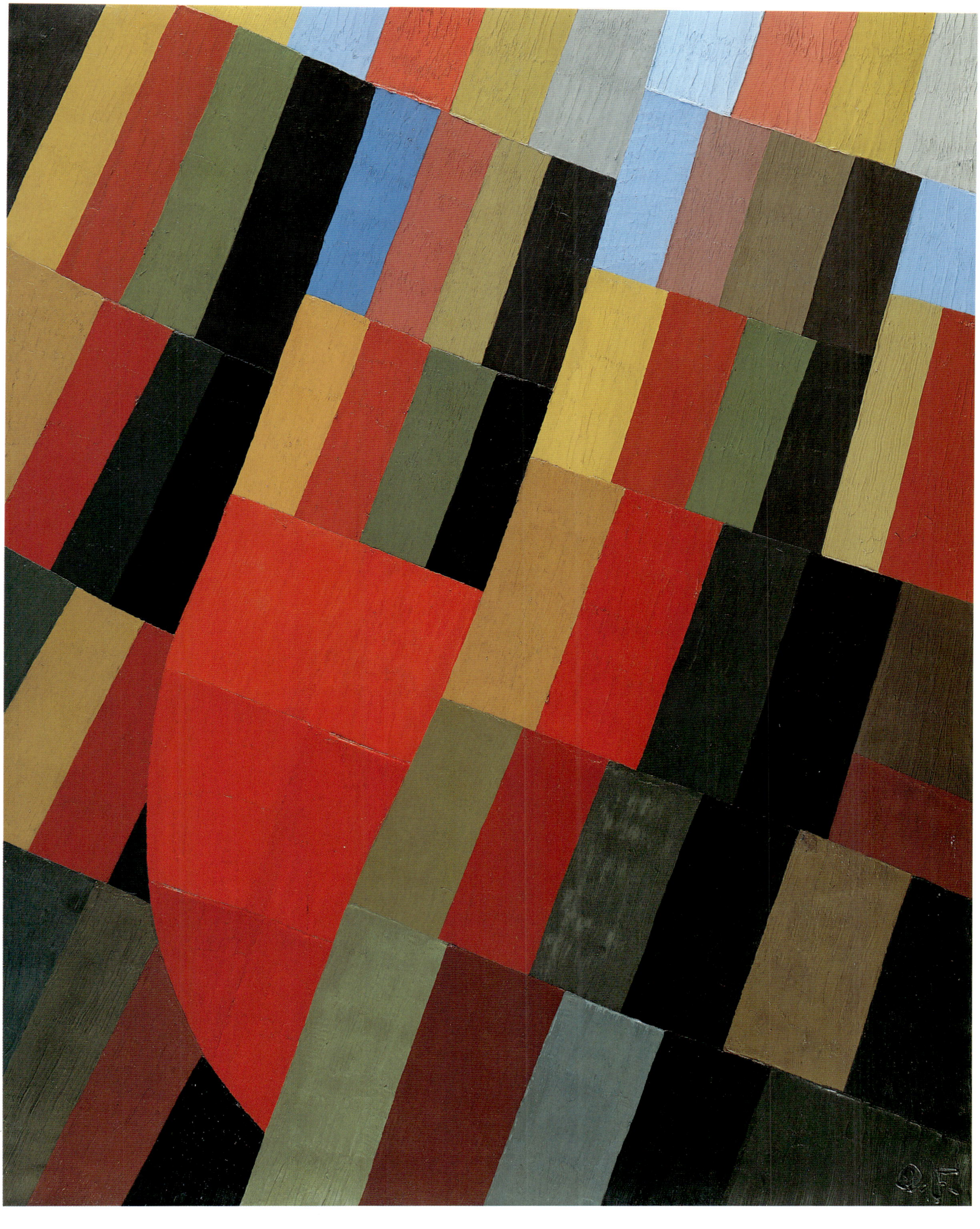

Otto Freundlich, Herbstvision, 1935

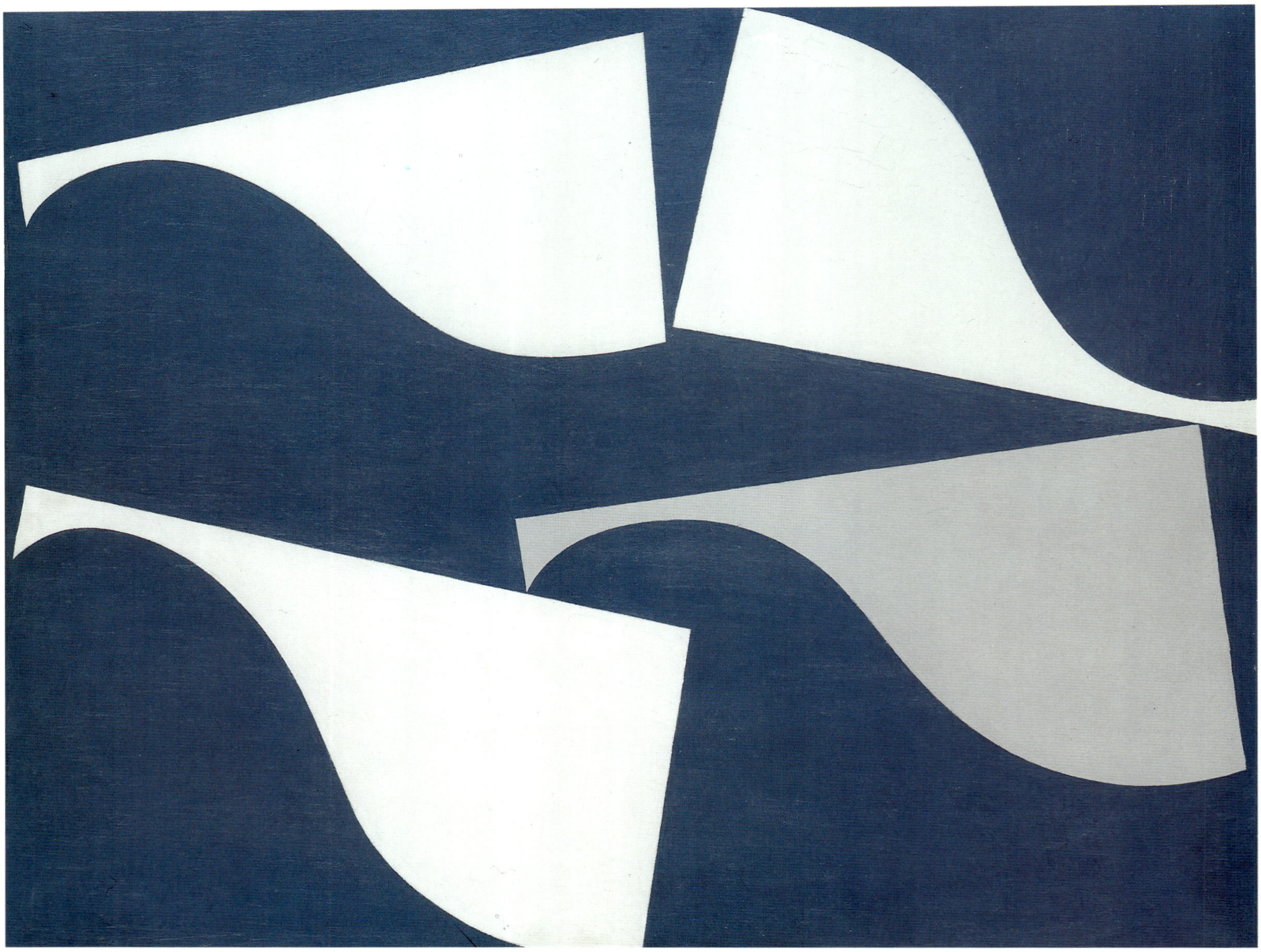

Sophie Taeuber-Arp, Wehende Formen, 1935

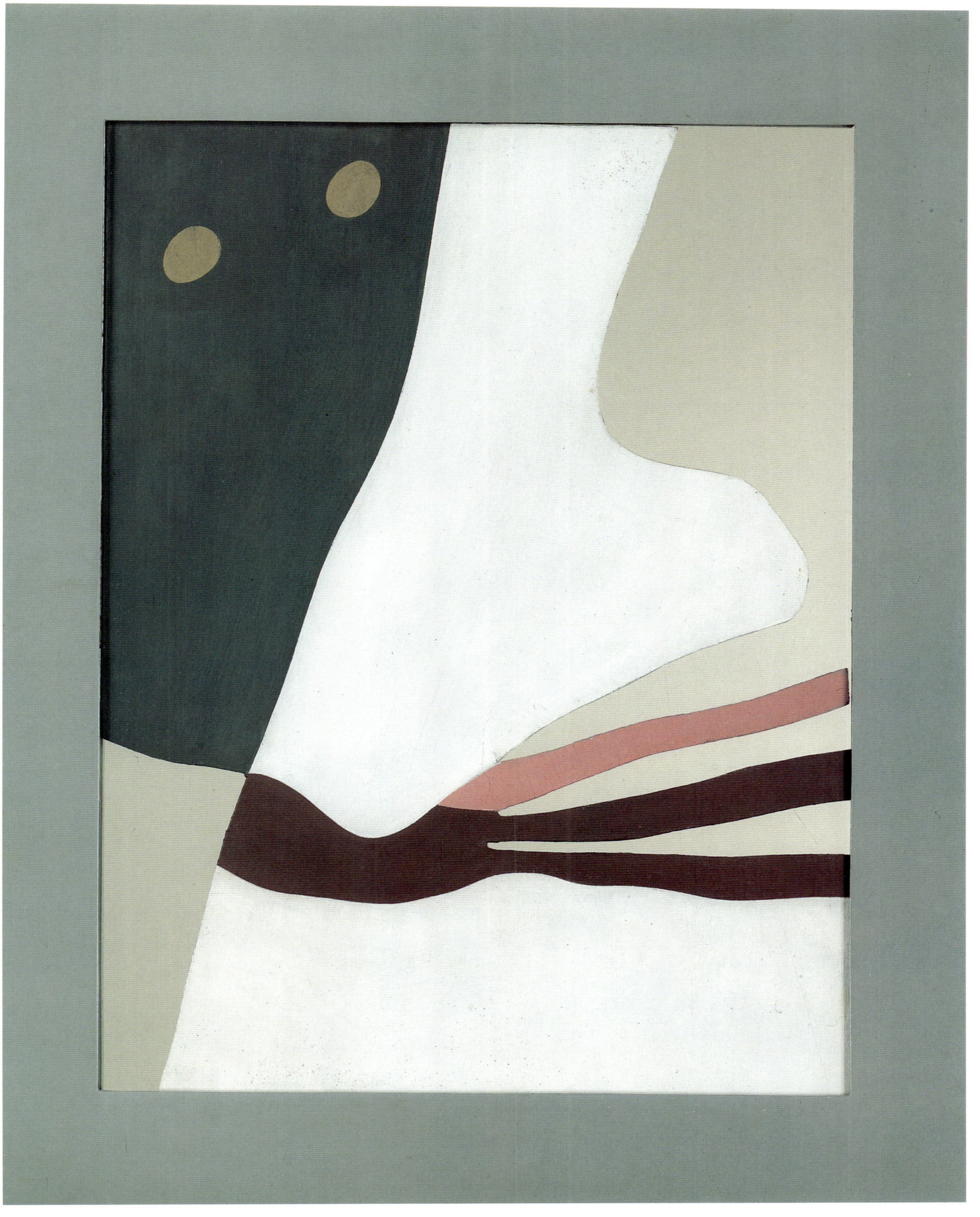

Hans Arp, Augen, Nase, Schnurrbart, 1929

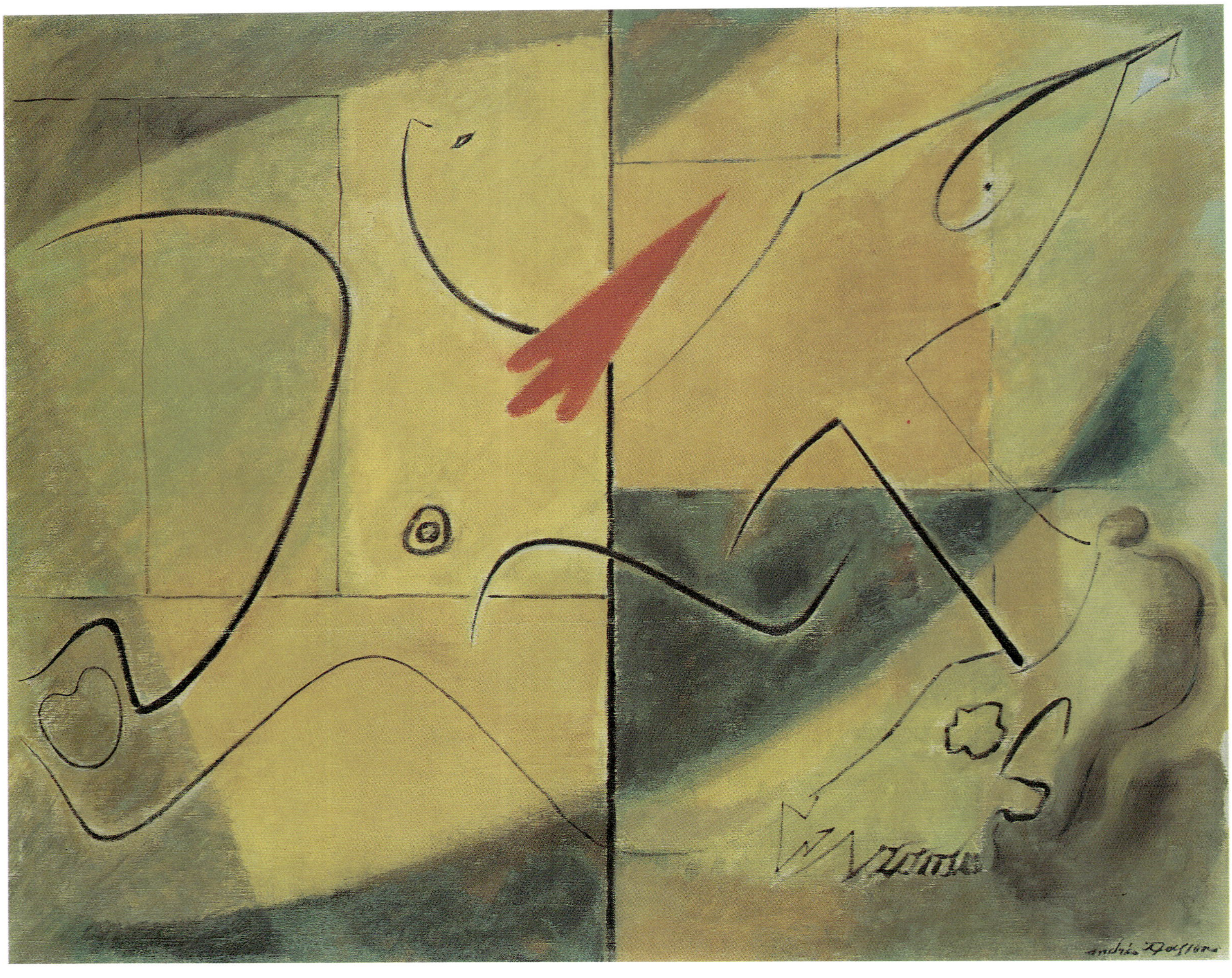

André Masson, Der Abdecker, 1928

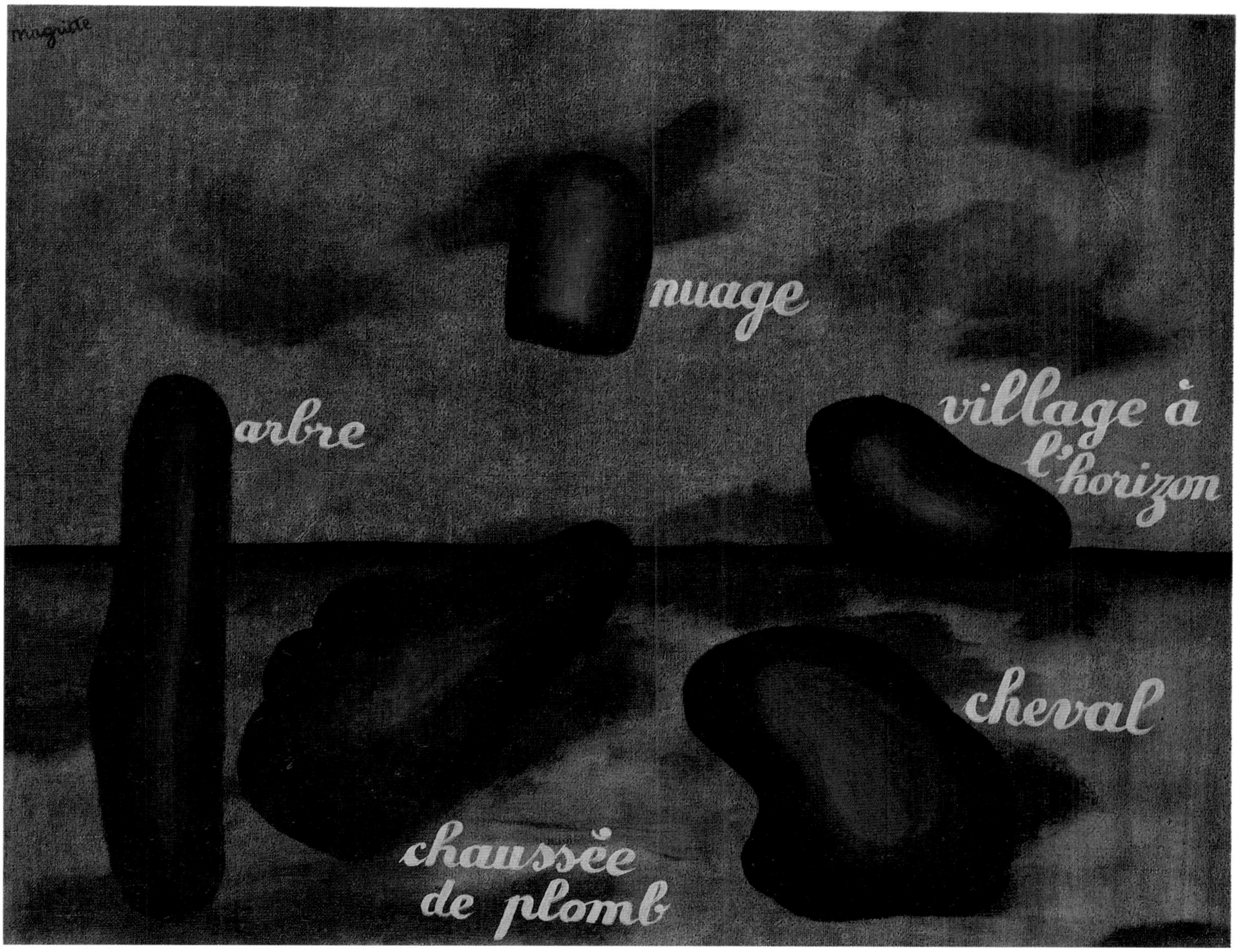

René Magritte, Die schnelle Hoffnung, 1928

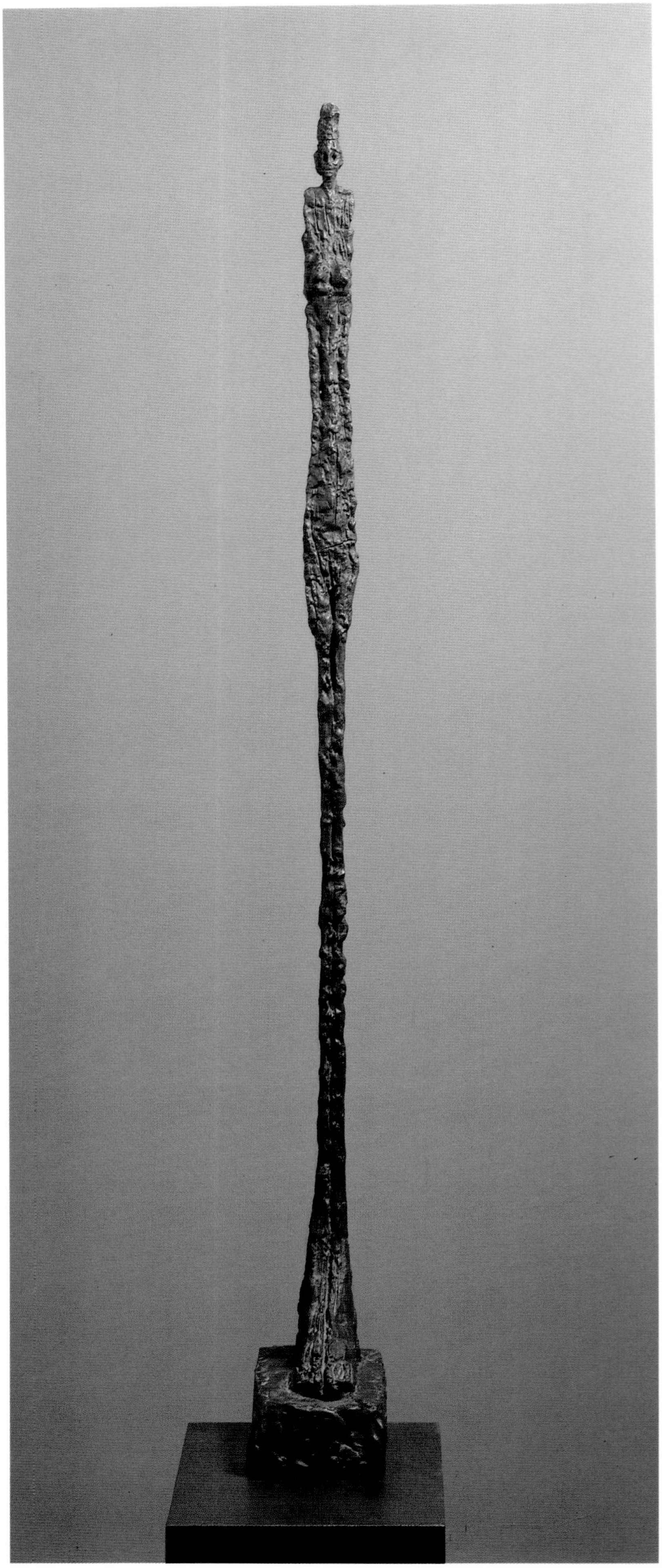

Alberto Giacometti, Stehende, 1948/1949

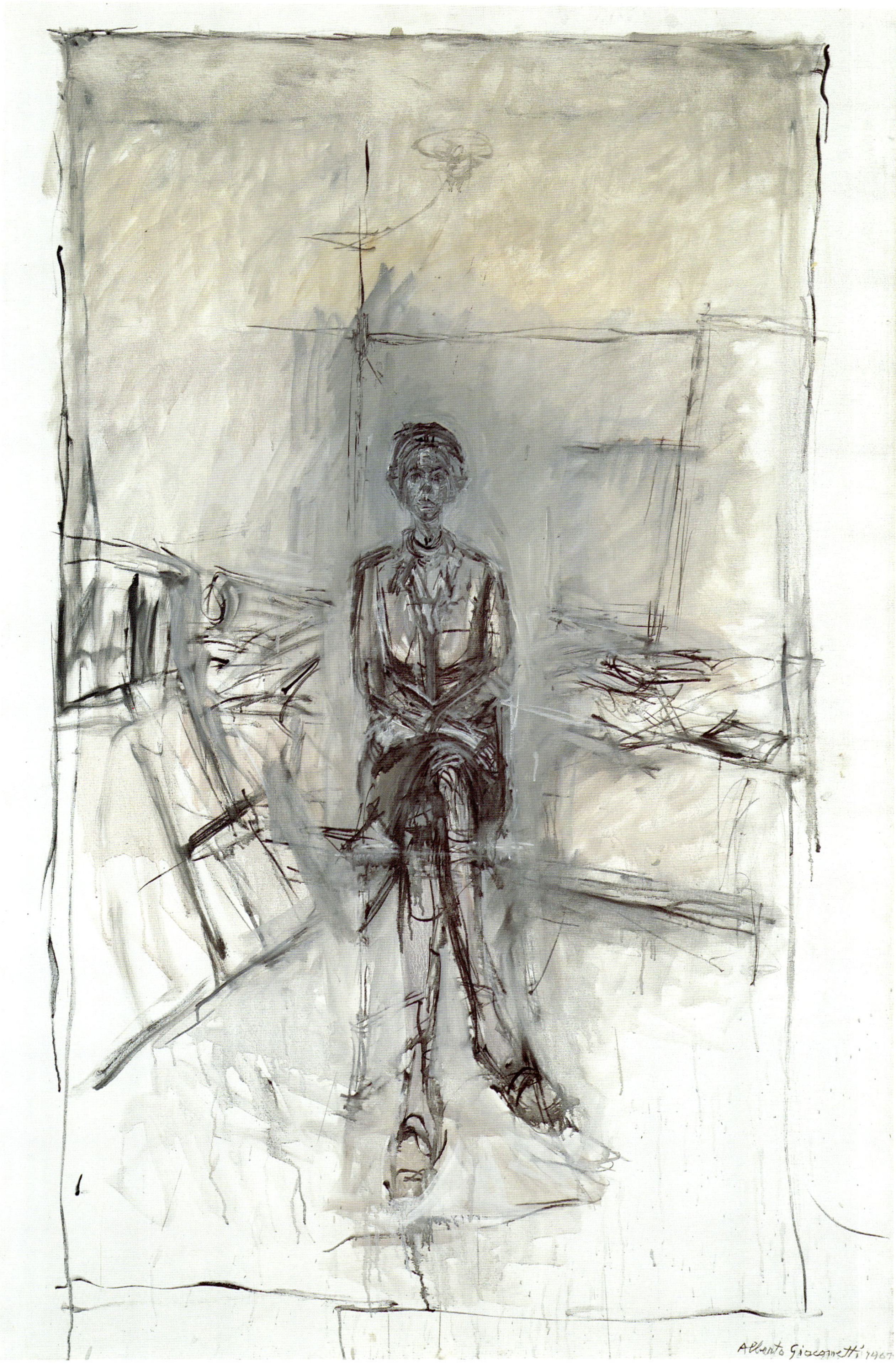

Alberto Giacometti, Annette im Atelier, 1961

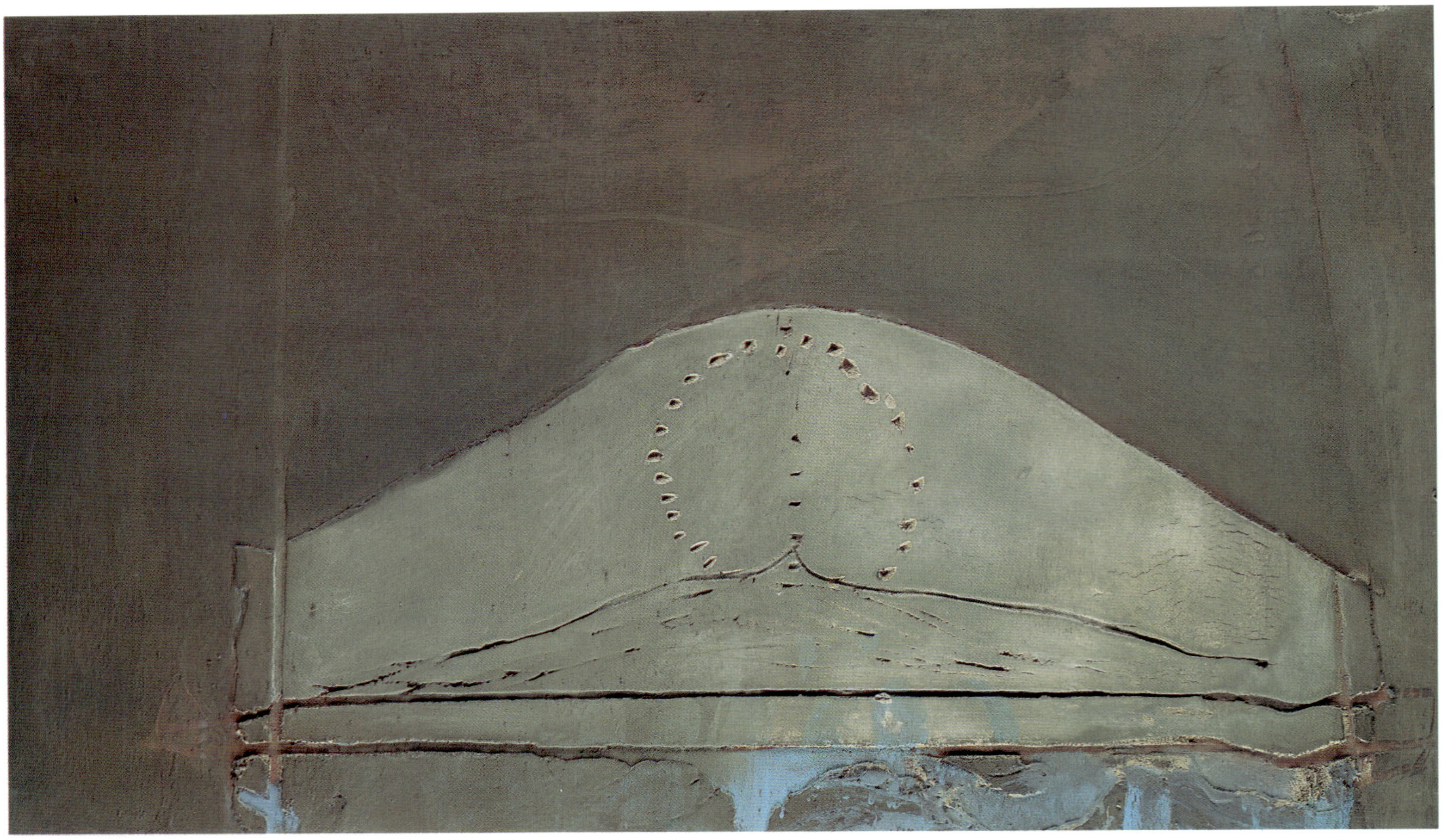

Antoni Tàpies, Bild LXIV, 1957

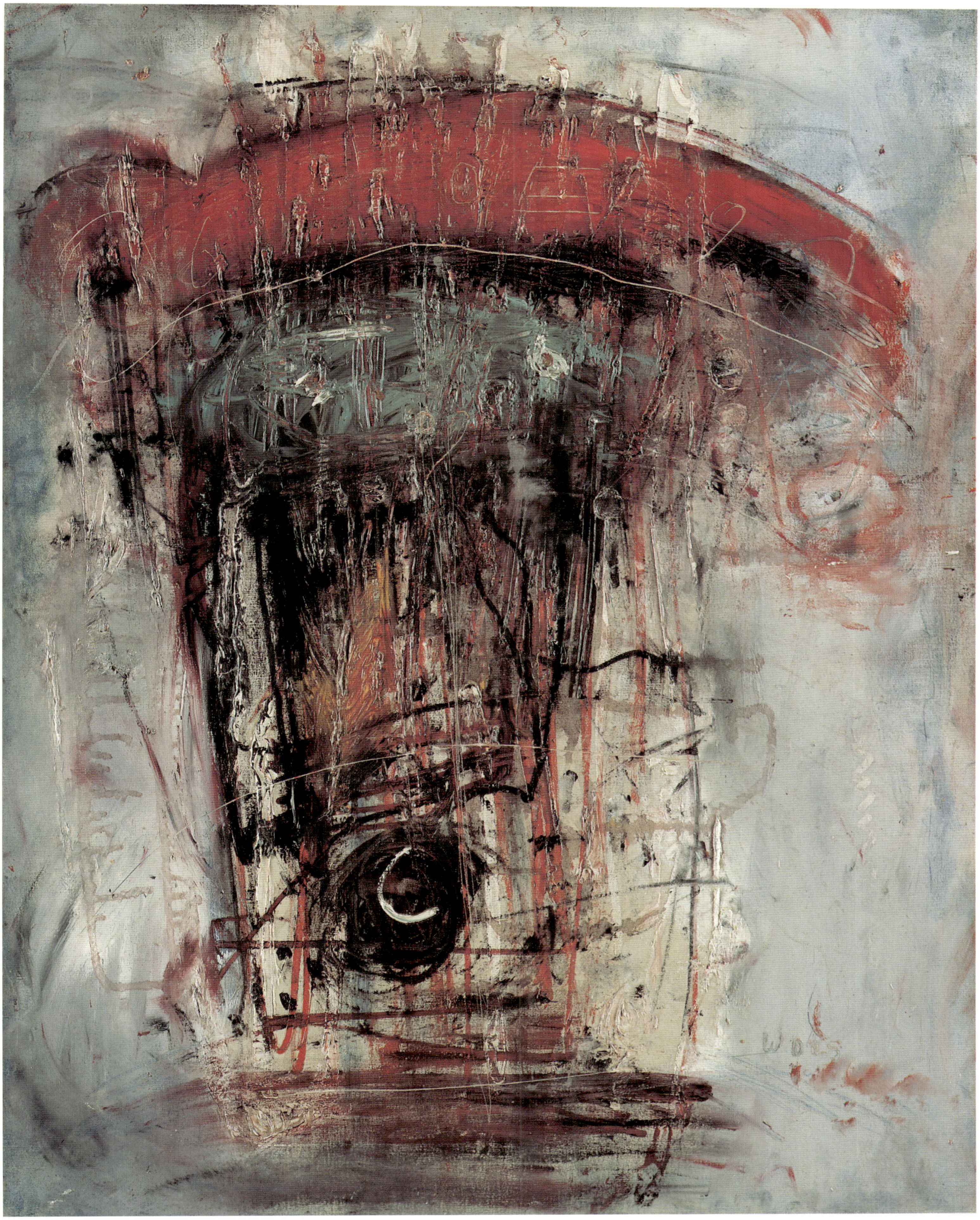

Wols, Komposition, 1947

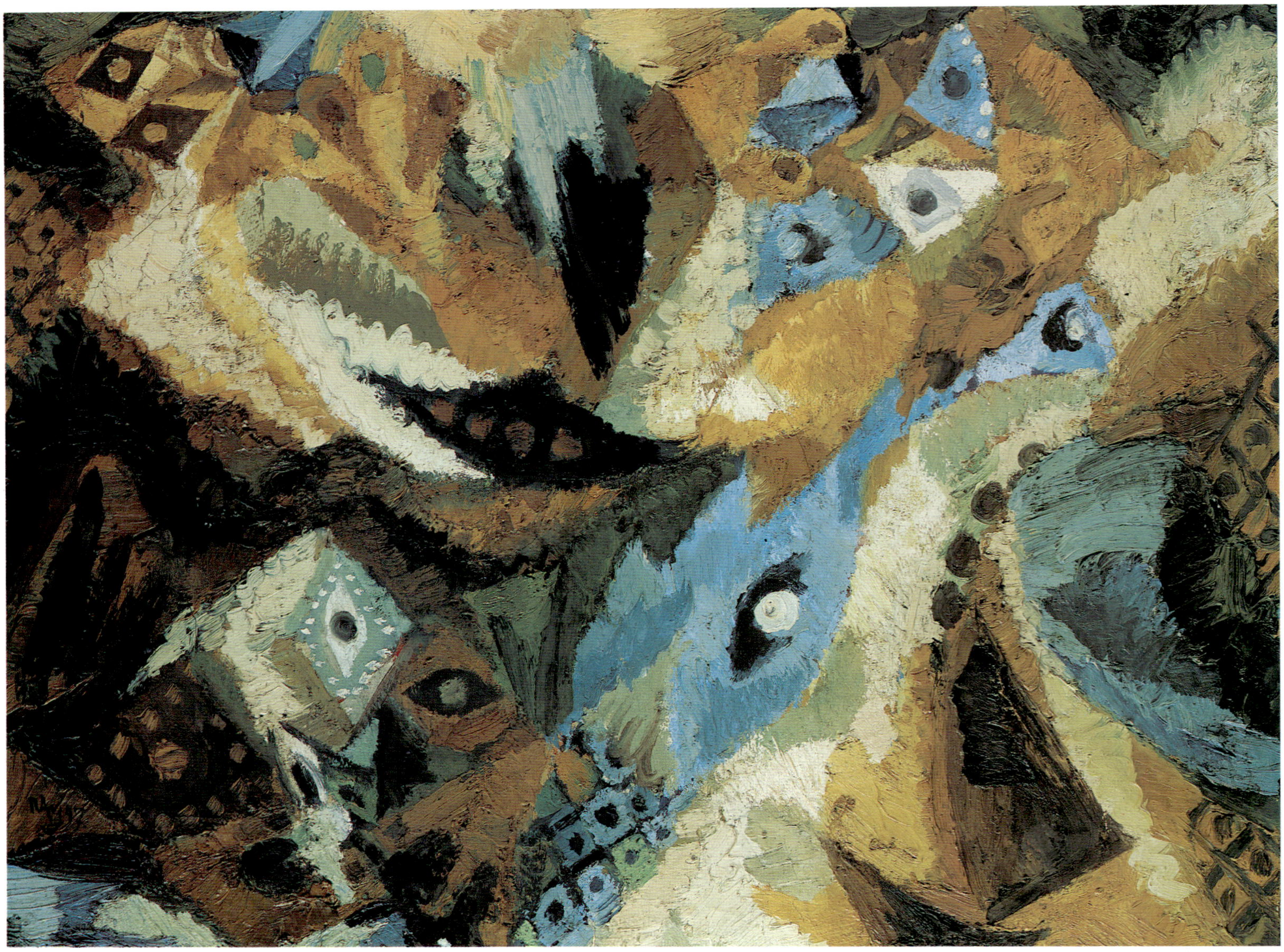

Ernst Wilhelm Nay, Die Quelle, 1947

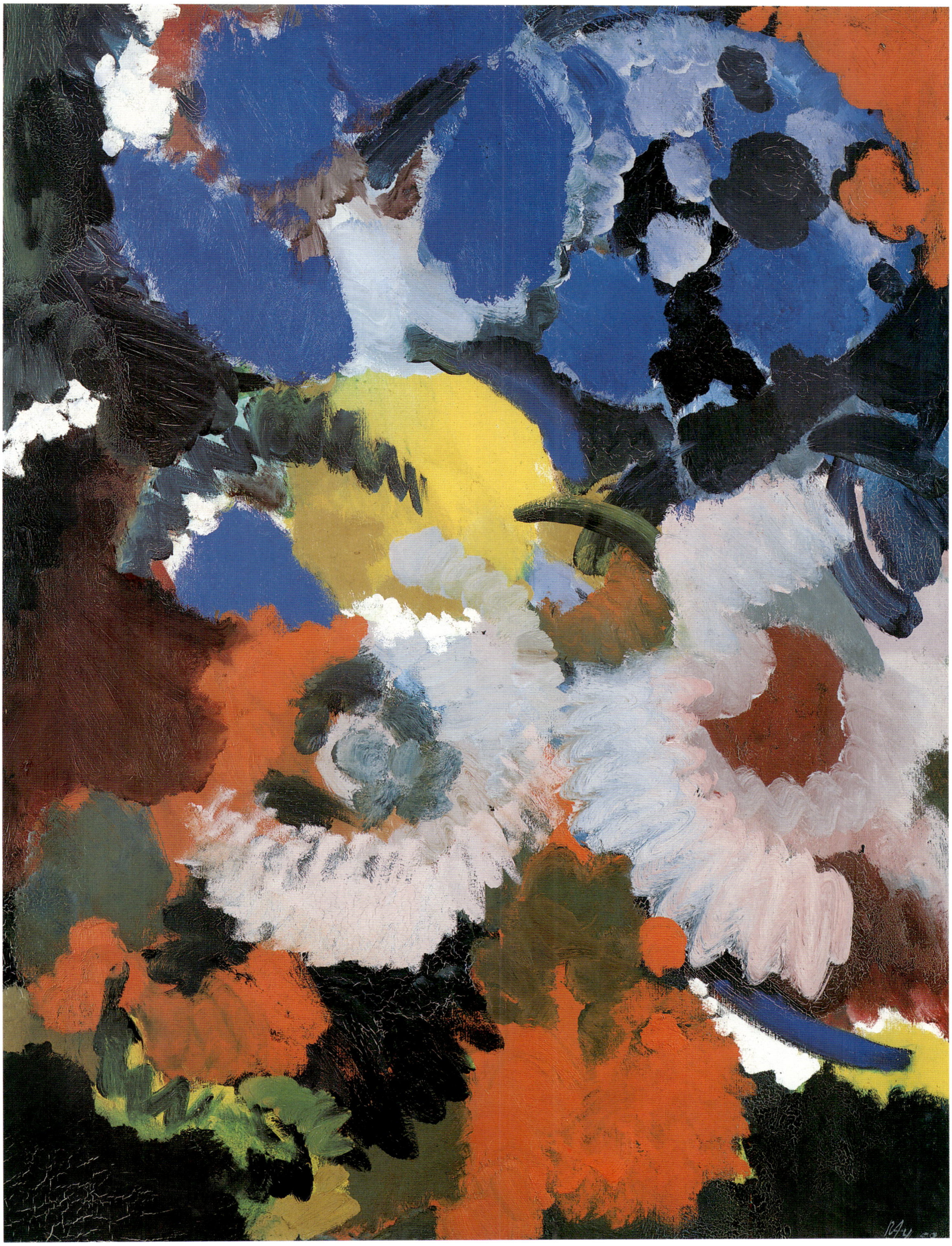

Ernst Wilhelm Nay, Akkord in Rot und Blau, 1958

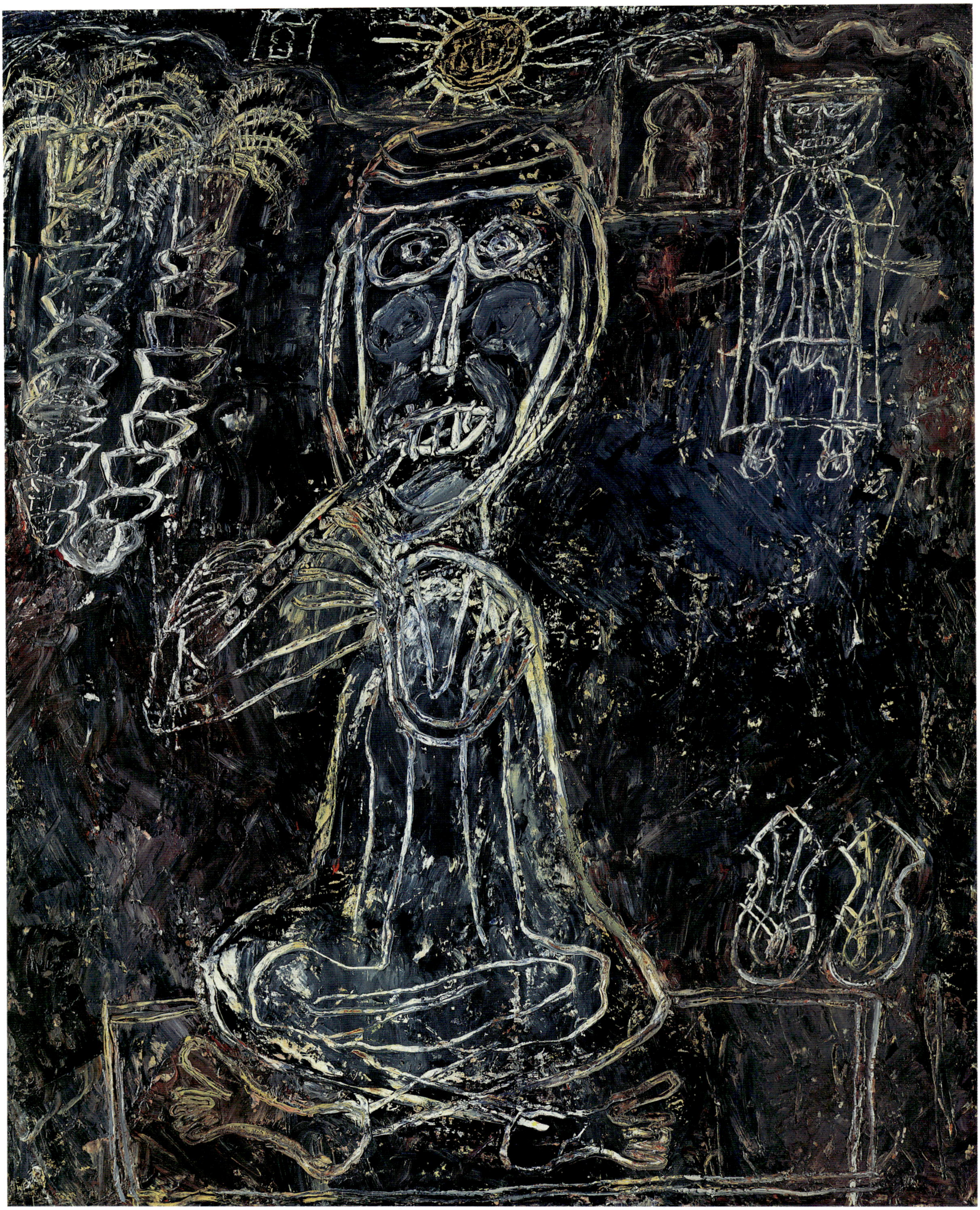

Jean Dubuffet, Er hat die Sandalen ausgezogen, 1947

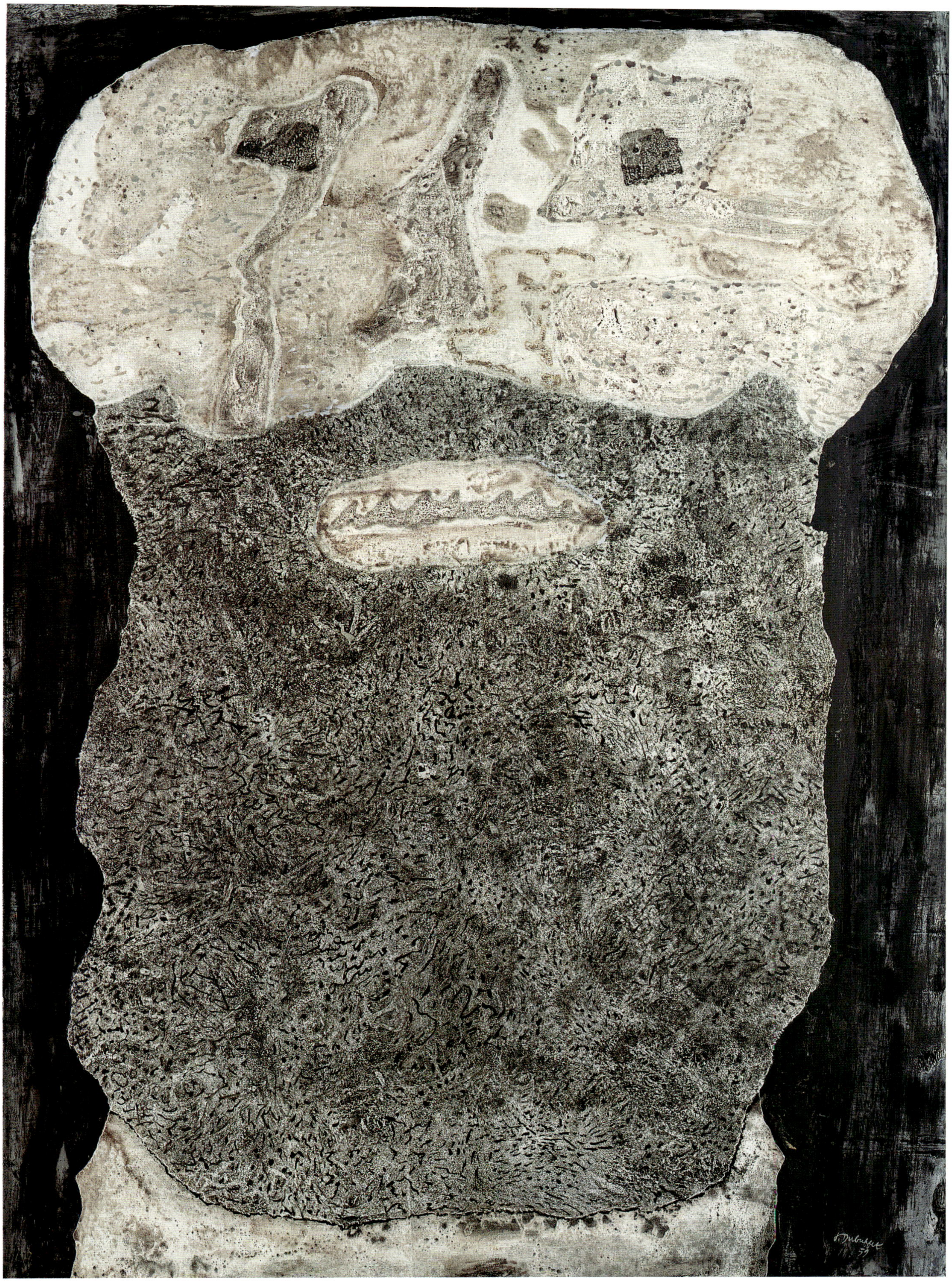

Jean Dubuffet, Bartdeklination, 1959

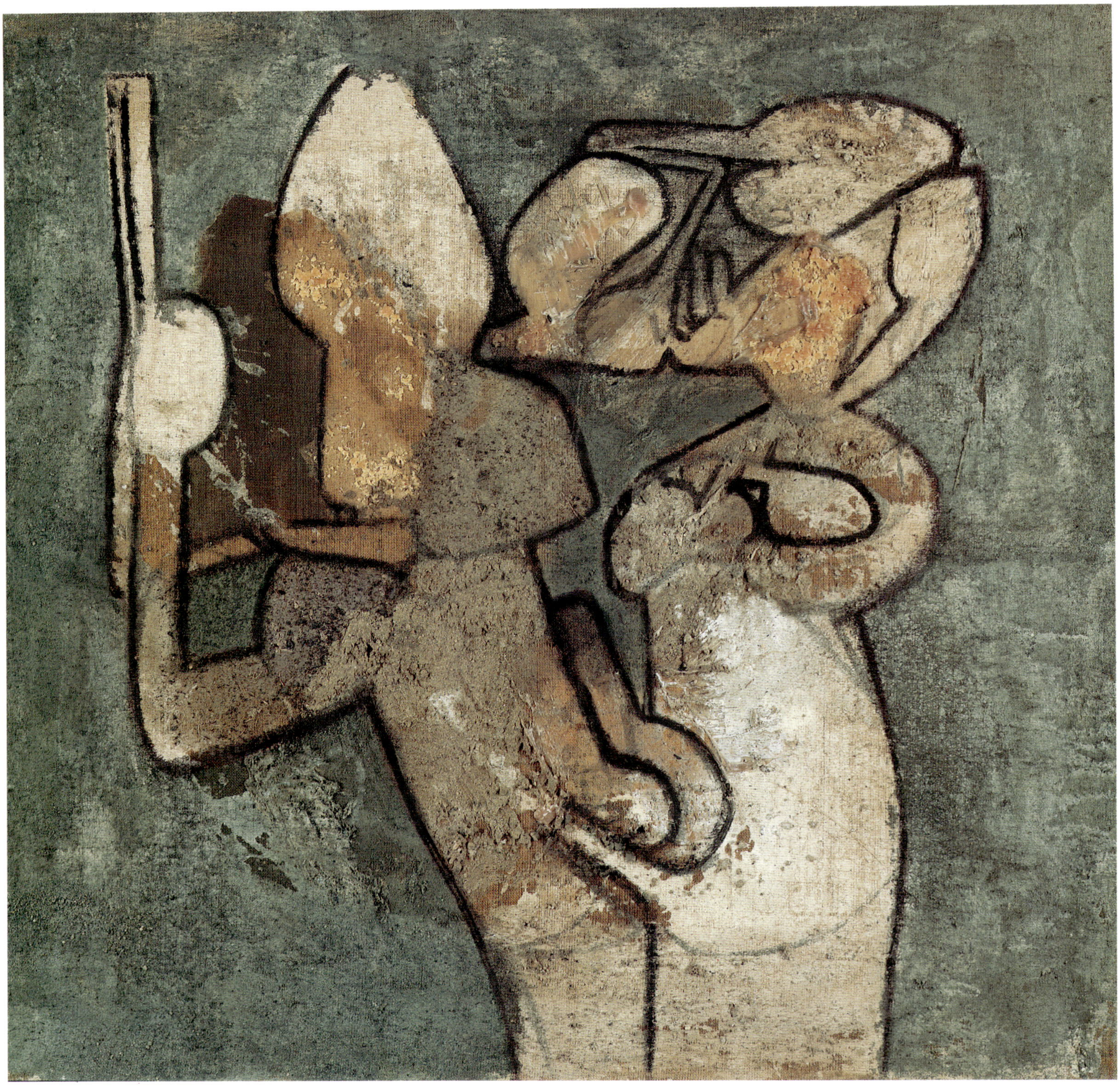

Roberto Matta, Früchte, um 1965

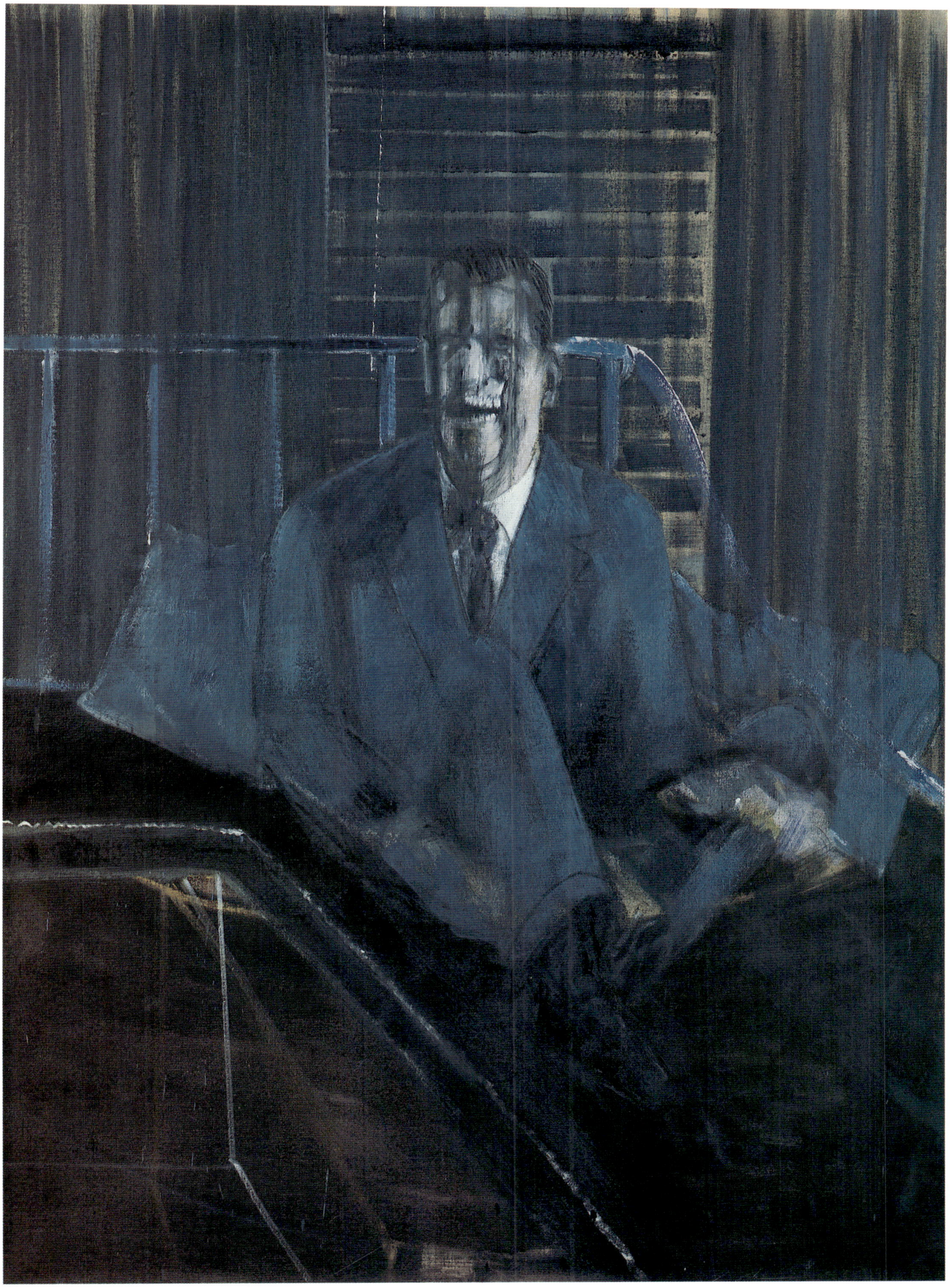

Francis Bacon, Studie zu einem Bildnis, 1953

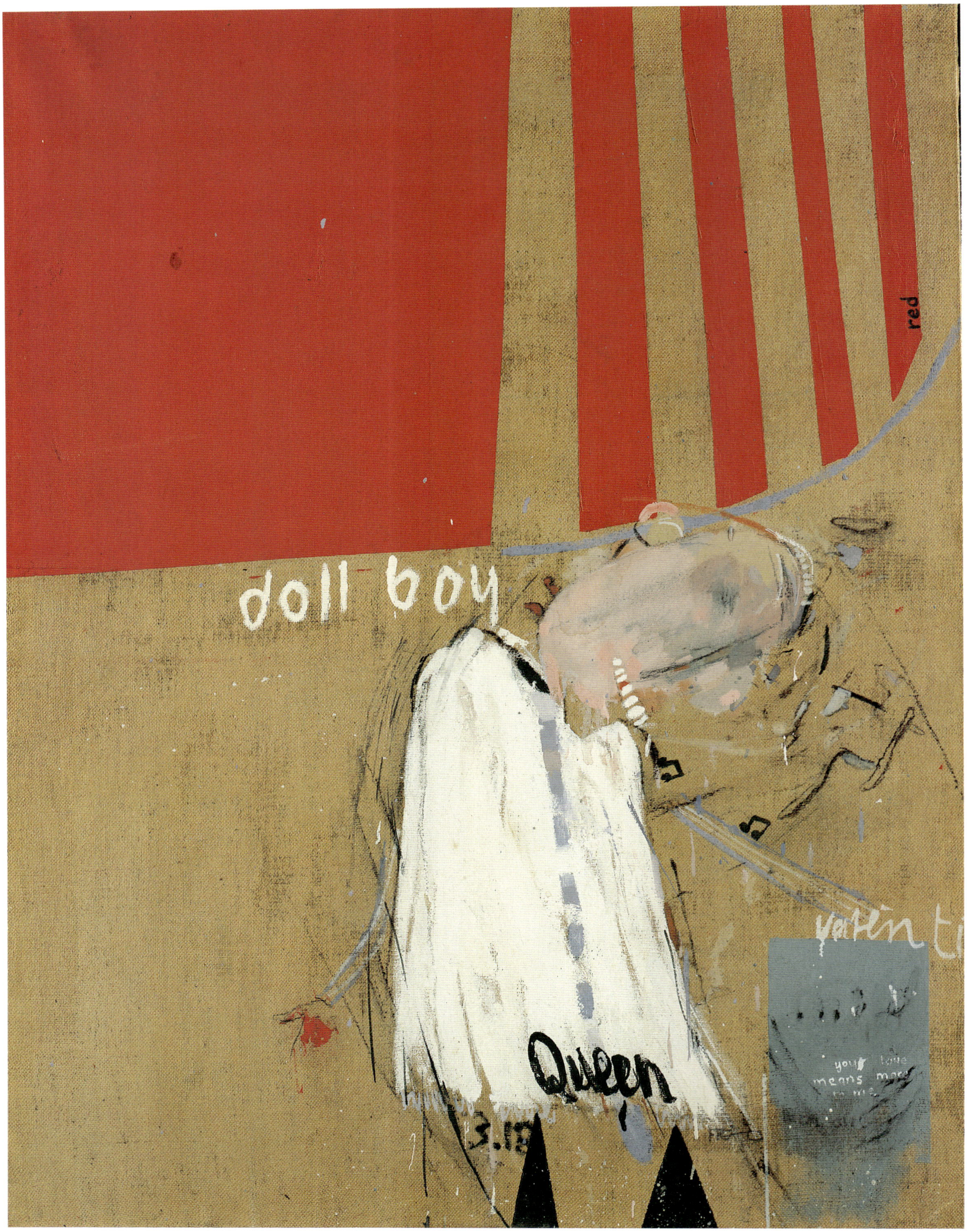

David Hockney, Doll Boy, 1961

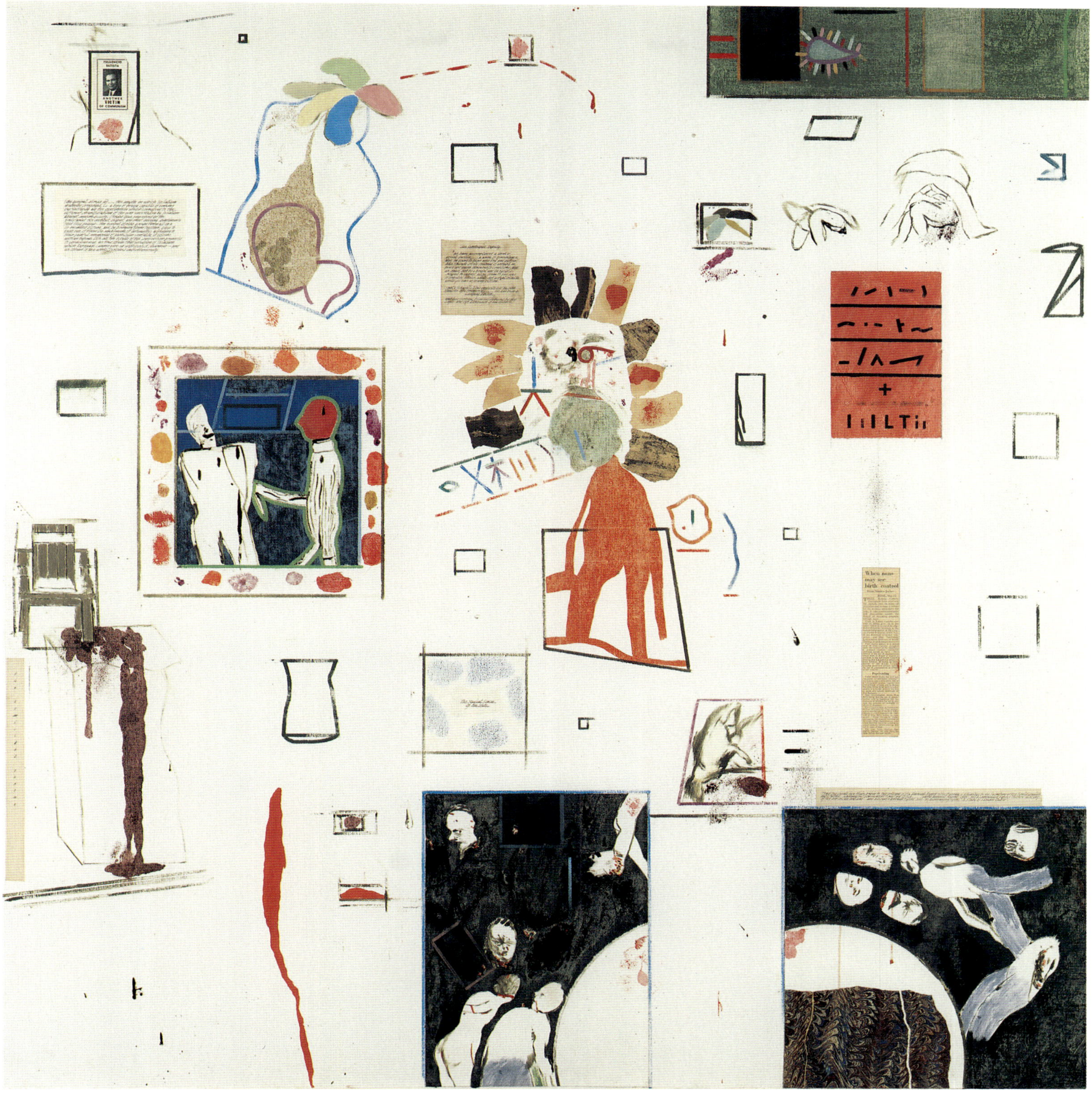

R. B. Kitaj, Gedanken über Gewalttätigkeit, 1962

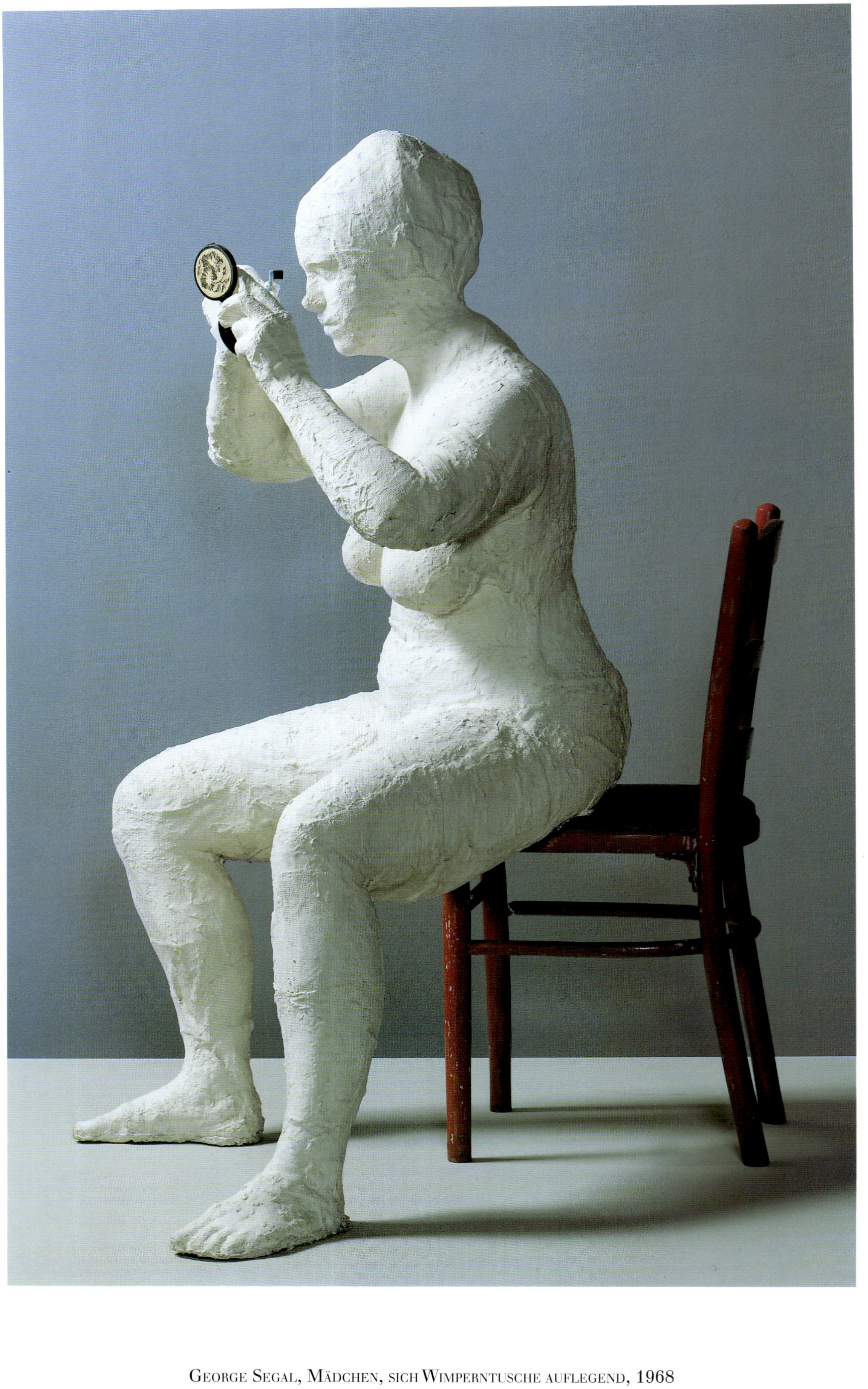

George Segal, Mädchen, sich Wimperntusche auflegend, 1968

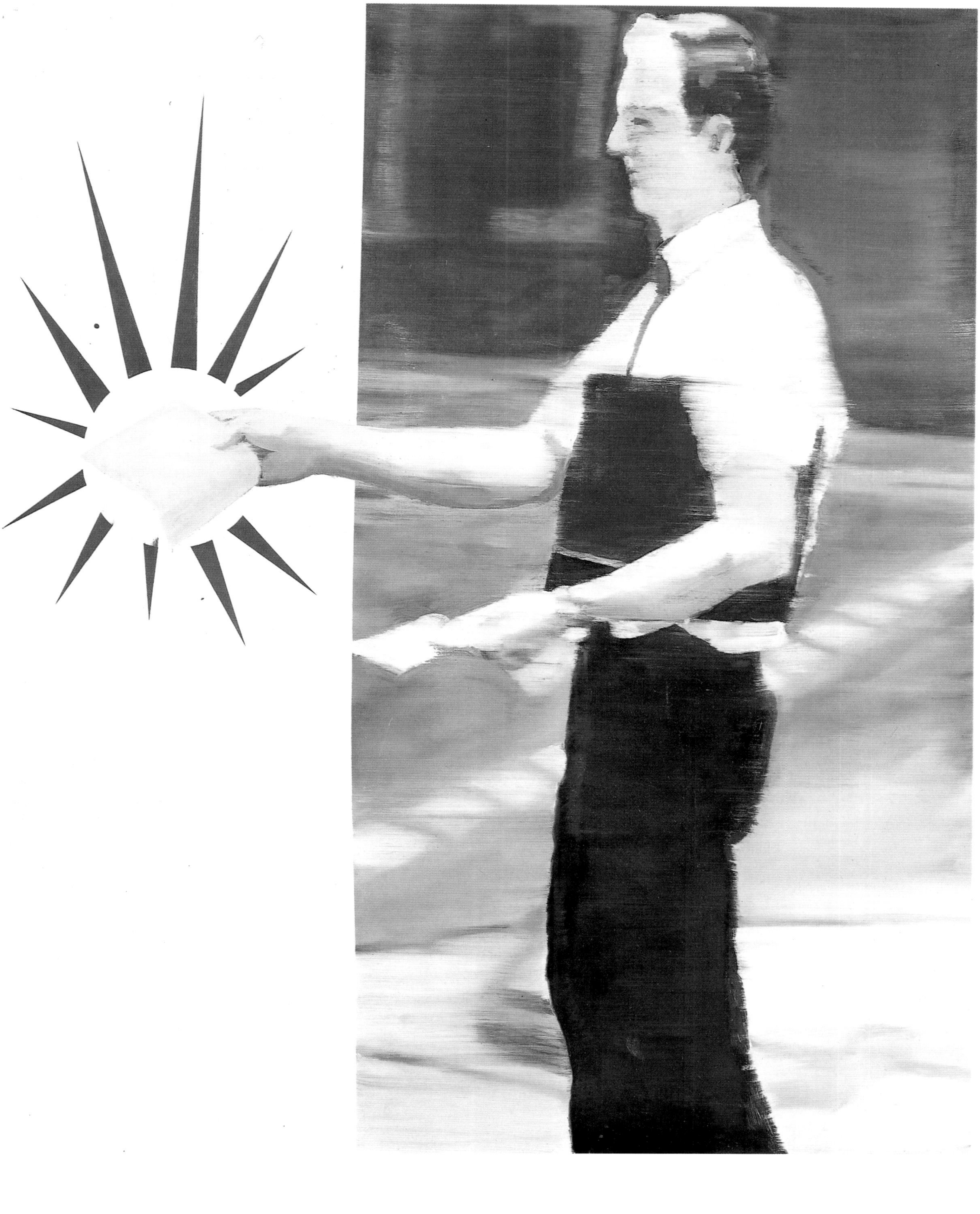

Gerhard Richter, Oswald, 1964

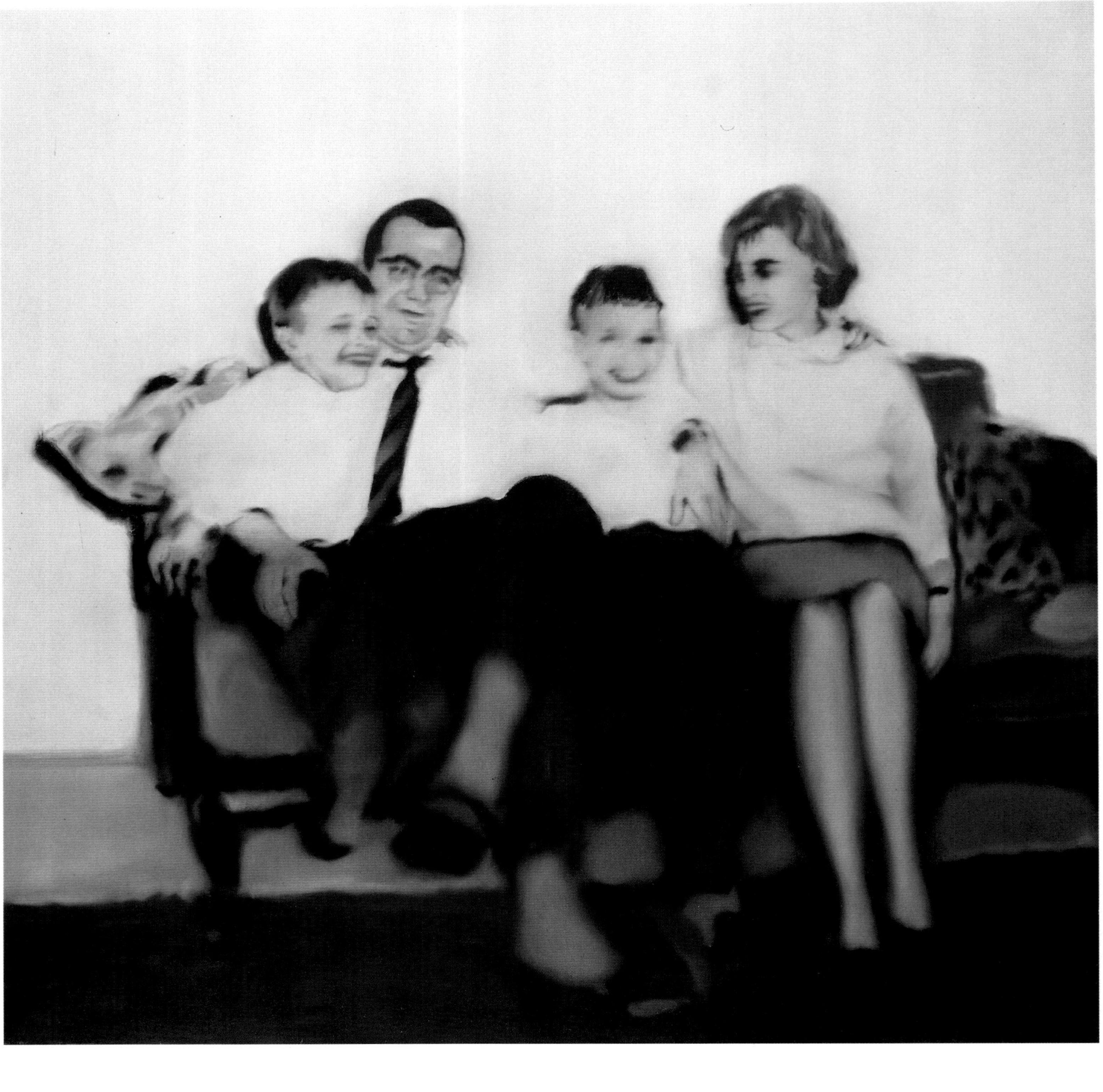

Gerhard Richter, Familie Schmidt, 1964

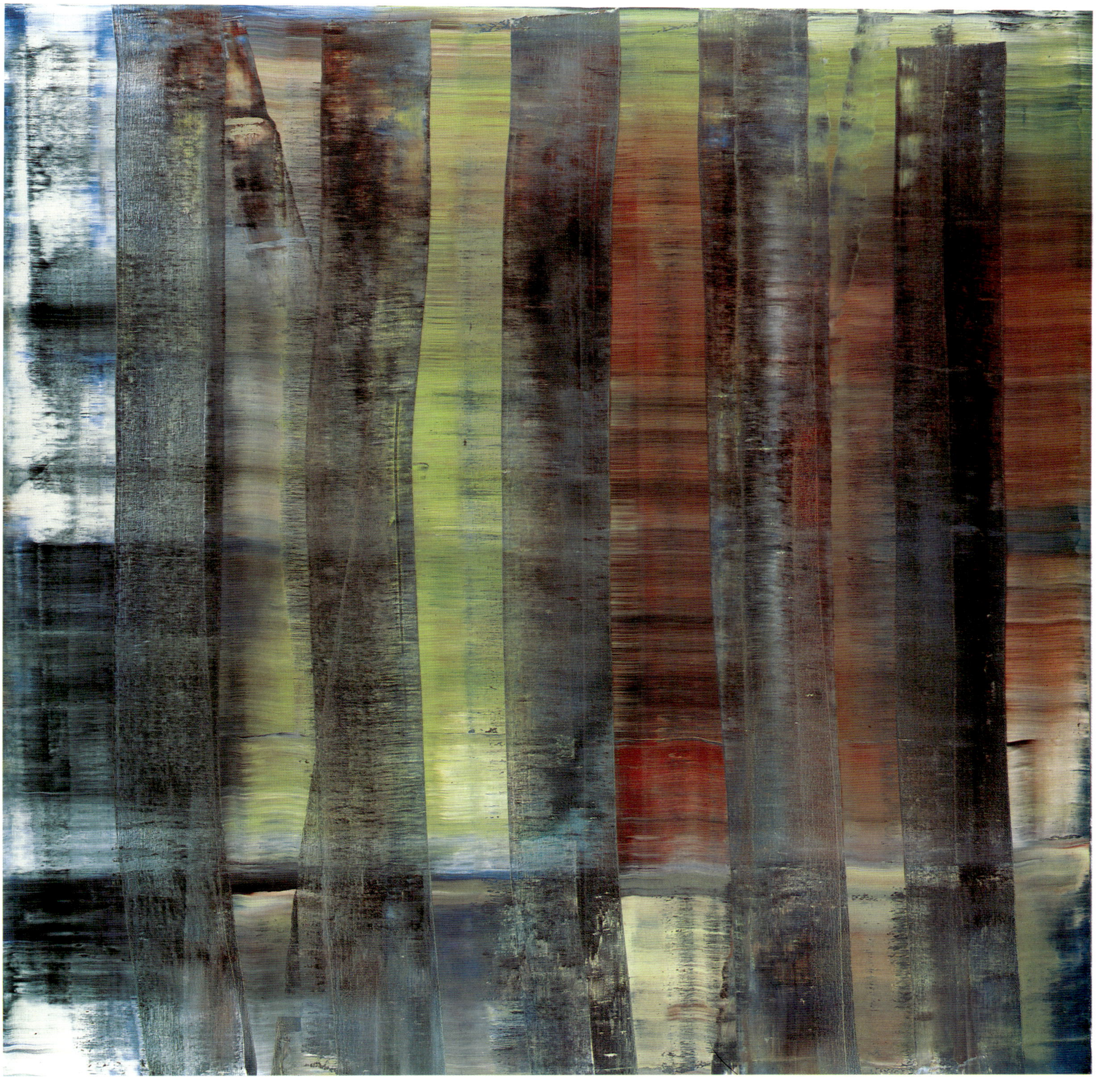

Gerhard Richter, Abstraktes Bild, 1992

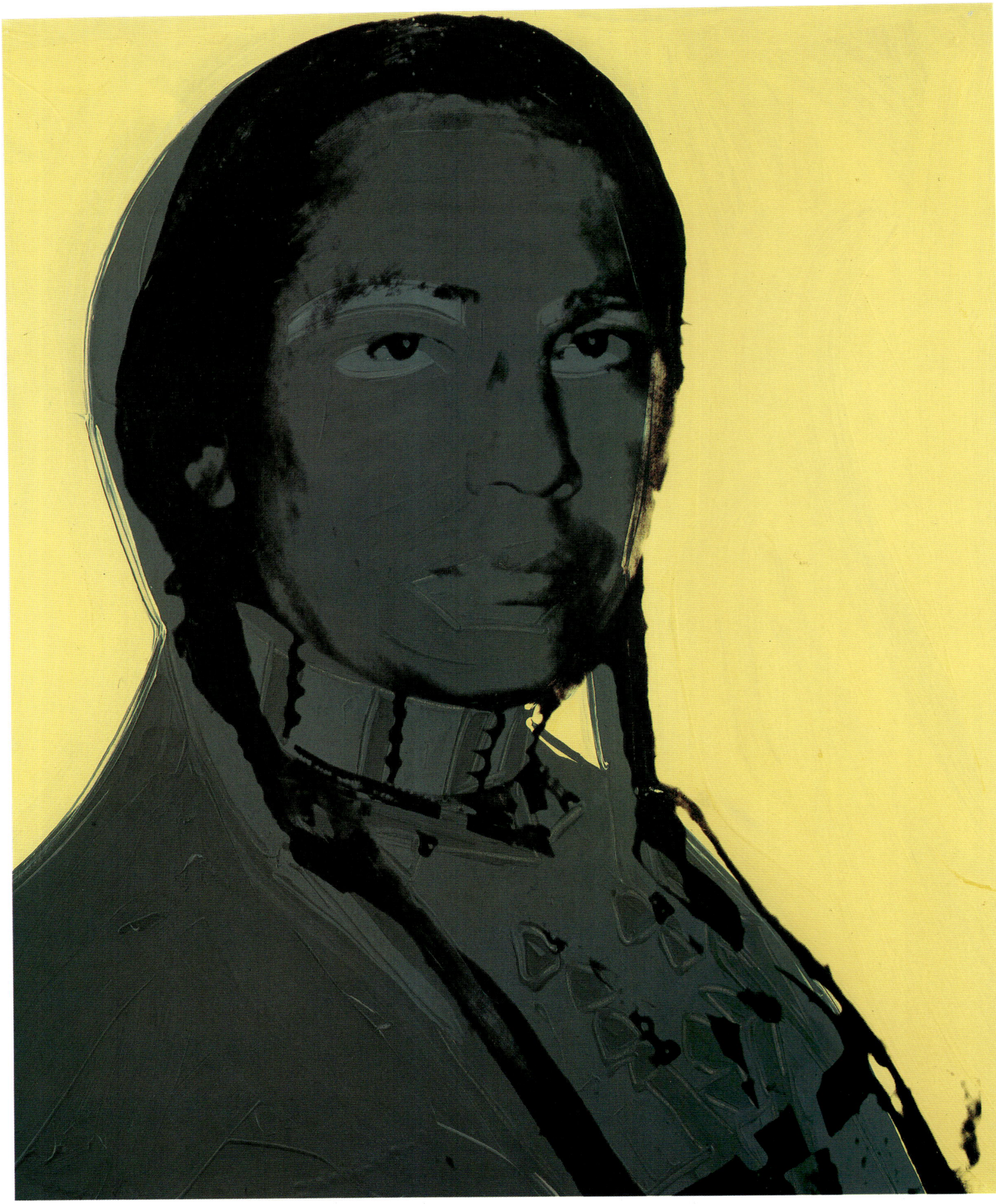

Andy Warhol, Der Indianer Russell Means, 1976

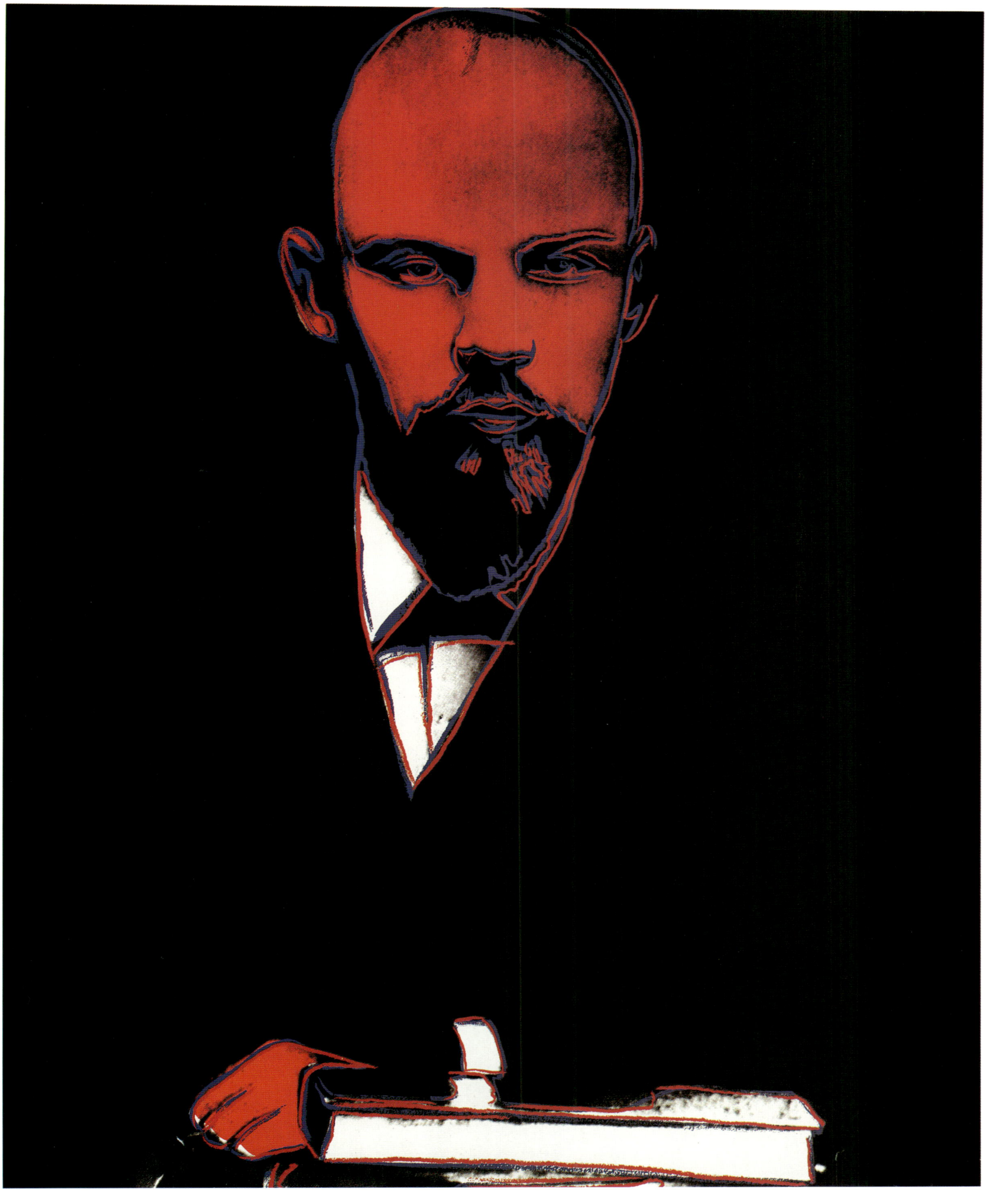

Andy Warhol, Lenin, 1986

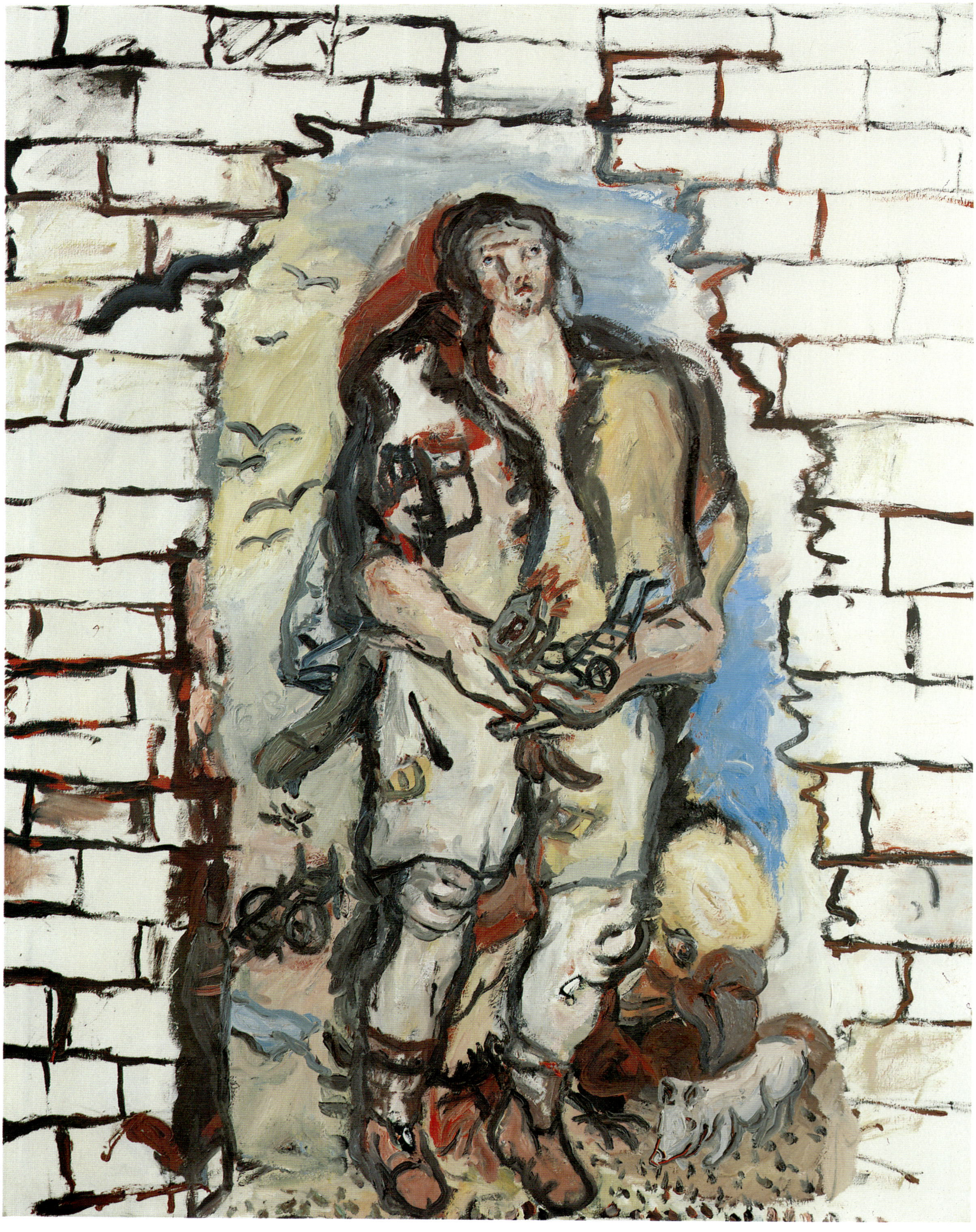

Georg Baselitz, Der Hirt, 1965

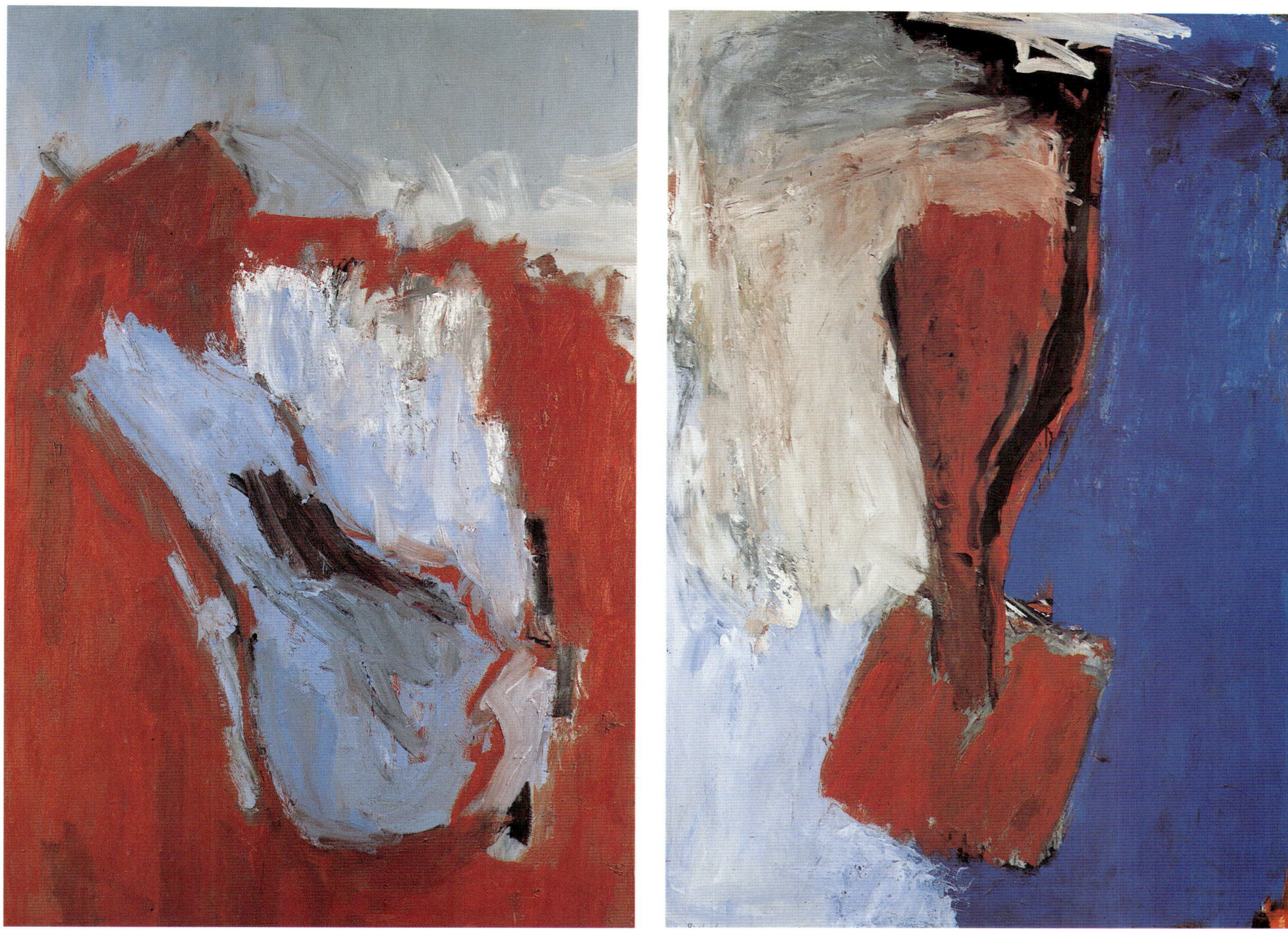

Georg Baselitz, Elke Profil – Die Flasche, 1978

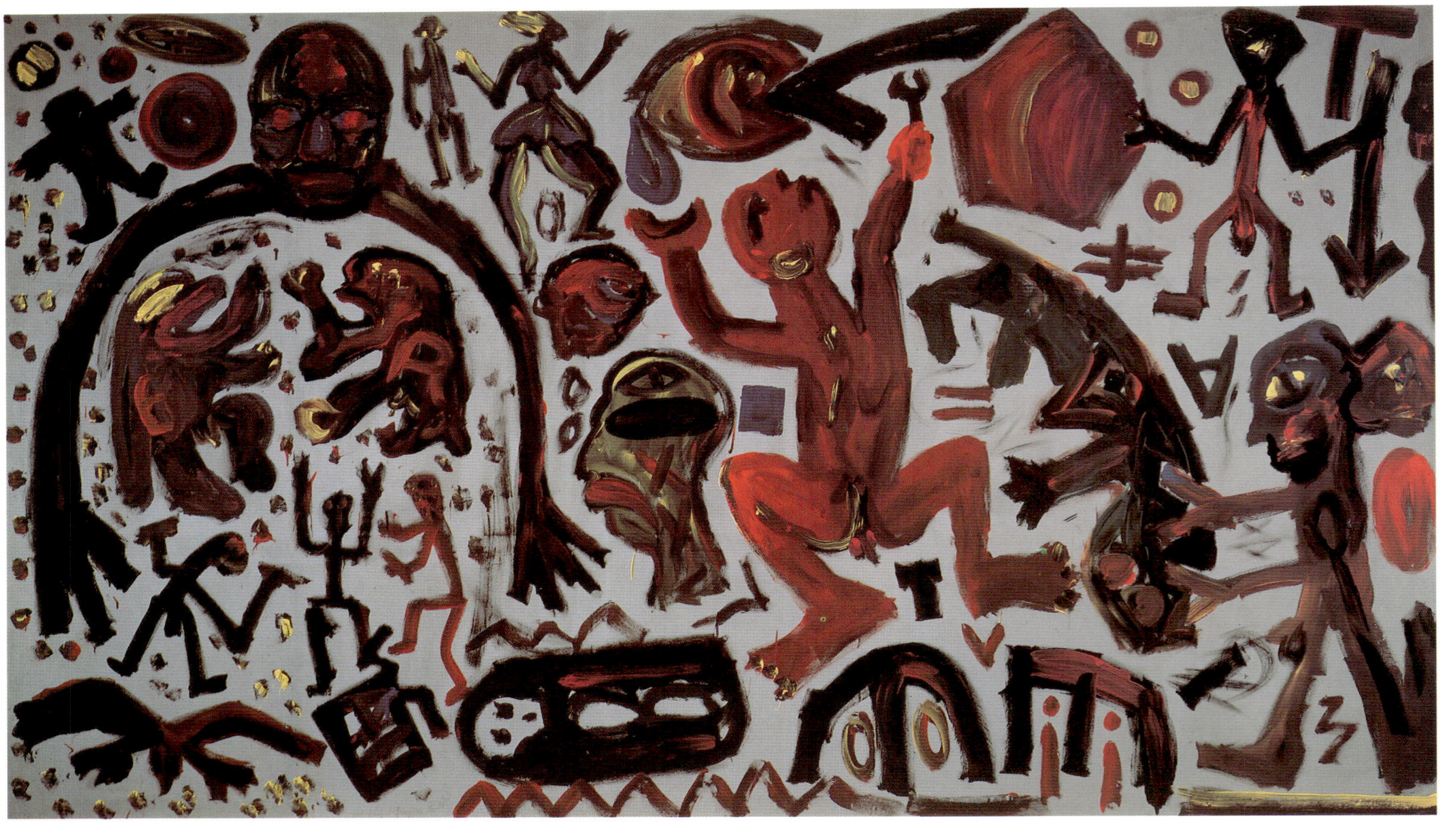

A. R. Penck, Gorbatschow, Hoffnung der Menschheit oder endgültiges Entsetzen, 1988

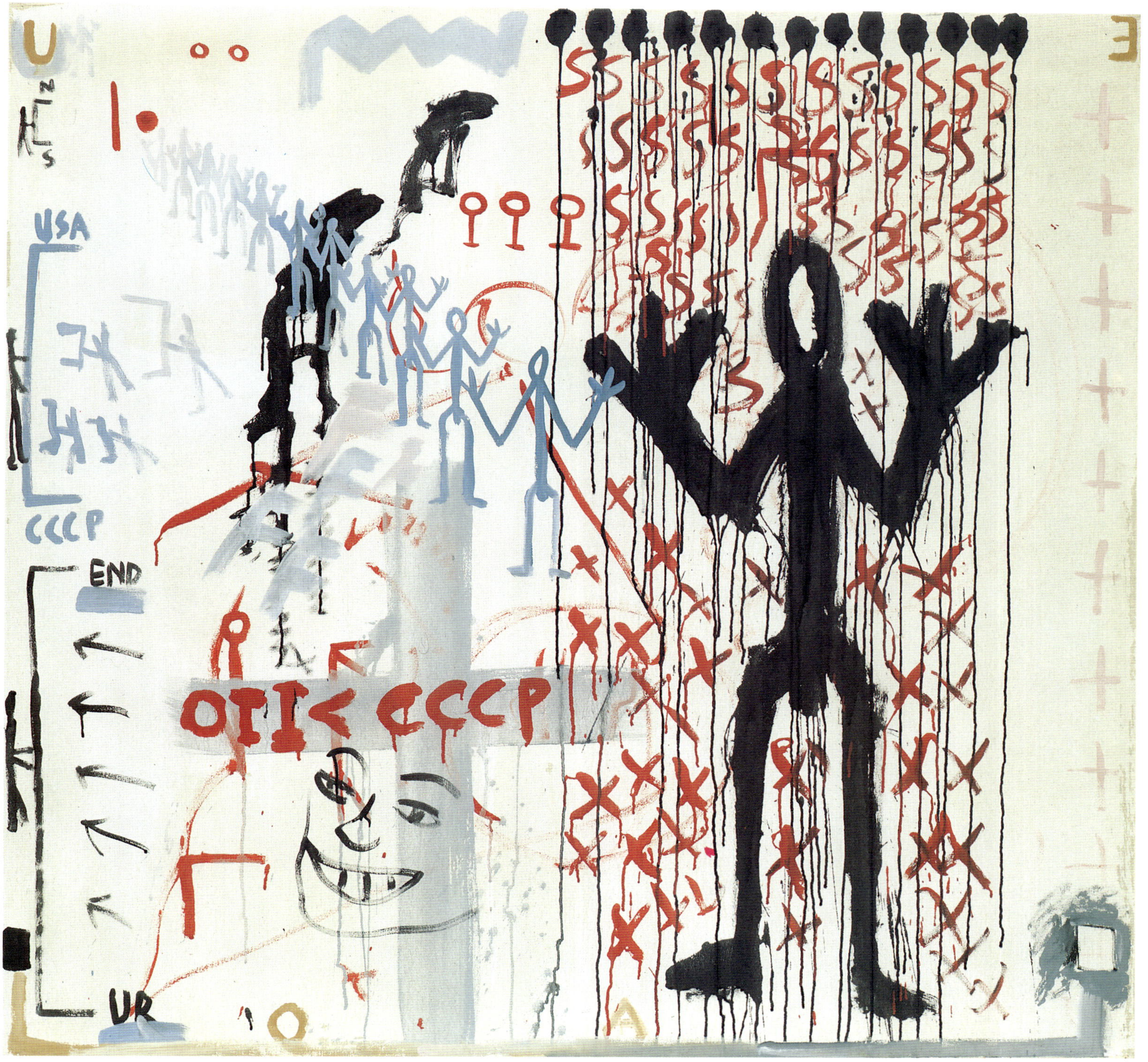

A. R. Penck, Ur-End, 1970

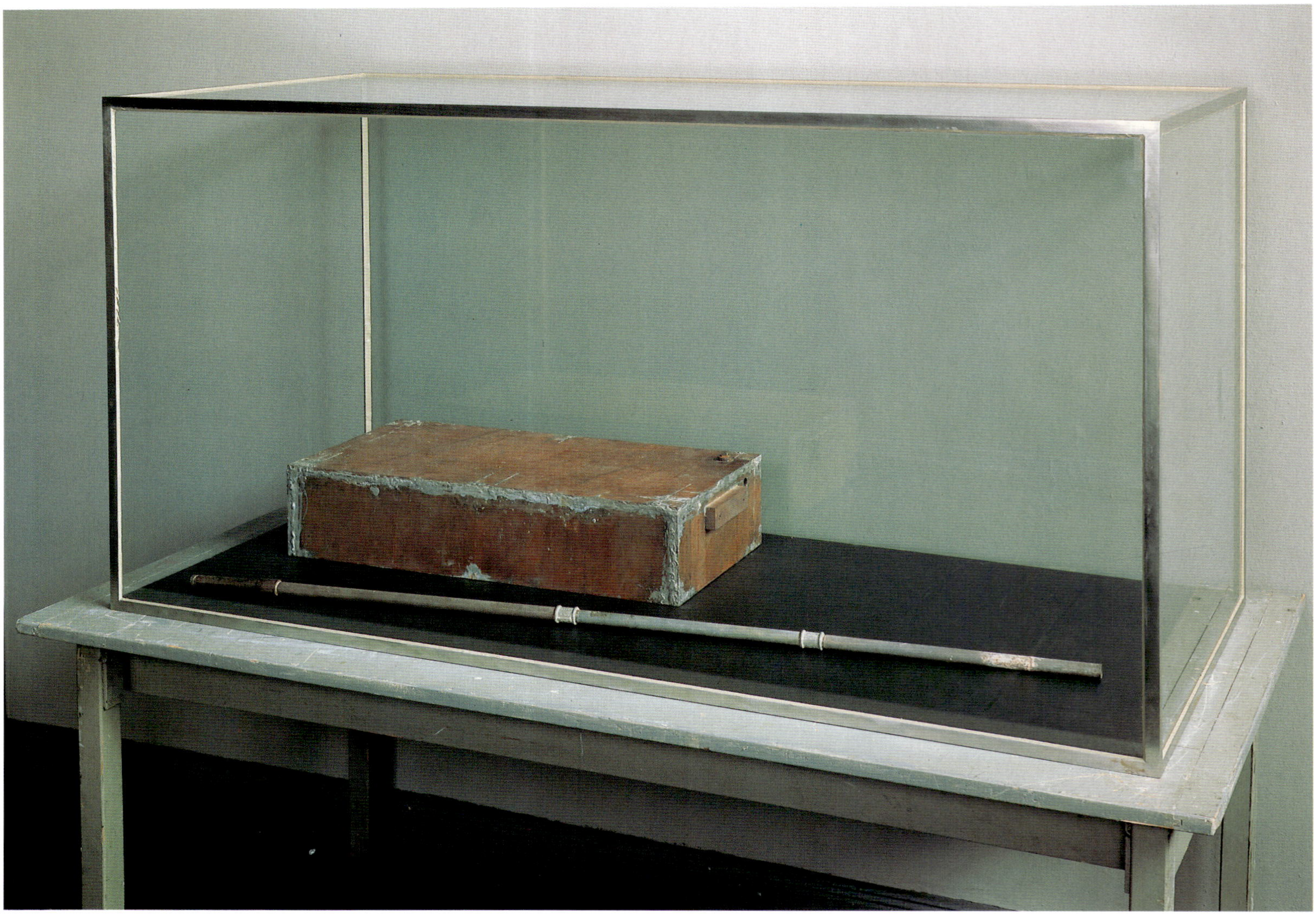

Joseph Beuys, Plastisch-thermisches Urmeter, 1984

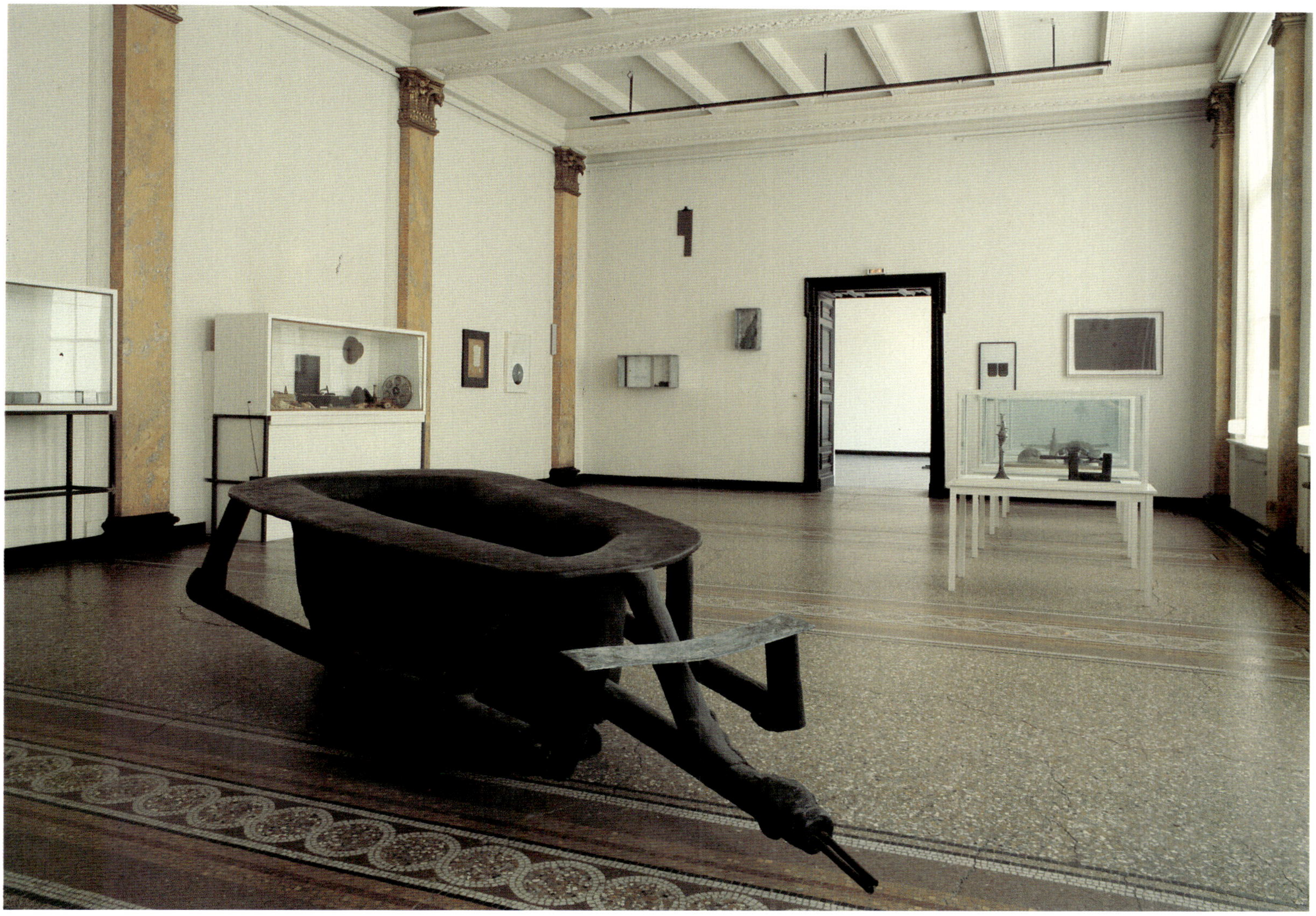

Joseph Beuys, Der Beuys-Saal

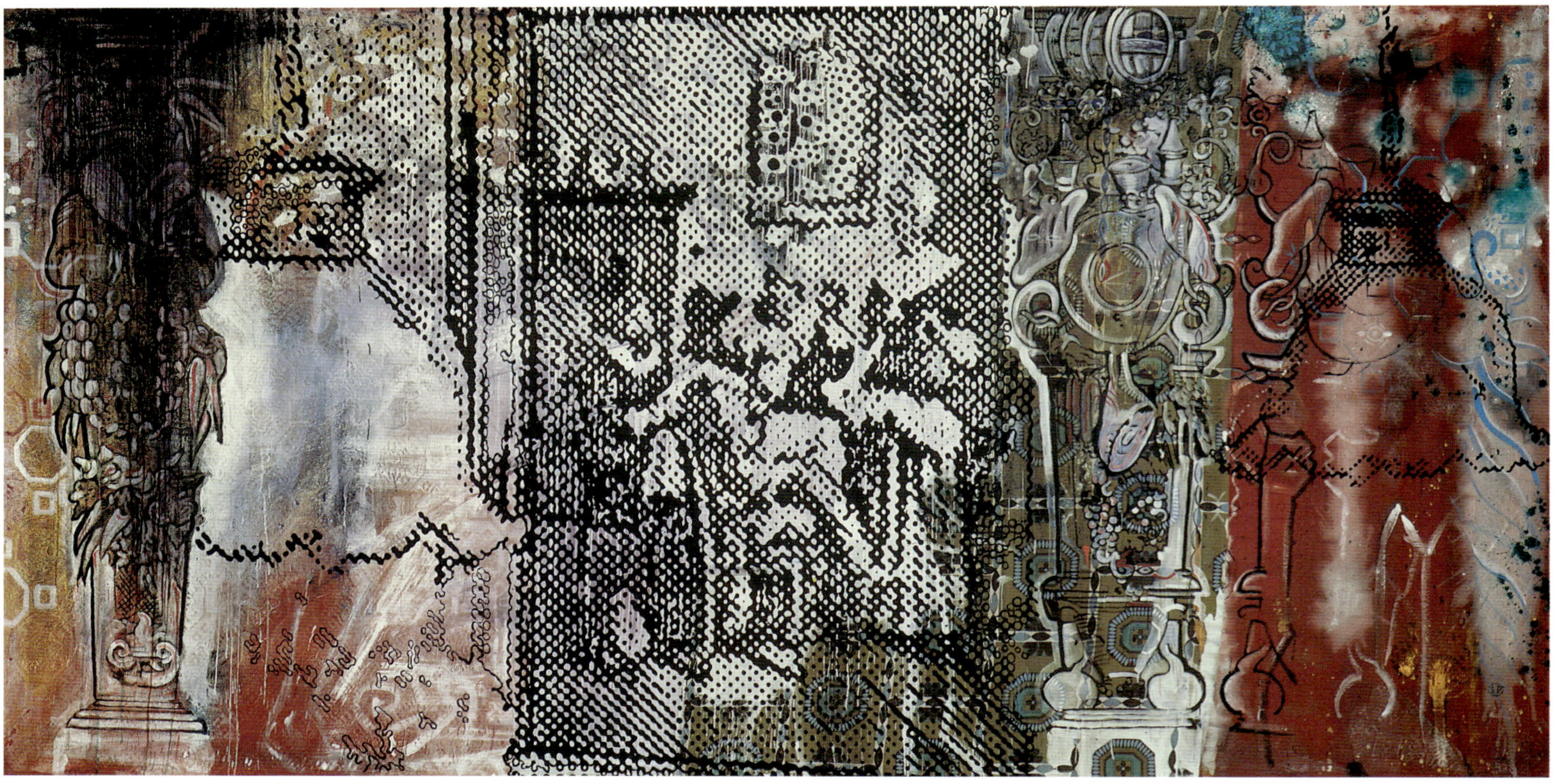

Sigmar Polke, Zweite niederländische Reise, 1985

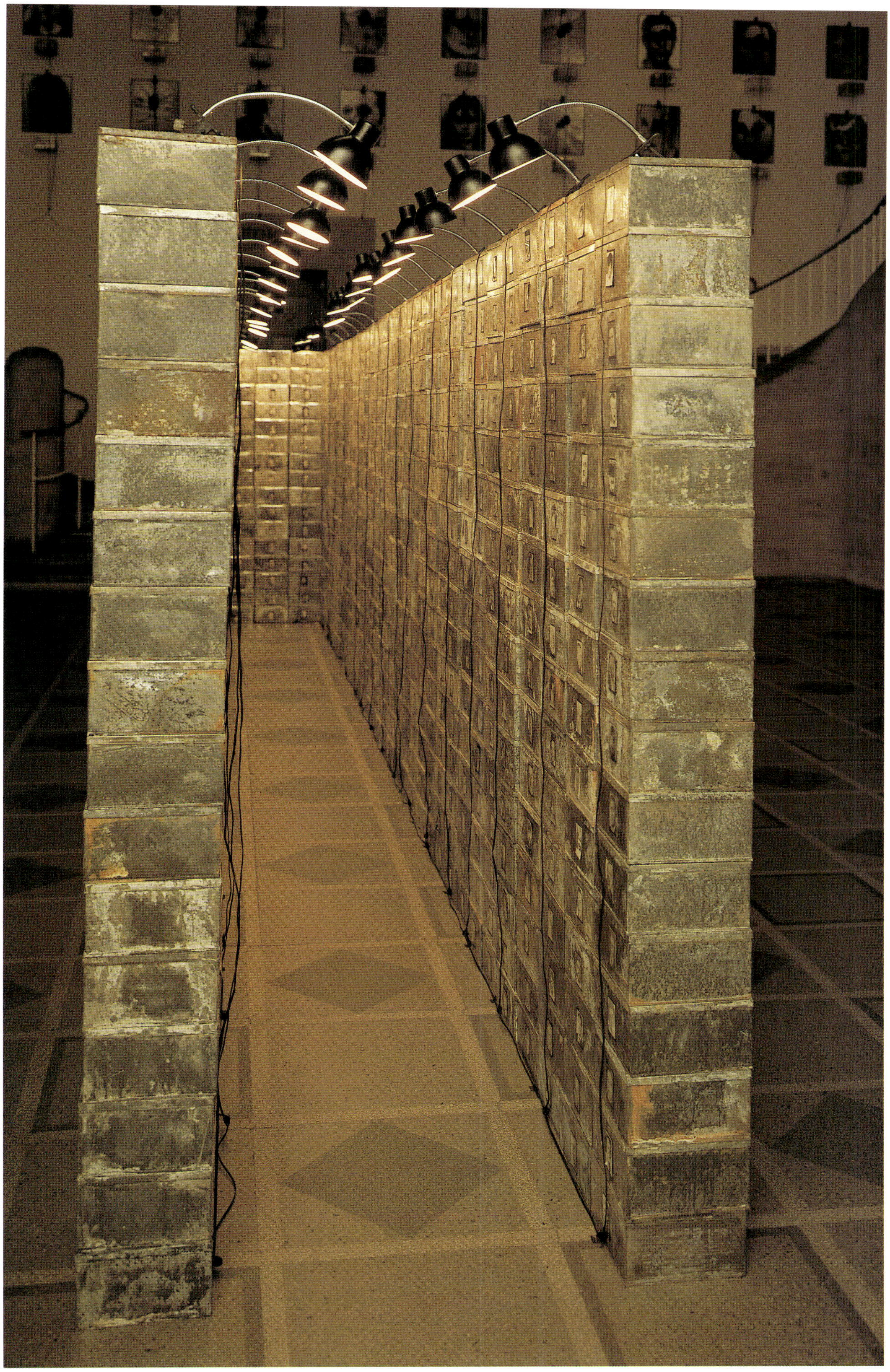

Christian Boltanski, Reserve: Die toten Schweizer, 1990

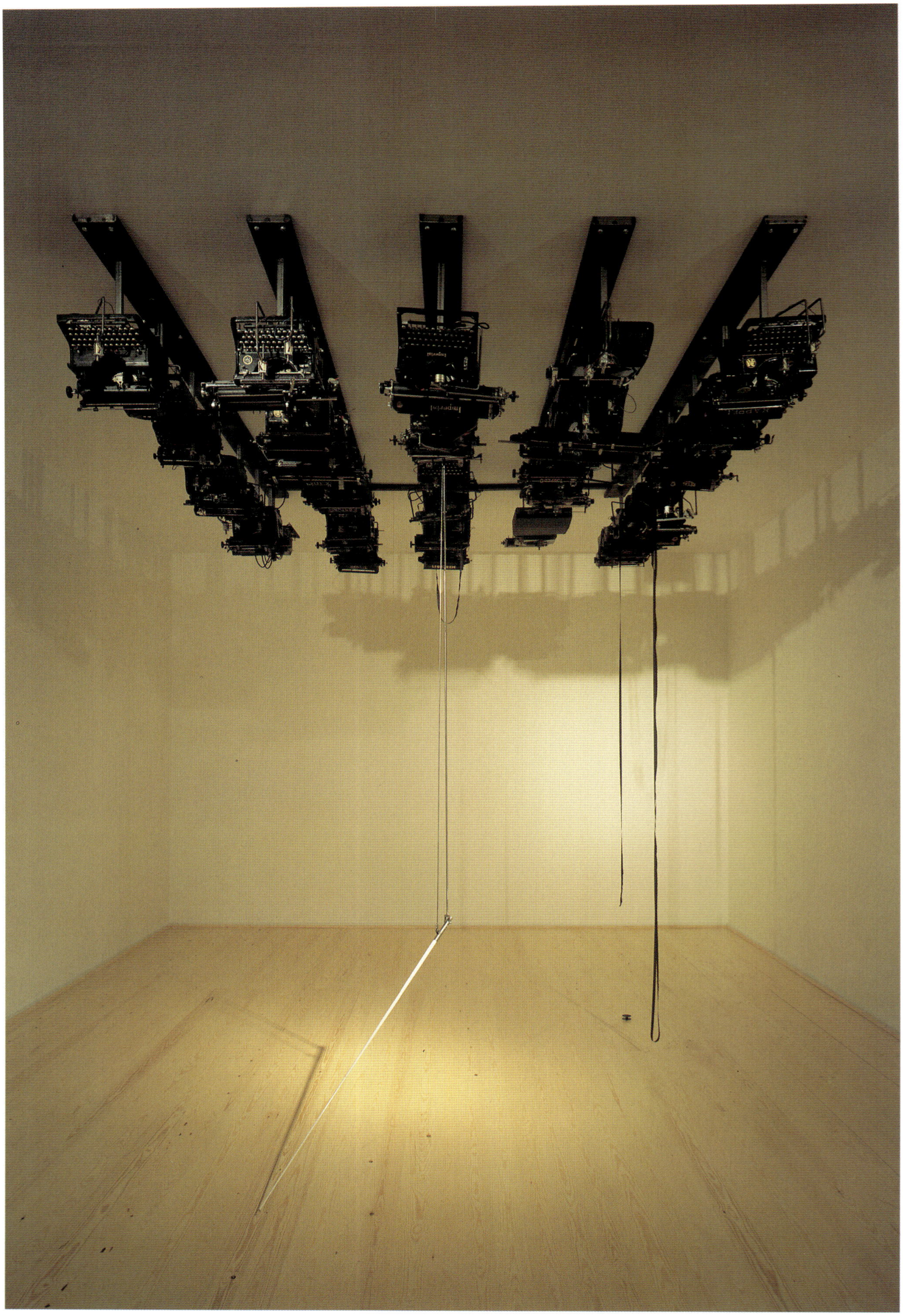

Rebecca Horn, Chor der Heuschrecken, 1991

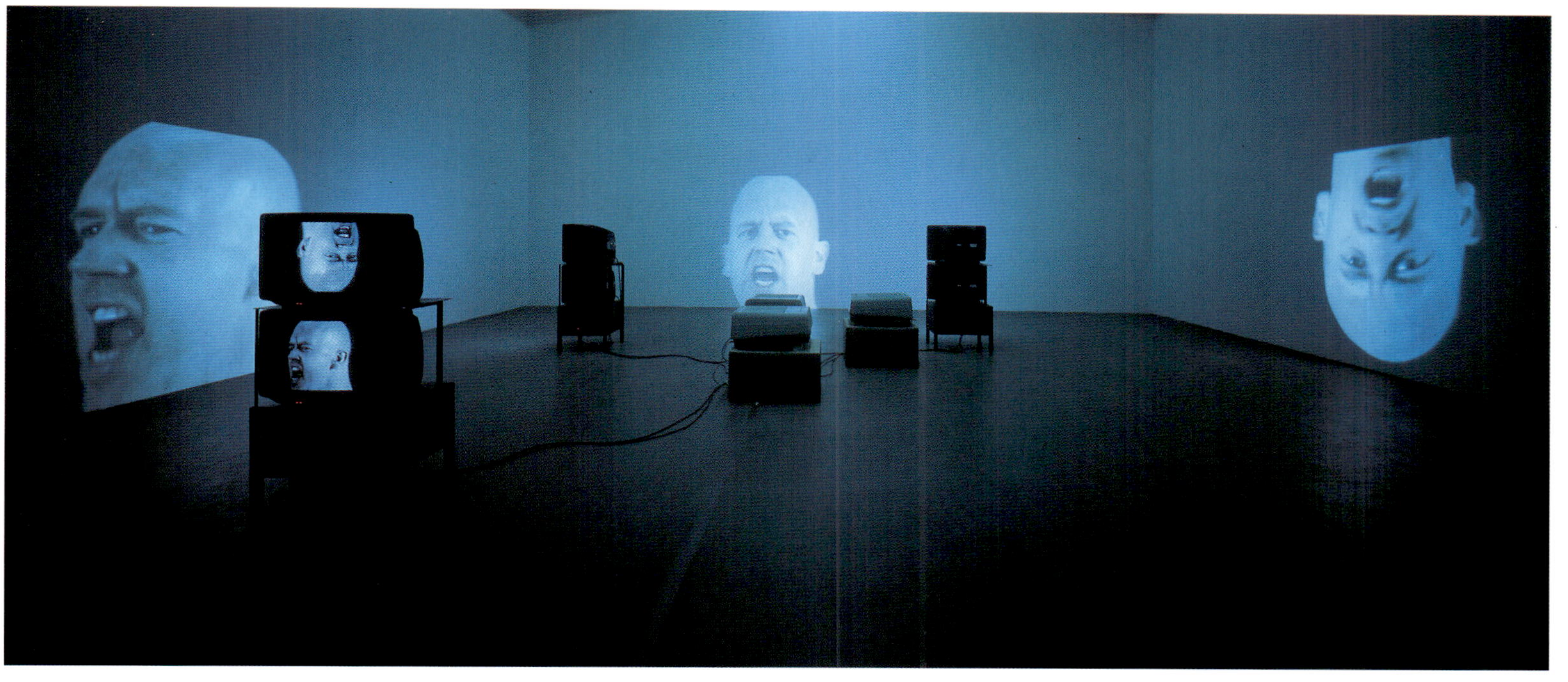

Bruce Nauman, Anthro/Socio, 1993

Meister Bertram
Meister Bertram von Minden ist der erste deutsche Maler, dessen Name und Werk bekannt und durch Quellen belegt ist. Von 1367 bis zu seinem Tode 1414/15 erscheint sein Name in Hamburger Urkunden so oft wie kein anderer eines Malers. Seit 1373 wird er als Meister bezeichnet, 1410 war er Ältermann des Maleramtes. Seine Werkstatt war die führende in Hamburg.

Der Hochaltar von St. Petri
1383
Malerei auf Holz. 180 x 720 cm
Erworben 1903 aus Mitteln des Legats von Carl Heine
Die Erschaffung der Tiere
Die Ruhe auf der Flucht nach Ägypten
Das fünfte Bild im oberen Register schildert die Erschaffung der Tiere. Gott steht auf einer flachen Rasensode, die Landschaft andeutet. Die Tiere umrahmen ihn wohlgeordnet nach ihren Lebensräumen zu Wasser, zu Lande und in der Luft. Durch den flächigen Goldgrund entsteht ein zweidimensionales Tableau, auf dem die Tiere in fast abstrakter Anordnung plaziert sind. Dabei überrascht die genaue Naturbeobachtung im Detail bei der Schilderung der einzelnen Tiere.
Im Jahre 1900 erkannte man, daß der Altar der Stadtkirche von Grabow erst 1731 aus der Hamburger Hauptkirche St. Petri herbeigeschafft worden war. Eine Urkunde belegt, daß Meister Bertram diesen Altar 1383 fertiggestellt hat. Er ist zweifach wandelbar. Die Außentafeln sind verloren. Bei der ersten Öffnung sieht man 24 gemalte Tafeln, und bei der zweiten Öffnung erscheint der geschnitzte Figurenschrein. Die gemalten Tafeln zeigen in je sechs Bildern die Schöpfungsgeschichte, die Geschichte von Adam und Eva, Szenen aus dem Alten und aus dem Neuen Testament.
Die Ruhe auf der Flucht nach Ägypten ist die letzte Szene der großen Bilderwand. Sie beschließt die Darstellungen der Kindheit Christi. Die heilige Familie war geflohen, weil Herodes den Befehl zum bethlehemitischen Kindermord gegeben hatte. Erschöpft von der Reise sitzt nun Maria am Boden und gibt Jesus die Brust. Normalerweise schilderten die Maler nur die Flucht, nicht aber die Ruhe, die nicht in der Bibel beschrieben wird. Im 14. Jahrhundert war sie ein ganz neues Bildthema. D. H.

Der Buxtehuder Altar
Malerei auf Holz. 108 x 386 cm
Leihgabe der Petri-Gemeinde Buxtehude seit 1905
Der zwölfjährige Jesus im Tempel
Der Besuch der Engel
Der Flügelaltar aus dem Nonnenkloster in Buxtehude zeigt außen den Marientod und die Marienkrönung, während innen in zwei Registern mit je acht Episoden das Marienleben geschildert wird. Das sechste Bild unten zeigt den zwölfjährigen Jesus im Tempel, wie es im Lukas-Evangelium beschrieben ist. Der Knabe kniet auf einer Art Kanzel, blättert in der Bibel und argumentiert mit den jüdischen Schriftgelehrten. Von rechts kommen Maria und Joseph, die tagelang vergeblich nach ihrem Sohn gesucht hatten.
Das folgende Bild schildert eine Szene, die in der Malerei nur ganz selten vorkommt. Sie beruht nicht auf einer biblischen Geschichte, sondern geht wahrscheinlich auf eine Vision der heiligen Birgitta zurück. Maria strickt den ungenähten Rock Christi, um den nach dem Johannes-Evangelium die Schächer unter dem Kreuz würfeln. Auf dem Rasen liegt Jesus. Sein kindliches Spielzeug verweist auf seine menschliche Natur, das aufgeschlagene Buch auf seine göttliche Weisheit. Er blickt auf zwei Engel, die ihm die späteren Leidenswerkzeuge vorweisen. Sie veranschaulichen die Grausamkeit seines Opfertodes. D. H.

Meister Francke
Über das Leben von „mester Francken" wissen wir sehr wenig. Sein Name wird nur in einer einzigen Urkunde überliefert. Es ist ein Vertrag mit der Bruderschaft der Englandfahrer, die am 4. Dezember 1424 einen Altar für ihre Kapelle in der Hamburger Dominikanerkirche St. Johannis bestellt. Außerdem weiß man, daß 1429 eine Bruderschaft aus Reval Tafeln bei einem Dominikanermönch in Hamburg bemalen ließ. Da beide Hamburger Werke Franckes aus der Dominikanerkirche stammen, darf man annehmen, daß er ein Mönch gewesen ist. Die Bezeichnung „Mester" bedeutet in diesem Falle nicht Werkstattleiter, sondern Magister. Der Maler war ein studierter Theologe.

Der Thomas-Altar aus St. Johannis
Begonnen 1424
Malerei auf Eichenholz. Acht Tafeln von je 99 x 89 cm, Fragment der Mitteltafel 83,8 x 84,5 cm
Erworben 1898 aus Mitteln des Legats von Carl Heine
Die Verhöhnung des hl. Thomas
Maria betet das Jesuskind an
Die Trauernden unter dem Kreuz
Der Altar, den die Hamburger Bruderschaft der Englandfahrer 1424 bei Meister Francke in Auftrag gegeben hatte, besaß zwei Schauseiten. Bei geöffneten Flügeln zeigte er die Passion Christi, und bei geschlossenen Flügeln sah man je vier Szenen aus der Kindheit Jesu und aus der Vita des heiligen Thomas von Canterbury; nur je zwei dieser Bilder sind noch erhalten.
Thomas Beckett (1118–1170), der Erzbischof von Canterbury, war der Patron der Englandfahrer. Er verteidigte im Investiturstreit die Privilegien der Kirche gegenüber König Heinrich II., der ihn schließlich in der Kathedrale ermorden ließ. Bereits drei Jahre nach seinem Tod wurde er vom Papst heilig gesprochen. Francke zeigt, wie Thomas von den Anhängern des Königs verhöhnt wird. Zur Schmach des Kirchenfürsten hat einer seinem edlen Schimmel den Schweif abgeschnitten – ein Hinweis auf das spätere Martyrium. Den häßlichen Grimassen und Gebärden der Verfolger antwortet Thomas mit einer Geste der Verzeihung.
Die Darstellung der Geburt Christi unterscheidet sich von der Bildtradition. Francke schildert statt des Bibeltextes den Visionsbericht der heiligen Birgitta von Schweden (1303–1373). Ihr war 1372 auf einer Pilgerfahrt nach Bethlehem die Jungfrau Maria erschienen. Da sah die „...jenes glorreiche Kind nackt und leuchtend auf der Erde liegen".
Von dem großen Kreuzigungsbild im Innern des Altars ist nur das Fragment der Trauernden erhalten. In der Mitte sitzt Maria, hinter ihr schaut Johannes zu dem Gekreuzigten auf. Die genaue Wiedergabe der Tiere und Pflanzen und die verfeinerte höfische Eleganz der Figuren machen Meister Francke zu einem der bedeutendsten Künstler der internationalen Gotik. In seinem Stil erkennt man den Einfluß der französisch-burgundischen Malerei. D. H.

Christus als Schmerzensmann
Um 1435
Malerei auf Eichenholz
92,5 x 67 cm
Das Bild hing ursprünglich an einer Säule in St. Johannis. Christus wird aus jedem erzählerischen Zusammenhang isoliert und erscheint ganz nah vor dem Auge des Betrachters. Er trägt den roten Mantel des Auferstandenen, doch sein Kopf ist zur Seite geneigt, als hinge er noch tot am Kreuz. Er zeigt uns seine klaffende Brustwunde. Die beiden Engel im Vordergrund halten eine Lilie und ein Flammenschwert. Als Zeichen der Gnade und der Verdammung verweisen sie auf das Jüngste Gericht. D. H.

Lucas Cranach
Lucas Cranach d. Ä. (1472–1553) war seit 1505 Hofmaler der sächsischen Kurfürsten in Wittenberg. Er leitete eine große Werkstatt, die als Markenzeichen eine geflügelte und gekrönte Schlange auf die Bilder setzte. Sein gleichnamiger Sohn folgte ihm nach seinem Tode als Werkstattleiter.

Die Kurfürsten von Sachsen
Friedrich der Weise, Johann der Beständige und Johann Friedrich der Großmütige. Um 1535
Malerei auf Holz. 68 x 131 cm.
Erworben 1917
Um 1535 gab Johann Friedrich bei Cranach ein Triptychon in Auftrag, das ihn mit seinen beiden Vorgängern darstellt. Die Bildnisse dienten dem ehrenhaften Gedächtnis des Fürsten und demonstrierten die Kontinuität der sächsischen Kurwürde. Damit betrieb Johann Friedrich politische Propaganda, denn 1532 hatte ihm Kaiser Karl V. zunächst die Kurwürde verweigert. Im Hintergrund sieht man die Elbniederung, das sächsische Herrschaftsgebiet. D. H.

Jan Massys
Seit 1531 ist Jan Massys (um 1500–1575) als Meister in Antwerpen urkundlich erwähnt. 1544 wurde er als kalvinistischer Protestant aus der Stadt gewiesen und durfte erst 1558 zurückkehren. Erst danach sind signierte und datierte Bilder von ihm erhalten.

Flora
1569
Malerei auf Holz. 113 x 112 cm.
Vermächtnis Siegfried Wedells 1919
Flora, die Göttin des Frühlings und der Blumen, hält drei Nelken und einen Strauß. Die Stadt am Fluß ist Antwerpen, die blühende Handelsmetropole, deren Wappen auf der Brüstung von einem steinernen Krieger bewacht wird. Floras Blick und die entblößte Brust sind erotische Reize, die sonst die Göttin Venus kennzeichnen. Die Mehrdeutigkeit des Motivs und die Darstellung des nackten weiblichen Körpers übten auf den Betrachter einen doppelten Reiz aus. D. H.

Roelant Savery
In erster Linie war Savery (1576–1639) aus Courtrai Landschaftsmaler, doch es sind auch Blumenstücke von ihm bekannt. 1604–15 war er Hofmaler von Kaiser Rudolf II. in Prag, der ihn nach Tirol schickte, um die wilde, einsame Landschaft des Hochgebirges zu malen. Die Zeichnungen aus Tirol dienten Savery als Motivschatz für viele Landschaften. 1619, nach langen Wanderjahren, kam er nach Utrecht, wo er bis zu seinem Tode lebte.

Waldesdickicht nach einem Sturm
Um 1625
Öl auf Eichenholz. 42 x 78 cm
Geschenk von Senator E. Johns 1869
Umgestürzte Bäume verstellen den ganzen Vordergrund, nur in der Mitte fällt der Blick in die Tiefe auf eine Lichtung, die in türkisfarbenes Licht getaucht ist. Aus dem Dunkel glühen Raubtieraugen, die auf ein von Bäumen eingeklemmtes Reh gerichtet sind. D. H.

Abraham Bloemaert
Der Utrechter Maler Abraham Bloemaert (1564–1651) begann mit manieristischen Figurenbildern, seit 1600 malte er auch Landschaften. Um 1630 entwickelte er einen ruhigeren Stil ohne grelle Farbkontraste und gelenkte Staffagefiguren. In diese späte Schaffensphase gehört auch dieses Bild.

Verfallener Bauernhof
1629
Öl auf Leinwand
91,5 x 135,5 cm
Geschenk der Deutsch-Amerikanischen Petroleum-Gesellschaft 1950
Das Hauptmotiv ist ein verfallener Bauernhof mit pittoreskem Taubenschlag. Die Personen, die im Vordergrund Rast machen, werden von heimlichen Zuschauern aus dem Gehöft beobachtet. Links im Hintergrund erkennt man Tobias und den Engel, der ihm half, ein Mittel gegen die Blindheit seines Vaters zu finden. Durch diese Szene, die formal nicht mit dem Geschehen im Vordergrund verknüpft ist, erfährt das Landschaftsbild eine inhaltliche Erweiterung. D. H.

Jan van Goyen
Nach der Lehre bei verschiedenen Meistern in Leiden, Hoorn und Haarlem kehrte Jan van Goyen (1596–1656) nach Leiden zurück und war dort seit 1618 nebenberuflich als Immobilienmakler tätig. 1632 siedelte er nach Den Haag über, wo er das Bürgerrecht erwarb und der Lukasgilde beitrat, der er 1638 und 1640 vorstand.

Bauernhof
1632
Öl auf Eichenholz
28,6 x 41,4 cm
1918 aus dem Eigentum des Vereins von Kunstfreunden von 1870 überwiesen
Auf den ersten Blick erscheint das Bild als Momentaufnahme, aber es ist in hohem Maße komponiert: Das gesamte Gehöft duckt sich unter der nach rechts ansteigenden Bilddiagonalen, die den Angelpunkt des Pumpenarmes kreuzt. So setzt

van Goyen das Erdverbundene des geschilderten menschlichen Daseins in Kontrast zur bedrohlichen Dynamik der Elemente Luft und Wasser, die das Feld oberhalb dieser Diagonalen beherrschen. Alles wird in den atmosphärischen Ton des Bildes eingeschmolzen. Landschaft wird als witterungsbedingte Erscheinung anschaulich gemacht. Der Mensch in seiner Endlichkeit ist Teil der Welt, von der diese Landschaft einen Ausschnitt zeigt.
H. B.

Salomon van Ruysdael
1623 wurde Salomon van Ruysdael (um 1600/03–1670) erstmals in den Listen der Haarlemer Malerzunft erwähnt. Er war dort offenbar in die Werkstatt Esaias van de Veldes eingetreten, der bis 1618 in Haarlem tätig war. 1626 signierte und datierte er erstmals seine Bilder, die ihm bereits zwei Jahre später den Ruf als „tüchtigen Landschaftsmaler" sicherten.

Flussufer
1632
Öl auf Eichenholz
33,6 x 50,5 cm
Vermächtnis H. Jüchter, Paris, 1884
Das scheinbar unendlich weit in die Tiefe führende Ufer des Flusses bildet die Achse für die Spiegelungen der Bäume und des silbergrauen Himmels. Die nuancenreichen grünen und grauen Tonabstufungen lassen die Landschaft in einer lebendigen, aber ruhigen Atmosphäre erscheinen. Damit ist ein solches Bild den Landschaften Jan van Goyens aus diesen Jahren sehr ähnlich, ohne daß man sagen könnte, wer wen beeinflußt hat. Einzigartig aber ist die schwebende Leichtigkeit dieses Meisterwerks.
H. B.

Jacob Isaacksz van Ruisdael
Jacob van Ruisdael (1628/29–1682) wurde als Maler, Zeichner und Radierer von Landschaften, Seestücken und Ansichten Amsterdams bekannt. Seine Ausbildung erhielt er vermutlich beim Onkel Salomon van Ruysdael. Skizzen und Studien, die er auf seinen Reisen anfertigte, waren Grundlagen für die Gemälde, die im Atelier entstanden. 1656/57 übersiedelte er von Haarlem nach Amsterdam. Weit über zwei Jahrhunderte lang schätzte man ihn als den größten Landschafter des Nordens.

Landschaft mit einer Hütte unter Bäumen
1646
Öl auf Eichenholz
71,8 x 101 cm.
Vermächtnis Johannes Amsinck 1879
Höchstens 18 Jahre war Ruisdael alt, als er dieses kühne Bild malte. Die hinfällige, doch sprießende Weide vor der mächtigen Eiche steht wie der Verschlag in hellem Licht. Daneben sind im Wolkenschatten vor dem hochragenden Baum eine Herde und zwei Bauern zu erkennen, auch eine Hütte mit der Bäuerin. Links leuchtet ganz in der Ferne der Sand einer Düne auf. Genau schildert Ruisdael Charakter und Oberfläche der verschiedenen Pflanzen. Die Natur erscheint im Werden und Vergehen.
H. B.

Winterlandschaft
Um 1660
Öl auf Eichenholz. 27 x 32 cm.
Geschenk von Johann Matthias Commeter 1863
Das warme Braun der Mauer der Bastion steht gegen das fahle Grau der unbestimmbaren Fläche aus Eis und Schnee, wie der schneebedeckte Baum seine Äste in den düsteren Himmel reckt. Das Motiv des abgebrochenen Baumes und des toten Holzes verweist auf die Endlichkeit des irdischen Lebens. Der Winter ist zwar nicht ein Todessymbol, wird aber trotz der Kolfspieler als Schattenseite des Jahreskreislaufs erlebt.
H. B.

Rembrandt Harmensz van Rijn
Rembrandt (1606–1669), in Leiden geboren, lernte 1624 ein halbes Jahr in der Werkstatt Pieter Lastmanns in Amsterdam. Nach kurzer Tätigkeit in Leiden zog er 1633 nach Amsterdam, wo er selbst eine große Werkstatt mit vielen Schülern leitete. Nie war er zum Studium in Italien. Er spezialisierte sich nicht wie viele seiner Zeitgenossen auf ein ganz bestimmtes Thema, sondern malte Porträts, Historien und Landschaften. Trotz seines großen Erfolges als Maler und Radierer mußte er 1656 – vermutlich wegen Spekulationsverlusten – Konkurs anmelden und seinen Besitz versteigern lassen.

Simeon und Hannah erkennen in Jesus den Herrn
Um 1627
Öl auf Eichenholz. 55,5 x 44 cm.
Erworben 1912
Dieses Frühwerk illustriert eine Bibelstelle, die bisher nicht Thema der Maler war. Maria und Joseph bringen Jesus in den Tempel, um ihn Gott zu weihen. Da erkennt der alte Simeon in ihm den Messias. Die Prophetin Hannah erhebt die Hände und beginnt, Gott zu loben. Simeon nennt Jesus „das Licht der Offenbarung" – Rembrandt übersetzt diese Aussage in seine Malerei, indem er alles Licht auf Christus konzentriert.
D. H.

Maurits Huygens
Öl auf Eichenholz
31,2 x 24,6 cm. Erworben 1888
Maurits Huygens (1595–1642) war Sekretär des niederländischen Staatsrats. Sein hohes Amt wird jedoch in dem Porträt nicht sichtbar: Es hat ein bescheidenes Format, und würdige Attribute sowie eine repräsentative Pose fehlen. Das Bild hat ausschließlich privaten Charakter. Der Maler Jacques de Gheyn III. besaß ein ähnliches Porträt von sich. Als er starb, vererbte er es seinem Freund Huygens. Rembrandt selbst war mit den beiden Dargestellten bekannt. Vielleicht sind die Bilder ein Freundschaftsgeschenk.
D. H.

Pieter Jansz Saenredam
Nach dem Tod des Vaters 1607 zog er zehnjährig mit der Mutter nach Haarlem. Seit etwa 1628 widmete er sich der Architekturmalerei. Seine Motive zeichnete er auf kurzen Reisen in die umgebenden Orte und malte sie dann in Haarlem – mit Erfolg. 1665 starb er.

Die Marienkirche in Utrecht
1638
Öl auf Eichenholz
62,5 x 93,5 cm
Geschenk von Ernst Zeyn 1912
Man blickt von der Vierung durch das Mittelschiff zur Westrose, die zentral wirksam ist. Von dort greift das Gewölbe nach vorne, bis die Vierungspfeiler die Höhenentwicklung ins Ungreifbare leiten. Nur die gedrungene Formung des nördlichen Seitenschiffes bewahrt die Bodenhaftung des ganzen Raumes. Saenredam verstand es, durch klare Linien- und Lichtführung bei zarter Farbigkeit etwas von kalvinistischer Frömmigkeit im alten Bau lebendig werden zu lassen.
G. H.

Gerard Houckgeest
Er ist in Den Haag um 1600 geboren, zog 1635 nach Delft, wo er 1639 in der Gilde registriert wurde. Dort erreichte die Malerei um 1650 einen unerwarteten Höhepunkt, an dem Houckgeest seinen entschiedenen Anteil hatte. Er starb 1661 in Bergen op Zoom.

Das Grabmal Wilhelms I. in der Nieuwe Kerk in Delft
1650
Öl auf Eichenholz
125,7 x 89 cm. Erworben 1912
Die mächtigen Säulen des Chores umrunden dicht das Grabmal Wilhelms von Oranien. Der flächige Bogen des oberen Bildrandes betont die Rundung des Raumes. Der hier an der Stelle des ehemaligen Hauptaltares Geehrte hatte 1579 die sieben nördlichen Provinzen der Niederlande zu einem Bundesstaat zusammengeschlossen. 1583 wurde er von einem katholischen Fanatiker erschossen. Von den Statuen des Grabmals ist die Verkörperung der Freiheit dem Betrachter zugewandt.
G. H.

Jacobus Vrel
Leben und Werk von Jacobus Vrel sind bisher kaum erforscht. Er arbeitete um die Mitte des 17. Jahrhunderts vermutlich in den südlichen Niederlanden. Man kennt nur etwa fünfzehn Gemälde von ihm. Im 19. Jahrhundert wurden Vrels Werke unter dem Namen Vermeer van Delft gehandelt. Auf dem Hamburger Bild befindet sich ein gefälschtes Vermeer-Monogramm.

Läden in einer holländischen Stadt
Öl auf Eichenholz. 50 x 38,5 cm.
Erworben 1888
Vrel malte stille Interieurs und Stadtlandschaften. Er suchte nicht den distanzierten Blick auf berühmte Gebäude, sondern beschrieb aus der Nähe enge Gassen und ihre Bewohner, die alltäglichen Geschäften nachgehen. Die tonige Farbigkeit und die fast naive Einfachheit der Figuren schaffen eine poetische Stimmung, die wesentlich zu der Verwechslung mit Vermeer beigetragen haben muß.
D. H.

Jan van der Heyden
1661 wird Jan van der Heyden (1637–1712) als Maler in Amsterdam urkundlich erwähnt. Die meisten Quellen berichten jedoch von seinen technischen Erfindungen. 1668/69 installierte er in Amsterdam die erste öffentliche Straßenbeleuchtung, und 1672 baute er einen Feuerwehrwagen mit pumpenbetriebener Spritze.

Pavillon beim Huis ten Bosch, der Residenz des Statthalters in 's-Gravenhage
Öl auf Eichenholz. 22 x 29 cm.
Erworben 1888
Van der Heyden malte Stilleben und Architekturstücke mit einer verblüffenden Genauigkeit im Detail. Das Hamburger Bild zeigt einen Pavillon in dem französischen Garten des Lustschlosses Huis ten Bosch, das der Architekt Jacob van Campen 1645 bis 1652 baute. Das Schloß ist in den Hintergrund gerückt, die Gartenarchitektur ist das Hauptthema. Die Staffagefiguren im Vordergrund – einen Gärtner und ein lustwandelndes Paar – malte wahrscheinlich Eglon Hendrik van der Neer.
D. H.

Gerard ter Borch
Gerard ter Borch, 1617 in Zwolle geboren, gehört zu jenen holländischen Malern des 17. Jahrhunderts, die auf das kleine Format spezialisiert waren und damit das kunstliebende bürgerliche Publikum ansprachen. Er lebte von 1655 an in Deventer, wo er 1681 starb.

Jan Roever, Bürgermeister von Deventer
Um 1660
Öl auf Leinwand
66,5 x 51,5 cm. Erworben 1888
Der Bürgermeister tritt in schlichter Amtstracht auf, schwarzes Gewand, kurzer Mantel und hoher Hut, in der Hand die hellbraunen, weichen Handschuhe. Sein Blick ist ruhig und fast beiläufig auf uns gerichtet. Der kühle, graue Hintergrund lenkt nicht von der Person ab. Ter Borch hat dem ganzfigurigen Bildnis eines Würdenträgers das intime Format eines Kabinettstücks gegeben.
A. L.

Pieter de Hooch
Pieter de Hooch (1629–1684), Schüler von Nicolaes Berchem in Haarlem, war in Den Haag und Delft tätig. 1661 übersiedelte er nach Amsterdam. Er wurde berühmt durch seine Darstellungen von bürgerlichen Innenräumen, in denen er Anregungen Vermeers weiterentwickelte.

Der Liebesbote
Um 1669
Öl auf Leinwand auf Holz
57 x 53 cm. Erworben 1888
In einem reich ausgestatteten Bürgerhaus erwartet die Dame des Hauses einen jungen Mann, der ihr einen Brief übermittelt. Er sieht sie jedoch nicht an, sondern blickt auf den Brief, den er in der Hand hält. Angesiedelt ist die anspielungsreiche Bildererzählung in dem halböffentlichen Ort der Diele. Links öffnet sich der Raum zum häuslichen Bereich der Frau, rechts erblickt man ein Stück der sonnigen Straße, von der aus der Jüngling eben eintritt.
A. L.

Georg Hinz
Über Georg Hinz, der auch als Hainz, Heintz oder Hintz signiert, wissen wir wenig. Um 1630 wurde er in Altona geboren; seit 1663 hielt er sich vermutlich in Hamburg auf, wo er 1668 das Bürgerrecht erwarb und 1681 Freimeister wurde. 1688 ist er dort gestorben. Hinz war in Hamburg der erste und der bedeutendste Spezialist für Stilleben: Er malte Banketjes, Früchte- und Prunkstilleben, Blumenstücke und Trompe-l'œils. Niederländische Stillleben muß er gut gekannt haben. Wahrscheinlich hat er Haarlem und Amsterdam besucht.

Kleinodienschrank
1666
Öl auf Leinwand
114,5 x 93,3 cm

Geschenk von Pius Warburg
1890
Der Kunstkammerschrank bewahrt Raritäten, wie reiche Liebhaber sie seit der Renaissance sammelten. Auf dem Bildnismedaillon ist der dänische König Christian IV. zu sehen, Inschriften auf den Bechern sind ihm und seinem Land gewidmet. Der Elfenbeinpokal, den Hinz malte, gehört in eine dänische Sammlung; er befindet sich als Leihgabe im Hamburger Museum für Kunst und Gewerbe. D. H.

Frühstücksstilleben
Um 1662
Öl auf Leinwand. 80 x 74,5 cm.
Erworben 1909
Die Motive und ihre Anordnung erinnern an Haarlemer Banketjes. Die hochgeschlagene Tischdecke und der Käse mit der Fayence-Schale sind charakteristisch für die Gemälde von Pieter Claesz oder Floris van Schooten. Die eher bescheidenen Nahrungsmittel, die schlichte, graubraune Farbigkeit und die aufsichtige Komposition, die Überschneidungen möglichst vermeidet, kennzeichnen auch die niederländischen Frühstücksstilleben der 30er und 40er Jahre des 17. Jahrhunderts. D. H.

Gerrit van Honthorst
Der Utrechter Maler Honthorst (1590–1656) arbeitete von 1610 bis 1620 in Rom, wo er vor allem die Malerei Caravaggios mit ihrem dramatischen Helldunkel studierte. Wegen seiner Vorliebe nächtlicher Szenen nennt man ihn noch heute in Italien Gherardo della Notte.

Solon vor Krösus
1624
Öl auf Leinwand
168,5 x 214 cm. Erworben 1958 aus Mitteln der Campe'schen Historischen Kunststiftung
Das Thema stammt aus den *Historiae* des Herodot: Der reiche Lyderkönig Krösus zeigt dem athenischen Gesetzgeber Solon seine Reichtümer. Stolz fragt er, ob jener einen glücklicheren Menschen kenne als ihn. Solon aber antwortet, niemand sei vor seinem Tode glücklich zu nennen, da sich jederzeit schwere Schicksalsschläge ereignen können. Mit seiner Geste appelliert Solon an den Betrachter, aus diesem Beispiel eine Lehre zu ziehen.
D. H.

Jacob Jordaens
Neben Rubens und van Dyck war Jacob Jordaens (1593–1679) der dritte führende Meister in Antwerpen. 1607 begann er seine Lehre bei Adam van Noort, 1615 wurde er Meister. Gelegentlich arbeitete er mit Rubens zusammen, in erster Linie waren die beiden jedoch Konkurrenten. Wie Rubens leitete er eine große Werkstatt mit vielen Lehrlingen.

Die Beweinung Christi
Um 1650
Öl auf Leinwand
207,5 x 191 cm. Erworben 1912
Der Leichnam Christi ist gerade vom Kreuz genommen worden, die anwesenden Personen zeigen in pathetischen Gebärden ihren Schmerz. Maria weist auf ihre Brust, die Jesus genährt hat, und blickt klagend zum Himmel. Johannes ringt die Hände, während Nikodemus und Joseph von Arimathia nachdenklich den Kopf in die Hand stützen. Maria Magdalena beginnt, den toten Leib für die Grablegung vorzubereiten. D. H.

Peter Paul Rubens
Nach seinem Studienaufenthalt in Italien kehrte Rubens (1577–1640) nach Antwerpen zurück, wo er so berühmte Altargemälde wie „Die Kreuzaufrichtung" und „Die Kreuzabnahme" schuf. Große Aufträge für die Herrscherhäuser in Paris, Madrid und London machten Rubens zu einem der bedeutendsten Maler des 17. Jahrhunderts.

Die Himmelfahrt Marias
Um 1616
Öl auf Leinwand, 106 x 74,5 cm.
Vermächtnis Siegfried Wedells
1919
Die Ölskizze ist das Modell für ein großformatiges Altargemälde, das Rubens für den Hochaltar der Kirche Notre Dame de la Chapelle in Brüssel gemalt hat. Das 1618 fertiggestellte Gemälde befindet sich heute im Kunstmuseum Düsseldorf. Die Ölskizze diente dazu, dem Auftraggeber eine erste Vorstellung von der Komposition und der farbigen Anlage des Bildes zu vermitteln. Sie bewahrt uns Rubens' Fähigkeit zu lebendiger Pinselschrift und lichter Farbigkeit.
Th. K.

Giovanni Battista Tiepolo
Tiepolo (1696–1770) steht in der Tradition der großen venezianischen Koloristen. Neben Altargemälden schuf er Fresken für zahlreiche Adelspaläste und Landvillen. 1750 wurde er nach Würzburg berufen, um in der Residenz den Kaisersaal und das Treppenhaus mit seiner Malerei auszuschmücken.

Die Dornenkrönung Christi
Um 1745–50
Öl auf Leinwand
79,4 x 88,5 cm. Erworben 1925
Die „Dornenkrönung" bildet mit dem ebenfalls in der Kunsthalle zu sehenden Gemälde „Christus am Ölberg" und weiteren Szenen aus der Passionsgeschichte einen eigenständigen Zyklus. Dargestellt ist der Moment, wie dem gepeinigten Christus von einem Schergen die Dornenkrone aufs Haupt gesetzt wird. Die Rahmung des Geschehens durch eine Hintergrundsarchitektur und die ausgesuchte Palette der warmen Braun-, Rot-, Gelb- und Blautöne erinnern an das große Vorbild Paolo Veronese. Th. K.

Matthias Scheits
Matthias Scheits (um 1630–um 1700) ist der bekannteste Hamburger Maler des 17. Jahrhunderts. Nach Ausbildung bei dem Haarlemer Maler Philips Wouvermann erhielt er 1651 das Bürgerrecht in Hamburg, wo er bis zu seinem Tode als Genre- und Historienmaler, Zeichner und Radierer tätig war.

Ein musizierendes Paar
Um 1780
Öl auf Eichenholz, 29,8 x 24 cm.
Erworben 1898 aus Mitteln des Legats von Carl Heine
Für Alfred Lichtwark, der viele Bilder des Künstlers für die Kunsthalle erwarb, war Scheits mit seinen im Freien musizierenden und sich belustigenden Gesellschaften der Schilderer des Hamburger Lebens par excellence. Lichtwark hat den Koloristen Scheits entdeckt und 1899 auf dessen Bedeutung für die deutsche Malerei des 17. Jahrhunderts aufmerksam gemacht. So löst sich für ihn die Darstellung des stolz schreitenden, der Musik noch lauschenden Paares im „Spaziergang" in ein leise tönendes Farbenwerk auf: „die Dame trägt ein Oberkleid aus weißem Atlas, dessen Schatten die kalten Luftlichter zurückwerfen; und wie sie es mit der Rechten, die den Fächer trägt, zierlich aufhebt, wird über dem Fuß das Untergewand von gelber Seide sichtbar." Der Jüngling auf dem skizzenhaft angelegten Gemälde des musizierenden Paares „trägt Rostbraun und Grau, hie und da durch ein erlöschendes Rot und einige Flecke Weiss gehoben. Das Strumpfband bildet einen zart verschwindenden pfauenblauen Fleck." Th. K.

Der Spaziergang
Um 1780
Öl auf Leinwand. 54 x 70 cm
Geschenkt 1898 zum Andenken an Hauptpastor Glitza von dessen Familie

Antonio Canal, genannt Canaletto
Canal, 1697 in Venedig geboren, war zum Theatermaler ausgebildet. 1719 ging er für einige Jahre nach Rom, wo er sich für die Vedutenmalerei entschied. Er wurde bald der Maler Venedigs, vornehmlich für englische Auftraggeber. 1768 starb er dort.

Capriccio mit Motiven aus Padua
Um 1756
Öl auf Leinwand
115,5 x 164,5 cm. Eigentum der Stiftung zur Förderung der Hamburgischen Kunstsammlung seit 1956
Gelegentlich ließ Canaletto seiner Phantasie freien Lauf, variierte Gesehenes und mischte es mit frei Erfundenem. Besonders auffällig ist rechts eine spitzbogig gewölbte Ruine, zu deren Füßen ein hoher Sarkophag mit trauernd verhüllter Skulptur steht. Soll ein Löwenmonument – Wahrzeichen Venedigs – neben jenen Zeichen der Vergänglichkeit bedeuten, daß die Stadt, der Padua damals zugehörte, dem Untergang geweiht erschien? G. H.

Claude Gellée, genannt Le Lorrain
Claude Lorrain, geboren 1600 in Chamagne in Lothringen, hat meistens in Rom gelebt, wo er bei Tassi auch seine Ausbildung erhielt. Er hatte soviel Erfolg, daß er ein „Liber Veritatis" anlegte, eine Art Katalog seiner Werke in Nachzeichnungen. Er starb 1682.

Aeneas' Abschied von Dido in Karthago
1675/76
Öl auf Leinwand
120 x 149,2 cm. Erworben 1964 mit einer Sonderbewilligung von Senat und Bürgerschaft und aus Mitteln der Campe'schen Historischen Kunststiftung
Dieses Bild und sein Pendant sind die letzten ins „Liber Veritatis" eingetragenen Werke. Aeneas, der Flüchtling aus Troja, muß auf Jupiters Befehl die Geliebte verlassen und nach Italien weiterziehen. Über der Liebe steht die Aufgabe, Rom zu gründen. Der Abschied wird gemessen und verhalten geschildert. Dido, vom Abendlicht des Horizontes bestrahlt, weist fragend auf die bereitgehaltenen Schiffe. Aeneas hat ruinenhafte Monumentalarchitektur hinter sich, als sei die Stadt, die zu gründen ihm aufgetragen ist, schon im Verfall. Von ihr scheint die Verdüsterung des Himmels auszugehen – hin zum Tempel in der Ferne, dessen Harmonie Vision ist.
G. H.

François Boucher
Kein Künstler seiner Generation hat wie Boucher, 1703 in Paris geboren, seine Umgebung geprägt. Unter der Förderung der Marquise de Pompadour und als Professor an der Akademie standen ihm hohe Aufträge offen bis zu seinem Tod 1770.

Der Angler
1759
Öl auf Leinwand
229,8 x 193 cm
Erworben 1965 mit Unterstützung von Ilse Müller-Stinnes (zum Gedächtnis an Erich Müller-Stinnes), Werner Otto, der deutschen Unilever-Gruppe und Dr. Gerd Bucerius sowie aus Mitteln der Campe'schen Historischen Kunststiftung
Das Bild gehört zu einem Ensemble von fünf Bildern, von denen nur noch ein anderes bekannt ist (in San Diego). Mit der Idylle der Darstellung kam Boucher der Vorliebe seiner Auftraggeber für Arkadien entgegen, dem Traum von Harmonie in einem einfachen Leben nahe der Natur. Weniger bei der Arbeit sind die Menschen dieser Welt wiedergegeben als beim anspielungsreichen Spiel der Liebe. Der Angler hält den gefangenen Fisch seiner Gefährtin hin, die seine zärtliche Geste erwidert.
G. H.

François Le Moyne
1688 als Sohn des „postillon du Roy" geboren, gelang es ihm nach langer Ausbildung, sowohl an der Akademie als beim König anerkannt zu sein. Als sein Hauptwerk gilt ein Deckenbild in Versailles, die Apotheose des Herkules. 1737 nahm er sich das Leben.

Narcissus
1728
Öl auf Leinwand
90,7 x 71,5 cm. Erworben 1927
Während er die Liebe der Nymphe Echo zurückweist, verliebt sich Narcissus bei einer Jagd in sein eigenes Spiegelbild und wird in eine Narzisse verwandelt. Rocaillehaft schlagen die Baumwipfel einer Allee über dem Haupt des Jünglings zusammen. Am Fuße eines verdorrten Stammes sprießt bereits die Blume. Wie unbewußt weist der Jüngling dorthin. G. H.

Jean Honoré Fragonard
Fragonard (1732–1806) war Schüler von Boucher, dessen galante Sujets er übernahm. Wichtige Anregungen verdankt seine Malerei der Beschäftigung mit Gemälden Rembrandts. Zwei Studienreisen nach Italien machten ihn auch mit dem Werk Tiepolos vertraut.

Ein lesender Philosoph
Um 1764.
Öl auf Leinwand. 59 x 72,2 cm.
Erworben 1960 mit Hilfe einer Sonderbewilligung von Senat und Bürgerschaft
Fragonard malte mehrere mit leichter Hand hingeworfene Studien älterer Männer, ganz nach dem Vorbild Rembrandts. Dieses Gemälde wurde erstmals 1779 in einem Auktionskatalog als „Lesender Philosoph" bezeichnet. Fragonard gelingt es, den in seine Lektüre vertieften Greis mit wenigen

pastosen Pinselstrichen zu charakterisieren. Den hellen Partien kontrastieren warme, fein nuancierte Schattenzonen.
Th. K.

Giovanni Lorenzo Bernini

Bernini (1598–1680) arbeitete Zeit seines Lebens in Rom. Um 1611 entstanden die ersten Bildnisbüsten – noch in der Werkstatt seines Vaters. Er ist der bedeutendste Bildhauer des 17. Jahrhunderts. Seine monumentalen Bildwerke (seit 1618) und seine Bauten (seit 1625) prägen bis heute das Stadtbild Roms.

Kardinal Alessandro Montalto
1622/23
Marmor. 88 x 65 x 30 cm
Freiherr Johann Heinrich von Schröder Stiftung 1910

Kardinal Alessandro Damasceni-Peretti-Montalto (1570–1623) war nur wenige Monate von seinem Tode entfernt, als Bernini diese Büste schuf. Sie sollte das Gedächtnis des Verstorbenen im Bildnis erhalten: Im selben Fleische und in derselben Gestalt, in denen er gelebt hat; denn beides geht nach altkirchlicher Lehre in der Auferstehung nicht verloren. Dieser Gedanke erfuhr in der römischen Gegenreformation eine neue Aktualität. Und Bernini war sein erfolgreichster Gestalter. G. S.

Dietrich Ernst Andreae

Der baltische Maler (um 1680–1734) lernte in Königsberg bei Justus von Bentum, den er auf seinen Reisen bis nach Braunschweig begleitete. Dort arbeitete er für Herzog August Wilhelm. Eine Reise nach Holland und ein mehrjähriger Aufenthalt in London als Mitarbeiter von James Thornhill sind überliefert. 1724 verließ er England, um nach Paris zu gehen, wo er wahrscheinlich bis zu seinem Tode lebte.

Selbstbildnis im Hausrock
Um 1710
Öl auf Leinwand, 82,5 x 62 cm.
Geschenk des Kunstvereins in Hamburg 1890

Das Bildnis im seiden schimmernden Hausrock zeigt den Maler in einer ungewöhnlichen, schroff wirkenden Haltung. Die Distanz zu seinem Gegenüber wird durch den entgegengestreckten Ellenbogen und die halb abgewendete Haltung erheblich gesteigert. Zeichenpapier, der Zirkel, das Buch und (im Schatten) die Palette, deren Ecke spitz auf den Hals des Mannes zeigt, und der Malstock weisen ihn als gelehrten Maler aus. Den Betrachter trifft ein kritischer forschender Blick aus dem scharf beleuchteten, schonungslos charakterisierten Gesicht. H. B.

Francisco de Goya

Das Werk von Goya (1746–1828) hat zwei Seiten, einerseits die höfische Welt des Rokoko, andererseits die realistische Welt des spanischen Volkes. Er bekam zahlreiche Aufträge für Kirchenfresken, Teppichkartons und Adelsporträts. Nach einer Krankheit, 1792, die ihn taub machte, schuf er Bilder (Pinturas negras) und graphische Zyklen (Caprichos) mit eigenen Erfindungen.

Don Tomás Pérez Estala
Um 1805
Öl auf Leinwand. 102 x 79 cm.
Erworben 1912

Ein „Kniestück" en face, in leichter Drehung. Dieser bullige Herrschertyp war ein Tuchfabrikant aus Segovia, mit Goya befreundet. Im Malstil hat Goya einiges von Mengs und von Velázquez übernommen.
J. H.

Jean-Baptiste Regnault

Regnault (1754–1829), Schüler der Pariser Akademie, erhielt 1776 den Prix de Rome. Im Salon stellte er von 1783 bis 1802 aus. Neben Jacques-Louis David war er der bedeutendste Klassizist Frankreichs.

Freiheit oder Tod
1794
Öl auf Leinwand. 60 x 49,3 cm.
Geschenk von O. C. Gaedechens, 1846.

Der Genius Frankreichs schwebt über der Erdkugel. Auf Wolken sitzen die Republik mit den Attributen von Freiheit, Gleichheit und Brüderlichkeit und rechts der Tod. Der Genius muß sich zwischen Freiheit und Tod entscheiden. So verbildlicht Regnault die Devise der Verfassung von 1793: „Liberté, Egalité, Fraternité ou la Mort". Das Bild ist die Wiederholung eines aus der Zeit der Jakobinerherrschaft stammenden, verschollenen monumentalen Gemäldes; beide Fassungen waren im Salon von 1795 ausgestellt. J. H.

Johann Heinrich Füssli

Der 1741 in Zürich geborene Füssli war zunächst zum Geistlichen bestimmt. Seine vertiefte literarische Kenntnis wirkte sich in seiner Bildwelt aus. 1770–1779 bildete er sich in Italien zum Maler. Seit 1780 arbeitete er in London, der Einfluß seiner als revolutionär empfundenen Kunst wuchs zunehmend. 1825 wurde er in Saint Pauls Cathedral beigesetzt.

Der gerächte Neger
1806/07
Öl auf Leinwand. 92 x 71 cm.
Eigentum der Stiftung zur Förderung der hamburgischen Kunstsammlungen seit 1986

Füssli, Anhänger der Aufklärung, bezieht sich hier auf das Gedicht „The Negroe's Complaint" von William Cowper. Mit bewegter Gebärdensprache beobachten ein hochaufgerichteter Neger und seine ihn umklammernde weiße Gefährtin den Untergang eines Schiffes im Sturm, den Zorn des Himmels über den Sklavenhandel erkennend. G. H.

Die Erschaffung Evas
Um 1792
Öl auf Leinwand. 307 x 207 cm.
Erworben 1970 aus Mitteln der Campe'schen Historischen Kunststiftung

1791 begann Füssli, einen Zyklus von insgesamt 40 Bildern nach dem Epos „Paradise lost" (1667–1674) von John Milton zu malen. „Die Erschaffung Evas" war Nr. 17. Die zum Leben erwachte Eva ist dem Schöpferwesen im Licht entgegengestreckt, während Adam zu ihren Füßen liegt. Füssli überließ es dem Betrachter, ob er in der fernen Gestalt, zu der Eva betet, Milton folgend Christus sehen will oder ein „höheres Wesen, dem ihre Schöpfung anvertraut ist". Bei einer Wiederaufnahme des Themas setzte Füssli 1803 statt des „Messias" einen Lichtstrahl als Schöpfersymbol ein. G. H.

François Gérard

Gérard wurde 1770 in Rom geboren, seine Ausbildung erhielt er in Paris, wo er 1786 in das Atelier von Jacques Louis David eintrat. Der Salon von 1798 machte ihn schlagartig bekannt. Sein dort ausgestelltes Gemälde „Amor und Psyche" gehört zu den großen Werken des französischen Klassizismus. Durch die Protektion von Bonaparte und Talleyrand stieg er zum gefragten Bildnismaler der napoleonischen Ära und der Restaurationszeit auf. Er starb 1837 in Paris.

Ossian am Ufer des Lora beschwört die Geister beim Klang der Harfe
Um 1813–20
Öl auf Leinwand
184,5 x 194,5 cm
Geschenk von Ludwig F. Handing 1910

Vier Fassungen des Gemäldes sind nachgewiesen. Das erste Ossian-Bild gab Napoleon 1801 für die Ausstattung von Schloß Malmaison in Auftrag. Der Kaiser soll es Marschall Bernadotte geschenkt haben, als dieser Kronprinz von Schweden wurde. Es ging auf dem Seetransport verloren. Unser Bild wurde wohl als Ersatz gemalt. Der mythische Dichter Ossian ist eine literarische Kunstfigur des 18. Jahrhunderts. Im Gemälde wird die Gestalt des Barden effektvoll inszeniert: Dramatisch modelliert das Mondlicht sein Haar und die in die Saiten greifenden Finger. Schemenhaft wie in einem romantischen Traum läßt Ossian durch seinen Gesang Figuren und Landschaft seiner Balladen entstehen. J. M.

Johann Gottfried Schadow

Schadow (1764–1850), Schüler von Tassaert in Berlin und von Trippel in Rom, trat 1788 die Nachfolge von Tassaert als „Director aller Skulpturen" in Berlin an. Das Mitglied der Berliner Akademie war der bedeutendste deutsche Bildhauer des 19. Jahrhunderts.

Marianne Schlegel
1805
Gips. 58 x 37 x 17 cm. Geschenk einer Gruppe von Kunstfreunden 1954

Marianne Schlegel (1791–1869) war Schadows Patenkind. Er hat sie als Dreizehnjährige mit viel Sympathie erfaßt: Ein Anflug von selbstbewußter Abgrenzung zeigt den Übergang von der kindlichen zur weiblichen Anmut an. Die Bildgestalt ist klassizistisch, die Freundschaft mit Canova wird bemerkbar, aber auch der Sturm und Drang der Generation zwischen ihm und Winckelmann hat seine Spuren im Realismus hinterlassen. Sie beginnen hinter einer neuen Kühle zu verschwinden, die sich mit Thorvaldsen von Rom her durchsetzt. G. S.

Friedrich Hagemann

Hagemann (1773–1806) war Schüler und Gehilfe Gottfried Schadows in Berlin; in dieser Eigenschaft wurde er mit dem Auftrag der Kant-Büste betraut. 1802/03 war er in Rom im Umkreis von Bertel Thorvaldsen tätig. Anschließend arbeitete er selbständig in Berlin.

Der Philosoph Immanuel Kant
1801
Marmor. 51,5 x 23 x 26,5 cm.
Geschenk von Thusnelda von Hess 1866

Ein 28jähriger Bildhauer begegnet einem Weltweisen von 77 Jahren, der schon zu Lebzeiten zum Monument seiner selbst geworden war; beide starben bald: der Philosoph nach drei, der Bildhauer nach fünf Jahren. Die Schule Schadows folgte um die Jahrhundertwende den idealen Ansätzen Winckelmanns und verband sie mit dem Realismus des Sturm und Drang. Sie war damals noch nicht vom Klassizismus Thorvaldsens geprägt. Daher die Stärke des persönlichen Ausdrucks – aller erkennbaren Stilisierung zum Trotz.
G. S.

Philipp Otto Runge

Runge, 1777 in Wolgast in Vorpommern geboren, ging mit 18 Jahren nach Hamburg, arbeitete dort in der Firma seines Bruders Daniel und schloß sich dessen künstlerisch interessiertem Freundeskreis an. Von 1799 bis 1801 studierte er an der Kopenhagener Kunstakademie. Des akademischen Unterrichts überdrüssig, ging er nach Dresden, wo er in der Gemäldegalerie und der Antikensammlung lernte. Im Umgang mit den Dichtern der jungen Romantik (Tieck, Arnim) und Caspar David Friedrich bildete sich sein künstlerisches Denken. In jenen Jahren löste er sich vom Klassizismus und suchte eine neue Verbindung von Mensch und Natur in der Kunst. Blumen, Kinder und Quelle wurden zu zentralen Symbolen seiner Arbeiten. Er starb 1810 an Schwindsucht.

Selbstbildnis
1802
Öl auf Leinwand. 37 x 31,5 cm.
Leihgabe der Erben von Dr. Fritz Runge

Der dunkle Kragen des Rocks und die dunklen Haare heben das beinah leuchtende jugendliche Gesicht auf hellem Grund hervor. Der beobachtende Blick aus dunklen, ernsten Augen ist dem Betrachter zugewandt und vereint sich mit ihm. Das Vorbild des großen Porträtmalers Anton Graff, den Runge in Dresden besuchte, ist unverkennbar. I. W.

Selbstbildnis.
1809/1810
Öl auf Eichenholz. 48 x 47 cm.
Geschenk von Ph. O. Runge, Basel, 1910

Runge malt sich mit dem Blick über die Schulter. In der Pose des Selbstbewußten. Mit dem hochgeschlagenen Kragen wirkt das Brustbild vor dem aufgehellten neutralen Hintergrund wie eine plastische Büste. Das von oben kommende Licht modelliert die Züge. Das Gesicht mit den tiefen Augenhöhlen ist von der Krankheit gezeichnet. Der scharf beobachtende Blick aus den Augenwinkeln fesselt den Betrachter. Dieser Blick der weitgeöffneten Augen stellt sich dem Kommenden. I. W.

Die Eltern des Künstlers
1806
Öl auf Leinwand. 196 x 131 cm.
Erworben 1904

Während seines Besuchs 1806/1807 in Wolgast malte Runge die Eltern. Die Inschrift auf der Rückseite nennt die Namen: Daniel Nicolaus, Magdalena Dorothea, dazu Sigismund, sein Sohn, und Friedrich, des Bruders Sohn. Das Ehepaar erscheint im Gehen vor einer Hauswand, wie beim Kirchgang, in der Ferne ist die väterliche Werft zu erkennen. Die Rose in der Hand der Mutter, die sich auf den Arm ihres

Mannes stützt, ist das Sinnbild der Zuneigung und Lebendigkeit. Die Eltern blicken den Betrachter ernst an. Ihre hellen Gesichter und dunklen Augen erinnern an die Selbstbildnisse des Sohnes. Die mit einer Feuerlilie spielenden Kinder sind in ihrer Jugend der Gegenpol der Großeltern, die wie ein Schutzschild für das sich gerade entfaltende Leben der beiden Kinder sind. Diese Beziehung macht Runges Gedanken vom Leben als einem kontinuierlichen Prozeß von Schöpfung, Bewahrung und Zerstörung anschaulich, der seinen Widerhall in dem Gegenüber der Pflanzen und Steine auf dem Boden findet.
I. W.

Die Hülsenbeckschen Kinder
1805/1806
Öl auf Leinwand
131,5 x 143,5 cm. Geschenk von Richard Hülsenbeck 1862
Die Kinder des Freundes August Hülsenbeck, eines Geschäftspartners von Daniel, sind im Garten der Familie im Vorort Eimsbüttel dargestellt, im Hintergrund ragen die Kirchtürme Hamburgs auf. Man hat das Bild als das monumentalste Kinderbild der Kunstgeschichte bezeichnet (J. Traeger). Es wirkt wie ein vergrößerter Ausschnitt aus der Kinderwelt, wo das Spiel zum Ereignis wird und die Kinder wie Erwachsene ernst genommen werden. August mit einer Peitsche in der erhobenen Rechten erscheint als triumphierender Held, Maria blickt fürsorglich zum kleinen Friedrich im Wagen. Ihre Blicke sind ernst, was die Bedeutung des Geschehens hervorhebt. Für Runge waren Kinder und Blumen Gleichnisse des Universalen, der Vereinigung des Subjektiven mit dem Objektiven; so hält Friedrich ein Blatt der hohen Sonnenblume fest, als ob beide zueinandergehörten.
I. W.

Die Ruhe auf der Flucht nach Ägypten
1805/1806
Öl auf Leinwand
96,5 x 139,5 cm. Geschenk von Pauline Runge 1872
Am grasenden Esel und an Joseph im Gegenlicht vorbei geht der Blick zu Maria, die betend das Kind vor ihr betrachtet. Jesus streckt die Linke in die Höhe. Das Licht der aufgehenden Sonne trifft seine Hand und Marias Gesicht. Die Landschaft in der Bildmitte, das weite Niltal, hat keine geringere Bedeutung als die heiligen Figuren. Das Heilsgeschehen und das Naturereignis stehen in Wechselbeziehung, das Licht der aufgehenden Sonne ist zugleich die Erscheinung des Erlösers.
I. W.

Der Morgen
1808
Öl auf Leinwand. 109 x 85,5 cm. Geschenk von Paul Runge, Berlin, 1891
Seit 1802 beschäftigte sich Runge zeichnend mit den vier Zeiten. Dies ist die erste gemalte Fassung, die zweite, größere folgte bald – sie wurde 1890 zerschnitten und erst 1927 zusammengefügt. Runges Auffassung von der Kunst, in der die von Gott kommenden Naturkräfte zum Bild werden, wird hier anschaulich. Das Schöpfungsprinzip ist Thema der Rahmung: Von der Finsternis steigen Genien und Engel aus Blüten zur Himmelsglorie auf. Im inneren Bild erscheint aus der Tiefe des Horizonts Aurora-Venus, von der ein Lichtstrahl zu dem Kind auf der Wiese führt. Die geometrische Ordnung des Bildes ist die Grundlage von Runges Kunsttheorie. Der Engelskreis rings um Aurora und die Lilie über ihr in Dreiecksform sind die Zeichen vom Anfang aller Dinge, des Tages, des Jahres, des Lebens, der Zeiten. Auroras Schoß ist das Zentrum. Damit ist sie die Mutter allen Anfangs: die Gottesmutter, die den Erlöser bringt, Eva, die Mutter des menschlichen Lebens, und als Morgenlicht das Leben der Natur.
I. W.

Caspar David Friedrich
Friedrich, 1774 in Greifswald in Pommern geboren, erhielt seine Ausbildung an der Kunstakademie in Kopenhagen bei Abildgaard und Juel. Seit 1794 lebte er in Dresden. Die Insel Rügen und die Wanderungen bei Loschwitz, in die Sächsische Schweiz, ins Riesengebirge, den Harz und die böhmischen Berge haben wesentlich seine Landschaftsmalerei inspiriert. Das künstlerische Denken entwickelte sich unter Einfluß des Dichters Kosegarten, Philipp Otto Runges und des Schriftstellers Thorild. Die ersten Arbeiten waren mit Wasserfarben und vor allem mit Sepiatusche gemalt. Der Ölmalerei wandte er sich erst 1807 zu. 1835 erlitt er einen Schlaganfall, der seine Arbeit beeinträchtigte. 1840 ist er gestorben.

Gräber gefallener Freiheitskrieger
1812
Öl auf Leinwand
49,5 x 69,8 cm. Erworben 1908.
Die hellbraune Felswand, welche die tiefgrünen Büsche im Vordergrund zu unterdrücken scheint, fesselt den Blick. Er findet sich wieder in der Betrachtung der dramatischen Wechselbeziehung zwischen der dunklen Höhle, die sich nach oben in einer Spalte fortsetzt, und dem leuchtend hellen Obelisken mit den Reliefs von Thanatos-Figuren, den Todesgöttern. Zwei dunkle graubraune Grabmäler rechts und links verleihen der Komposition Gleichgewicht und historischen Bezug. Das zwischen April und August 1812 gemalte Bild aus patriotischem Geist nimmt auf die aktuelle politische Situation Bezug. Der Obelisk gedenkt der Gefallenen in den Freiheitskriegen gegen Napoleon. Die Grabesinschriften weisen auf die Erhebung gegen napoleonische Besatzung hin, deren Vertreter – zwei Chasseurs als kleine Figuren vor der Höhle zu erkennen – die mächtige Natur verschlingt.
I. W.

Wiesen bei Greifswald
Um 1822
Öl auf Leinwand
34,5 x 48,3 cm. Erworben 1904.
Von Westen aus sah der Künstler die vorpommersche Stadt. Mit topographischer Genauigkeit stellt er ihre Bauwerke dar. In der Mitte sind die Kirchen St. Nikolai und St. Jakobi zu erkennen. Hinter dem 1868 abgebrochenen Vettentor ragt der Dachreiter des Rathauses hoch, links neben ihm der Turm der Marienkirche. Die Geburtsstadt des Künstlers erscheint wie eine Insel des Jenseits am Horizont des feuchtgrünen Wiesenmeers. Die filigranen Figuren der grasenden Rappen auf der Wiese harmonieren mit der zarten Silhouette der Stadt. Der Eindruck wird durch das dunstige Gegenlicht, das blasse Violett der Gebäude und das feine Gelb des Himmels in der Mittagsstunde unterstützt.
I. W.

Wanderer über dem Nebelmeer
Um 1817
Öl auf Leinwand
94,8 x 74,8 cm. Eigentum der Stiftung zur Förderung der Hamburgischen Kunstsammlungen seit 1970
„Ich muß allein bleiben und wissen, daß ich allein bin, um die Natur ganz zu fühlen und zu schauen. Ich muß mich dem hingeben, was mich umgibt, mich vereinigen mit meinen Wolken und Felsen, um zu sein, was ich bin." Man hat diese Äußerung Friedrichs in Verbindung mit dem Gemälde gebracht (H. J. Neidhardt). Es schildert ein Gipfelereignis: Der Wanderer, eine dunkle Rückenfigur, steht auf einem Felsbrocken im Vordergrund und bildet zugleich das Zentrum der Komposition. Die Unendlichkeit des Nebelmeers verschmilzt mit dem Himmel und findet ihr Gegenüber in dem Menschen, der den Weg über den Nebel hinaus gemacht hat, der nicht handelt, sondern bedenkt. Nur der Berggipfel in der Ferne überragt ihn.
I. W.

Das Eismeer
Um 1823/24
Öl auf Leinwand. 96,7 x 127 cm. Erworben 1905
Wohl angeregt von dem Eisgang auf der Elbe im kalten Winter 1821 und der 1819/20 im Eismeer gescheiterten Polarexpedition von W. E. Parry malte Friedrich dieses bedeutungsvolle Bild. Einer ersten, verlorengegangenen Fassung hatte er den Titel „Die gescheiterte Hoffnung" gegeben. Es herrschen zugleich Bewegung und einsame Stille; übereinander gelagerte massige Eisplatten und die in der Mitte schräg in die Höhe, zum Himmel hinaus gerichteten Eisblöcke stehen für die gewaltige Natur. Erst der zweite Blick läßt rechts ein gekentertes Schiff als dunkle Form im Weißblau des Eises wahrnehmen. Der aufbrechende Himmel in der Höhe wird zum Zeichen göttlicher Verheißung: Vernichtung, Verlassenheit und Erstarrung können überwunden werden.
I. W.

Berglandschaft in Böhmen
Um 1830
Öl auf Leinwand. 35 x 48,8 cm. Erworben 1905
Früher meinte man hier den Harz oder das Riesengebirge zu erkennen; wahrscheinlicher ist eine Partie aus dem Lausitzer Gebirge. Doch ist eher ein typologischer Ort der Zusammenkunft des Himmels mit der Erde gemeint. Hinter einer frisch grünen Ebene, in die ein leuchtend gelbes Getreidefeld von rechts eindringt, erhebt sich ein schattiger Gebirgszug. Der Gipfel im helleren Licht scheint den bewölkten Himmel zu berühren.
I. W.

Meeresufer im Mondschein
1835/36
Öl auf Leinwand
134 x 169,2 cm. Erworben 1992 mit Hilfe der Kulturstiftung der Länder, des Ernst von Siemens-Kunstfonds, der Stiftung zur Förderung der Hamburgischen Kunstsammlungen, der Campe'schen Historischen Kunststiftung, der Hermann Reemtsma-Stiftung, der Kurt A. Körber-Stiftung, von Dr. Michael Otto und Hauswedell & Nolte.
Nur der sehr helle Widerschein des Mondlichts am Horizont und im Wasser erleuchtet Meer und Land in dunklem Blauschwarz, Grün und Braun. Zu Seiten der Lichtbahn in der Mitte nähern sich der Küste zwei Fischerboote mit tiefdunklen Segeln. Weit entfernt vom steinigen Ufer sind zwei schlanke Segel eines dritten Bootes zu erkennen. Die düstere Stimmung, die Bewegung der Wolken und die strenge Symmetrie der Bildgliederung weisen auf den unaufhaltsamen Tod. Die silberne Spalte schließt das Leben und eröffnet zugleich das Jenseits. Es ist Friedrichs letztes Gemälde, das er sich unter Aufbietung aller Kräfte vornahm, nachdem die Lähmung, Folge des Schlaganfalls, zurückgegangen war.
I. W.

Victor Emil Janssen
Janssen (1807–1845) ging nach einem Studium bei Cornelius und Schnorr von Carolsfeld an der Akademie München 1833 nach Italien, traf dort den Freund Wasmann wieder. 1835–1843 arbeitete er an einem Freskenzyklus in St. Bonifaz in München. An Knochentuberkulose erkrankt, beschloß er sein Leben in Hamburg.

Selbstbildnis vor der Staffelei
Um 1829
Öl auf Papier auf Leinwand. 56,6 x 32,7 cm. Erworben 1928
Ein junger Maler steht mit dem Stift vor der Leinwand und blickt in den Spiegel. Der Blick trifft uns. Wir sehen es dem ernsten, intensiven Blick und dem nackten Oberkörper an, wie es um ihn steht. Ärzte können Anzeichen von Tuberkulose und Anämie erkennen. Die von links hereinfallende Helligkeit betont die Kurve des Rückens und macht das verschattete Gesicht noch fahler. Janssen steht im engen Münchner Studentenzimmer zwischen Bett und Tisch; Blumen mögen Zeichen des Vergehens sein. Es ist ein unbarmherziges Bild.
H. R. L.

Georg Friedrich Kersting
Nach dem Studium in Kopenhagen ging Kersting (1785–1847) 1808 nach Dresden. Friedrich und Dahl wurden seine Freunde. An der Akademie lehrte er das Zeichnen. 1818 wurde er Vorsteher der Abteilung für Malerei an der Porzellanmanufaktur in Meißen.

Caspar David Friedrich in seinem Atelier
1811
Öl auf Leinwand. 54 x 42 cm. Erworben 1923
Die getreue Wiedergabe von Friedrichs Atelier, das die Zeitgenossen wegen seiner Leere verstörte, wirkt durch die einfache Raumgliederung: Wir blicken ins Zimmer, als hätten wir eine Theaterszene vor uns. Das Licht dringt durch eine Schleuse ein; das Fenster erscheint als Bild im Bilde: helle Wolken im blauen Himmel. Der Maler ist konzentriert bei der Arbeit. In der Kahlheit des Zimmers wird die Einsamkeit anschaulich, die für Friedrich Vorbedingung künstlerischen Tuns war.
H. R. L.

Martin von Rohden
Der 1778 in Kassel geborene Martin von Rohden gehört zu jenen deutschen Malern um 1800, die in Rom ihre künstlerische Heimat fanden. Bis auf wenige Unterbrechungen lebte Rohden von seinem 17. Lebensjahr an in der italienischen Kunstmetropole, wo er 1868 starb.

Ruinen bei Rom.
Um 1796
Öl auf Papier und Leinwand
56 x 73,5 cm. Erworben 1928
Die Ansicht zeigt wahrscheinlich die Reste eines Aquäduktes zwischen Tivoli und Subiaco, im Hintergrund sind die Sabinerberge zu sehen. Die offene, freie Komposition ist auf Gegensätze von Nah und Fern, Hell und Dunkel aufgebaut. Die Ruine rechts im Vordergrund verdeckt die Sonne, so daß die ganze Szenerie im Gegenlicht steht und einen reizvollen Kontrast zu dem strahlend blauen Himmel bildet. A. L.

Joseph Anton Koch
Der aus Tirol stammende Joseph Anton Koch (1768–1839) sympathisierte schon als Schüler der Hohen Karlsschule in Stuttgart mit den Ideen der französischen Revolution. Spektakulär war seine Flucht aus dieser Schule und ihrem strengen Reglement im Jahre 1791. Von Straßburg aus ging der junge Maler in die Schweiz, wo er jene wilde Gebirgslandschaft fand, die seinem Ideal von Freiheit entsprach. Schon 1795 ließ er sich in Rom nieder. Die Natur der Sabiner Berge im römischen Umland mit dem Dorf Olevano inspirierte ihn zu seinen Landschaftsbildern. Er zeichnete viel in der Natur, studierte auch die Kunst des 14. und 15. Jahrhunderts. Die jungen Nazarener schlossen sich ihm an. Die Jahre 1812–1815 verbrachte er in Wien, dann kehrte er nach Rom zurück, wo er hochgeehrt starb.

Bei Ronciglione in der Campagna
1815
Öl auf Nußbaumholz
33,5 x 45,7 cm. Erworben 1909
In die weite Landschaft fügte Koch eine volkstümliche Szene ein, die das Leben der einfachen Menschen in der Natur schildert: Vater und Kind hören der Mandoline spielenden Frau zu, dabei beachten sie nicht die vorbeiziehenden Reisenden, die Frau auf dem Esel und den Hirten dahinter, die auf einem Weg sind, der irgendwo im fernen Tal anfängt und jenseits des Bildes weitergeht. Die Szene ist in eine ideale, harmonisch gegliederte, zeit- und ortlose Landschaft komponiert. I. W.

Wasserfall im Berner Oberland
1769
Öl auf Leinwand. 99 x 75 cm.
Erworben 1905
Das Bild ist von der Rauheit der Alpen inspiriert. Der mächtige Wasserfall durchschneidet die Felsenschlucht. Oben sind die winzigen Figuren zweier Wanderer zu erkennen, die das Naturschauspiel verfolgen. Mit der damals einsetzenden Begeisterung für die Alpen begann auch die touristische Erschließung dieser unberührten Landschaft. A. L.

Serpentaralandschaft mit Hirten und Rindern an der Quelle
1832–1834
Öl auf Leinwand. 76 x 103,7 cm.
Erworben 1909
Um 1803 entdeckte Koch den Eichenhain der Serpentara bei Olevano für seine Malerei. Viele einzelne Naturstudien sind zu einem Ganzen zusammengefügt. Der Blick erfaßt alle Motive gleichzeitig: das Gewässer im Zentrum, die Rinderherde am linken Ufer, die Gruppe ruhender Hirten mit einem Ziegenbock zur Rechten, der mit Bäumen bewachsene Berg mit der Statue auf dem Gipfel. Es herrscht arkadische Harmonie und Ruhe. Die Gleichwertigkeit von Nähe und Ferne im wechselhaften Lichtspiel von Hell und Dunkel fördert die Wirkung von Ausgeglichenheit und Zeitlosigkeit. I. W.

Friedrich Overbeck
Friedrich Overbeck (1789–1869), Sohn eines Lübecker Senators, besuchte seit 1806 die Akademie in Wien, wo er 1809 mit gleichgesinnten Malern den „Lukasbund" gründete; die Erneuerung der Kunst war ihr Ziel. Seit 1810 wirkte er in Rom, Haupt der Nazarener, ein Vorbild für viele junge deutsche Maler, die dort lebten.

Die Anbetung der Könige
1813
Öl auf Holz. 49,7 x 66 cm
Erworben 1949
Die „fromme und kunstliebende Königin" (Overbeck) Caroline von Bayern hatte das Bild 1811 in Auftrag gegeben. Das Thema entsprach auch dem selbstgewählten Programm des Künstlers, Bilder nach der Bibel zu malen. Den frommen Gehalt sah Overbeck in der Kunst des 15. und 16. Jahrhunderts vorbildhaft gestaltet. Niederländische und italienische Vorbilder dieser Zeit sind hinter dem in leuchtenden Farben gemalten und klar komponierten Bild zu vermuten. J. E. H.

Julius Schnorr von Carolsfeld
Schnorr (1794–1872) studierte in Wien und ging 1817 nach Rom, wo er sich den Nazarenern anschloß. 1831 begann er mit Fresken in der Münchner Residenz. Seit 1846 war er Direktor der Akademie und der Galerie in Dresden. Seine Bibelillustrationen waren jahrzehntelang weit verbreitet.

Die Hochzeit zu Kana
1819
Öl auf Leinwand
138,5 x 208 cm. Geschenk von Herrn F. Matthiesen, London, 1951
Das bald nach der Ankunft in Rom entstandene Bild zeigt die erste Wundertat Christi als unmittelbares Ereignis. Dieses wird durch die feiernde Hochzeitsgesellschaft mit der lebendigen Gegenwart verbunden. Unter die Gäste hat sich am rechten Rand der Maler selbst mit seiner Schwester und seinem Vater eingereiht und auch den Freund und künftigen Schwiegervater Ferdinand Olivier als Lautenspieler sowie in der Laube darüber seine spätere Frau einbezogen. Ihre Anwesenheit aktualisiert das Geschehen und appelliert an die Zeugenschaft des Betrachters. J. E. H.

Johan Christian Dahl
Der Norweger Johan Christian Dahl (1788–1857) ging nach seiner Ausbildung in Kopenhagen 1818 nach Dresden, wo er mit C. D. Friedrich Freundschaft schloß. Er wurde 1824 Professor an der Dresdner Akademie. Wie viele Maler der Romantik zog es ihn nach Italien, aber auch in seine Heimat Norwegen, deren rauhe Landschaft er in vielen Gemälden dramatisch inszenierte.

Zwei Türme Kopenhagens gegen den Abendhimmel
1829
Öl auf Leinwand auf Pappe. 11,5 x 15,2 cm. Erworben 1910
Ungewöhnlich sind Thema und Komposition dieses kleinformatigen Gemäldes. Die Turmspitzen der Petri- und der klassizistischen Frauenkirche ragen in den mit zartrosa Wolken bedeckten, hellen Abendhimmel hinein. Das Hauptinteresse des Malers gilt dieser Naturerscheinung, die er bald in reinen Wolkenstudien weiterverfolgen wird. A. L.

Heinrich Reinhold
Heinrich Reinhold (1788–1825) zog nach seinen Akademiejahren in Dresden und Wien 1819 nach Rom und fand dort freundschaftliche Aufnahme in der deutschen Künstlerkolonie. Er starb schon mit 36 Jahren an einem Halsleiden. Zwei Monate zuvor hatte Karl Friedrich Schinkel sich begeistert über Reinholds Landschaftsstudien aus der Umgebung von Olevano geäußert und zwölf Bilder erworben. 1906 kamen sie bis auf zwei in den Besitz der Hamburger Kunsthalle.

Blick auf Olevano
1822
Öl auf Papier auf Leinwand. 17,8 x 21,8 cm. Erworben 1908
Die Studie zeigt die Umgebung des Dorfes Olevano am Rande der Sabinerberge bei Rom: Im Vordergrund eine baumbestandene Schlucht, dahinter ein Höhenzug unter bewölktem Himmel. In lockerer Malerei „alla prima" entsteht eine Landschaftsszenerie fern jeder Idealisierung. A. L.

Wilhelm von Kobell
Kobell (1766–1855) lernte zuerst bei seinem Vater, dann an den Akademien in Mannheim und Düsseldorf. Die alten Holländer, aber auch die englischen Pferde- und Jagdmaler waren seine Vorbilder. 1793 wurde er Hofmaler in München, er entdeckte die Landschaft Oberbayerns und ihr klares Licht. 1814–1817 lehrte er Landschaftsmalerei an der Akademie.

Ein Feldweg
Um 1821
Öl auf Papier. 21,5 x 30,8 cm.
Erworben 1906
Der Blick des Malers schweift nicht, er ruht auf dem Feldweg vor den Füßen, und der feine Pinsel in seiner Hand hält genauestens fest, was die Augen sehen, malt es auf das Doppelblatt eines Skizzenbuchs, also vor Ort. Der Oberfläche des Bodens gilt die besondere Aufmerksamkeit, den Wagenspuren, den ausgetretenen Pfaden, dem Zustand der Grasnarben. Kenner wußten die Gegend wiederzufinden: nördlich vom Tegernsee. Kobell gehörte zu den ersten, die vor der Natur mit Ölfarben Studien machten. H. R. L.

Ferdinand Georg Waldmüller
In bedrängten Verhältnissen aufgewachsen, konnte Waldmüller (1793–1865) nur unter Schwierigkeiten die Wiener Akademie besuchen; die Ölmalerei lernte er erst 1817. Seit 1825 fuhr er alljährlich nach Italien. 1829 wurde er Kustos an der Gemäldegalerie in Wien. Sein Streben nach einem radikalen Naturalismus äußert sich im Bildnis wie in der Landschaft. In Bildern bäuerlicher Menschen in der freien, lichterfüllten Natur suchte er die „Wahrheit der Natur".

Alte Ulmen im Prater
1831
Öl auf Mahagoniholz
31,7 x 25,9 cm. Erworben 1905.
Erst mit 38 Jahren fing Waldmüller an, sich mit der Landschaft zu beschäftigen. Er ging in die Auen des Praters am Rande der Stadt Wien und studierte die hohen, alten Bäume. Er gab sie in ihrer Mächtigkeit und ihrem Charakter genau wieder, mit allen Spuren des Alters, im hellen Sonnenlicht. Waldmüller malte Bildnisse von Bäumen. H. R. L.

August Krafft
August Krafft (1798–1829) aus Altona hat 1816–1819 an der Akademie in Kopenhagen vor allem bei Eckersberg studiert, dann in Dresden. 1823 zog er für vier Jahre nach Wien; ein Lungenleiden zwang ihn zum Aufbruch in den Süden. In Rom ist er jung gestorben, als Genre- und Bildnismaler durchaus geschätzt.

Der Richter Jacob Wilder
1819
Öl auf Leinwand. 47 x 39 cm.
Erworben 1902
Der Richter Wilder, Gutsbesitzer auf der Ostseeinsel Fehmarn, damals fast 80 Jahre alt, ließ sich vom durchreisenden Maler Krafft beim Lesen im Hausrock darstellen, in seiner häuslichen Umgebung und nicht als Amtsperson. Krafft schildert ihn, wie er sich mit voller Konzentration der Lektüre widmet. Der Greis und seine enge Welt sind mit nüchterner Genauigkeit dargestellt. H. R. L.

Julius Oldach
Julius Oldach (1804–1830) besuchte 1821–23 die Dresdner, 1824–27 die Münchner Akademie unter Cornelius. Er gehörte zum Kreis der Hamburger Nazarener, die ihren frommen Sinn in miniaturhafter Genauigkeit und Naturtreue äußerten. Früh starb er an der Schwindsucht.

Der Bildhauer Otto Sigismund Runge
Um 1829
Öl auf Holz, 18,3 x 14,4 cm.
Geschenk von Anna Brettschneider 1912
Otto Sigismund Runge (1806–39) war der Sohn Philipp Otto Runges. Nach seiner Ausbildung als Bildhauer in Dresden, Berlin und München ging er 1827 nach Rom, wo ihn Thorvaldsen anleitete. Das kleine Format und der auf den Kopf beschränkte Bildausschnitt weisen das Porträt als Freundschaftsbild aus. Das auf dunkelgrünem Hintergrund plastisch modellierte und die charakteristische Profillinie betonende Bildnis spielt auf die Malerei der Altdeutschen wie Dürer und Holbein an. In der objektivierenden Beschränkung auf die Persönlichkeit äußert sich nazarenische Gesinnung. J. E. H.

Christian Morgenstern
1803 wurde Morgenstern in Hamburg geboren. Nach einer Ausbildung bei den Brüdern Suhr und bei S. Bendixen besuchte er 1827/28 die Akade-

mie in Kopenhagen. 1829 ging er nach München, wo er bis zu seinem Tod 1867 vorwiegend lebte.

Blick auf den Brocken
1829
Öl auf Papier auf Pappe
28,5 x 32,5 cm. Erworben 1905
Die Ölstudie gibt einen Blick auf das Harzgebirge wieder. In der Ferne ist der Gipfel des Brocken zwischen dicht bewaldeten Hängen sichtbar. Im Vordergrund führt ein Pfad ins Tal; er ist links von hochstämmigen Kiefern, kleinen Eichen und roten Felsen gesäumt. Diese rhythmische Staffelung der Rot- und Grüntöne wird durch das Spiel von Licht und Schatten im Gras lebendig. Wie ein leuchtendes Dreieck scheint der Vordergrund den dunklen Hängen vorgeblendet. S. R.

Friedrich Wasmann
Wasmann, 1805 in Hamburg geboren, war dort Schüler von H. W. Soltau. Er studierte in Dresden und München an der Akademie. Nach Aufenthalten in Tirol 1830/31 und Rom 1832–35 lebte Wasmann seit 1846 in Meran, wo er 1886 starb.

Frühschnee in Meran
1830/31
Öl auf Papier auf Karton.
23 x 28 cm. Erworben 1905
Der Blick ins Etschtal über den Bach und das Gebäude im Vordergrund ist auf einen von Bäumen gesäumten Weg freigegeben. Hinter den Stämmen schimmert der erste Schnee am Boden. Ein fahlgelbes Licht bricht durch den bewölkten Himmel und unterstreicht die Farbigkeit der herbstlichen Vegetation. Vor dem fernen, dunklen Bergmassiv erhebt sich das hohe, rote Ziegeldach der vom Sonnenlicht beschienenen Spitalkirche zum Heiligen Geist, während die Häuser im Schatten liegen. S. R.

Carl Blechen
Erst 1822 konnte Carl Blechen (1798–1840) an der Berliner Akademie Landschaftsmalerei studieren. 1824–1827 verdiente er sein Leben als Theaterdekorationsmaler. Eine Italienreise 1828/29 brachte das Erlebnis der Natur im Licht. 1831 wurde er in Berlin Professor für Landschaftsmalerei. Die letzten fünf Jahre waren von einer Geisteskrankheit überschattet.

Das Mühlental bei Amalfi
1829
Öl auf Papier auf Leinwand.
13,5 x 21,5 cm. Geschenk von Kunstfreunden 1913
Auf seiner Italienreise kam Blechen im Mai 1829 auch in das malerische Amalfi. Ihn aber zog es vor die Tore der Stadt, er wanderte in jenem Tal, in dem viele Papiermühlen arbeiteten, und hielt seine Eindrücke gleich in gemalten und gezeichneten Studien fest. Unser Bildchen im gestreckten Querformat schildert aus naher Sicht die Einheit von Fels, Mauerwerk und Vegetation; das strahlende Sonnenlicht fügt das Gesehene zusammen, das Spiel von Schatten und Licht gliedert es. H. R. L.

Friedrich Nerly
Nerly (1807–1878) erlernte in Hamburg das Lithographenhandwerk. 1828 reiste er mit dem Kunstgelehrten Carl Friedrich von Rumohr nach Italien; bis 1835 blieb er in Rom, häufig hielt er sich in den Sabiner und in den Albaner Bergen auf. Seit 1837 lebte er in Venedig. Seine Veduten, oft bei Mondlicht, fanden weite Verbreitung.

Vesta- und Sibyllentempel, Tivoli
1834
Öl auf Papier auf Pappe
34,4 x 39,8 cm. Geschenk von Dr. Sommer, Münster, 1911
Für viele nach Rom gekommene Maler waren die gewaltigen Wasserfälle bei Tivoli mit dem römischen Rundtempel oben auf dem Felsen ein beliebtes Motiv. Der junge Nerly verzichtete auf die pittoreske Ansicht und richtete den Blick auf einen Ausschnitt des Panoramas, betrachtete ihn aus der Ferne, als sei er ganz nahe, und hielt das Gesehene gleich mit dem Pinsel fest. Ihn beschäftigte die Erscheinung des jähen Abbruchs und zugleich die Spannung zwischen dem harten Gestein und dem weichen Laubwerk. Mit schnellem Pinsel setzte er Punkte aus vielfach variiertem Grün und erzeugte so die Wirkung einer im Sonnenlicht erscheinenden wilden Natur. Die Bekrönung mit den genau wiedergegebenen Tempeln schuf eine zweite Spannung, die zwischen Natur und Kultur. H. R. L.

Jacob Gensler
Gensler wurde 1808 in Hamburg geboren. Nach der Ausbildung bei Gerdt Hardorff d. Ä. lernte er 1824/25 bei Wilhelm Tischbein in Eutin. 1828–31 besuchte er die Akademien in München und Wien. 1841 reiste er nach Holland. Schon 1845 starb Gensler in Hamburg.

Ewer auf dem Sande an der Elbe
Um 1841
Öl auf Papier auf Pappe
28 x 42 cm. Geschenk von Anna Brettschneider 1912
Am weiten Elbstrand liegen viele abgetakelte Ewer. Ihre Silhouetten verschwimmen am Horizont, wo ein Wald bis zum Ufer reicht. Es ist Ebbe, und das abgelaufene Wasser hat tiefe Rinnen im Sand hinterlassen. In den verbliebenen Wasserlachen spiegeln sich Himmel und Masten. Der mit lebendigem Pinselstrich gestaltete Strand steht dem monochromen Himmel in reichen Ocker- und Grautönen spannungsreich gegenüber. S. R.

Strand bei Blankenese
1842
Öl auf Papier. 34,2 x 49,3 cm
Vermächtnis des Bruders Günther Gensler 1884
Unter bewölktem Himmel erstreckt sich die breite, hell beleuchtete Elbe, vom Sand im Vordergrund elliptisch eingerahmt. Vor dem gegenüberliegenden Ufer am Horizont befahren Schiffe den Strom. Von rechts ragt eine Anhöhe ins Bild. Dunkle Wolken ballen sich im Vordergrund und umfassen ein ovales Lichtfeld am Himmel. Mit frischem Pinselstrich sind violett schimmernde Grautöne gelblichen Lichtflächen gegenübergestellt. Gensler hat die Studie genau bezeichnet: *Blknse, Octbr. 8. 1842 J. G.* S. R.

Moritz Oppenheim
Oppenheim (1800–1882) wuchs im jüdischen Ghetto von Hanau auf. Nach Studienjahren in München, Paris und Rom lebte er in Frankfurt und wurde ein beliebter Porträtmaler. Durch seine Genrebilder zum „altjüdischen Familienleben" erreichte er größere Bekanntheit.

Der Dichter Heinrich Heine
1831
Öl auf Papier auf Leinwand
43 x 34 cm. Vermächtnis J. H. W. Campe 1914
Heine ist als Halbfigur en face dargestellt. Der 33 Jahre alte, schon berühmte Dichter wirkt jungenhaft, empfindlich und nachdenklich. Seine Augen und Mund sind im „sprechenden Moment" wiedergegeben, doch deuten sich bereits leidvolle Züge an. Heine bestätigte die Ähnlichkeit und empfahl es seinem Verleger Julius Campe, damit Kupferstiche angefertigt würden. J. H.

Friedrich Dieterich
Dieterich (1787–1846) war Schüler zweier Stuttgarter Hofmaler und der Münchner Akademie. 1818–1822 lebte er in Rom im Umgang mit den Nazarenern. Dann wirkte er in Stuttgart.

Die Familie Rauter
1836
Öl auf Leinwand
110,5 x 89,5 cm. Erworben 1926
So stellt man sich eine Familie in der Biedermeierzeit vor: in Liebe verbunden und von der Welt abgeschirmt. Wir blicken in eine Laube – die grünen Rahmenleisten sind links und unten zugleich der Rahmen des Gemäldes – und sehen den Stuttgarter Juristen Johann Nepomuk von Rauter, der damals Abgeordneter im Landtag war, mit seiner Frau Marianne und den Kindern Bertha und Eduard. Mutter und Tochter gucken uns mit festem Blick an, während der Vater auf seine Kinder herabsieht und der Junge, in dessen Trommel ein Blumenstrauß steckt, verloren in die Ferne schaut. Die nüchterne Art, in der jede Einzelheit genau wiedergegeben wird, kennzeichnet das Bild nicht weniger als die Stimmung der Geborgenheit. H. R. L.

Ludwig Richter
Ludwig Richter (1803–1884) war 1823–1826 in Rom, wo ihn Joseph Anton Koch in die Landschaftsmalerei einführte. Mit Koch und seinen Freunden war er häufig in den Albaner und Sabiner Bergen zum Zeichnen vor der Natur unterwegs. Seit 1836 lehrte er als Professor an der Dresdner Akademie.

Genoveva in der Waldeinsamkeit
1839–41
Öl auf Leinwand
116,5 x 100,5 cm. Geschenk von F. C. Th. Heye 1913.
Angeregt durch Ludwig Tiecks Drama „Leben und Tod der Heiligen Genoveva" (1799) stellt Richter das Kernstück der Legende dar: die fromme, unschuldige Frau mit ihrem Kind Schmerzensreich und der weißen Hirschkuh vor ihrer Höhle im Wald. Die vom Licht beschienene, wie eine Heilige Familie in stiller Andacht wiedergegebene Gruppe grenzt einen idyllischen Bezirk in wilder Natur aus. Deren Gestaltung beruht auf Naturstudien, die Richter in der Umgebung von Dresden machte. J. E. H.

Karl Blechen
1798 wurde Blechen in Cottbus geboren. Auf Empfehlung Schinkels wurde er 1824 Dekorationsmaler am Königstädtischen Theater in Berlin. Eine Italienreise 1828/29 hatte starken Einfluß auf sein späteres Werk. Seit 1831 war er Professor für Landschaftsmalerei an der Berliner Akademie. Er starb 1840.

Das Palmenhaus auf der Pfaueninsel bei Potsdam
1832–34
Öl auf Papier auf Leinwand.
64 x 56 cm. Erworben 1901
Die Innenansicht des Lieblingsaufenthaltes Friedrich Wilhelms III. besteht in ihrer Komposition aus zwei Elementen, der Vegetation, die ihren Ausdruck in der Form und Farbe der Blätter und der Lianen findet, und der sie umgebenden lichten und reich verzierten indischen Architektur. Die als Orientalinnen verkleideten Frauen, die korrekte perspektivische Darstellung der Architektur und der üppige Pflanzenwuchs machen das Bild zu einer Mischung aus Traum und Realität, zur Illusion eines exotischen Paradieses. B. M.

Adolph Menzel
1815 wurde er in Breslau geboren, seit 1830 lebte er in Berlin. Nach des Vaters Tod 1832 übernahm er dessen Steindruckerei. Zeichnen und Malen erlernte er durch eigene Übung. Von 1849 bis 1858 malte er die Reihe von Bildern mit Szenen aus dem Leben Friedrichs des Großen. Die kleine Gestalt des stets zeichnenden Künstlers wurde zur Berühmtheit. 1905 starb er in Berlin.

Die Schwester Emilie im Schlaf
Um 1848
Öl auf Papier auf Leinwand.
46,8 x 60 cm. Erworben 1912
Menzel überraschte seine Schwester in einem Augenblick der Versunkenheit, das Gesicht in ein blaues Kissen in der rot aufleuchtenden Sofaecke getaucht, mit dem Farbklang das Ziel der Gebärde unterstützend. Zugleich wußte der Maler mit dem Augenblickscharakter der Ruhe an die stets Tätige zu erinnern. Sie sorgte für ihn, so wie er als Siebzehnjähriger die Verantwortung für die Familie übernommen hatte. G. H.

Atelierwand
1872
Öl auf Leinwand. 111 x 79,3 cm.
Geschenk von Eduard L. Behrens 1896
Menzels Atelierwand ist ähnlich wiedergegeben, wie Eggers sie 1854 beschrieben hat, und als ein memento mori des eben verstorbenen Freundes gedacht. Seine Totenmaske hängt neben der einzig hellerleuchteten Büste der Venus von Milo in der Mitte, während der männliche Torso rechts daneben sich kaum den Schatten entringt. Alle rings angeordneten Köpfe sind wie die Büsten seltsam von unten bestrahlt und zu gespenstischem Leben erweckt. G. H.

Friedrich der Grosse in Lissa: Bonsoir, Messieurs!
1858
Öl auf Leinwand
247 x 190,5 cm. Erworben 1902
Das Bild ist unvollendet, die Szene um so dramatischer. Nach der siegreichen Schlacht bei Leuthen tritt Friedrich, König von Preußen, vor die aus der Nachtruhe aufgeschreckten Österreicher ins Treppenhaus des Schlosses von Lissa. Kühn schreitet er einem wirren Haufen entgegen, der den Gegner von der Armee gedeckt glaubt. In der Tat nimmt der Treppenwinkel in der Höhe, der auf Friedrichs gelüfteten Dreispitz Bezug nimmt, formal die Gefangennahme vorweg. G. H.

Die Aufbahrung der Gefallenen der Märzrevolution in Berlin
1848
Öl auf Leinwand über Bleistiftvorzeichnung, unvollendet; 45 x 63 cm. Erworben 1902
Lichtwark hatte 1902 Gelegenheit, den alten Künstler über das Bild zu befragen und berichtete: „Er wäre mit Herzklopfen und hoher Begeisterung für die Ideen, in deren Dienst die Opfer gefallen, an die Arbeit gegangen, aber ehe er fertig gewesen wäre, hätte er gesehen, daß alles Lüge oder dummes Zeug gewesen wäre, und er hätte das Bild mit dem Gesicht gegen die Wand gestellt und in seinem Ekel keine Hand mehr daran legen mögen…"
G. H.

Arnold Böcklin
Der 1827 geborene Bürger Basels ging mit 18 Jahren an die Akademie Düsseldorf zu Schirmer. Nach Studienreisen, einer Lehre bei Calame und einem Aufenthalt in Rom von 1850 bis 1857 ging er für zwei Jahre an die Kunstschule Weimar. Dann lebte er in Rom, Basel, München, Florenz und Zürich. 1894 ließ er sich in Florenz nieder, wo er 1901 starb, nun als der bedeutende deutsche Maler der idealistischen Richtung anerkannt.

Selbstbildnis
1873/76
Öl auf Leinwand. 61 x 50 cm. Erworben 1898 aus Mitteln des Legats von Carl Heine
Selbstbewußt blickt der achtundvierzigjährige Böcklin auf den Betrachter und über ihn hinaus. Die Doppelsäule und der immergrüne Lorbeer, traditionelle Zeichen des Ruhms, sprechen von dem Wunsch nach Anerkennung. Die vor der Brust verschränkten Arme mit der halbverdeckten Hand schaffen eine Distanz, die zur Sphäre des genialischen Künstlers gehört, wie die Formation der Vögel hoch am Himmel die Aufmerksamkeit auf den visionären Blick des Malers lenkt.
H. B.

Heiliger Hain
1886
Öl auf Mahagoni. 100 x 150 cm. 1888 geschenkt vom Verein von Kunstfreunden von 1870
Die aus dem Dunkel eines Waldes hervortretende Reihe weiß gekleideter Priester verbindet die beiden in ihren Stimmungen sehr unterschiedlichen Bildhälften. Die linke erinnert mit den im Herbstlaub stehenden, sonnenbeschienenen Birken an nördliche Regionen, während die rechte mit der Reihe der Platanen durch das intensive Licht aus dem Hintergrund an mediterrane Gefilde denken läßt, was mit dem Durchblick auf die römische Villa und das Meer noch verstärkt wird. In der Synthese von nördlichen und südlichen Stimmungselementen und in dem rätselhaften Ritus eines Rauchopfers besteht der eigentliche Reiz dieses Bildes.
H. B.

Anselm Feuerbach
Nach seiner Ausbildung an den Akademien von Düsseldorf, München, Antwerpen und im Atelier von Thomas Couture in Paris verbrachte Anselm Feuerbach (1829–1880) den größten Teil seiner künstlerischen Laufbahn in Rom, wo er mit Arnold Böcklin Freundschaft schloß.

Bianca Capello
1864/68
Öl auf Leinwand. 136 x 100 cm. Erworben 1924
Die Venezianerin Bianca Capello war die Geliebte und spätere Ehefrau Francescos I. Medici. 1587 wurde sie von dessen erbberechtigten Bruder, dem Kardinal Fernando, vergiftet. 1863 war eine Biographie über ihr unruhiges Leben erschienen, die Feuerbach zu diesem idealisierten Bildnis angeregt haben könnte. Es strahlt Würde und melancholischen Ernst aus. Das Modell war Nanna Risi, die Freundin des Künstlers. Sie verließ ihn 1865, so daß Feuerbach das Bild mit seinem neuen Modell Lucia Brunacci vollendete.
A. L.

Mandolinenspielerin
1865
Öl auf Leinwand. 79 x 60,5 cm. Vermächtnis Alfred Godeffroy 1898
Das Halbfigurenbild ist ein Porträt Nanna Risis. Sie sitzt vornehm gekleidet in einer Laube, spielt das Instrument und hat dabei den Blick in die Ferne gerichtet, so daß sie zugleich als Muse und Verkörperung der musikalischen Poesie erscheint. Ihr klassisches Profil wird durch den Kontrast zum dunklen Grün der Zweige von Feigen- und Granatapfelbaum hervorgehoben, während das Laub hinter ihr zurückweicht und ein helles Grün ihr schwarzes Haar wie einen Nimbus umgibt.
A. L.

Hans von Marées
1857 ging Marées (1837–1887) nach München und lernte den Grafen Schack kennen, der ihn und Lenbach zum Kopieren nach Italien schickte. In Rom freundete er sich 1867 mit dem Kunsttheoretiker Konrad Fiedler an, mit dem er durch halb Europa reiste. 1873 malte er für die Zoologische Station in Neapel einen Freskenzyklus, der zu den großen Leistungen deutscher Kunst im 19. Jahrhundert gehört.

Römische Vigna
1871
Öl auf Leinwand
82,5 x 133,2 cm. Erworben 1914 aus Mitteln der Lichtwark-Stiftung
Wie „Villa Borghese" entstand „Römische Vigna" in Berlin, von den starken Eindrücken in Italien bestimmt. Die verhalten glühende Farbigkeit, die Marées aus seiner frühen tonigen Malerei entwickelt hatte, verschmilzt mit einem sehr strengen, an waagrechten und senkrechten Linienwerten orientierten Bildaufbau und einer offenen Malweise. Gruppen von Menschen finden sich in idyllischer Einheit mit der umgebenden Natur.
H. B.

Villa Borghese
1870/71
Öl auf Leinwand
81,7 x 107,7 cm. Erworben 1914
Auch dieses Bild schildert stille Harmonie zwischen verglühendem Tag und hereinbrechender Nacht. Ein großer Park im Zentrum Roms ist der Ort für die Zusammenkunft einzelner Menschen. Schnell wird deutlich, daß die Wiedergabe einer erzählenden, gar realistischen Situation nicht das künstlerische Ziel ist. Der Eindruck des nur scheinbar skizzenhaften Bildes vermittelt jenes ideale Lebensgefühl, dem Marées ein Leben lang nachstrebte.
H. B.

Wilhelm Leibl
In München lernte der Akademieschüler Leibl (1844–1900) Courbet kennen, der ihn nach Paris einlud, wo er 1869–1870 war. Wieder in München, lernte er Thoma, Trübner und Schuch kennen. 1873 zog er sich aufs Land zurück; in Berbling lebte er 1878–1880, dann in Aibling und Kutterling. Der Schilderer bayerischen Volkslebens ohne Sentimentalität war ein großer Realist in der Nachfolge Courbets und zugleich von außerordentlicher Malkultur.

Gräfin Rosine Treuberg
1877/78
Öl auf Leinwand. 104 x 82 cm. Erworben 1908
Im Sommer 1877 reiste Leibl nach Schloß Holzen bei Donauwörth; Graf Tischler von Treuberg hatte ihn beauftragt, seine Frau zu porträtieren. In altmeisterlicher Manier mit Holbein als Vorbild malte Leibl ein erstes Bildnis mit Temperafarben auf Holz, wie bald darauf die „Drei Frauen". Das zweite, das unsere, ist aus unbekanntem Grund unvollendet. Wir bewundern die freie Anlage des Bildes, die Unabhängigkeit von der Gegenstandsbeschreibung beim lockeren Setzen des Pinsels, sehen aber zugleich am fein gemalten Kopf, daß der größere Teil des Bildes eigentlich nur in einem Durchgangsstadium ist. Doch mit seiner Signatur hat Leibl erklärt: So bleibt es!
H. R. L.

Drei Frauen in der Kirche
1882
Tempera auf Mahagoniholz
111 x 77 cm. Erworben 1906
1878 hat Leibl in der Pfarrkirche von Berbling bei Aibling in Oberbayern dieses Bild begonnen, dann dreieinhalb Jahre daran gearbeitet. Sein Streben, das Dauernde festzuhalten und nicht das Flüchtige wie seine Zeitgenossen, die Impressionisten, äußert sich schon in der Arbeitsweise: Nichts stellt er sich vor, alles muß immer vor seinen Augen sein. Doch am Ende ist das Gesehene umgesetzt in Malerei und strenge Gliederung. Der bestimmte Ausschnitt der Wirklichkeit wird zum Gleichnis überhöht. Drei Lebensalter, drei verschiedenartige Äußerungen der Frömmigkeit, drei Frauen, die als Ideal erscheinen.
H. R. L.

Bayrisches Mädchen
1897
Öl auf Leinwand. 60 x 48 cm. Erworben 1905 aus Mitteln des Legats von Eduard L. Behrens
In seinen letzten Jahren konzentrierte sich Leibl in seinen Bildnissen auf den Kopf, fast alles andere ließ er im Dunkeln. Für dieses Bild saß ihm seine Köchin, „die Malresl", Modell. Sie trägt die Sonntagstracht der Inntaler Bäuerinnen. Hut, Schmuck und Kleidung rahmen das feine, sensible Gesicht mit dem melancholischen Blick. Die längst nicht mehr zeichnerisch bestimmte Malweise differenziert genau und gibt der Figur ihre Lebendigkeit.
H. R. L.

Hans Thoma
Thoma (1839–1924) reiste nach dem Besuch der Kunstschule in Karlsruhe und der Akademie in Düsseldorf 1868 nach Paris, wo Courbet und dessen Kunst das entscheidende Erlebnis waren. 1870 schloß er sich in München einem Kreis junger Maler um Wilhelm Leibl an. Von 1877 an verbrachte er fruchtbare Jahre in Frankfurt, bis er 1899 einem Ruf nach Karlsruhe als Professor und Direktor der Kunsthalle folgte. Nun begann die Zeit der Ehrungen. Bald war er für viele Jahrzehnte der deutsche Maler mit der größten Popularität.

Selbstbildnis
1871
Öl auf Leinwand
105,5 x 77,5 cm. Erworben 1909
Im Alter von 32 Jahren malte Thoma dieses erste von sieben Selbstbildnissen. Die elegante städtische Kleidung steht in eigentümlichem Spannungsverhältnis zum saftigen Grün der Waldlichtung, vor der sich die Gestalt des Malers wie vor einer Folie abhebt. Das Selbstbildnis zeigt die Situation des jungen Thoma, der sich dem unmittelbaren Studium der Natur verschrieben hatte, für solche Malerei jedoch keinerlei Anerkennung erhielt.
H. B.

Wilhelm Trübner
Trübner (1851–1917) schloß sich nach seiner Ausbildung in Karlsruhe, München und Stuttgart 1871 Wilhelm Leibl an, wurde auch Freund von Thoma und Schuch. 1896 ging er als Lehrer an das Städelsche Kunstinstitut nach Frankfurt am Main, 1903 folgte er einem Ruf an die Karlsruher Akademie.

Der vom Kreuz genommene Christus
1874
Öl auf Leinwand. 95 x 109,5 cm. Erworben 1917
Im Sommer 1874 hatten Trübner, Schuch und Hagemeister in Brüssel ein gemeinsames Atelier. Alle malten den toten Christus nach dem gleichen Modell. Der vom Kreuz genommene Leichnam ist perspektivisch stark verkürzt, womit Trübner an ähnliche Darstellungen von Mantegna, Rubens und Rembrandt anknüpfte. Der leblose Körper, zu dessen Füßen die Marterwerkzeuge liegen, bildet innerhalb der Bildfläche eine aufsteigende Bewegung, wodurch ihm eine eigentümliche Dynamik verliehen wird. Trübners Tendenz zu einer systematischen Pinselschrift tritt hier zum ersten Male deutlich zutage.
H. B.

Karl Schuch
Nach dem Studium in Wien begab sich Schuch (1846–1903) nach München, wo 1871 in Bernried Leibl sein Mentor wurde. Zeit seines Lebens reiste er viel, oft mit seinen Freunden Trübner und Hagemeister. 1882 verlegte er sein Atelier von Venedig nach Paris, wo er mit längeren Unterbrechungen zwölf Jahre blieb und sich insbesondere mit der Malerei Corots, Courbets, Manets und Monets beschäftigte.

Kasserolle mit Wildente
Um 1884
Öl auf Leinwand. 64 x 80,5 cm. Erworben 1905
Aus den Pariser Jahren stammen die Meisterwerke unter Schuchs Stilleben, so auch die verschiedenen Versionen des Enten-Stillebens, zu denen dieses Bild rechnet. Lichtwark erwarb es aus dem Nachlaß des zu seinen Lebzeiten nahezu unbekannten Künstlers. Schuchs künstlerisches Ziel bestand darin, die gesehene Wirklichkeit mit den Mitteln des Bildes zu erkunden und gleichzeitig neu zu formulie-

ren. Licht und Helldunkel dienten ihm als wichtigste Mittel, das unprätentiöse Objekt in das Medium des Bildes zu übersetzen. Hierzu entwickelte er oft vor dem selben Sujet subtil abgestimmte Paletten von Grau- und Brauntönen.

H. B.

Max Klinger

Klinger (1857–1920) wurde in Leipzig geboren, erhielt seine Ausbildung in Karlsruhe und arbeitete in Berlin, Brüssel, München, Paris und Rom. 1893 kehrte er in seine Geburtsstadt zurück, wo er 1897 zum Professor an der Akademie der Graphischen Künste ernannt wurde. Gleich erfolgreich und anerkannt als Maler, Graphiker und Bildhauer, war Klinger Mitglied in zahlreichen Künstlervereinigungen. Sein Beethoven-Denkmal machte ihn berühmt.

Sommerlandschaft
1884/85
Leinwand. 192,5 x 92,8 cm
1902 geschenkt vom Verein von Kunstfreunden von 1870
Das Gemälde geht auf ein Landschaftsmotiv bei Meißen zurück und gehörte wie die „Felsschlucht" zu den vier hochformatigen Landschaften, mehreren Querformaten und Büsten, mit denen Klinger im Auftrag des Juristen J. Albers dessen Villa in Steglitz bei Berlin ausstattete. Bereits bei der Ausmalung zeigte sich, daß das Haus vom Schwamm befallen war. Daher mußten die Dekorationen wieder herausgelöst werden. Lichtwark, der die Bilder noch an ihrem ursprünglichen Ort gesehen hatte, konnte sechs Gemälde für die Kunsthalle erwerben. A. L.

Felsschlucht
1884/85
Leinwand. 194,5 x 98,5 cm
1902 geschenkt vom Verein von Kunstfreunden von 1870
Der Blick in die Schlucht führt entlang des Baches zu den Bäumen im Mittelgrund. Sie lassen den oberen Rand der Schlucht frei, wo ein antiker Rundtempel zu sehen ist. Klinger hat sich offenbar vom Motiv des Sibyllentempels in Tivoli anregen lassen, das bei den Malern in Rom um 1800 besonders beliebt war und nun längst als bürgerliches Bildungsgut gelten konnte. A. L.

Hans Makart

Der 1840 in Salzburg geborene Hans Makart gehörte zu den „Malerfürsten" des ausgehenden 19. Jahrhunderts, die ihre Kunst mit einem feudalen Lebensstil zu verbinden wußten. Er hatte zunächst in Wien und Salzburg studiert, später bei Piloty in München. Schon 1884 starb er in Wien.

Der Einzug Kaiser Karls V. in Antwerpen
1878
Öl auf Leinwand. 520 x 952 cm.
Erworben 1881 aus Mitteln des Legats von Carl Heine
Das riesige Gemälde präsentiert die festliche Ankunft Karls V. in Antwerpen am 23. September 1520. Die geschickte Anordnung vielfacher Gliederungselemente dient der Inszenierung der Mitte, des souveränen jungen Herrschers. Daneben gibt es zahlreiche genrehafte Szenen. Eine ähnliche Spannung läßt sich bei den dargestellten Personen beobachten; in gleicher Höhe wie der Augenzeuge Albrecht Dürer in langem Haar findet sich ein Selbstbildnis Makarts, auf den der Kaiser zu weisen scheint – die Gestalt erinnert an Tizian. So werden die Malerfürsten der Vergangenheit zum Spiegel der Gegenwart. Die fast unbekleideten Ehrenjungfrauen und die Bildnisse von Berühmtheiten im Kostüm ließen Tausende ins Künstlerhaus Wien strömen. Zwei Jahre lang reiste dann das Bild durch Europa. J. M.

Jean-Léon Gérôme

Gérôme (1824–1904) war Schüler von Delaroche und Gleyre. Er gehörte zur Gruppe der „neugriechischen" Maler. Im Salon von 1847 brachte ihm sein Gemälde „Hahnenkampf" zum ersten Mal Anerkennung bei Publikum und Kritik. Im Alter bekämpfte er die Impressionisten.

Phryne vor den Richtern
1861
Öl auf Leinwand. 80 x 128 cm.
Freiherr Johann Heinrich von Schröder-Stiftung 1910.
Der Gotteslästerung angeklagt, wird Phryne vor Gericht von einem bekannten Rhetoriker verteidigt. Im dargestellten Höhepunkt des Geschehens reißt er ihr das Gewand vom Leib, um als Beweis für ihre Unschuld ihre göttliche Schönheit zu enthüllen und dadurch einen Schuldspruch zu verhindern. Die beiden Hauptfiguren scheinen in diesem Augenblick erstarrt zu sein. Zart und hell leuchtet die Haut der Phryne zwischen dem kühlen Blau der Gewänder links im Bild und der roten Menge der Richtermäntel. B. M.

Honoré Daumier

Der 1808 in Marseille geborene Daumier lebte seit 1816 in Paris. Sein Brot erwarb er sich als Lithograph, seine Malerei war nur von wenigen geschätzt. Die letzten Jahre seines Lebens verbrachte er – fast erblindet – in äußerster Armut. Er starb 1879 in Valmonois bei Paris.

Die Rettung
Um 1870
Öl auf Leinwand. 35 x 28 cm.
Eigentum der Stiftung zur Förderung der Hamburgischen Kunstschulungen seit 1977
Von den drei Varianten dieser Komposition ist diese Fassung die größte und allein im Hochformat auf die Figurengruppe konzentriert. Der Mann – auf den Armen ein bewußtloses Kind – scheint niedergedrückt vom Unglück, nur schleppend voranzukommen, während die Frau zur Eile mahnt. Ein freier Pinselstrich im Himmel darüber unterstreicht den Vorwärtstrieb – eine Freiheit des Ausdrucks, die erst im 20. Jahrhundert verstanden werden konnte. G. H.

Eine Theaterloge
Um 1865
Öl auf Leinwand. 26,5 x 35 cm.
Eigentum der Stiftung zur Förderung der Hamburgischen Kunstsammlungen seit 1980
Mit den drei hervorgehobenen Theaterbesuchern, dunklen Figurensilhouetten, schaut der Betrachter hinab auf das farbige Bühnengeschehen und den Orchestergraben. Es handelt sich also um eine Oper. Der vordere Mann ist völlig in dieses Geschehen versunken, während die beiden Damen vor dem Hintergrund einer Loge auch sich selber präsentieren. Dazwischen setzt die Senkrechte des roten Vorhangs eine entschiedene Schranke. G. H.

Camille Corot

1796 in Paris geboren, konnte Corot erst 1822 seinen Wunsch, Maler zu werden, bei den Eltern durchsetzen. Er reiste sehr viel. Besonders drei Aufenthalte in Italien am Anfang seiner Karriere haben ihn nachhaltig beeinflußt. Als Landschaftsmaler wurde er so berühmt, daß er schon zu Lebzeiten nachgeahmt wurde. Er starb 1875 in Paris.

Das Mädchen mit der Rose
Um 1865
Öl auf Leinwand. 46 x 38,5 cm.
Vermächtnis Dr. Oscar und Gertrud Troplowitz 1920
Corots Figurenbilder wurden erst nach seinem Tode bekannt. Er bemühte sich um die poetische Ausstrahlung einer Gebärde, einer Haltung, erfüllt von der stillen Würde einer Frau. Hier geht es um die aufstrahlende rechte Schulter und die zur Rose im Brustausschnitt greifende Rechte, während das geneigte Gesicht und der Griff ins Haar im Schatten bleiben, aus dem die Gestalt auftaucht.

G. H.

Der Fährmann
Um 1868
Öl auf Leinwand. 45 x 65,6 cm.
Freiherr Johann Heinrich von Schröder-Stiftung 1910
Eine frühere ähnliche Version wird „Abend über den Pontinischen Sümpfen" genannt. Die in Roms Umgebung gewonnenen Eindrücke vermischen sich hier mit Erfahrungen, die Corot an den Flüssen seiner Heimat unter den bewegten Wolken eines nördlicheren Himmels hatte sammeln können. Der Fährmann ist mit seinem Begleiter allein in der Weite dieser Landschaft, aber mit der Selbstverständlichkeit des Zugehörigen. G. H.

Gustave Courbet

1819 in Ornans in der Franche-Comté geboren, blieb Courbet zeitlebens der Heimat und Familie verbunden. Seine seit 1839 in Paris entwickelte „realistische" Malerei wurde als revolutionär empfunden. Da ihm der Sturz der Vendôme-Säule während der Kommune 1871 vorgeworfen und er zur Haftung verurteilt wurde, floh Courbet 1873 in die Schweiz. Dort starb er 1877.

Die Grotte der Loue
1864
Öl auf Leinwand. 98 x 130,5 cm.
Erworben 1913 aus Mitteln des Legats von Eduard L. Behrens
Nicht weit von Ornans tritt die Loue aus dieser Grotte ans Tageslicht. Die Gewalt des Wassers muß beträchtlich sein, wenn sie die Gesteinsmassen durchhöhlen konnte, deren Macht Courbet mit dem Spachtel gewichtig charakterisierte. Urelementen wie dasjenige des Wassers als Quelle, Strömung oder Meeresbrandung wandte sich Courbet in jenen Jahren häufig zu. G. H.

Blütenzweige und Blumen
1855
Öl auf Leinwand. 84 x 109 cm.
1909 geschenkt vom Verein von Kunstfreunden von 1870
Courbet soll das Bild auf Schloß Epinau als Gast des Juristen und Sammlers Clément Laurier gemalt haben. Er vermittelte frühlingshafte Zartheit und zugleich Üppigkeit der Blüten durch eine erstaunlich „ungegenständliche" Malerei vor einem Blau, das weder Wand noch Himmel und doch räumlich ist und auf einer gegenständlichen ebenso indifferenten Standfläche. So bekommt das Blühen eine unzeitliche Komponente. G. H.

Edouard Manet

1832 in Paris geboren. Mit einigen in den sechziger Jahren im Salon gezeigten Bildern erregte er Aufsehen, das sich zuweilen zum Skandal auswuchs. Jüngere Künstler, die später „Impressionisten" genannt werden sollten, scharten sich um ihn. Kurz nachdem es ihm gelungen war, im Salon Fuß zu fassen, starb er 1883 in Paris.

Jean Baptiste Faure in der Oper „Hamlet" von Ambroise Thomas
1877
Öl auf Leinwand. 196 x 130 cm.
Erworben 1910
Die unvollendete Fassung gibt die Szene wieder, in der Hamlet dem Geist seines ermordeten Vaters gegenübersteht, in einer Erregung, die im labilen Stand zum Ausdruck kommt und von derjenigen des angedeuteten Publikums gesteigert wird. In der ausgeführten Fassung (Museum Folkwang, Essen) ist die Szene zurückgedrängt zugunsten eines Bildnisses des Baritons Faure im Hamlet-Kostüm.

G. H.

Nana
1877
Öl auf Leinwand. 154 x 115 cm.
Erworben 1924
Mit königlicher Selbstverständlichkeit nimmt die Kokotte die Bildmitte ein, den Mann nur am Bildrand, also am Rande ihrer Existenz duldend, flach und nichtssagend verglichen mit ihrer prallen Leiblichkeit. Zwar scheint der Mann, schwarz im dunkelroten Sofa, mit dessen goldschwingenden Rahmen den Leib Nanas zu umfassen. Mit ihrem Goldschopf erhebt sie sich jedoch darüber hinweg. Dennoch bleibt sie gefangen, dem Spiegel zugewendet, dessen Gestänge an ein Skelett erinnert. G. H.

Edgar Degas

1834 in Paris geboren. 1862 schloß er sich dem Kreis um Manet an und stellte seit 1874 mit den „Impressionisten" aus. In seinen späten Gemälden beschäftigte er sich vorrangig mit Badenden und Tänzerinnen. Als er erblindete, schuf er Wachsfiguren. 1917 starb er in Paris.

Joséphine Gaujelin
Um 1867
Öl auf Mahagoni. 35 x 26,5 cm.
Vermächtnis Erdwin und Antonie Amsinck 1921
Das Gemälde ist eine Ausdrucksstudie für ein 1867 datiertes Bildnis, das die Dargestellte mit gefalteten Händen im Schoß wiedergibt (Isabella Stewart Gardener Museum Boston). In der Studie konzentrierte sich Degas auf die Gesichtszüge: Hochgewölbte Brauen über skeptisch blickenden Augen und zusammengepreßte Lippen sprechen von Zurückhaltung und Selbstkontrolle. Als Tänzerin an der Oper mußte Mme Gaujelin vor allem diese Tugend üben. G. H.

Vor dem Spiegel
Um 1889
Pastell auf Papier. 49 x 64 cm.
Erworben 1926
Eine mit ihrer Toilette beschäftigte Frau darzustellen, reizte Degas – insbesondere seit den

achtziger Jahren – ebenso häufig wie das Motiv der Tänzerin. Er zeigte sie gern von einem ungewöhnlichen Blickpunkt und wie zufällig ins Bild geraten. Hier ist das verlorene Profil im Schatten und die Gebärde der Linken zum Haar über dem hell beleuchteten Nacken Thema des Bildes, sowie das Stilleben, von dem Bürste, Dose und Flasche sich spiegeln. Die Gestalt selbst wird im Spiegel nur geahnt. G. H.

Auguste Renoir

Geboren 1841 in Limoges, seit 1844 in Paris, gehörte er früh zu dem engeren Kreis der späteren „Impressionisten". Mit ihnen stellte er seit 1874 aus. Ein Jahrzehnt darauf ließ er sich von Ingres' Kunst zu einer veränderten Malweise bewegen. Im Alter setzte er seine Schaffensfreude gegen Gichtplagen durch, angeregt durch das Echo, das seine Kunst nun erzeugte. 1919 starb er in Cagnes.

Reiter im Bois de Boulogne
1872/73
Öl auf Leinwand. 261 x 226 cm.
Erworben 1913

Das Bild wurde für den Salon 1873 gemalt. Um es durchzusetzen, bedurfte es der ansehnlichen Maße. Dennoch wurde es refüsiert. Renoir nutzte die Größe, um das hohe Lebensgefühl einer galoppierenden Reiterin, welcher der Boden unter den Füßen wegrinnt, lebendig zu machen. Die Modelle waren dem Maler befreundet. Besitzer des Bildes wurde aber Henri Rouart, einer der „Impressionisten", aus dessen Nachlaß Lichtwark es erwarb. G. H.

Madame Hériot
1882
Öl auf Leinwand. 65 x 54 cm.
Vermächtnis Dr. Oscar und Gertrud Troplowitz 1920

In ihrem phantasievoll gemusterten kostbaren Kimono über rotem Kleid und bunt dekoriertem Sessel strahlt Mme Hériot eine Farbenvielfalt aus, die ihrem Temperament angemessen gewesen sein mag. In Gesicht und Händen ergeben die Farben einen Schmelz, in welchem einige Linien wie die der Brauen, Augen, Lippen eine zarte Betontheit erfahren. Es ist das Wunder des Bildes, daß diese Züge beherrschend in der Farbenvielfalt bleiben. G. H.

Alfred Sisley

1839 in Paris von englischen Eltern geboren. Er war von Beginn der Ausbildung im Atelier Gleyre einer der treuesten in der Freundesgruppe der späteren „Impressionisten". Er nahm an deren Ausstellungen teil. Niemals aber lernte er öffentlichen Erfolg kennen wie Monet und Renoir. Er starb 1899.

Kornfeld bei Argenteuil
1873
Öl auf Leinwand
50,5 x 73,1 cm. 1913 geschenkt vom Verein von Kunstfreunden von 1870

Sisley war einer der konsequentesten der Freilichtmaler. Diese Sommerlandschaft beweist, wie er auch bei einfachen Motiven die Vitalität der Vegetation durch Licht und Atmosphäre lebendig zu machen wußte. Die in die Tiefe reichenden Felder stoßen auf eine Baumgruppe, die in die Höhe weist. Dadurch entsteht ein Landschaftsraum, der auch von seitlich eingreifenden Baumkronen Weite und heimatliche Begrenztheit zugleich erhält. G. H.

Paul Cézanne

1839 wurde er in Aix-en-Provence geboren. Seit 1861 fuhr er von Zeit zu Zeit nach Paris, blieb aber Außenseiter mit seiner schwerblütigen Malerei. Seit 1872 ließ er sich von Pissarro in die Freiluftmalerei einführen und entwickelte daraus einen ihm eigenen Stil. Im Alter wurden seine Aufenthalte in Paris immer kürzer. Junge Maler besuchten ihn. 1906 starb er in Aix.

Am Quai de Bercy in Paris
Um 1874
Öl auf Leinwand
59,5 x 72,5 cm. Erworben 1924

Cézanne übernahm die Motive fast wörtlich einem Bild von Guillaumin, das ebenfalls der Hamburger Kunsthalle gehört. Mit Guillaumin hatte er bei Pissarro gearbeitet. Doch nun kam er durch eine kühnere Farb- und Strichführung zu einer neuen Komposition, den Arm des Krans entschiedener in den Himmel gereckt. G. H.

Auguste Rodin

1840 wurde Rodin in Paris geboren, wo er 1917 starb. Sein eigentliches Werk setzt 1875 ein. Zuvor übte er eine eher kunstgewerbliche Tätigkeit aus. Er ist der bedeutendste Bildhauer des 19. Jahrhunderts. Pathos und Wirklichkeit vereinigen sich zu Bildern und Zeichen.

Pierre de Wiessant
1885
Bronze. 197 x 117 x 94 cm
Geschenk von Peter Margaritoff 1950

Die Figur ist herausgelöst aus der Gruppe der „Bürger von Calais", und sie ist – im Gegensatz zur Gruppenfigur – unbekleidet. Der bildhafte Zusammenhang fehlt also. Dafür aber tritt dieselbe Bewegung in ihrer vereinzelten Zeichenhaftigkeit hervor. Die Nacktheit betont an der Figur eine Statuarik, wie sie der bekleideten in der Gruppe nie zukam; sie erlaubt aber auch ein Spiel von Licht und Schatten, das der Statue zu einer neuen Bildhaftigkeit verhilft. G. S.

Paul Gauguin

In Paris 1848 geboren, widmete sich Gauguin seit 1874 der Malerei. Das Dorf Pont-Aven in der Bretagne wurde für ihn seit 1886 ein häufig aufgesuchter Ort natürlichen Lebens, wie Martinique, schließlich Tahiti und die Marquesas-Inseln, wo er 1903 starb.

Badende bretonische Knaben
1888
Öl auf Leinwand. 92 x 72 cm.
Eigentum der Stiftung zur Förderung der Hamburgischen Kunstsammlungen, erworben 1961 mit Beiträgen der B· A· T· Cigarettenfabriken GmbH, der Deutschen Unilever-Gruppe und der Hauniwerke Körber & Co.

Zwei nackte Knaben befinden sich mit dem Rücken zueinander vor dem Stauwehr eines schnell fließenden Baches. Im Hintergrund sind einige Häuser erkennbar, die vom oberen Bildrand beschnitten werden. Ein einzelnes Hausdach spiegelt sich mitten im Wasserstrom. Bediente sich Gauguin hier noch einer betonten Pinselstrichführung, dem Beispiel Degas' und Pissarros folgend, so wurde diese bald durch farbige Flächigkeit ersetzt. Die dunklen Umrißlinien der Figuren, ein Hauptmerkmal von Gauguins späterem Schaffen, sind in den Figuren der Jungen schon ein wichtiges Ausdruckselement. B. M.

James Ensor

James Ensor (1860–1949) war englisch-flämischer Abstammung. Er verbrachte sein langes Leben in Ostende. Die Atmosphäre des belgischen Seebades, mit ihren Touristenscharen im Sommer und ihrer trüben Einsamkeit im Winter, prägten wie der Andenkenladen seiner Mutter mit Kuriositäten aus fremden Ländern die Bildwelt des Einzelgängers.

Stilleben mit Masken
1896
Öl auf Leinwand. 80 x 100 cm.
Eigentum der Stiftung zur Förderung der Hamburgischen Kunstsammlungen seit 1959

Das bunte Sammelsurium von Masken, chinesischem Porzellan, Pfeife und Spielkarten gibt Gegenstände aus dem Atelier des Malers wieder. Sein Pinsel und seine Palette sind Teil des Stillebens. Die Masken, ein zentrales Motiv in Ensors Werk, erscheinen als bedrohliche Fratzen, Boten des Todes und Zeichen der Verspottung durch ein ihm feindlich gesonnenes Publikum. A. L.

Giovanni Segantini

Giovanni Segantini (1858–1899) wurde in Südtirol geboren, erhielt seine Ausbildung in Mailand und siedelte sich 1886 in Graubünden an. Die karge Bergwelt und die harte Arbeit der Bergbauern verband er in seiner Malerei mit religiöser Symbolik.

Glaubenstrost
1896
Öl auf Leinwand. 151 x 131 cm.
Erworben 1898 aus Mitteln des Legats von Carl Heine

Das zweiteilige Gemälde trennt reale und vorgestellte Welt. Genau geschildert sind das Gebirgsmassiv, das trauernde Elternpaar und der Friedhof von Majola. Segantini hatte sich 1896 hier im Engadin niedergelassen. Der obere Teil, der mit seinem Rundbogen an Altarbilder erinnert, zeigt den Leichnam des Kindes, von zwei Engeln emporgetragen. Inmitten der kalten Natur voller Todessymbolik finden die Eltern Trost in ihrem Glauben. A. L.

Edouard Vuillard

Der 1868 geborene Vuillard lebte seit 1878 in Paris. Mit Bonnard und Denis gehörte er zu den jungen „Nabis", die sich auf Gauguin und die japanischen Holzschnitte beriefen. Nach 1900 wurde seine Malerei weiträumiger, luftiger. Er starb 1940.

Blick auf die Binnenalster
1913
Gouache auf Pappe
74 x 53,2 cm. Erworben 1913 aus Mitteln der Lichtwark-Stiftung

Als Lichtwark Vuillard und dessen Freund Bonnard zum Juni 1913 nach Hamburg einlud, sicherte er ihnen freie Wahl der Motive zu. Vuillards Vorliebe für Plätze und Parks wird ihn an die Binnenalster gezogen haben. Der Michaelisturm, beherrschend in der Mitte des Hintergrundes, verbindet sich farblich mit den Segeln seitlich und mit den Gitterpfosten ganz vorn. Auch das von oben herabhängende leicht gesetzte Laub bindet die Ferne an die Nähe. G. H.

Pierre Bonnard

Bonnard (1867–1947) studierte zunächst Jura, bevor er sich in der Académie Julian der Malerei widmete. 1889 gründete er mit seinen Freunden die Gruppe der „Nabis". 1925 zog es Bonnard in den Süden, wo er sich bei Cannes ein Haus kaufte. Seine Malerei hatte sich zu einem immer freieren, warmen Kolorismus entwickelt.

Lampionkorso auf der Aussenalster
1913
Öl auf Leinwand
37,5 x 47,5 cm. Erworben 1913 aus Mitteln der Lichtwark-Stiftung

Den Lampionkorso auf der Außenalster zu Ehren des silbernen Regierungsjubiläums des Kaisers setzte Bonnard in ein kleines Farbenjuwel um. Dabei faßte er die künstlichen Lichter auf dem Wasser durch einen Streifen untergehenden Sonnenlichts über der violett aufsteigenden Dunkelheit zusammen. Die Hüte der Damen vorn verwandeln sich in bizarre Ornamente in Schwarz und Rosa. G. H.

Max Liebermann

Max Liebermann (1847–1935) ist der bedeutendste Maler des deutschen Naturalismus und später des Impressionismus. Von der Landschaft Hollands wandte er sich seit 1900 der Darstellung bürgerlichen Lebens zu. Seit 1884 wirkte er in Berlin und war hier von großem kunstpolitischen Einfluß (Berliner Secession).

Der zwölfjährige Jesus im Tempel
1879
Öl auf Leinwand
149,6 x 130,8 cm. Erworben 1911, verkauft 1941, wiedererworben 1989 aus Mitteln der Campe'schen Historischen Kunststiftung und mit einem Beitrag der Kulturstiftung der Länder

Liebermann verwandte für das in München entstandene Bild zahlreiche Studien, die er seit 1876 in den Synagogen von Amsterdam und Venedig gemacht hatte. Er schildert das neutestamentliche Sujet als wirklichkeitsnahe Szene. Durch ihren unprätentiösen Realismus, den Liebermann von der Kunst Rembrandts und seiner Zeit übernahm, wird die historisierende Distanz zum Geschehen aufgehoben. Dies und vor allem die entidealisierte Darstellung des Jesusknaben riefen die Verurteilung der Kunstkritik und antisemitische Schmähungen hervor; 1883/84 überarbeitete er die Figur. J. E. H.

Die Netzflickerinnen
1887–1889
Öl auf Leinwand
180,5 x 226 cm. Geschenkt 1889 von Kunstfreundinnen und Hörerinnen der Vorlesungen des Direktors Lichtwark

Liebermann fand das Sujet auf seiner Hochzeitsreise nach Katwijk in Holland 1884. Zahlreiche arbeitende Frauen sind rhythmisch in der weiten Küstenlandschaft verteilt, während eine junge Frau ihre Arbeit unterbrochen hat und in die Ferne blickt. Die monumentale, den Horizont überragende Gestalt ist einfach und würdevoll. Das ernste Thema wird durch einen reichen, in seiner Materialität betonten Farbauftrag gestaltet. Das Bild wurde von Lichtwark aus der Pariser Weltausstellung 1889 erworben. J. E. H.

TERRASSE IM RESTAURANT JACOB IN NIENSTEDTEN AN DER ELBE
1902
Öl auf Leinwand. 70 x 100 cm. Erworben 1905 aus dem Legat von C. H. Lüders
Im Sommer 1902 wohnte Liebermann im Hotel Jacob, wo er im Auftrag der Kunsthalle das Bild der berühmten Lindenterrasse am steilen Elbufer begann. Mit lockerem Pinselstrich wird die Atmosphäre eines sonnigen Nachmittages eingefangen. Sonnenlicht dringt in den von einem dichten Laubdach überwölbten „Innenraum", der von den Baumreihen gebildet wird. Der fleckenhafte Duktus vergegenwärtigt das Momenthafte der Situation. Gartenlokale als Stätten bürgerlichen Freizeitlebens gehörten zu Liebermanns bevorzugten Bildthemen. J. E. H.

LOVIS CORINTH
Corinth, 1858 in Ostpreußen geboren, ging nach Studienjahren in Königsberg, München und Paris 1900 nach Berlin. Dort schloß er sich der Berliner Sezession an, deren Vorsitzender er 1911 wurde. Im selben Jahr erlitt er einen Schlaganfall. Seit 1918 war das Haus am Walchensee sein bevorzugter Aufenthaltsort. Auf einer Hollandreise starb er 1925.

BLICK AUF DEN KÖHLBRAND
1911
Öl auf Leinwand
114,5 x 135 cm. Erworben 1911 aus Mitteln des Vermächtnisses Marie Oppenheim
Das Bild entstand im Auftrag Lichtwarks für die Sammlung der Bilder aus Hamburg. Von einem Haus an der Palmaille in Altona aus gibt Corinth einen Überblick über die weiträumigen Hafen- und Werftanlagen am Köhlbrand, dessen Ausbau bevorstand. Durch diese und die Industrieansiedlungen am Altonaer Ufer mit den zwei Fabrikschornsteinen vermittelt das Bild das pulsierende Leben einer großen Seehandelsstadt. Kurze, nebeneinander gesetzte Pinselstriche wechseln mit einer flächigen Malweise ab. Das Gesehene wird in eine abkürzende, erregte Formensprache übersetzt. J. E. H.

NACH DEM BADE
1906
Öl auf Leinwand. 80 x 60 cm. Erworben 1924
Während eines Bootsausfluges in Lychen in der Mark malte Corinth seine Frau Charlotte beim Ankleiden „nach dem Bade". Es ist eine Komposition aus Licht und Farbe. Ihre schimmernde Haut reflektiert die Farben ihrer Umgebung: das Grün des Laubes, das Rot ihres Badetuchs und das Blau der nahen Wasseroberfläche. Der hellrote Farbakzent und das abstrakt wirkende Ringelmuster ihres Strumpfes geben dem impressionistischen Bildaufbau Stabilität. Die Frische der Beobachtung verbindet sich mit dem malerischen Kalkül. D. L. R.

FLORA
1923
Öl auf Leinwand. 130 x 109 cm. Eigentum der Stiftung zur Förderung der Hamburgischen Kunstsammlungen seit 1974
Der schräggeführte, heftige Pinselstrich ist typisch für das Spätwerk Corinths. Alles im Bild scheint in Bewegung. Corinth begreift das Leben als einen bewegten Prozeß. Von der impressionistischen Erkenntnis der Vergänglichkeit des Lichtmoments führt ihn die Erfahrung der Todesbedrohung zur Erkenntnis der Vergänglichkeit der Dinge und des Lebens. So erhält die Darstellung seiner jugendlichen Tochter Wilhelmine als Göttin des Frühlings und der Blumen, die ihm Sinnbilder des Werdens und Vergehens sind, symbolhaften Charakter. Die dunkle Farbigkeit verstärkt die sanfte Melancholie dieses Bildes. D. L. R.

EDVARD MUNCH
1881 begann Munch sein Zeichenstudium in Oslo. Von 1889 bis 1892 war er mehrmals in Paris, wo er die Malerei der Spätimpressionisten, Gauguins und der Nabis kennenlernte. 1892 lud ihn der Verein Berliner Künstler zu einer Ausstellung ein. Munchs Bilder verletzten den Geschmack des konservativen Publikums so sehr, daß die Ausstellung vorzeitig geschlossen wurde. Bis 1908 war er oft in Berlin, verbrachte den Sommer aber regelmäßig in Asgardstrand in Norwegen. 1916 kaufte er sich das Haus Ekely bei Oslo, wo er bis zu seinem Tod 1944 lebte.

TANNEN IM WINTER
Um 1901
Öl auf Karton. 60,7 x 90,3 cm. Vermächtnis Ottilie Schiefler 1992 zum Andenken an Gustav und Luise Schiefler
1899 wandte Munch sich von den dramatischen Themen des Lebensfrieses ab und malte stimmungsvolle Figurenbilder und Landschaften. In jenen Jahren ist dies Bild gemalt worden, das Luise Schiefler im Frühjahr 1903 kaufte. Ihr Mann, der Hamburger Landgerichtsdirektor Gustav Schiefler, war seit 1902 mit Munch befreundet; er verfaßte das Werkverzeichnis seiner Graphik. Der strenge Bildaufbau und die düstere Stimmung bilden eine Einheit. D. H.

MÄDCHEN AM MEER
1906
Tempera auf Leinwand
90 x 148 cm. Erworben 1951
Am Strand stehen blonde Mädchen in weißen Kleidern, als wären sie zu einer festen Form zusammengewachsen. Nur eine, im roten Kleid, löst sich von ihnen und wendet sich dem Boot zu, das vor der Küste liegt. Oft verwendete Munch diese Farbsymbolik, die auf Unschuld und erwachende Sexualität anspielt. Das Bild gehört zu dem Fries, den Munch 1906 für ein Foyer der Berliner Kammerspiele Max Reinhardts malte. Die meisten anderen Bilder befinden sich in der Nationalgalerie Berlin. D. H.

LIEGENDER AKT
1912/13
Öl auf Leinwand. 80 x 100 cm. Eigentum der Stiftung zur Förderung der Hamburgischen Kunstsammlungen seit 1956
In leuchtenden Farben malte Munch das Bild der nackten, liegenden Frau, die ihr Gesicht in den Armen verbirgt. Nur die Konturen modellieren die Körperform, während sonst die Farbe ganz flächig gesetzt wird. Mit dieser freien Anwendung der malerischen Mittel steigerte Munch die Ausdruckskraft seiner Bilder. Damit übte er eine tiefe Wirkung auf die Expressionisten aus. In der Kölner Sonderbund-Ausstellung 1912 wurde Munch als Wegbereiter der Moderne neben Cézanne und Van Gogh gewürdigt. D. H.

MADONNA
1894
Öl auf Leinwand. 90 x 71 cm. Eigentum der Stiftung zur Förderung der Hamburgischen Kunstsammlungen seit 1957
Das Gemälde gehört zum Lebensfries. Dieser Zyklus vereinigt Hauptwerke Munchs, die von Liebe, Lebensangst und Tod handeln. Die Frau hat ihre Arme hinter Kopf und Rücken gelegt und präsentiert dem Betrachter ihren nackten Leib. Den Kopf leicht zurückgeneigt, die Augen fast geschlossen, geht eine lasziv-erotische Wirkung von ihr aus. Munch nannte das Bild auch Liebende Frau. Der rote Heiligenschein macht den Titel Madonna anschaulich. Sie ist gleichzeitig Objekt der Begierde und der kultischen Verehrung. In graphischen Fassungen ist sie von einem Rahmen umgeben, auf dem Spermien und ein Embryo zu sehen sind, die auf Empfängnis und Geburt anspielen. Die dunklen Augenhöhlen der Frau verweisen jedoch auf den Tod. So schafft Munch ein modernes Andachtsbild, das den Kreislauf der Natur, die Abfolge der Generationen im Bild der Frau veranschaulicht. D. H.

PAULA MODERSOHN-BECKER
Paula Becker (1876–1907) kam 1898 nach Worpswede in den Kreis einer Künstlerkolonie, deren Stimmungsmalerei ihren Anfang prägte; 1901 heiratete sie den Maler Otto Modersohn. Bald wurde Paris, wo sie häufig für mehrere Monate arbeitete, nicht weniger wichtig als Worpswede. Ihr individueller Weg vom Impressionismus zum beginnenden Expressionismus führte zu einer Kunst, die das allgemein Menschliche tiefsinnig ausdrückt.

ALTE MOORBÄUERIN
1903
Öl auf Leinwand. 71 x 59 cm. Erworben 1919, als „entartete Kunst" 1937 beschlagnahmt, 1951 zurückerworben
Die gebeugt sitzende Bäuerin strahlt melancholische Ruhe aus. Ihr Kopf, in die linke Hand gestützt, erscheint schwer. Der Blick aus großen Augen fixiert die Leere außerhalb des Bildes. Die Künstlerin, beeindruckt von der tiefen Lebenserfahrung dieser alten Frau, gelangte durch die Reduktion der Form an die Grenzen zum Allgemeingültigen. Auch das helle Kopftuch, das in seiner Leuchtkraft einem Nimbus ähnelt, bringt die Frau, die über den Sinn ihres Lebens nachzudenken scheint, auf eine überindividuelle Ebene. I. W.

MAX BECKMANN
Max Beckmann, 1884 geboren, studierte in Weimar, reiste dann 1903 nach Paris; Cézannes Kunst war der große Eindruck. 1904 ließ er sich in Berlin nieder. 1906 erhielt er für „Junge Männer am Meer" den Ehrenpreis des Deutschen Künstlerbundes, der mit einem Stipendium für die Villa Romana in Florenz verbunden war; das Museum Weimar kaufte das Bild. Seine großen Kompositionen fanden viel Anerkennung; 1910 wurde Beckmann in den Vorstand der Berliner Sezession gewählt.

SELBSTBILDNIS FLORENZ
1907
Öl auf Leinwand. 98 x 90 cm. Leihgabe aus Privatbesitz
Das Selbstbildnis entstand während des halbjährigen Aufenthaltes als Stipendiat der Villa Romana. Selbstbewußt, mit lässiger Pose die Zigarette haltend, präsentiert sich der junge Künstler am Atelierfenster vor der Landschaft der historischen Kunstmetropole. Das Schwarz seines bürgerlichen Anzuges bildet eine kernhafte Verdichtung vor dem impressionistisch gestalteten Hintergrund. In seiner Gestalt vereint Beckmann Selbstbehauptung und Herausforderung. D. L. R.

WILHELM LEHMBRUCK
In Düsseldorf ausgebildet, war der 1881 geborene Deutsche 1906 bis 1914 ein Exponent der neuen Kunst in Paris. 1914 kam er nach Berlin. Er gilt noch heute als der bedeutendste deutsche Bildhauer des 20. Jahrhunderts. Im Krieg Aufenthalte in Zürich. Nach längerer Krankheit Freitod 1919.

DIE BETENDE
1918
Kunststein. 83 x 51,5 x 34 cm. Erworben 1980 mit Unterstützung von Helga Würzburg
Als eines der letzten Werke zeugt die „Betende" von Lehmbrucks wachsender Skepsis gegenüber der Erscheinung der plastischen Form. Im Gegensatz zu den Kubisten und Konstruktivisten, die sich damals mit ähnlichen Problemen konfrontiert sahen, hat Lehmbruck an der organischen Form festgehalten; er verstand sich nicht zu ihrer endgültigen Auflösung. So entwickelte sich unter seinen Händen das plastische Bild der Jahrhundertwende zu einem Bildzeichen, dem – im Gegensatz zu den dialektischen Antithesen seiner Pariser Freunde – die Vision der Einheit verblieben ist. G. S.

GROSSE STEHENDE
1910/11
Kunststein. 83 x 51,5 x 34 cm. Erworben 1921
Zwei Kriterien beherrschten um 1900 die Vorstellungen vieler Bildhauer: Die Erscheinung der plastischen Form in Umriß und Helldunkel, und ihre Beziehung zum Umraum. Das war vor allem in Deutschland akademisches Gemeingut. Junge deutsche Bildhauer haben daher um 1900 in Paris sofort die Lehren von Rodin und Maillol verstanden. Dies zeigt sich auch an der „Großen Stehenden", einem Hauptwerk der deutschen Kunst, das in Paris entstand. G. S.

ERNST BARLACH
Nach konventioneller Ausbildung und kunstgewerblicher Tätigkeit brachte dem 1870 geborenen Künstler 1906 ein Rußlandaufenthalt die Wende: 1907 erste Hölzer und Bronzen, ab 1912 literarische Tätigkeit; seit 1927 monumentale Aufträge. Im Dritten Reich Ausstellungsverbot, Entfernung aller Werke im öffentlichen Besitz und Abriß aller Ehrenmale. Er starb 1938 als „entarteter" Künstler.

DER EINSAME
1911
Eichenholz. 88 x 40 x 32 cm. Erworben 1954 aus der Jubiläumsspende der Hamburgischen Elektrizitätswerke

Als elegant geformter Paraboloid neigt sich die Gestalt zur Seite. Sie hält ein Licht und schützt es vor dem Wind. Die Toga läßt an Diogenes denken, der tagsüber auf dem Markt einen Menschen sucht; der Kopf zitiert die Züge Kants (Hagemann). Der Einsame also ist ein Denker. Er steht dem Betrachter wie ein norddeutsches Bildwerk der Spätgotik gegenüber; damit kommt ein romantischer Zug hinein, wie er schon vor 1900 im belgischen Symbolismus vorgebildet war. G. S.

Der Mann im Stock
1918
Eichenholz, 73 x 46 x 46 cm. Geschenk der Landeszentralbank Hamburg 1952
Der Block ist im dreifachen Sinne zu verstehen, als Werkstück und Entelechie der Bildidee wie auch als Schand-Block, in dem die Gestalt gefangen hockt. Sie blickt nach oben, als hoffte sie auf Befreiung aus der Gefangenschaft. 1918 findet Lehmbruck zu einer ähnlichen Lösung („Betende"). Und die Durchdringung von innerer und äußerer Form hat sehr viel später Henry Moore angeregt. Wie im „Einsamen" zitiert Barlach bis in Material und Oberfläche hinein norddeutsche Gotik. G. S.

Emil Nolde
Erst mit 35 Jahren, nach langer Entwicklung, schuf Nolde (1867–1956) gültige Werke, dann aber erreichte er schnell die Reife. 1906 kam er den „Brücke"-Malern nahe, gehörte der Gruppe auch kurze Zeit an. Seit 1909 verbrachte er die Wintermonate in Berlin. Seine Kunst wurde nach 1933 für „entartet" erklärt. 1941 erhielt er Malverbot. Im hohem Alter wurde er hoch geehrt.

Herr und Dame im roten Salon
1911
Öl auf Leinwand, 73 x 88 cm. Eigentum der Stiftung zur Förderung der Hamburgischen Kunstsammlungen seit 1957
Elegante Vergnügungssüchtige im Berlin des Jahres 1911. Nicht der Ort und die Personen sind ausschlaggebend, sondern die wiedergegebene Stimmung des nächtlichen Großstadtlebens. Mit breiten, pastosen Pinselstrichen malte Nolde ihre ausdruckslosen Gesichter. Leuchtende Farben und Kontraste geben das Licht im Raum wieder. Die grelle Wirkung des Bildes suggeriert Wärme und Intensität, kann aber nicht über die Trostlosigkeit des Versuchs, den Alltag zu vergessen, hinwegtäuschen. B. M.

Erich Heckel
1904 ging Heckel (1883–1970) mit seinem Chemnitzer Schulfreund Karl Schmidt aus Rottluff zum Architekturstudium nach Dresden. Sie begannen jedoch zu malen und gründeten 1905 mit Kirchner die Künstlergruppe „Brücke", der Heckel bis zur Auflösung 1913 angehörte. 1937 bei der Aktion „Entartete Kunst" wurden 729 Arbeiten Heckels aus deutschen Museen entfernt.

Zwei Männer am Tisch
1912
Öl auf Leinwand. 97 x 120 cm. Erworben 1953
In einem düsteren, engen Raum sitzen sich zwei Männer gegenüber. Erregt hat sich der eine vom Stuhl erhoben. Wird er nach dem Messer oder dem Buch auf dem Tisch greifen, wird das Wort oder die Tat die Auseinandersetzung bestimmen? Das Gesicht des anderen drückt Trauer und Verzweiflung aus. Das Bild des toten Christus im Hintergrund unterstreicht die Ausweglosigkeit der Situation. Angeregt wurde die Szene durch eine Passage aus Dostojewskis Roman „Der Idiot". D. H.

Ernst Ludwig Kirchner
Kirchner (1880–1938), der in Dresden Architektur studiert hatte, gründete 1905 mit Heckel und Schmidt-Rottluff die Künstlergruppe „Brücke". Das Leben im Atelier und in der Natur, Zirkus und Varieté gab er in knapper Form und intensiver Farbigkeit wieder. In Berlin, 1911–1915, wurde die Großstadtatmosphäre bestimmend. Der Kriegesdienst löste einen Nervenzusammenbruch aus. Seit 1917 lebte er bei Davos; in zunehmender Abstraktion wurden die Alpen und ihre Menschen zu Bildzeichen.

Selbstbildnis mit Modell
1910/1926
Öl auf Leinwand
150,4 x 100 cm. Geschenk von Ernesto Blohm, Caracas, 1952
Obgleich Kirchner dem Modell die zweite Hälfte des Bildes überlassen hat, beherrscht doch seine Figur die Komposition. Sein kühn gestreifter Morgenmantel in grellem Orange und Blau hebt ihn deutlich von der Kleinteiligkeit des Umraums ab und monumentalisiert seine Person. Er zeigt sich auch emotional distanziert gegenüber dem schüchternen Mädchen, das beinahe zur Staffage wird. In dieser Inszenierung kommt die Selbstbehauptung des jungen Künstlers zum Ausdruck. Die Übermalung von 1926 hat sie noch akzentuiert. D. L. R.

Das Wohnzimmer
1920
Öl auf Leinwand. 90 x 150 cm. Erworben 1957
1918 hatte Kirchner das Bauernhaus „In den Lärchen" in Frauenkirch bei Davos bezogen. In der Hoffnung, den psychischen und physischen Zusammenbruch überwunden zu haben, drängte es ihn, sich selbst und seiner Mitwelt die wiedergefundene häusliche Harmonie zu demonstrieren. Detailreich arrangierte er die familiäre Idylle mit seiner Lebensgefährtin Erna auf dem von ihm geschnitzten Sessel. Vor diesem Hintergrund stellte Kirchner sich selbst zeichnend dar. Doch die aufgerissenen Augen und die straff gespannten und in Grün hart modellierten Gesichtszüge machen deutlich, wie sehr er die eigene Reizbarkeit und Labilität erkannte. D. L. R.

Gut Staberhof auf Fehmarn
1913
Öl auf Leinwand. 121 x 151 cm. Erworben 1949
Die Besuche auf der Insel Fehmarn ließen Kirchner die Größe der Natur erleben; zeichnend und malend setzte er das Gesehene und das Empfundene in dramatische Farbigkeit und erregte Formensprache um. Der alte Gutshof bot ihm einen reizvollen Reichtum plastischer Formen. Die extreme Perspektive gehorchte seiner eigenen Logik. Gebäude und Bäume werden zu selbständigen, bewegten Wesen, bilden eine Welt, in der die Menschen geheimnisvoll ausgesetzt wirken. D. L. R.

Karl Schmidt-Rottluff
1905 stieß Schmidt-Rottluff (1884–1976) nach dem Architekturstudium in Dresden zur Künstlergruppe „Brücke". 1907 bis 1912 arbeitete er während der Sommermonate in Dangast, wo die Landschaft zu seinem Hauptthema wurde. Erschüttert durch den 1. Weltkrieg, beschäftigten ihn zunehmend christliche Motive. Unter der Verfolgung der „entarteten Kunst" hatte er besonders zu leiden. 1941 erhielt er Malverbot. Eine melancholische, schönheitssuchende Bildsprache bestimmte sein Spätwerk.

Lofthus
1911
Öl auf Leinwand
87,2 x 95,8 cm. Erworben 1948
Während einer Norwegen-Reise malte Schmidt-Rottluff den kleinen Küstenort Lofthus von einem leicht erhöhten Standort aus. Er übersetzte das Gesehene in ein großzügiges Farbgefüge. Die gesteigerte Leuchtkraft der Komplementärtöne Orange-Rot in den Häusern und Blau im offenen Meer spiegeln das leidenschaftliche Erleben dieser Landschaft wider. D. L. R.

Franz Marc
Nach dem Kunststudium in München reiste Marc (1880–1916) mehrmals nach Paris, wo ihn die Kunst van Goghs und Gauguins beeindruckte. 1911 gründete er mit Kandinsky die Gruppe „Der Blaue Reiter". Das Tier als Gleichnis des Lebens war zunächst Hauptgegenstand seiner Bilder. Unter dem Einfluß der Kunst Delaunays wurden seine Bilder seit 1914 zunehmend abstrakt.

Affenfries
1911
Öl auf Leinwand
75,5 x 135,5 cm. Erworben 1949
Eingebettet in eine phantastische Landschaft, zieht eine Affenherde diagonal abwärts durch das Bild. Die bis zur Gleichförmigkeit vereinfachte Körperform der Tiere, ihre flächenhafte Verschränkung untereinander sowie der Ausschnittcharakter des Bildes erwecken den Eindruck eines nichtendenwollenden ornamentalen Bandes. Marc entwickelt das Wesen dieser Tierart zu einer visuell einprägsamen Formel. Die typisierte, sich immer wiederholende Form ist ihm Sinnbild eines organischen, ja kosmologischen Rhythmus. D. L. R.

Wassily Kandinsky
1896 siedelte der in Moskau geborene Jurist Kandinsky (1866–1944) nach München über, wo er sich ganz der Malerei widmete. Mit Marc gründete er 1911 die Gruppe „Der Blaue Reiter". Auf der Suche nach neuen Ausdrucksformen der inneren Erlebniswelt entwikkelte sich seine Kunst zur Lösung vom Gegenstand. Seit 1922 lehrte er am Bauhaus in Weimar und von 1925 an in Dessau. Er verließ Deutschland 1933 und zog nach Paris.

Arabischer Friedhof
1909
Öl auf Pappe. 71,5 x 98 cm. Erworben 1954
Kandinskys mehrmonatiger Aufenthalt in Tunesien 1905 hat auch für dieses Bild Anregungen von exotischer Farbenpracht gegeben. Die Szene ist nur schemenhaft zu erkennen. Kandinsky hat Figuren und Farben so miteinander verwoben, daß die Komposition ein geheimnisvolles Eigenleben erhält. In gesuchter Entsprechung zur Musik erschafft er Klänge, harmonisch und dissonant aufeinander abgestimmt. Das Materielle scheint überwunden, um rein Geistiges vorzustellen. D. L. R.

Constantin Brancusi
Ein rumänischer Bildhauer (1876–1957) kommt 1904 nach Paris, wo er – mit geringfügigen Unterbrechungen – bleibt. Seine Anfänge liegen im Historismus des Fin-de-Siècle, dann setzt er sich mit Rodin auseinander. Von 1907 an ist er ein Klassiker der Moderne.

Der Kuss
1907
Gips. 28 x 26 x 21,5 cm. Erworben 1955 aus der Jubiläumsspende der Hamburgischen Elektrizitätswerke
„Der Kuß" ist ein Frühwerk; die steinerne Fassung läßt sich um 1909 datieren. Die Bildidee ist hermetisch knapp. Eine Beziehung ist dargestellt. Aber das Bildzeichen ist lapidar. Es enthält Zitate der französischen Romanik. Aber der stilistische Rückgriff wird zum Fortschritt: Die konkrete Ballung der polaren Trennung des Paares zu einer Einheit in eigenem Recht greift späteren Tendenzen der Konkreten Kunst vor. G. S.

Henri Matisse
Matisse, 1869 geboren, war als Maler das Haupt der „Fauves" in Paris. Die Stilbezeichnung Expressionismus stammt von ihm. Als Bildhauer war er Autodidakt, aber schon seit 1899 sind plastische Arbeiten Teil seines Werks. Von 1920 an lebte er meistens in Nizza, wo er 1954 starb.

Rückenakt
1909
Bronze. 188 x 114 x 16,5 cm. Eigentum der Stiftung zur Förderung der Hamburgischen Kunstsammlungen seit 1963
Es ist das erste in einer Folge von vier monumentalen Reliefs mit einem ungewöhnlichen Motiv, die bis 1930 entstanden sind. Der Abstraktionsgrad nimmt zu, aber wird, ganz im Sinne des Vorbildes Cézanne, erarbeitet, nicht erfunden oder konzipiert; daher war 1909 nicht vorauszusehen, wie das Ergebnis von 1930 tatsächlich ausfiel. Die Gegensätze und Deformierungen des ersten Reliefs knüpfen an die „Badenden" von Cézanne an, und Licht und Schatten auf der einfarbigen Patina finden ihre Parallelen im gleichzeitig entstehenden analytischen Kubismus von Braque und Picasso. G. S.

Robert Delaunay
Nach einer kurzen Beschäftigung mit den Farbzerlegungen der Neoimpressionisten begann Robert Delaunay (1885–1941) 1907/08, sich mit der Farbenlehre des Physikers Michel Chevreul zu beschäftigen. Dessen Farbkreis komplementärer und sich gegenseitig ergänzender Kontraste wurde für Delaunays Malerei der Jahre 1912–1914 grundlegend.

Fenster-Bild
1912
Öl auf Leinwand. 46 x 40 cm.

Eigentum der Stiftung zur Förderung der Hamburgischen Kunstsammlungen seit 1961
In Delaunays Serie von Fenster-Bildern wird die Farbe als Thema, Form und Bewegung des Lichts zum Gegenstand. Die Komposition bezieht den Rahmen ein, so daß Innen und Außen ineinander übergehen: Farbe kann sich wie Licht grenzenlos ausbreiten. In der Mitte ist die Silhouette des Eiffelturms zu erkennen. Delaunay nannte diese Bilder „Die Simultanfenster zur Stadt". A. L.

Pablo Picasso
In den Jahren 1907–1909 entwickelte Picasso (1881–1973) mit Georges Braque den Kubismus. In Auseinandersetzung mit der Malerei Cézannes gelang es ihnen, einen Bildraum zu schaffen, der ohne klassische Perspektive auskommt und dennoch das Empfinden von Tiefe und Volumen hervorruft. Nach der analytischen Phase des Kubismus der Jahre 1909–11 folgte von 1912 bis etwa 1919 die synthetische, die den Bildgegenstand aus der Collage von gemalten Flächen und Papierausschnitten entstehen läßt.

Der Kunsthändler Clovis Sagot
1909
Öl auf Leinwand. 82 x 66 cm.
Eigentum der Stiftung zur Förderung der Hamburgischen Kunstsammlungen seit 1956
Bilderrahmen und eingerollte Leinwände im Hintergrund charakterisieren den einfach gekleideten Mann als Kunsthändler. Picasso rhythmisiert die erdfarbenen Flächen durch breiten Pinselduktus. Konkave und konvexe Schwünge geben das Volumen der Ärmelfalten an. Das Gesicht bleibt von solchen Abstraktionen verschont und erinnert in seiner Maskenhaftigkeit eher an altiberische Skulpturen, die Picasso in den Jahren zuvor für sich entdeckt hatte. A. L.

Gitarrenspieler
1918
Öl auf Leinwand. 130 x 89 cm.
Erworben 1969 aus Mitteln der Spendensammlung anläßlich der Jahrhundertfeier
Der Kubismus ist zum Stil geworden. Große, aneinandergesetzte geometrische Flächen bilden eine kalte, starre Figur, der die schraffierten Felder und die aufeinander abgestimmten Grüntöne etwas Dekoratives verleihen. Ihre zerschnittene Darstellung mischt sich mit den Fragmenten des Gitarrenkörpers, dem stärksten Realitätsbezug im Bild. Picasso malte das Bild als Hochzeitsgeschenk für den Dichter Guillaume Apollinaire. D. L. R.

Fernand Léger
Nach einer Ausbildung zum Architekten wandte sich Léger (1881–1955) 1903 in Paris der Malerei zu. Beeindruckt von der Kunst Cézannes, fand er 1910 Anschluß an Braque und Picasso. Seine künstlerische Entwicklung zielte auf neue bildkonstruktive Prinzipien, bei denen die dekorative Räumlichkeit der Farben und Formen von besonderem Interesse war. Seit 1920 gewann für ihn das Verhältnis von Mensch und Technik an Bedeutung.

Frau mit Katze
1921
Öl auf Leinwand
92,4 x 65,7 cm. Eigentum der Stiftung zur Förderung der Hamburgischen Kunstsammlungen seit 1967
Die moderne Zeit hat von dieser häuslichen Szene Besitz ergriffen. Geometrische Flächen überschneiden sich vielfältig, und doch erzeugt ihre Staffelung keine Tiefe. Ein abstrakt-stilisierter Kunstraum entsteht, in dem der Mensch zur stählernen Maschine, zu einer Gliederpuppe ganz eigener Art wird. Légers Frauengestalt dient als plastischer, aber seelenloser Körper dem neuen bildnerischen Konzept des Künstlers. D. L. R.

George Grosz
Aus Begeisterung für Amerika und aus Protest gegen die deutsche Anti-England-Propaganda während des Ersten Weltkrieges änderte der 1893 in Berlin geborene Georg Groß 1916 seinen Namen in George Grosz. Seine bissigen Zeichnungen, in denen er die Gesellschaft der Weimarer Republik kritisch unter die Lupe nahm, machten ihn schnell berühmt. 1933 in die USA emigriert, besuchte er ab 1954 wieder Berlin und ließ sich 1959 dort nieder. Er starb im selben Jahr.

John, der Frauenmörder
1918
Öl auf Leinwand. 86,5 x 81 cm.
Erworben 1967
Als im November 1918 die wilhelminische Ordnung zusammenbrach, malte Grosz dieses Bild, zu dem eine andere Fassung aus dem selben Monat gehört. Tag und Nacht, Innen- und Außenraum der Großstadt, der fliehende Mörder und das verstümmelte Opfer sind collageartig zusammengefügt. Der Angriff auf den weiblichen Akt war für Grosz die Zerstörung des bürgerlichen Schönheitsideals. Die Figur des Lustmörders hat Grosz danach wiederholt beschäftigt. A. L.

Christian Schad
Christian Schad (1894–1982) war mit dem Schriftsteller Walter Serner von 1916 bis 1919 an den Dada-Aktionen in Zürich und Genf beteiligt. In seinen kühlen, genauen Bildnissen aus dem Berlin der zwanziger Jahre sehen wir heute eine der großen Leistungen der Neuen Sachlichkeit.

Der Reporter Egon Erwin Kisch
1928
Öl auf Leinwand. 90 x 61 cm.
Erworben 1971
Im berühmten Romanischen Café in Berlin lernte Schad den Journalisten Egon Erwin Kisch kennen, dessen politisch engagierte Reisereportagen viel gelesen wurden. Durch die zahlreichen Tätowierungen auf seinem nackten Oberkörper erinnert Kisch an einen weitgereisten Seemann. Schad plaziert ihn hoch oben in die Verstrebungen des 1927 erbauten Berliner Funkturms, sind doch die Radiowellen das Element des „rasenden Reporters". A. L.

Oskar Kokoschka
Seine ersten Auftritte hatte Kokoschka (1886–1980) 1908 in Wien mit dem umstrittenen Theaterstück „Mörder, Hoffnung der Frauen" und 1910 in Berlin mit Ausstellungen in Herwarth Waldens Galerie „Der Sturm". Nach einer schweren Kriegsverletzung und seelischer Krise, in die er durch die gescheiterte Liebesbeziehung zu Alma Mahler geraten war, nahm er 1919 eine Professur an der Dresdner Akademie an und konnte sich dort konsolidieren.

Mädchen mit Tonpuppe
1922
Öl auf Leinwand. 110 x 70,5 cm.
Geschenk der B· A· T· Cigaretten-Fabriken GmbH. 1958
Das Mädchen hält eine Tonpuppe der Bildhauerin Angelika Förster im Arm. Kokoschkas neue malerische Orientierung führt weg von der nervösen Expressivität des Wiener Secessionsstils, hin zu einer mehrflächig angelegten Tektonik der Farbe. Das Puppenthema beschäftigte Kokoschka um 1922 mehrfach. Er hatte sich eine lebensgroße Puppe nach dem Modell seiner Geliebten, Alma Mahler, anfertigen lassen und sich damit porträtiert. A. L.

Dresden-Neustadt
1922
Öl auf Leinwand. 80 x 120 cm.
Geschenk der Firma H. F. und Ph. F. Reemtsma 1965
In sechs Fassungen hat Kokoschka den Ausblick von seinem Atelier auf das andere Elbufer festgehalten; unser Bild ist die vierte. Das Motiv geht ganz in der Fläche auf. Die Farben bilden Flecken, die schwer und fest nebeneinanderstehen. Die Ansichten der Dresdner Neustadt bilden den Beginn jener langen Reihe von Städtebildern, die Kokoschka in seiner zweiten Lebenshälfte gemalt hat. A. L.

Otto Dix
Dix (1891–1969), der die Wirklichkeit der beiden Weltkriege des 20. Jahrhunderts miterlebt hat, ist ein leidenschaftlicher Realist, dessen Werk von bloßgelegter Häßlichkeit und Tragik bestimmt wird. Seine Kriegserfahrungen haben in der Mappe „Der Krieg", im Bild „Schützengraben" (das die Nazis zerstört haben) und später im Triptychon „Der Krieg" ihren Ausdruck gefunden.

Der Krieg, Entwurf für ein Triptychon
1930
Bleistift, Kohle, farbige Kreiden und Deckweiß auf Papier
204 x 204 cm (Mitteltafel),
204 x 102 cm (Flügel)
Eigentum der Stiftung zur Förderungen der Hamburgischen Kunstsammlungen seit 1978
Der maßstabgleiche Entwurf für das gemalte Triptychon in der Gemäldegalerie Neue Meister in Dresden hat selbst bildhaften Charakter. Prägnant und zugleich symbolisch hat Dix seine Kriegserfahrungen und Ängste anschaulich gemacht. Das vierteilige Bild steht als Bildtyp in der Tradition christlicher Altäre, und Dix erinnert auch an die Passion Christi, links an die Kreuztragung, in der Mitte an die Kreuzigung, rechts an die Kreuzabnahme, unten an die Grablegung. Die eindrucksvolle Figur des Aufgespießten, der an die Stelle des gekreuzigten Erlösers tritt, steht für die Sinnlosigkeit des Opfers. „Ich wollte ... nicht Angst und Panik auslösen, sondern Wissen um die Furchtbarkeit eines Krieges vermitteln und damit die Kräfte der Abwehr wecken" (Dix). Damals konnte er noch nicht wissen, daß neun Jahre später ein noch schrecklicherer Krieg beginnen würde. I. W.

Max Beckmann
Max Beckmann (1884–1950) lebte seit 1904 in Berlin. Sein Kriegsdienst endete 1915 mit einem Nervenzusammenbruch. Er ging nach Frankfurt/Main; 1925 erhielt er dort einen Lehrauftrag an der Städelschule. 1929–1932 hatte er auch ein Atelier in Paris. Als „entarteter" Künstler wurde er 1933 entlassen. Sein erstes Triptychon, „Abfahrt", malte er 1933. 1937 emigrierte Beckmann nach Amsterdam. 1947 ging er in die Vereinigten Staaten, wo er in St. Louis und New York lehrte.

Die Rumänin
1922
Öl auf Leinwand. 100 x 65 cm.
Geschenk der Neuen Sparkasse von 1864 in Hamburg an die Stiftung zur Förderung der Hamburgischen Kunstsammlungen anläßlich der Jahrhundertfeier der Kunsthalle 1969
Mit stolzer, eleganter Sicherheit steht die Porträtierte, die Arme fordernd in die Hüften gestützt, dem Betrachter Auge in Auge gegenüber. Obwohl sie auf engstem Raum steht, eingekeilt zwischen Stuhl und Wand, beherrscht sie jeden Zentimeter. Ihre starke Ausstrahlung und das Detail der schräg geführten Wandleiste im Hintergrund durchbrechen den auf Fläche und Symmetrie ausgelegten Bildaufbau. Es herrscht ein Spannungsverhältnis zwischen Fläche und Raum, zwischen Statik und Dynamik. D. L. R.

Zigeunerin
1928
Öl auf Leinwand. 136 x 58 cm.
Geschenk der B· A· T· Cigaretten-Fabriken GmbH. 1957
Wie durch den Spalt eines Vorhangs erblickt der Betrachter die Zigeunerin in der intimen Atmosphäre ihres Wohnwagens. Schlaglichter betonen die Rundungen ihres Körpers, der hochgerutschte Unterrock entblößt die kräftigen Oberschenkel. Ganz auf sich konzentriert, kämmt sie ihr Haar, den Blick in den Spiegel gesenkt. Trotz ihrer sinnlichen Anziehungskraft entzieht sich die Dargestellte dem Betrachter durch ihr selbstvergessenes Tun. Ein geheimnisvolles Spiel zwischen greifbarer Nähe und schützender Distanz entfaltet sich. D. L. R.

Grosses Fischstilleben
1927
Öl auf Leinwand. 96 x 140,5 cm.
Erworben 1951
Vor der Rückseite einer aufgespannten Leinwand und einem darüber drapierten Tuch sind ein Blasinstrument, ein Schalltrichter, eine Zeitung und drei tote Fische zu einer dichtgeschlossenen Bildfigur angeordnet. Eine Mischung von Kälte und Aggressivität geht von diesem Arrangement aus. Symbole der Vergänglichkeit verdichten sich mit der eindringlichen Dunkelheit des Schalloches und der endlos scheinenden Schwärze des Hintergrunds zu einer realen Bedrohung. Der Bezug zur künstlerischen Existenz wird durch die Leinwand hergestellt. Nur sie bildet eine schützende Barriere vor dem Nichts. D. L. R.

Odysseus und Kalypso
1943
Öl auf Leinwand
150 x 115,5 cm. Erworben 1949.
In seinem „großen Liebespaar mit Schlange" formuliert Beckmann das traditionelle Adam- und Eva-Thema von Sünde und Lüsternheit neu, indem er es in die griechische Sagen-

welt transponiert. Doch das verschlüsselte Figurenbild umkreist ebenso Beckmanns eigene Lebenssituation. Seit 1937 im holländischen Exil, fühlt sich Beckmann selbst als gefangener Irrfahrer, ausgesetzt einer ständigen Bedrohung und Entbehrung, die ihn zwischen Selbstaufgabe und Durchhaltewillen schwanken läßt. Der konzentrierte Blick des Suchers Odysseus ist zugleich der visionäre Blick des Künstlers, der an die Kunst als Befreierin glaubt. D. L. R.

Lyonel Feininger

Nach langjähriger Tätigkeit als Karikaturist fand Feininger (1871–1956) erst spät zur Malerei. 1919 als Meister an das Bauhaus berufen, war er bis zu seiner Rückkehr nach New York im Jahr 1937 ein künstlerischer Einzelgänger.

Domchor, Halle
1931
Öl auf Leinwand. 100 x 80 cm.
Erworben 1951

Die Ansicht des Domchores von Osten ist das letzte Gemälde aus der Serie von elf Halle-Ansichten, die Feininger im Auftrag der Stadt 1929–1931 schuf und die sich bis 1937 im dortigen Museum befanden. Es zeigt die architektonische Konstruktion und städtebauliche Einbindung des massigen gotischen Chores, der sich durch seine differenzierte, dunkle Farbigkeit von den Gelbtönen der umgebenden Häuser und des Hintergrundes wie ein kostbares Juwel abhebt. U. L.

Oskar Schlemmer

Schlemmer (1888–1943) studierte an der Kunstakademie Stuttgart. Von 1920 bis 1929 war er Meister am Bauhaus, dann Professor in Breslau und in Berlin, bis er 1933 von den Nazis entlassen wurde. Sein Thema war die Figur im Raum. Lange beschäftigte ihn das „Triadische Ballett".

Treppenscene
1932
Öl auf Hartfaserplatte
122 x 56 cm. Erworben 1950

Nach dem Weggang aus dem Bauhaus malte Schlemmer eine Reihe von Treppenbildern. Bei der „Treppenscene" ist die Bewegung der Menschen beim Treppensteigen das Thema. Diese Menschen sind keine charakterisierten Personen, sondern „körperliche Äquivalente" einer architektonisch stilisierten Form. Durch die Achsialisierung ihrer Bewegung und die Zickzack-Form des Geländers wird Schlemmers Vorstellung von der absoluten Harmonie in der Welt anschaulich. Er fand sie auf der Grundlage einer konstruktiven Bildordnung. I. W.

Paul Klee

Klee (1879–1940) studierte seit 1898 in München, wo er sich 1906 niederließ. Mit Macke und Moillet unternahm er 1914 eine Studienreise nach Tunis. Gropius berief ihn 1920 an das Bauhaus in Dessau. Aus einer Professur an der Kunstakademie in Düsseldorf wurde er 1933 als „entartet" entlassen. Klee zog sich nach Bern zurück, wo er trotz der einsetzenden tödlichen Krankheit intensiv weiterarbeitete.

Der Goldfisch
1925
Öl und Aquarell auf Papier auf Pappe. 46,6 x 69,2 cm.
Geschenk von Freunden Carl Georg Heises 1955

Klees beständige Auseinandersetzung mit der Natur erweckte auch seine Neugier für die Lebewesen der submarinen Welt. Kostbar und zugleich bedrohlich steht der Goldfisch vor dem schwarz-blauen Grund und verbreitet einen Respektabstand um sich. Durch seine Größe und das Leuchten seines Schuppenkleides vertreibt er die kleineren Fische. Seine Stacheln sind gefährlich aufgerichtet, und sein großes, wachsames Auge hat alles im Blick. In unmittelbarer Nähe des Goldfisches herrscht Schwärze und Regungslosigkeit. Es ist ein beängstigender Moment der Ruhe im sonst bewegten Reich der Unterwasserwelt. D. L. R.

Revolution des Viaductes
1937
Öl auf Leinwand. 60 x 50 cm.
Erworben 1950

Zwölf Brückenbogen haben Füße bekommen und sich aus dem Verband gelöst. Menschenähnlich marschieren sie bedrohlich auf den Betrachter zu. Die kopflose Revolution der Brückenglieder zerstört die alte Verbundenheit und Ordnung. Klees Angsttraum von der Auflösung einer bestehenden menschlichen Gemeinschaft, wie es ihm zu gleicher Zeit das zerstörende Fortschreiten seiner Krankheit und die nationalsozialistische Kulturreaktion zu Bewußtsein brachten, ist ebenso ein hellsichtiges Sinnbild des Zeitgeschehens am Vorabend des Zweiten Weltkrieges. D. L. R.

Walter Dexel

Der promovierte Kunsthistoriker Dexel (1890–1973) war von Jugend an auch Maler. Während er 1916–1928 ehrenamtlich den Kunstverein Jena leitete, entwickelte sich seine Malerei zu einer absoluten Bildkonstruktion; gleichzeitig arbeitete er auch für die Reklame. 1928–1935 lehrte er in Magdeburg, dann in Berlin. 1942 gründete er die Formsammlung der Stadt Braunschweig.

Komposition
1924
Öl auf Leinwand
55,5 x 47,5 cm. Erworben 1971

Farbfelder treten zueinander in Beziehung. Die dem Quadrat nahen Vierecke – die drei schwarzen, das rote oben und das lagernde blaue unten – werden durch meist helle Streifen so gerahmt, daß eine dramatische Spannung entsteht. Obwohl es nur Waagrechte und Senkrechte gibt, entsteht eine drängende, schiebende Bewegung. Sieht man in den Farbflächen Kraftfelder, wird das Gemälde mit dem Äquator in Orange zu einem Sinnbild spannungsvoller Ordnung. H. R. L.

Otto Freundlich

Freundlich (1878–1943) kam 1908 nach Paris. Nicht aus der Anschauung hervorgegangene, klar begrenzte Farbflächen fügte er zu Gebilden, die über sich hinaus auf kosmische Gesetzmäßigkeiten verwiesen. Nach dem Kriegsdienst lebte er in Köln und Berlin. 1925 zog er wieder nach Paris, wo er 1931 die Gruppe „Abstraction-Création" mitgründete. 1943 wurde er nach Maidanek deportiert.

Herbstvision
1935
Öl auf Leinwand
52,5 x 74,2 cm. Eigentum der Stiftung zur Förderung der Hamburgischen Kunstsammlungen seit 1983

Die einfache Gliederung in versetzte Farbfelder, die schräg angeordnet sind, wird mehrfach unterbrochen, besonders durch eine halbe Schildform in drei Rotstufen. Die Aufwärtsbewegung wird hier unterbrochen – der Blick ruht. Die warmen Erdfarben sind die der Ernte, der Reife – des Herbstes. Sie werden nach oben hin heller, Töne des blauen Himmels kommen hinzu. Ebenso gültig wie die Empfindung, alles strebe nach oben, ist die gegenteilige: Immer schwerer werdende Formen sinken herab. H. R. L.

Sophie Taeuber-Arp

In St. Gallen, München und Hamburg studierte Sophie Taeuber (1889–1943) angewandte Kunst, 1915 lernte sie Hans Arp kennen, mit dem sie 1916–1918 eine Reihe gemeinsamer Arbeiten machte; 1922 heirateten sie. 1916–1929 leitete sie die Textilklasse an der Kunstgewerbeschule Zürich. 1930 gehörten beide zu den Gründern der Gruppe „Cercle et Carré" in Paris. 1937–1939 machten sie wieder Duo-Arbeiten. 1940 flohen sie nach Grasse in der Provence.

Wehende Formen
1935
Öl auf Leinwand. 50 x 65 cm.
Erworben 1975

Die vier Formen, die da wie wehend auf blauem Grund schweben, sind aus Querrechtecken entstanden: Eine wellenförmige Kurve hat ihnen eine neue Gestalt gegeben. Dreimal sind diese Flächen weiß, einmal grau, dreimal nach oben geschlossen, einmal geöffnet. Die beiden unteren sind etwas länger, die oben rechts und die unten links werden vom Rand überschnitten. So ließe sich das Bild rein sachlich beschreiben. Aber das Zusammenspiel dieser Formen und ihr Farbcharakter, das Gegeneinander von Hartem und Weichem, von Starrem und Gelöstem schaffen eine heitere Wirkung. H. R. L.

Hans Arp

Der Elsässer Hans Arp (1886–1966) studierte in Weimar und in Paris. 1916 war er in Zürich bei den ersten Dada-Künstlern, später in Paris rechneten ihn die Surrealisten zu den Ihren, und 1930 gründete er die Gruppe „Cercle et Carré" mit. 1954 bekam er auf der Biennale Venedig den großen Preis für Skulptur.

Augen, Nase, Schnurrbart
1929
Öl auf Karton. 67 x 54,5 cm.
Erworben 1972 mit Unterstützung der B · A · T · Cigarettenfabriken GmbH.

Alles fließt. Keine Form ist fest, Geraden fehlen. Teile des Kartons hat Arp weggeschnitten. Also sind mehrere Formen nur imaginär vorhanden, werden durch die Wand ersetzt. Auch die Bedeutung fließt. Ist es eine freie Fügung von Farbformen, oder ist es das Bild eines Gesichts, wie der Titel schalkhaft vorgibt? Die Nase wäre dann die weiße Form in der Mitte. Der ironische Geist Dadas macht dem alten Bedürfnis, in Formen Vertrautes wiederzusehen, ein Angebot. H. R. L.

André Masson

Nach Studium in Brüssel und Paris und nach dem Kriegsdienst ließ sich Masson (1896–1987) in Paris nieder. Bald, 1924, war er bei den Surrealisten der ersten Stunde. 1934 zog es ihn nach Spanien, wo er drei Jahre blieb. 1941–1945 lebte er im Exil in New York. 1947 ließ er sich in der Provence nieder.

Der Abdecker
1928
Öl auf Leinwand
73,5 x 92,5 cm. Eigentum der Stiftung zur Förderung der Hamburgischen Kunstsammlungen seit 1973

Linien wie Peitschenhiebe setzen sich über das Gliederungssystem um die Mittelachse hinweg. Die Farben der Felder, sonniges Ocker und Grün, werden an den Rändern beschattet, ein tiefes Grün steigt stufenförmig an. So drängt eine starke Bewegung schräg nach oben aus dem Bild heraus. Die auffälligste Form, blutrot, schießt wie eine Pfeilspitze in die Höhe und verläuft wie eine Lache nach unten. Der Titel suggeriert die Tötung eines Pferdes, das Bild macht die Auflösung einer Kreatur anschaulich. H. R. L.

René Magritte

Der Belgier Magritte (1898–1967) kam 1927 nach Paris und wurde bald von den Surrealisten als einer der Ihren begrüßt. Die kubistischen Anfänge nach der traditionellen Ausbildung an der Akademie Brüssel waren 1925 durch scheinbar naturgetreue Abbildungen überraschender Konstellationen abgelöst worden. 1930 ging Magritte nach Brüssel zurück. Erst 1965 kam der Weltruhm.

Die schnelle Hoffnung
1928
Öl auf Leinwand. 49,5 x 65 cm.
Eigentum der Stiftung zur Förderung der Hamburgischen Kunstsammlungen seit 1970

Magrittes Erkenntnis, die sichtbare Wirklichkeit sei nicht mehr abbildend zu fassen, führte 1928 zu einer Reihe von Bildern, in denen unidentifizierbare Gebilde mit Worten verbunden wurden. Unser Bild zeigt eine düstere Landschaft mit Baum, Bleichaussee, Wolke, Pferd und Dorf am Horizont. Zwar befinden sich die Dinge am rechten Ort, aber sie haben eine falsche Gestalt. Sie erscheinen wie verhüllt, in Erwartung unserer Phantasie, die sie anders erscheinen lassen könnte. Magrittes Kunst „erzeugt einen Sturm in unseren Köpfen" (Patrick Waldberg). H. R. L.

Alberto Giacometti

Der Schweizer lombardischer Herkunft (1910–1966) arbeitete abwechselnd in Graubünden und in Paris. Seit der Mitte der zwanziger Jahre gehörte er der bildhauerischen Avantgarde an. Sein Ruhm aber setzt erst nach dem Zweiten Weltkrieg ein.

Stehende.
1948/49
Bronze. 167 x 16 x 34 cm
Erworben 1962

Als diese Statue entstand, hatte Giacometti den Surrealismus und die Hinwendung zur vorgriechisch-„kykladischen" Kunst hinter sich. Das Erwachen seines westlich-mediterranen Selbstverständnisses brachte ihn nach dem Kriege dazu, seine Arbeit altkorsischen Kleinbronzen anzunähern. Es entstand ein neues Bildzeichen aus Paarung und Einheit, Spaltung und Synthese, graphischer Linie und haptisch gegenwärtigen Mikro-Formen. Und dieses Zeichen leitet zu den informellen Strukturen der fünfziger Jahre über. G. S.

Annette im Atelier
1961
Öl auf Leinwand. 146 x 97 cm. Eigentum der Stiftung zur Förderung der Hamburgischen Kunstsammlungen seit 1966
Der mit skizzierenden Pinselstrichen angegebene Raum scheint in keiner Verbindung zu der Figur der in der Mitte sitzenden Frau zu stehen. Der Blick aus der Nähe und von unten konzentriert sich auf die Figur in strenger Frontalität; die übereinandergeschlagenen Beine und die gekreuzten Hände erscheinen übergroß. Zwischen dem Knie und dem Kopf mit den weit aufgerissenen Augen vor verwischtem, raumlosem Grau entsteht eine Zone der Spannung, in der Begrenzung und Entgrenzung zugleich erfahrbar werden. I. W.

Antoni Tàpies
Der Katalane Tàpies, 1923 geboren, kam 1953 von phantastischen Figurationen zu einer gegenstandsfreien Malerei, in der die Materie sowohl die Form wie den Ausdruck bestimmt. Intensiv studierte er die Welt östlichen Gedankenguts wie die des Buddhismus. Außer in Barcelona hat er seit 1960 auch auf dem Lande ein Atelier. 1991 wurde in Barcelona ein großes Tàpies-Museum eröffnet.

Bild LXIV
1957
Malerei auf Leinwand
97 x 162 cm. Geschenk von Herrn Wilhelm Huth 1962
Die Rückwand eines Bettes vor düsterem Grund ist die Ausgangsform. Ihre strenge Gestalt wird von Ordnungslinien durchzogen, die ihre Stabilität gefährden; der Sockel scheint zu zerfließen. Darüber gibt es einen Kranz von Löchern, die in das Relief eingehauen sind und wie Einschüsse erscheinen. Festes steht gegen Gestaltloses, Erdhaftes gegen Lichtes, Harmonisches gegen Dramatisches, Schönheit gegen Gewaltsames. H. R. L.

Wols
Wols, als Wolfgang Schulze (1913–1951) geboren, ging 1932 nach Paris und 1933 nach Barcelona und Ibiza. Seit 1936 lebte er wieder in Paris, als Photograph tätig. Im Krieg malte er Aquarelle, erst seit 1946 regelmäßig auch Ölbilder. Nach seinem Tod sah man in ihm den Vater der informellen Malerei.

Komposition
1947
Öl auf Leinwand. 81 x 64,7 cm. Erworben 1962 mit einem Beitrag von Dr. Bernhard Sprengel, Hannover
In einem lange währenden Prozeß hat Wols auf einem graublauen Grund ein Gebilde aus Strichen, Flecken, Farbverläufen und Kratzern gemalt, das man als Kopf lesen möchte; Zeichen für Augen und Mund sind Bestätigungen. Aber das Bild flieht die Festlegung, ist kein Abbild. Der Malprozeß, der zugleich bildet und auflöst, macht aus dem Bild einen Schauplatz der Verletzung, ja der Mißhandlung und zugleich des Widerstehens. H. R. L.

Ernst Wilhelm Nay
E. W. Nay (1902–1968) studierte Kunst in Berlin, auch bei Hofer, 1931/32 war er Stipendiat in der Villa Massimo in Rom. Wichtig wurde das Vorbild Kirchner und das Erlebnis der Lofoten-Inseln 1937/38. Nach dem Kriegsdienst lebte er in Hofheim im Taunus, wo er sich langsam vom Gegenständlichen löste, und seit 1951 in Köln. 1955 fand er zum „Gestaltwert der Farbe".

Die Quelle
1947
Öl auf Leinwand. 75,5 x 100 cm. Erworben 1947
Zwei Jahre nach Kriegsende entstand dieses Bild der Natur, das entschieden Tod und Zerstörung hinter sich läßt und dem Leben zugewandt ist. Die Quelle steht für einen Neubeginn aus der Kraft alter Mythen. Die Welt des Sichtbaren ist bis auf schwer lesbare Zeichen verschwunden; allein die Augenzeichen scheinen vertraut. Rhythmisch gegliederte Formen, meist länglich, schmiegen sich zusammen; ihre Farben evozieren Natur: Wasser, Erde, Vegetation. H. R. L.

Akkord in Rot und Blau
1958
Öl auf Leinwand. 116 x 89 cm. Erworben 1958
Schon der Titel des Bildes weist auf eine Verbindung zur Musik hin. Die Beschäftigung mit der Musiktheorie führte Nay 1955 zum Versuch, die Lehre von der Gleichheit der Intervalle auf die Malerei zu übertragen. Die Grundfarben Rot, Gelb, Blau stehen für Klänge. Die kräftigen Farben pulsieren zwischen, über und neben ihren Abstufungen wie ein musikalischer Rhythmus. I. W.

Jean Dubuffet
Lange schwankte Dubuffet (1901–1985) zwischen dem väterlichen Weinhändlerberuf und der Malerei, erst 1942 fiel die Entscheidung für die Kunst, zugleich aber gegen den guten Geschmack der bürgerlichen Gesellschaft und für den „art brut", die rohe, ursprüngliche Kunst der Kinder und Narren. Seit 1955 lebte er abwechselnd in Vence und in Paris.

Er hat die Sandalen ausgezogen.
1947
Öl auf Leinwand. 100 x 81 cm. Eigentum der Stiftung zur Förderung der Hamburgischen Kunstsammlungen seit 1985
Mehrere Wochen hatte Dubuffet im Frühjahr 1947 in der Oase El Golea tief in der Sahara gelebt. Hier fand er jene Direktheit des Lebens, die er gesucht hatte. Danach malte er in Paris sechs Bilder, darunter dieses: Ein Flötenspieler hat die Sandalen ausgezogen, sitzt auf seinem Teppich, die Sonne über sich, Palmen, Haus und Frau zu Seiten, und spielt Flöte. Auf dunklen, blauroten Grund sind die Umrißlinien bewußt naiv gesetzt, wie eine Kritzelei an der Hauswand. Aber die Primitivität ist durch die Malerei mit Raffinement verbunden, die Härte mit Wohlklang. H. R. L.

Bartdeklination.
1959
Öl auf Leinwand. 130 x 97 cm. Erworben 1978
Ein Wesen von alptraumhafter Präsenz erscheint, nicht im Abbild, sondern als Zauberbild. Aus einem anderen Blickwinkel wirkt das Gebilde wie die Erdoberfläche aus großer Höhe. So nehmen Formen unter der Hand des Malers Gestalt an und verwandeln sich vor unseren Augen. H. R. L.

Roberto Matta
Aus Chile kam der junge Architekt Matta, 1911 geboren, 1933 nach Paris, arbeitete eine Zeitlang im Büro von Le Corbusier, lernte währenddessen Breton und Dalí kennen. 1938 malte er sein erstes Bild. In New York, 1939–1948, lebte er im Kreis der Surrealisten. 1950–1954 arbeitete er in Rom, seither wieder in Paris. Eine Kuba-Reise 1963 verwandelte die starkfarbigen Ausblicke in imaginäre Welträume zu flächigen Zeichen in Erdfarben. Doch bald kehrte Matta in seine alte Bildwelt zurück.

Früchte
Um 1965
Malerei auf Leinwand
140 x 144,8 cm. Erworben 1966
Aus Sand, Wachs, Kunstharz und etwas Gras hat Matta einen spröden und zugleich brüchigen Grund geschaffen, auf dem kräftige Linien zwei Wesen bezeichnen, die sich im Zeugungsakt verbunden haben. Sind es Tiere, Menschen oder Roboter? Zwischen Urtümlichem und aus der Zukunft Drohendem wird ein Schreckensbild beschworen. H. R. L.

Francis Bacon
Der Ire Bacon (1909–1992) hat nie eine Kunstschule besucht. 1929 malte er sein erstes Ölbild, aber eigentlich setzt sein Werk erst 1944 ein. Die Paraphrasen nach Velázquez und van Gogh machten ihn berühmt. Große Triptychen mit dramatischen Szenen verlorener Menschen bestimmen das reife und das späte Werk.

Studie zu einem Bildnis
1953
Öl auf Leinwand
152,2 x 118 cm. Erworben 1966
Auf ungrundierter Leinwand geben breite, sicher gesetzte Pinselstriche, meist in Blau, einen Raum an, in dem ein Herr im Anzug in einer Vertiefung zu versinken scheint. Wir sehen in sein lachendes, von schwarzen Pinselstrichen durchzogenes Gesicht und erschrecken. Die Jalousie kann die Sonne abhalten, aber nicht die Angst. H. R. L.

David Hockney
Hockney (geb. 1937) gehörte schon früh zum „Swinging London" der 60er Jahre. Seit 1964 hauptsächlich in Los Angeles lebend, markiert sein Werk, Bilder von Pools, badende Männer, Porträts von Freunden und kalifornische Architekturen, eine eigenständige Formulierung der Pop Art.

Doll Boy
1961
Öl auf Leinwand. 122 x 99 cm. Erworben 1975 durch die Stiftung zur Förderung der Hamburgischen Kunstsammlungen.
Unter einer roten Farbfläche, die sich nach rechts wie eine Markise in Streifen auflöst, bewegt sich eine singende menschliche Figur im Nachthemd (Babydoll). Dieses Bild ist eine Liebeserklärung des Malers an den Sänger Cliff Richard, dessen Initialen in „3.18." verschlüsselt sind. Als „Queen" (Tunte) greift der Doll Boy nach einer grauen Postkarte, die ihm zum Valentinstag, dem Tag der Verliebten, zugedacht ist. Sie trägt die eindeutige Mitteilung des Malers an den Empfänger: „Your love means more to me". U. L.

R. B. Kitaj
Kitaj wurde 1932 als Ronald Brooks in Cleveland, Ohio geboren. Er studierte Kunst in New York, Wien, Oxford und London; in England setzte er sich mit Aby Warburgs Schriften auseinander und schloß Freundschaft mit David Hockney. Lange Zeit pendelte er zwischen Europa und Amerika, konzipierte und druckte seine Collagen und lehrte als Gastprofessor in London, Berkeley und Los Angeles. Seit den späten 70er Jahren wandte er sich immer stärker dem Thema der jüdischen Passion zu.

Gedanken über Gewalttätigkeit
1962
Öl und Collage auf Leinwand. 152,5 x 152,5 cm. Erworben 1980
Das Bild erscheint wie eine Plakatwand mit nicht abgerissenen Überresten – für Kitaj eine Form, die assoziativen Reflektionen über Gewalt anschaulich zu machen, wobei die Vielschichtigkeit des Themas ihren Ausdruck findet in der Koppelung abstrakter und deskriptiver Zeichen indianischer Herkunft, aufgeklebter originaler Zeitungsausschnitte mit Berichten über Gewalttaten, eigener Notizen und kleiner Bilder im Bild. Es geht aber nicht um die Wahrhaftigkeit der herbeizitierten Ereignisse, um Beschuldigung oder Rechtfertigung, sondern um die Zerlegung des Problems bis zu seinen mythischen Ursprüngen und um seine erneute visuelle Zusammensetzung auf einer weißen Leinwand, damit sich ihre begriffliche Ordnung allumfassend erschließt. I. W.

George Segal
Entscheidend für die Wandlung des 1924 in New York geborenen Malers zum Bildhauer war die Happening-Bewegung, zu der er über Allan Kaprow kam. Verfahren (Gipsabguß der Naturform) und Komposition (Assemblage mit Objekten des Alltags) folgen ab 1958 dem szenischen Prinzip der „Bewegung in den Raum".

Mädchen, sich Wimperntusche auflegend
(Girl Putting on Mascara)
1968
Gips, Requisiten
142,5 x 103 x 81 cm über alles. Erworben 1970
Ein weiblicher Atelierakt erholt sich von einer Pose; er tut das, was eine Frau dann zu tun pflegt: Sie korrigiert ihr Make-up. Darüber vergißt sie ihre Umgebung; ihre Bewegungen werden spontan. Ein neuer Realismus kommt hier zu Ehren und verblüfft in einem musealen Milieu, wo noch die Pose in Form und Inhalt erwartet wird. Seit auch dieser Realismus zum festen Bestandteil erwarteter Kunstformen geworden ist, geht die Verblüffung zwar zurück, aber die Folgerichtigkeit von Anordnung und Gestaltung behauptet sich in der Wirkung. G. S.

Gerhard Richter
Richter, 1932 geboren, 1951–1956 in Dresden ausgebildet,

ging 1961 nach Düsseldorf, studierte dort bei K. O. Götz weiter. Seit 1962 malt er nach Photographien, meist in Grau, in einer verwischenden Technik; 1966 entstanden Farbtafeln, bald auch andere abstrakte Bilder. Man sprach von Richters Stil der Stillosigkeit. 1971 wurde er Professor an der Kunstakademie Düsseldorf.

Oswald
1964
Öl auf Leinwand. 129 x 109 cm. Erworben 1971
Richter hat mitten im Malen aufgehört, die Quadrierung auf der grundierten Leinwand stehengelassen. Nur eine Hand mit einem Blatt Papier ist dort ausgemalt. Harte, schwarze Strahlen zeigen: Hier ist das entscheidende Detail! Lee Oswald, des Mordes an Präsident Kennedy beschuldigt, war kurz darauf selbst ermordet worden. Photos aus seinem Leben werden ausgegraben, so auch eines, das ihn beim Verteilen kommunistischer (?) Flugblätter zeigt. War es ein Beweisstück, das da im Bilde festgehalten wurde? Was ist überhaupt beweisbar? H. R. L.

Familie Schmidt
1964
Öl auf Leinwand. 125 x 130 cm. Leihgabe aus Privatbesitz
Familie Schmidt, fürs Familienalbum geknipst – das ist der triviale Bildvorwurf. Gewiß steckt spöttische Ironie hinter der Wahl des Motivs. Aber Richter verwandelt photographierte Wirklichkeit in Malerei, in die Wirklichkeit des Bildes. Und damit wird das Dargestellte (im Doppelsinn) aufgehoben. H. R. L.

Abstraktes Bild
1992
Öl auf Leinwand. 250 x 250 cm. Eigentum der Stiftung zur Förderung der Hamburgischen Kunstsammlungen seit 1993
Ein einfaches und zugleich strenges Bild, in dem das Leben pulsiert. Fünf breite Bahnen sind von oben nach unten gezogen, klar, aber nicht starr, sondern so nachgiebig wie Pflanzen im Wind. Die Bahnen sind vor einer unaufhaltsamen Bewegung nach rechts gezogen. Eine waagrechte Linie unten erscheint wie ein Horizont, da die Farben an Natur denken lassen. H. R. L.

Andy Warhol
Warhol (1930–1987) wurde als Sohn slowakischer Einwanderer im US-Staat Pensylvania geboren. Seit 1949 arbeitete er als Werbegraphiker für Modemagazine, so für Harper's Bazaar. 1960 übertrug er erstmals Comic-Motive in Malerei. Mit seinen experimentellen Filmen, seinen Bilderserien in Photosiebdruck von Stars und Konsumartikeln wurde er zur wichtigsten Figur der amerikanischen Pop Art.

Der Indianer Russell Means
1976
Serigraphie über Acryl auf Leinwand. 126 x 127 cm. Erworben 1977
Russel Means war eine führende Persönlichkeit der indianischen Bürgerrechtsbewegung. Wie in vielen seiner späteren Porträts von Idolen aus Politik und Gesellschaft ergänzt Warhol die photomechanische Reproduktion durch manuelle Acrylmalerei, um eine Verfremdung des Motivs zu erreichen. Am Anfang steht der Siebdruck eines vergrößerten Photos, das übermalt und dann nochmals mit dem Sieb überdruckt wurde. A. L.

Lenin
1986
Acryl und Siebdruck auf Leinwand. 213 x 178 cm. Leihgabe aus Privatbesitz
Die Vorlage zu Warhols letzter Porträtserie war eine 1948 hergestellte Photographie, die „bereinigte" Fassung einer Gruppenaufnahme, die Lenin 1897 im Kreise von späteren politischen Gegnern zeigte. Die Lüge der Photographie war seit je eines der Hauptthemen von Warhols Bildproduktion. Wir sehen den 27jährigen Lenin in bürgerlicher Kleidung, den Arm auf einen Stapel Bücher gestützt, mit ernstem Blick aus schmalen Augen: der Revolutionär als junger Intellektueller. A. L.

Georg Baselitz
1938 als Hans-Georg Kern in Deutschbaselitz bei Dresden geboren, begann Baselitz 1956 sein Studium an der Hochschule für bildende und angewandte Kunst in Ost-Berlin. Nachdem er wegen „gesellschaftspolitischer Unreife" von der Hochschule gewiesen wurde, setzte er sein Studium in West-Berlin fort. 1966 malte er die ersten Bilder, auf denen Menschen und Tiere zerstückelt erscheinen, und seit 1969 stellt er die Motive auf den Kopf. Von 1980 an entstand neben den Gemälden ein umfangreiches skulpturales Œuvre.

Der Hirt
1965
Öl auf Leinwand
162,5 x 131 cm. Leihgabe aus Privatbesitz
Das Gemälde gehört in die Reihe der Heldenbilder, die Baselitz 1965/66 malte. Ein muskulöser junger Mann tritt durch ein aufgerissenes Loch in der Mauer dem Betrachter entgegen. Auf dem Rücken trägt er eine Art Tornister, Jacke und kurze Hosen erinnern an eine Uniform. Er kommt aus einer verwüsteten Landschaft. Der Hund zu seinen Füßen könnte auf seine Aufgabe als Hirte hinweisen. In der Hand präsentiert er eine winzige Sackkarre und ein brennendes Haus, genau wie ein Heiliger seine Attribute vorweist. Sie erinnern an Arbeit und Krieg. Wir sehen einen verletzlichen Helden. D. H.

Elke Profil – Die Flasche
1978
Öl und Eitempera auf zwei Sperrholzplatten. 2,50 x 3,40 m. Eigentum der Stiftung zur Förderung der Hamburgischen Kunstsammlungen seit 1988
Auf den ersten Blick wirken die Bilder abstrakt. Freie, gestische Pinselstriche bilden große Flächen von Rot und Blau, Weiß und Hellblau, mit wenigen schwarzen Konturen. Ihre Farbigkeit vereint die beiden Bilder zum Diptychon. Auch die Motive im Zentrum scheinen sich zu antworten. Links erkennt man einen umgedrehten Kopf mit langem Hals, das Profil ist zum Bild gegenüber gerichtet. Rechts kann man eine umgekehrte Flasche identifizieren, doch die Bedeutung der roten, viereckigen Fläche bleibt offen. Sie hat vor allem kompositorische Bedeutung. Baselitz verwandelt das Motiv in reine Malerei. D. H.

A. R. Penck
Ralf Winkler, 1939 in Dresden geboren, war in der DDR der Unangepaßte; als Künstler wurde er nicht anerkannt. 1966 malte er seine ersten zeichenhaften „Standard-Bilder", von 1968 an nannte er sich A. R. Penck. 1980 ging er in den Westen, erst ins Rheinland, dann nach London, später nach Irland. 1988 wurde er Professor an der Kunstakademie Düsseldorf.

Gorbatschow, Hoffnung der Menschheit oder endgültiges Entsetzen
1988
Öl auf Leinwand. 285 x 500 cm. Leihgabe aus Privatbesitz
Penck malt gewiß keine Manifeste, aber sein Werk wird von Zeichen bestimmt, in denen sich vorgeschichtliche Muster und Heutiges aus der Semiotik vermischen. Obwohl Überschneidungen selten sind, gibt es den Eindruck wirbelnder Unruhe. Aus der Fülle der Motive unseres Bildes tritt einiges hervor: die vital Tanzende, das abstürzende Tier daneben, das Auge in das ein Keil dringt, und besonders die Figur, die nur aus Kahlkopf und bergenden Armen besteht; unter ihrem Schutz wird fröhlich getanzt. Die beiden Möglichkeiten des Titels werden nicht konfrontiert, die Zeichen von Hoffnung und Entsetzen sind vermengt. H. R. L.

Ur-End
1970
Acryl auf Nessel. 140 x 150 cm. Erworben 1986
Der Einmarsch sowjetischer und DDR-Truppen in die Tschechoslowakei im Sommer 1968 war das auslösende Ereignis für dieses Bild. Nicht anklagend, sondern analysierend geht Penck vor. Er zeigt die Polarität der beiden Großmächte in der Anordnung der verschiedenen Bildzeichen. So setzte er gegensätzliche Systeme untereinander und zugleich mit dem bildbeherrschenden Individuum in Beziehung. Der einzelne Mensch erscheint als Gegner und als Opfer der Mächte. H. R. L.

Joseph Beuys
Joseph Beuys (1921–1986) studierte 1947–1951 an der Kunstakademie Düsseldorf (seit 1949 als Meisterschüler von Mataré), an der er 1961–1972 selbst lehrte. 1962 machte er die erste Aktion. Entscheidend ist bei Beuys der Vorgang, der Prozeß, gleichbedeutend mit Leben; die Veränderung, die Transformation von einem Zustand in einen anderen, steht im Zentrum seiner Arbeit.

Plastisch-thermisches Urmeter
1984
Quaderförmiger Hohlkörper aus Kupferplatten, mit Zinn verlötet, an den kurzen Seiten zwei Trageknaggen, oben in einer Ecke ein Schraubverschluß, in der angrenzenden Stirnseite ein Loch mit Gewinde. 17,1 x 38 x 83 cm. Dreizölliges Wasserrohr, vierteilig mit Muffen verschraubt, Eisen, einmal verzinkt. 157 x 2 cm.
In der Basler Ausstellung „Skulptur im 20. Jahrhundert" 1984 wurde der in dem Kupferbehälter erzeugte Dampf durch das Rohr in ein hohes Kellergewölbe geleitet. Die über dem Boden schwebende Dampfwolke veränderte permanent ihre Gestalt. Gleichnishaft wird hier ein zentraler Gedanke von Beuys' künstlerischer Konzeption deutlich: Gestaltung als Prozeß durch die Zuführung von Energie möglich und sichtbar zu machen. Nach der Ausstellung blieb nur der „Erzeugerblock". Hinzugekommen ist ein alter, von Beuys bearbeiteter Fernseher zur Wiedergabe einer Videoaufnahme der originalen Situation im Gewölbe. H. B.

Der Beuys-Saal
32 Leihgaben aus Privatbesitz
Die verwendeten Stoffe sind gleichnishaft zu verstehen; die Kräfte der Natur und des menschlichen Wesens werden erkennbar, wenn sich mit dem Gesehenen und Empfundenen Begriffe wie Wärme oder Kälte, Chaos oder Ordnung, Bewegung oder Ruhe einstellen: „Ohne Begriffe geht es nicht", stellte Beuys 1981 fest. Filz zum Beispiel, ein Produkt aus gepreßten Tierhaaren, fungiert in Arbeiten wie der „Vitrine" (1983) oder im „Filzanzug" (1970), der nie zum Tragen bestimmt war, sondern geistig benutzt werden mag, als Isolator. Entsprechend steht Fett für die Speicherung von Energie, Kupfer für deren Weiterleitung. H. B.

Sigmar Polke
Der Schüler von Hoehme und Götz an der Kunstakademie Düsseldorf, geboren 1941, begründete 1963 mit Gerhard Richter den „Kapitalistischen Realismus", in dem er die Bildwelt der Trivialität ironisch spiegelte. Als Lehrer an der Kunsthochschule Hamburg seit 1977 hatte er ein Jahrzehnt lang nachhaltigen Einfluß. 1986 erhielt er den Großen Preis für Malerei der Biennale Venedig. Polke lebt in Köln.

Zweite niederländische Reise
1983
Mischtechnik und Lacke auf Dekostoff. 229 x 454 cm. Erworben 1986
Das große Gemälde ist eine riesenhafte Collage. Mit dem aufgerasterten Photo aus einem Wohnzimmer, darin zwei Hängelampen und an der Wand ein „alter Holländer", ist die Darstellung zweier Hermen (Pfeiler mit Figuren) kombiniert. Früchte des Gartens bedecken die linke Herme, Ringbrot, Schinken, Laibe und Brezeln bilden die rechte. Unter und über allem Gedruckten sind Farben geflossen, mit dem Pinsel aufgetragen oder gar dagegen geschleudert worden. Gemütlicher Genuß ist ein ironisch gebrochenes Thema dieses Bildes, die Kunst – das Bild im Bilde, die Figurenmetamorphose – ein zweites. H. R. L.

Christian Boltanski
Frühe Publikationen des 1944 in Paris geborenen Boltanski kennzeichnen seine künstlerischen Anfänge: „Nachforschungen nach erhaltenen Zeugnissen der Kindheit" (1969) und „Rekonstruktionsversuch der zwischen 1948 und 1954 ausgeführten Gesten" (1970). Die Photographie war ihm dabei ein wichtiges Medium. Bis heute läßt sich seine Arbeit durch die Begriffe Sammeln, Archivieren, Rekonstruieren und Erinnern kennzeichnen.

Reserve: Die toten Schweizer
1990
1168 Blechkästen (12 x 21,5 x 23 cm), jeweils auf einer

Schmalseite mit einer kleinen Photographie, Lampen, Kabel. Etwa 175 x 600 x 115 cm. Eigentum der Stiftung zur Förderung der Hamburgischen Kunstsammlungen seit 1991
Aus Blechkästen ist eine enge Sackgasse gebaut. In solchen alten Keksschachteln wird Erinnernswertes aufbewahrt. Wie ein Archiv-Schildchen kleben Porträtphotos, aus Todesanzeigen in schweizerischen Zeitungen ausgeschnitten, auf jedem Kasten; Boltanski begründet seine Wahl so: „Es gibt nichts Selbstverständlicheres als die Schweizer. Sie schauen alle fröhlich und gutmütig drein. Für sie gibt es keinen Grund zu sterben, und deshalb vermögen sie in gewisser Weise mehr zu erschrecken. Sie sind wir." Der Betrachter, im schmalen Gang von Abbildern einer großen Menge von Individuen umgeben, steht vor der Frage nach dem Leben und damit nach dem Tod. Sie stellt das Werk Boltanskis in die Tradition der Vanitas-Bilder. H. B.

Rebecca Horn
Schon während des Studiums an der Hochschule für bildende Künste in Hamburg begann Rebecca Horn, 1944 geboren, Menschen durch die Verbindung mit Gegenständen, die nicht Kleidung sind, in bewegliche Skulpturen zu verwandeln. 1971–72 war sie Stipendiatin in London, dann lebte sie neun Jahre lang in New York. Ihre Installationen mit Maschinen-Objekten machten sie berühmt, die Spielfilme finden ebenso in der Welt der Kunst wie der des Films Anerkennung. Seit 1989 ist sie Professorin an der Hochschule der Künste Berlin.

Chor der Heuschrecken
1991
35 Schreibmaschinen, Blindenstock, Metallaufhängungen, Elektromotoren. 60 x 350 x 270 cm. Eigentum der Stiftung zur Förderung der Hamburgischen Kunstsammlungen seit 1991
„35 Schreibmaschinen hängen an der Decke des Raums und tippen in versetzten Rhythmen. Ein Blindenstock dirigiert den Chor." Rebecca Horns eigene Beschreibung weist auf ein Charakteristikum ihrer Arbeit: die Synthese von Leben und Mechanik, von Objekthaftigkeit und Bewegung. Die stets gleiche metallische Melodie bleibt in ihrer Wirkung ambivalent: Die Faszination der scheinbar selbständig gewordenen alten Schreibgeräte hält sich mit dem Bedrohlichen des Gleichklangs der wie von Geisterhand betätigten Tasten die Waage. H. B.

Bruce Nauman
Bruce Nauman wurde 1941 in Indiana geboren und lebt seit vielen Jahren auf einer Ranch in Pecos, New Mexico. Er wurde in den sechziger Jahren durch Environments und Performances bekannt, in denen er sich mit der eigenen Körpererfahrung auseinandersetzte und dazu auch das damals neue Medium Video benutzte.

Anthro/Socio
1993
6 Monitore, 6 Laserdiscplayer, 3 Videoprojektoren, 6 Laserdiscs. Eigentum der Stiftung zur Förderung der Hamburgischen Kunstsammlungen seit 1992
In der Video-Installation, die Nauman für die documenta IX entwarf, arbeitet er mit der Widersprüchlichkeit von Gefühlen und Bedürfnissen: „Help me/hurt me" (Hilf mir/verletze mich); „Feed me/eat me" (Fütter mich/friß mich). Zugleich erinnern die Befehlsform, in der die Sätze gesprochen werden und ihre scheinbar endlose Wiederholung an militärischen Drill; autoritäre Strukturen, innerhalb derer sich Sadismus wie Masochismus gleichermaßen ausleben lassen. Die sprechenden Köpfe rotieren und verstärken die Monotonie zur absurden Litanei. A. L.